实用护理技术与临床演练

主编 张 彭 王倩倩 王 旸 李欢欢
燕召云 冯金英 李海红

黑龙江科学技术出版社
HEILONGJIANG SCIENCE AND TECHNOLOGY PRESS

图书在版编目（CIP）数据

实用护理技术与临床演练／张彭等主编. -- 哈尔滨：
黑龙江科学技术出版社，2024.2
ISBN 978-7-5719-2267-2

Ⅰ．①实… Ⅱ．①张… Ⅲ．①护理学 Ⅳ．①R47

中国国家版本馆CIP数据核字（2024）第048101号

实用护理技术与临床演练

SHIYONG HULI JISHU YU LINCHUANG YANLIAN

主 编	张 彭　王倩倩　王 旸　李欢欢　燕召云　冯金英　李海红
责任编辑	包金丹
封面设计	宗 宁
出 版	黑龙江科学技术出版社
	地址：哈尔滨市南岗区公安街70-2号　邮编：150007
	电话：（0451）53642106　传真：（0451）53642143
	网址：www.lkcbs.cn
发 行	全国新华书店
印 刷	山东麦德森文化传媒有限公司
开 本	787 mm×1092 mm　1/16
印 张	23.25
字 数	586千字
版 次	2024年2月第1版
印 次	2024年2月第1次印刷
书 号	ISBN 978-7-5719-2267-2
定 价	238.00元

编委会

◎ **主　编**

张　彭　　王倩倩　　王　旸　　李欢欢

燕召云　　冯金英　　李海红

◎ **副主编**

王瑞芬　　孙红霞　　杜　琳　　陈增杰

陈　晨　　晏　璐　　赵玉焕　　朱枣兰

◎ **编　委**（按姓氏笔画排序）

王　旸（莱州市妇幼保健院）

王倩倩（枣庄市市中区妇幼保健院）

王瑞芬（莘县中医医院）

冯金英（德州市妇女儿童医院）

朱枣兰（新疆医科大学第一附属医院）

孙红霞（山东省邹平市九户镇卫生院）

杜　琳（新疆医科大学第五附属医院）

李欢欢（曹县磐石医院）

李海红（肥城市人民医院）

张　彭（枣庄市中医医院）

陈　晨（河南中医药大学人民医院/郑州人民医院）

陈增杰（山东省栖霞市中医医院）

赵玉焕（西安市第九医院）

晏　璐（曲周县医院）

韩　彬（邹平市西董街道社区卫生服务中心）

燕召云（东营乐安医院）

前言 foreword

　　护理安全是医疗安全的重要组成部分,护理技术操作规范是保障护理安全的重要环节。如何减少护理技术操作过程中可能的并发症,进而将其不良影响降到最低是值得广大临床护理工作者探讨的主题。如何积极推行"以患者为中心"的整体护理模式,保障患者安全,为患者提供优质护理服务是当前每一位临床护士,特别是护理管理者面临的使命和挑战。为进一步推进优质护理服务,提高护理人员操作水平,我们特组织一批深耕于护理工作多年的专家编写了《实用护理技术与临床演练》一书。

　　本书是编者根据多年的临床经验及专业特长,在收集大量资料基础上编写的,侧重介绍疾病的护理措施,尤其是对患者的健康指导。科学性与实用性强,在贴近临床护理工作实际的同时,又紧密结合国家医疗卫生事业的最新进展和护理学的发展趋势。内容上,首先介绍了临床常用护理技术,然后将重点放在临床各科室常见疾病的护理评估、护理诊断、护理措施等内容上。本书内容丰富,具有较强的可操作性,对提高护理人员工作水平有重要的指导意义,适合各级医疗机构护理人员在临床护理工作中参考使用。

　　虽然在本书的编撰过程中各位编者对稿件进行了多次认真的修改,但由于临床护理涉及人文社会科学、基础医学、预防保健等领域,内容和要求也不断变化,加之编者的时间有限,书中难免存在疏漏之处,敬请广大读者批评指正。

《实用护理技术与临床演练》编委会

2023 年 8 月

目录 contents

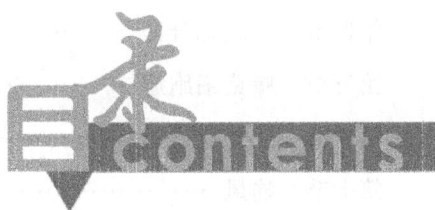

第一章

护 理 技 术

第一节 清 洁 护 理

清洁是患者的基本需求之一,是维持和获得健康的重要保证。清洁可以清除微生物及污垢,防止细菌繁殖,促进血液循环,有利于体内废物排泄,同时清洁使人感到愉快、舒适。

一、口腔护理

口腔护理的目的有以下几方面。①保持口腔的清洁、湿润,使患者舒适,预防口腔感染等并发症。②防止口臭、口垢,促进食欲,保持口腔的正常功能。③观察口腔黏膜和舌苔的变化、特殊的口腔气味,可提供病情的动态信息,如肝功能不全患者出现肝臭,常是肝昏迷的先兆。

常用的漱口液有生理盐水、朵贝尔溶液(复方硼酸溶液)、1%～3%过氧化氢溶液、2%～3%硼酸溶液、1%～4%碳酸氢钠溶液、0.02%呋喃西林溶液、0.1%醋酸溶液。

(一)协助口腔冲洗

1.目的

协助口腔手术后使用固定器,或对有口腔病变的患者清洁口腔。

2.用物准备

治疗碗、治疗巾、弯盘、生理盐水、朵贝尔溶液、口镜、抽吸设备、压舌板、手电筒、20 mL 空针及冲洗针头。

3.操作步骤

(1)洗手。

(2)准备用物携至患者床旁。

(3)向患者解释。协助患者采取半坐位式,并于胸前铺治疗巾及放置弯盘。①装生理盐水及朵贝尔溶液于溶液盘内,并接上,用 20 mL 注射器抽吸并连接针头。②协助医师冲洗。③冲洗毕,擦干患者嘴巴。④整理用物后洗手。⑤记录。

4.注意事项

为了避免冲洗中弄湿患者,必要时给予手电筒照光,冲洗时须特别注意齿缝、前庭外,若有舌苔,可用压舌板外包纱布予以机械性刮除,冲洗中予以持续性的低压抽吸,必要时协助更换湿衣服。

(二)特殊口腔冲洗

1.用物准备

(1)治疗盘:治疗碗(内盛含有漱口液的棉球12~16个,棉球湿度以不能挤出液体为宜;弯血管钳、镊子)、压舌板、弯盘、吸水管、杯子、治疗巾、手电筒,需要时备张口器。

(2)外用药:按需准备,如液状石蜡、冰硼散、西瓜霜、金霉素甘油、制霉菌素甘油等,酌情使用。

2.操作步骤

(1)将用物携至床旁,向患者解释以取得合作。

(2)协助患者侧卧,面向护士,取治疗巾围于颌下,置弯盘于口角边。

(3)先湿润口唇、口角,观察口腔黏膜有无出血、溃疡等现象。对长期应用抗生素、激素者应注意观察有无真菌感染。有活动义齿者,应取下,一般先取上面义齿,后取下面义齿,并放置容器内,用冷开水冲洗刷净,待患者漱口后戴上或浸入清水中备用(昏迷患者的义齿应浸于清水中保存)。浸义齿的清水应每天更换。义齿不可浸在乙醇或热水中,以免变色、变形和老化。

(4)协助患者用温开水漱口后,嘱患者咬合上下齿,用压舌板轻轻撑开一侧颊部,以弯血管钳夹有漱口液的棉球由内向门齿纵向擦洗。同法擦洗对侧。

(5)嘱患者张口,依次擦洗一侧牙齿内侧面、上颌面、下内侧面、下颌面,再弧形擦洗一侧颊部。同法擦洗另一侧。洗舌面及硬腭部(勿触及咽部,以免引起恶心)。

(6)擦洗完毕,帮助患者用洗水管以漱口水漱口,漱口后用治疗巾拭去患者口角处水。

(7)口腔黏膜如有溃疡,酌情涂药于溃疡处。口唇干裂可涂擦液状石蜡。

(8)撤去治疗巾,清理用物,整理床单。

3.注意事项

(1)擦洗时动作要轻,特别是对凝血功能差的患者要防止碰伤黏膜及牙龈。

(2)昏迷患者禁忌漱口,需用张口器时,应从臼齿放入(牙关紧闭者不可用暴力张口),擦洗时须用血管钳夹紧棉球,每次一个,防止棉球遗留在口腔内,棉球蘸漱口水不可过湿,以防患者将溶液吸入呼吸道。

(3)传染病患者的用物按隔离消毒原则处理。

二、头发护理

(一)床上梳发

1.目的

梳发、按摩头皮,可促进血液循环,除去污垢和脱落的头发、头屑,使患者清洁舒适和美观。

2.用物准备

治疗巾、梳子、30%乙醇溶液、纸袋(放脱落头发)。

3.操作步骤

(1)铺治疗巾于枕头上,协助患者把头转向一侧。

(2)将头发从中间梳向两边,左手握住一股头发,由发梢逐渐梳到发根。长发或遇有打结时,可将头发绕在示指上慢慢梳理。避免强行梳拉,造成患者疼痛。如头发纠结成团,可用30%乙醇湿润后,再小心梳理,同法梳理另一边。

(3)长发酌情编辫或扎成束,发型尽可能符合患者所好。

(4)将脱落头发置于纸袋中,撤下治疗巾。

(5)整理床单,清理用物。

(二)床上洗发(橡胶马蹄形垫法)

1.目的

同床上梳发、预防头虱及头皮感染。

2.用物准备

治疗车上备一只橡胶马蹄形垫,治疗盘内放小橡胶单,大、中毛巾各一条,眼罩或纱布,别针,棉球两只(以不吸水棉花为宜),纸袋,洗发液或肥皂,梳子,小镜子,护肤霜,水壶内盛 40~45 ℃热水,水桶(接污水)。必要时备电吹风。

3.操作步骤

(1)备齐用物携至床旁,向患者解释,以取得合作,根据季节关窗或开窗,室温以 24 ℃为宜。按需要给予便盆。移开床旁桌椅。

(2)垫小橡胶单及大毛巾于枕上,松开患者衣领向内反折,将中毛巾围于颈部,以别针固定。

(3)协助患者斜角仰卧,移枕于肩下,患者屈膝,可垫膝枕于两膝下,使患者体位安全舒适。

(4)置马蹄形垫垫于患者后颈部,使患者颈部枕于突起处,头在槽中,槽形下部接污水桶。

(5)用棉球塞两耳,用眼罩或纱布遮盖双眼或嘱患者闭上眼。

(6)洗发时先用两手掬少许水于患者头部试温,询问患者感觉,以确定水温是否合适;然后用水壶倒热水充分湿润头发,倒洗发液于手掌上,涂遍头发,用指尖揉搓头皮和头发。用力要适中,揉搓方向由发际向头顶部,使用梳子除去落发,置于纸袋中,用热水冲洗头发,直到冲净为止。观察患者的一般情况,注意保暖,洗发完毕,解下颈部毛巾,包住头发,一手托头,一手撤去橡胶马蹄垫。除去耳内棉球及眼罩,用患者自备的毛巾擦干脸部,酌情使用护肤霜。

(7)帮助患者卧于床正中,将枕、橡胶单、浴巾一起自肩下移至头部,用包头的毛巾揉搓头发,再用大毛巾擦干或电吹风吹干。梳理成患者习惯的发型,撤去上述用物。

(8)整理床单,清理用物。

4.注意事项

(1)要随时观察患者的病情变化,如脉搏、呼吸、血压有异常时应立即停止操作。

(2)注意室温和水温,及时擦干头发,防止患者受凉。

(3)防止水流入眼及耳内,避免沾湿衣服和床单。

(4)衰弱患者不宜洗发。

三、皮肤清洁与护理

(一)床上擦浴

1.用物准备

治疗车上备:面盆两只、水桶两只(一桶盛热水,水温在 50~52 ℃,并按年龄、季节、习惯增减水温,另一桶接污水)、治疗盘(内置小毛巾两条、大毛巾、浴皂、梳子、小剪刀、50%乙醇、爽身粉)、清洁衣裤和被服。另备便盆、便盆布和屏风。

2.操作步骤

(1)推治疗车至床边,向患者解释,以取得合作。

(2)将用物放在便于操作处,关好门窗调节室温,用屏风或拉布遮挡患者,按需给予便盆。

(3)将脸盆放于床边桌上,倒入热水2/3满,测试水温。根据病情放平床头及床尾支架,松开床尾盖被。

(4)将微湿小毛巾包在右手上,为患者洗脸及颈部,左手扶患者头顶部,先擦眼,然后像写"3"字样,依次擦洗一侧额部、颊部、鼻翼部、人中、耳后下颌,直至颈部。另一侧同法。用较干毛巾依次擦洗一遍,注意擦净耳郭、耳后及颈部皮肤。

(5)为患者脱下衣服,在擦洗部位下面铺上浴巾,按顺序擦洗两上肢、胸腹部。协助患者侧卧,背向护士依次擦洗后颈部、背臀部,为患者换上清洁裤子。擦洗中,根据情况更换热水,注意擦净腋窝及腹股沟等处。

(6)擦洗的方法为先用涂肥皂的小毛巾擦洗,再用湿毛巾擦去皂液,清洗毛巾后再擦洗,最后用浴巾边按摩边擦干。动作要敏捷,为取得按摩效果,可适当用力。

(7)擦洗过程中,如患者出现寒战、面色苍白等病情变化时,应立即停止擦浴,给予适当的处理,同时注意观察皮肤有无异常。擦洗毕,可在骨突处用50%乙醇做按摩,扑上爽身粉。

(8)整理床单,必要时梳发、剪指甲及更换床单。

(9)如有特殊情况,需做记录。

3.注意事项

护士操作时,要站在擦浴的一边,擦洗完一边后再转至另一边。站立时两脚要分开,重心应在身体中央或稍低处,拿水盆时,盆要靠近身边,减少体力消耗。操作时要体贴患者,保护患者自尊,动作要敏捷、轻柔,减少翻动和暴露,防止受凉。

(二)压疮的预防及护理

压疮是指机体局部组织由于长期受压,血液循环障碍,造成组织缺氧、缺血、营养不良而致的溃烂和坏死。导致活动受限的因素一般都会增加压疮的发生。常见的因素有压力、剪力、摩擦力、潮湿等。好发部位为枕部、耳郭、肩胛部、肘部、骶尾部、髋部、膝关节内外侧、外踝、足跟。

1.预防措施

预防压疮在于消除其发生的原因。因此,要求做到勤翻身、勤按摩、勤整理、勤更换。交班时要严格细致地交接局部皮肤情况及护理措施。

(1)避免局部长期受压:①鼓励和协助卧床患者经常更换卧位,使骨骼突出部位交替地受压,翻身间隔时间应根据病情及局部受压情况而定。一般2小时翻身1次,必要时1小时翻身1次,建立床头翻身记录卡。②保护骨隆突处和支持身体空隙处,将患者体位安置妥当后,可在身体空隙处垫软枕、海绵垫。需要时可垫海绵垫、气垫褥、水褥等,使支持体重的面积宽而均匀,使作用于患者身上的正压及作用力分布在一个较大的面积上,从而降低在隆突部位皮肤上所受的压强。③对使用石膏、夹板、牵引的患者,衬垫应平整、松软适度,尤其要注意骨骼突起部位的衬垫,要仔细观察局部皮肤和肢端皮肤颜色改变的情况,认真听取患者的反映,适当给予调节,如发现石膏绷带凹凸不平,应立即报告医师,及时纠正。

(2)避免潮湿、摩擦及排泄物的刺激:①保持皮肤清洁干燥。大小便失禁、出汗及分泌物多的患者应及时擦干,以保护皮肤免受刺激,床铺要经常保持清洁干燥、平整、无碎屑,被服污染要随时更换。不可让患者直接卧于橡胶单上。小儿要勤换尿布。②不可使用破损的便盆,以防擦伤皮肤。

（3）增进局部血液循环：对易发生压疮的患者，要常检查，用温水擦澡、擦背或用湿毛巾行局部按摩。

手法按摩。①全背按摩：协助患者俯卧或侧卧，露出背部，先以热水进行擦洗，再以两手或一手沾上少许50％乙醇按摩。按摩者斜站在患者右侧，左腿弯曲在前，右腿伸直在后，从患者骶尾部开始，沿脊柱两侧边缘向上按摩（力量要能够刺激肌肉组织）至肩部时用环状动作。按摩后，手再轻轻滑至尾骨处。此时，左腿伸直，右腿弯曲，如此有节奏地按摩数次，再用拇指指腹由骶尾部开始沿脊柱按摩至第7颈椎。②受压处局部按摩：沾少许50％乙醇，以手掌大、小鱼际紧贴皮肤，压力均匀向心方向按摩，由轻至重，由重至轻，每次3～5分钟。

电动按摩器按摩。电动按摩器是依靠电磁作用，引导治疗器头震动，以代替各种手法按摩。操作者持按摩器根据不同部位选择合适的按摩头，紧贴皮肤，进行按摩。

（4）增进营养的摄入：营养不良是导致压疮的内因之一，又可影响压疮的愈合。蛋白质是身体修补组织所必需的物质，维生素也可促进伤口愈合，因此在病情允许时可给予高蛋白、高维生素膳食，以增进机体抵抗力和组织修复能力。此外，适当补充矿物质，可促进慢性溃疡的愈合。

2.压疮的分期及护理

（1）瘀血红润期：为压疮初期，局部皮肤受压或受到潮湿刺激后，开始出现红、肿、热、麻木或有触痛。此期要及时除去致病原因，加强预防措施，如增加翻身次数以及防止局部继续受压、受潮。

（2）炎性浸润期：红肿部位如果继续受压，血液循环仍得不到改善，静脉回流受阻，局部静脉瘀血，受压表面呈紫红色，皮下产生硬结，表面有水疱形成。对未破小水疱要减少摩擦，防破裂感染，让其自行吸收，大水疱用无菌注射器抽出疱内液体，涂以消毒液，用无菌敷料包扎。

（3）溃疡期：静脉血液回流受到严重障碍，局部瘀血致血栓形成，组织缺血缺氧。轻者，浅层组织感染，脓液流出，溃疡形成；重者，坏死组织发黑，脓性分泌物增多，有臭味，感染向周围及深部扩展，可达骨骼，甚至可引起败血症。

四、会阴部清洁卫生的实施

（一）目的
保持清洁，清除异味，预防或减轻感染，增进舒适，促进伤口愈合。

（二）用物准备
便盆、屏风、橡胶单、中单、清洁棉球、大量杯、镊子、浴巾、毛巾、水壶（内盛50～52 ℃的温水）、清洁剂或呋喃西林棉球。

（三）操作方法
1.男患者会阴的护理

（1）携用物至患者床旁，核对后解释。

（2）患者取仰卧位，为遮挡患者可将浴巾折成扇形盖在患者的会阴部及腿部。

（3）戴上清洁手套，一手提起阴茎，一手取毛巾或用呋喃西林棉球擦洗阴茎头部、下部和阴囊。擦洗肛门时，患者可取侧卧位，护士一手将臀部分开，一手用浴巾将肛门擦洗干净。

（4）为患者穿好衣裤，根据情况更换衣、裤、床单。整理床单，患者取舒适卧位。

（5）整理用物，清洁整齐，记录。

2.女患者会阴部护理

(1)携用物至患者床旁,核对后解释。

(2)患者取仰卧位,为遮挡患者可将浴巾折成扇形盖在患者的会阴部及腿部。

(3)先将橡胶单及中单置于患者臀下,再置便盆于患者臀下。

(4)护士一手持装有温水的大量杯,一手持夹有棉球的大镊子,边冲水边用棉球擦洗。

(5)冲洗后擦干各部位。撤去便盆及橡胶单和中单。

(6)为患者穿好衣裤,根据情况更换衣、裤、床单。整理床单,患者取舒适卧位。

(7)整理用物,清洁整齐,记录。

(四)注意事项

(1)操作前应向患者说明目的,以取得患者的合作。

(2)在执行操作的原则上,尽可能尊重患者习惯。

(3)注意遮挡患者,保护患者隐私。

(4)冲洗时从上至下。

(5)操作完毕应及时记录所观察到的情况。

(燕召云)

第二节　静　脉　输　液

一、准备

(一)仪表

着装整洁,佩戴胸牌,洗手、戴口罩。

(二)用物

注射盘内放污物缸、一次性输液器、网套、止血带、橡皮小枕及一次性垫巾、弯盘、皮肤消毒液、棉签、胶布、启盖器、药液瓶外贴输液标签(上写患者姓名、床号、输液药品、剂量、用法、日期、时间)、输液架。

二、操作步骤

(1)备齐用物(治疗车、治疗盘、一次性输液器、止血带、胶布、皮肤消毒液,治疗巾、瓶套、医用棉签、砂轮、手消毒液,输液卡、输液贴、备用输液针、污物缸、生活/医疗垃圾桶、锐器盘,如有必要备小夹板、棉垫绷带),推治疗车至床旁,核对床头卡、腕带,解释。

(2)再次查对输液卡核对患者床号、姓名,解释输液目的取得配合。茂菲滴管内的液面达1/2~2/3,检查输液器内无气泡,将输液器放置妥当(首次排气原则不滴出药液)。

(3)初步排气。

(4)取舒适体位,垫治疗巾,消毒皮肤,在穿刺点上10~15 cm处,扎止血带,再消毒皮肤。选择粗直、弹性好、避开关节和静脉瓣的血管,消毒2次直径>5 cm,扎止血带前后各一次,用后棉签置于医疗垃圾桶。

（5）备输液贴,再次核对床号、姓名、药名。打开调节夹,再次排气(排至治疗盘)至少量液体滴出。

（6）穿刺:关闭调节夹,检查输液器内有无气泡,取下护帽针嘱患者握拳。一手在消毒区外绷紧皮肤,固定血管,一手持针柄,使针尖斜面向上并与皮肤成合适角度进针,见回血后再将针头沿血管方向潜行少许。

（7）固定针柄,松止血带,开调节夹,嘱松拳,液体滴入通畅输液贴固定针柄、针梗、针头下端输液管。

（8）调节滴速,挂输液卡。根据患者年龄、病情和药物情况调节,成人 40～60 滴,调节滴速至少数 15 秒。输液卡,药瓶标签再次核对。

（9）消毒手,记录输液卡,悬挂输液架上。在医嘱单签操作时间、操作人姓名。

（10）协助患者取舒适体位,整理床单位,放置呼叫器于易取处,整理用物。

（11）携用物至床旁核对瓶标、输液卡,解释。

（12）洗手,记录。

三、临床应用

(一)静脉输液注意事项

（1）严格执行无菌操作和查对制度。

（2）根据病情需要,有计划地安排轮流顺序,如需加入药物,应合理安排,以尽快达到输液目的,注意配伍禁忌。

（3）需长期输液者,要注意保护和合理使用静脉,一般从远端小静脉开始。

（4）输液前应排尽输液管及针头内空气,药液滴尽前要按需及时更换溶液瓶或拔针,严防造成空气栓塞。

（5）输液过程中应加强巡视,耐心听取患者的主诉,严密观察注射部位皮肤有无肿胀,针头有无脱出、阻塞或移位,针头和输液器衔接是否紧密,输液管有无扭曲受压,输液滴速是否适宜以及输液瓶内溶液量等,及时记录在输液卡或护理记录单上。

（6）需 24 小时连续输液者,应每天更换输液器。

（7）颈外静脉穿刺置管,如硅胶管内有回血,须及时用稀释肝素溶液冲注,以免硅胶管被血块堵塞;如遇输液不畅,须注意是否存在硅胶管弯曲或滑出血管外等情况。

(二)常见输液反应及防治

1.发热反应

（1）减慢滴注速度或停止输液,及时与医师联系。

（2）对症处理,寒战时适当增加盖被或用热水袋保暖,高热时给予物理降温。

（3）按医嘱给予抗过敏药物或激素治疗。

（4）保留余液和输液器,必要时送检验室做细菌培养。

（5）严格检查药液质量、输液用具的包装及灭菌有效期等,防止致热物质进入体内。

2.循环负荷过重(肺水肿)

（1）立即停止输液,及时与医师联系,积极配合抢救,安慰患者,使患者有安全感和信任感。

（2）为患者安置端坐位,使其两腿下垂,以减少静脉回流,减轻心脏负担。

（3）加压给氧,可使肺泡内压力升高,减少肺泡内毛细血管渗出液的产生,同时给予 20%～

30％乙醇湿化吸氧。因乙醇能降低肺泡内泡沫的表面张力,使泡沫破裂消散,从而改善肺部气体交换,迅速缓解缺氧症状。

(4)按医嘱给用镇静剂、扩血管药物和强心剂如洋地黄等。

(5)必要时进行四肢轮流结扎,即用止血带或血压计袖带做适当加压,以阻断静脉血流,但动脉血流仍通畅。每隔5～10分钟轮流放松一侧肢体的止血带,可有效地减少静脉回心血量,待症状缓解后,逐步解除止血带。

(6)严格控制输液滴速和输液量,对心、肺疾病者以及老年人、儿童尤应慎重。

3.静脉炎

(1)严格执行无菌操作,对血管壁有刺激性的药物应充分稀释后应用,并防止药物溢出血管外。同时,要有计划地更换注射部位,以保护静脉。

(2)患肢抬高并制动,局部热湿敷。

(3)理疗。

(4)如合并感染,根据医嘱给予抗生素治疗。

4.空气栓塞

(1)立即停止输液,及时通知医师,积极配合抢救,安慰患者,以减轻恐惧感。

(2)立即为患者置左侧卧位(可使肺的位置低于右心室,气泡侧向上漂移到右心室,避开肺动脉口)和头低足高位(在吸气时可增加胸内压力,以减少空气进入静脉)。由于心脏搏动将空气混成泡沫,分次小量进入肺动脉内)。

(3)氧气吸入。

(4)输液前排尽输液管内空气,输液过程中密切观察,加压输液或输血时应专人守护,以防止空气栓塞发生。

(王瑞芬)

第三节　床　上　擦　浴

一、目的

去除皮肤污垢,消除令人不快的身体异味,保持皮肤清洁,促进患者机体放松,增强患者舒适度及活动度,防止肌肉挛缩和关节僵硬等并发症,刺激皮肤的血液循环,增加皮肤的排泄功能,防御皮肤感染和压疮的发生。病情较重、长期卧床或使用石膏、牵引、生活不能自理及无法自行沐浴的患者,应给予床上擦浴。皮肤覆盖于人体表面,是身体最大的器官。完整的皮肤还具有保护机体、调节体温、吸收、分泌、排泄及感觉等功能,是抵御外界有害物质入侵的第一道屏障。皮肤的新陈代谢迅速,其代谢产物如皮脂、汗液及表皮碎屑等能与外界细菌及尘埃结合成污垢,黏附于皮肤表面,如不及时清除,可刺激皮肤,降低皮肤的抵抗力,以致破坏其屏障作用,成为细菌入侵的门户,造成各种感染。因此,皮肤的清洁与护理有助于维持机体的完整性,给机体带来舒适感,可预防感染发生,防止压疮及其他并发症。

二、准备

(一)物品准备

1.治疗盘内

浴巾、毛巾各 2 条,沐浴液或浴皂,小剪刀,梳子,50%乙醇,护肤用品(爽身粉、润肤剂),一次性油布一条,手套。

2.治疗盘外

面盆 2 个,水桶 2 个(一桶内盛 50～52 ℃的温水,并按年龄、季节和生活习惯调节水温;另一桶接盛污水用),清洁衣裤和被服,另备便盆、便盆巾和屏风。

(二)患者、操作人员及环境准备

使患者了解床上擦浴的目的、方法、注意事项及配合要点;根据需要协助患者使用便器排便,避免温水擦洗中引起患者的排尿和排便反射;调整情绪,指导或协助患者取舒适体位。操作人员应衣帽整齐,修剪指甲,洗手,戴口罩。环境安静、整洁,关闭门窗,室温控制在 22～26 ℃,必要时备屏风。

三、评估

(1)评估病情、治疗情况、意识、心理状态、卫生习惯及合作度。

(2)评估患者皮肤情况,有无感染、破损及并发症,肢体活动度、自理能力。

四、操作步骤

(1)根据医嘱,确认患者,了解病情。

(2)向患者解释说明目的、过程及方法。解除患者紧张情绪,使患者有安全感,取得合作。

(3)拉布幔或屏风遮挡患者,预防受凉并保护患者隐私,使患者身心放松。

(4)面盆内倒入 50～52 ℃温水约 2/3 处或根据患者的习性调节水温。

(5)根据病情摇平床头及床尾支架,松开床尾盖被,放平靠近操作者的床挡,将患者身体移向床沿,尽量靠近操作者,确保患者舒适,利用人体力学的原理,减少操作过程中机体的伸展和肌肉紧张及疲劳度。

(6)戴手套,托起头颈部,将浴巾铺在枕头上,另一浴巾放在患者胸前(每擦一处均应在其下面铺浴巾,保护床单位,并用浴毯遮盖好擦洗周围的暴露部位),防止枕头和被褥弄湿。

(7)毛巾放入温水中浸透,拧至半干叠成手套状,包在操作者手上,用毛巾不同面,先擦患者眼部,按由内眦到外眦依次擦干眼部,再用较干的毛巾擦洗一遍。毛巾折叠能提高擦洗效果,同时保持毛巾的温度。

(8)操作者一手轻轻固定患者头部,用洗面乳或香皂(根据患者习惯选择),依次擦洗患者额部、鼻翼、颊部、耳郭、耳后直至额下、颈部,再用清水擦洗,然后再用较干毛巾擦洗一遍。褶皱部应重复擦洗,如额下、颈部位、耳郭、耳后。

(9)协助患者脱下上衣,置于治疗车下层。按先近侧后对侧,先擦洗双上肢(上肢由远心端向近侧擦洗,避免静脉回流),再擦洗胸腹部(腹部以脐为中心,从右向左顺结肠走向擦洗,乳房处环形擦洗)顺序。先用涂浴皂的湿毛巾擦洗,再用湿毛巾擦净皂液,清洗拧干毛巾后再擦洗干,最后用大浴巾边按摩边擦干。根据需要随时调节更换水温。擦洗过程中注意观察患者病情及皮肤情况,患者出现寒战、面色苍白时,应立即停止擦洗,给予适当处理。

（10）协助患者侧卧，背向操作者，浴巾一底一盖置患者擦洗部下及暴露部，依次进行擦洗后颈、背、臀部。根据季节扑爽身粉。

（11）协助患者更换清洁上衣，一般先穿远侧上肢，再穿近侧、患侧，再穿健侧，可减少关节活动，避免引起患者的疼痛不适。及时用棉被盖好胸、腹部，避免受凉。

（12）更换温水、盆、毛巾，擦洗患者下肢、足部背侧。患者平卧，脱下裤子后侧卧，脱下衣物置治疗车下层。将浴巾纵向垫在下肢下，另一浴巾盖于会阴部及下肢前侧，依次从踝部向膝关节、大腿背侧顺序擦洗。

（13）协助患者平卧，擦洗两下肢、膝关节处、大腿前侧部位。

（14）更换温水、盆、毛巾，擦洗会阴部、肛门处（注意肛门部皮肤的褶皱处擦洗干净，避免分泌物滞留，细菌滋生），撤去浴巾，为患者换上干净裤子。

（15）更换温水、盆、毛巾，协助患者移向近侧床边，盆移置足下，盆下铺一次性油布或将盆放于床旁椅上，托起患者小腿部屈膝，将患者双脚同时或先后浸泡于盆内，浸泡片刻软化角质层，洗清双足，擦干足部。

（16）根据需要修剪指甲，足部干裂者涂护肤品，防止足部干燥和粗糙。

（17）为患者梳头，维护患者个人形象，整理床单位，必要时更换床单。

（18）协助患者取舒适体位后，开窗换气。

（19）整理用物，进行清洁消毒处理，避免致病菌的传播。

（20）洗手，记录。

五、注意事项

（1）按擦浴顺序、步骤和方法进行。

（2）擦洗眼部时，尽量避免浴皂入眼，防止对眼部刺激。

（3）操作过程中注意观察患者的病情变化，保持与患者沟通，询问患者感受。

（4）擦洗动作要轻柔、利索，尽量注意少搬动、少暴露患者，注意保暖。

（5）擦洗时注意褶皱处如额下、颈部、耳郭、耳后、腋窝、指间、乳房下褶皱处、脐部、腹股沟、肛周等要擦洗干净。

（6）肢体有损伤者，应先脱健侧衣裤后脱患侧，穿时应先穿患侧后穿健侧，避免患者关节的过度活动，引起疼痛和损伤。

（孙红霞）

第四节　机械吸痰法

一、目的

清除呼吸道分泌物，保持呼吸道通畅，预防并发症发生。适用于排痰无力、痰液黏稠、意识不清、危重、老年体弱及身体各脏器衰竭者。可通过患者口腔、鼻腔、气管插管或气管切开处进行负压吸引。

二、准备

(一)用物准备

1.治疗盘外

中心吸引器包括马达、偏心轮、气体过滤器、压力表、安全瓶、贮液瓶、开口器、舌钳、压舌板、电源插座等。

2.治疗盘内

带盖缸2只(1只盛消毒一次性吸痰管若干根、1只盛有消毒液的盐水瓶)、消毒玻璃接管、治疗碗2只(1只内盛无菌生理盐水、1只内盛消毒液用于消毒玻璃接管)、弯盘、消毒纱布、无菌弯血管钳1把、消毒镊子1把、棉签1包、液状石蜡、冰硼散等,急救箱1个备用。

(二)患者、护理人员及环境准备

患者取舒适体位,稳定情绪,了解吸痰目的、方法、注意事项及配合要点。护理人员应衣帽整齐,修剪指甲,洗手,戴口罩。环境安静、整洁,光线、温湿度适宜。

三、操作步骤

(1)携用物至病床旁,接通电源,打开开关,调节负压,检查吸引器性能。

(2)检查患者口腔(昏迷患者可借助压舌板及开口器)、鼻腔,有无义齿,如有应先取下活动义齿,患者头部转向一侧,面向操作者。

(3)连接吸痰管,先吸少量生理盐水。用于检查吸痰管是否通畅,并润滑吸痰管前端。

(4)一手反折吸痰管末端,另一手持无菌弯血管钳或无菌镊子夹取吸痰管前端,插入口咽部10～15 cm(过深可触及支气管处,易堵塞呼吸道)后,放松吸痰管末端,先吸口咽部分泌物,再吸气管内分泌物。吸痰时采取上下左右旋转向上提吸痰管的方法,有利于呼吸道分泌物吸出,避免损伤呼吸道黏膜。每次吸引时间少于15秒,防止缺氧。

(5)吸痰管拔出后,用生理盐水抽吸。防止分泌物堵塞吸痰管。

(6)观察患者呼吸道是否畅通及面部、呼吸、心率、血压等情况及吸出液的色、质、量。

(7)协助患者擦净面部分泌物,整理床单位,取舒适体位。

(8)处理用物,吸痰管玻璃接头清洁后,放入盛有消毒液的治疗碗中浸泡,或清洁后,置低温消毒箱内消毒备用。

(9)洗手,观察并记录治疗效果与反应。

四、注意事项

(1)严格无菌操作,吸痰管应即吸即弃。

(2)吸痰动作应轻柔,以防呼吸道黏膜损伤。

(3)痰液黏稠者可配合叩击、雾化吸入,提高治疗效果。

(4)储液瓶内的液体不得超过2/3。

(5)每次吸痰时间不超过15秒,以免缺氧。

(6)两次吸痰间隔不少于30分钟。

(7)气管隆嵴处不宜反复刺激,避免引起咳嗽反射。

(李海红)

第五节　膀胱冲洗术

一、目的

(1)对留置导尿管的患者,保持其尿液引流通畅。

(2)清除膀胱内的血凝块、黏液、细菌等异物,预防感染的发生。

(3)治疗某些膀胱疾病,如膀胱炎、膀胱肿瘤。

二、准备

(一)用物准备

治疗盘(消毒物品)1套、无菌膀胱冲洗装置1套,冲洗液按医嘱备,弯血管钳1把、输液调节器1个,必要时备启瓶器、输液架各1个。

(二)患者、护理人员及环境准备

患者了解膀胱冲洗目的、方法、注意事项及配合要点。护理人员应衣帽整齐,修剪指甲,洗手,戴口罩。环境安静、整洁,光线、温湿度适宜,关闭门窗。

三、操作步骤

(1)准备物品和冲洗溶液(生理盐水、0.02%呋喃西林溶液、3%硼酸溶液、0.2%氯己定溶液、0.1%新霉素溶液、0.1%雷夫奴尔溶液、2.5%醋酸等),仔细检查冲洗液有无浑浊、沉淀或絮状物;备齐用物,携至患者床边。

(2)核对患者床号、姓名,向患者解释操作目的和过程。

(3)按医嘱取冲洗液,冬季冲洗液应加温至38~40℃,以防低温刺激膀胱,常规消毒瓶塞,打开膀胱冲洗装置,将冲洗导管针头插入瓶塞,严格执行无菌操作技术,将冲洗液瓶倒挂于输液架上,瓶内液面距床面60cm,以便产生一定的压力使液体能够顺利滴入膀胱,排气后用弯血管钳夹导管。

(4)打开引流管夹子,排空膀胱,降低膀胱内压,便于冲洗液顺利滴入膀胱。

(5)夹毕引流管,开放冲洗管,使溶液滴入膀胱,调节滴速,滴速一般为60~80滴/分钟,以免患者尿意强烈,膀胱收缩,迫使冲洗液从导尿管侧溢出尿道外。

(6)待患者有尿意或滴入溶液200~300mL后,夹闭冲洗管,放开引流管,将冲洗液全部引流出来后,再夹闭引流管。

(7)按需要量,如此反复冲洗,一般每天冲洗2次,每次500~1000mL,冲洗过程中,经常询问患者感受,观察患者反应及引流液性状。

(8)冲洗完毕,取下冲洗管,清洁外阴部,固定好导尿管。

(9)协助患者取舒适卧位,整理床单位,清理物品。

(10)洗手,记录冲洗液名称、冲洗量、引流量、引流液性质,冲洗过程中患者的反应。

四、注意事项

(1)严格遵医嘱并根据病情准备冲洗液。

(2)根据膀胱冲洗"微温、低压、少量、多次"的原则进行冲洗。

(3)保持冲洗管及引流管的无菌,冲洗过程中注意无菌原则。

(4)冲洗过程若患者出现不适或有出血情况,应立即停止冲洗,并与医师联系。

(5)如滴入治疗用药,须在膀胱内保留30分钟后再引流出体外,有利于药液与膀胱内液充分接触,并保持有效浓度。

(6)冲洗时不宜按压膀胱。

(杜　琳)

第六节　灌　肠　术

一、目的

(1)刺激肠蠕动,软化和清除粪便,排出肠内积气,减轻腹胀。

(2)清洁肠道,为手术、检查和分娩做准备。

(3)稀释和清除肠道内有害物质,减轻中毒。

(4)为高热患者降温。

根据灌肠的目的不同分为保留灌肠和不保留灌肠。不保留灌肠按灌入液体量不同,分大量不保留灌肠和小量不保留灌肠(小量不保留灌肠适用于危重患者、老年体弱、小儿、孕妇等)。

二、准备

(一)物品准备

1.治疗盘内

通便剂按医嘱备,一次性手套1双,剪刀(用开塞露时)1把,弯盘1个,卫生纸,纱布1块。

2.治疗盘外

温开水(用肥皂栓时)适量,屏风、便盆、便盆布各1个。

(二)患者、护理人员及环境准备

患者了解通便目的、方法、注意事项及配合要点。取侧卧屈膝位,调整情绪,指导或协助患者清洗肛周,备便盆。护理人员应衣帽整齐,修剪指甲,洗手,戴口罩。环境安静、整洁,光线、温湿度适宜,关闭门窗,备屏风或隔帘,保护患者隐私,消除紧张、恐惧心理,取得合作。

三、评估

(1)评估患者病情、治疗情况、意识、心理状态及合作度。

(2)评估患者的腹胀情况、肛周皮肤、黏膜的完整性。

四、操作步骤

(1)关闭门窗,用屏风遮挡患者,保护患者隐私。

(2)条件许可患者可帮助其取左侧卧位,双腿屈曲,背向操作者,暴露肛门,便于操作。

(3)患者臀部移至床沿,臀下铺一次性尿垫,保持床单位清洁,便器放置在床旁。

(4)将弯盘置于臀部旁,用血管钳关闭灌肠筒胶管倒灌肠液于筒内,悬挂灌肠筒于输液架上,灌肠筒内液面与肛门距离不超过 30 cm。

(5)将玻璃接头一头连接肛管,另一头连接灌肠筒胶管。

(6)戴一次性手套,一手分开肛门,暴露肛门口,嘱患者张口呼吸,使患者放松便于插管,另一手将肛管轻轻旋转插入肛门,沿着直肠壁进入直肠 7~10 cm。

(7)固定肛管,打开血管钳,缓缓注入灌肠液,速度不可过快过猛,以防刺激肠黏膜,出现排便。

(8)用血管钳关闭灌肠筒胶管,一手持卫生纸紧贴肛周下沿,防止灌肠液流出,另一手将肛管轻轻拔出,置弯盘内。

(9)擦净肛周,协助患者取舒适卧位,灌肠液在体内保留 10~20 分钟后再排便。充分软化粪便,提高灌肠效果。

(10)清理用物。

(11)协助患者排便,整理床单位。洗手,记录。

五、注意事项

(1)灌肠液温度控制在 38 ℃,温度过高损伤肠黏膜,温度过低可引起肠痉挛。

(2)灌肠如遇患者有便意、腹胀时,嘱患者做深呼吸,让灌肠液在体内尽量保留 10~20 分钟后再排便。

(3)消化道出血、急腹症、妊娠、严重心血管疾病患者禁忌灌肠。

六、相关护理方法

(一)人工取便术

(1)条件许可患者可帮助其取左侧卧位,双腿屈曲,背向操作者,暴露肛门,便于操作。

(2)患者臀下铺一次性尿垫保持床单位清洁,便器放置在床旁。

(3)戴一次性手套,在右手示指端倒 1~2 mL 的 2% 利多卡因,插入肛门停留 5 分钟,利多卡因对肛管和直肠起麻醉作用,能减少刺激,减轻疼痛。

(4)嘱患者张口呼吸,轻轻旋转插入肛门,沿着直肠壁进入直肠。

(5)手指轻轻摩擦,松弛粪块,取出粪块,放入便器,重复数次,直至取净,动作轻柔,避免损伤肠黏膜或引起肛周水肿。

(6)取便过程中注意观察患者的生命体征和反应,如发现面色苍白、出汗、疲惫等表现,应暂停,休息片刻,若患者心率明显改变,应立即停止操作。

(7)操作结束,清洗肛门和臀部并擦干,病情许可时可行热水坐浴,促进局部血液循环,减轻疼痛防止病原微生物传播。

(8)整理消毒用物,洗手并做记录。

（9）注意事项：有肛门黏膜溃疡、肛裂及肛门剧烈疼痛者禁用此法。

（二）便秘的护理

（1）正确引导，安排合理膳食结构。

（2）协助患者适当增加运动量。

（3）养成良好的排便习惯。

（4）腹部进行环形按摩，通过按摩腹部，刺激肠蠕动，促进排便。方法：用右手或双手叠压，稍微按压腹部，自右下腹盲肠部开始，依结肠蠕动方向，经升结肠、横结肠、降结肠、乙状结肠做环形按摩，或在乙状结肠部，由近心端向远心端做环形按摩，每次 5～10 分钟，每天 2 次。可由护士操作或指导患者自己进行。

（5）遵医嘱给予口服缓泻药物，禁忌长期使用，产生依赖性而失去正常的排便功能。

（6）简便通便术包括通便剂通便术和人工取便术。是患者及家属经过护士指导，可自行完成的一种简单易行、经济有效的护理技术。常用通便剂有开塞露（由 50％的甘油或少量山梨醇制成，装于塑料胶壳内的一种溶剂）、甘油栓（由甘油和硬脂酸制成，为无色透明或半透明栓剂，呈圆锥形，密封于塑料袋内一种溶剂，需冷藏储存）、肥皂栓（将普通肥皂削成底部直径 1 cm，长 3～4 cm圆锥形栓剂），具有吸收水分、软化粪便、润滑肠壁、刺激肠蠕动的作用。人工取便术是用手指插入直肠，破碎并取出嵌顿粪便的方法。常用于粪便嵌塞的患者采用灌肠等通便术无效时，以解除患者痛苦的方法。

（李海红）

第二章
高血压护理

第一节　原发性高血压

原发性高血压是以血压升高为主要临床表现但原因不明的综合征,通常简称为高血压。高血压是导致充血性心力衰竭、卒中、冠心病、肾衰竭、夹层动脉瘤的发病率和病死率升高的主要危险性因素之一,严重影响人们的健康和生活质量,是最常见的疾病,防治高血压非常必要。

一、血压分类和定义

目前,我国采用国际上统一的血压分类和标准,将 18 岁以上成人的血压按不同水平分类(表 2-1),高血压定义为收缩压≥18.7 kPa(140 mmHg)和/或舒张压≥12.0 kPa(90 mmHg),根据血压升高水平,又进一步将高血压分为 1、2、3 级。

表 2-1　血压的定义和分类(WHO/ISH,1999 年)

类别	收缩压/mmHg		舒张压/mmHg
理想血压	<120	和	<80
正常血压	<130	和	<85
正常高值	130~139	或	85~89
高血压			
1 级(轻度)	140~159	或	90~99
亚组:临界高血压	140~149	或	90~94
2 级(中毒)	160~179	或	100~109
3 级(重度)	≥180	或	≥110
单纯收缩期高血压	≥140	和	<90
亚组:临界收缩期高血压	140~149	和	<90

注:当患者的收缩压和舒张压分属不同分类时,应当用较高的分类。

二、病因

(一)遗传

高血压具有明显的家族性,父母均为高血压者其子女患高血压的概率明显高于父母均无高血压者的概率。约60%高血压患者可询问到有高血压家族史。

(二)饮食

膳食中钠盐摄入量与人群血压水平和高血压病患病率呈正相关。摄盐越多,血压水平和患病率越高,钾摄入量与血压呈负相关,限制钠补充钾可使高血压患者血压降低。钾的降压作用可能是通过促进排钠而减少细胞外液容量。有研究表明,膳食中钙不足可使血压升高。大量研究显示,高蛋白质摄入、饮食中饱和脂肪酸或饱和脂肪酸/不饱和脂肪酸比值较高、饮酒量过多都属于升压因素。

(三)精神

城市脑力劳动者高血压患病率超过体力劳动者,从事精神紧张度高的职业者发生高血压的可能性较大,长期生活在噪声环境中听力敏感性减退者患高血压也较多。高血压患者经休息后往往症状和血压可获得一定改善。

(四)肥胖

超重或肥胖是血压升高的重要危险因素。一般采用体重指数(BMI),即体重(kg)/身高(m)^2(以20~24为正常范围)。血压与BMI呈明显正相关。肥胖的类型与高血压发生关系密切,向心性肥胖者容易发生高血压,表现为腰围往往大于臀围。

(五)其他

服避孕药妇女容易出现血压升高。一般在终止服用避孕药后3~6个月血压常恢复正常。阻塞性睡眠呼吸暂停综合征(OSAS)是指睡眠期间反复发作性呼吸暂停。OSAS常伴有重度打鼾,患此病的患者常有高血压。

三、发病机制

原发性高血压的发病机制至今还没有一个完整统一的认识。目前认为高血压的发病机制集中在以下几个方面。

(一)交感神经系统活性亢进

已知反复的精神刺激与过度紧张可以引起高血压。长期处于应激状态如从事驾驶员、飞行员等职业者高血压患病率明显增高。当大脑皮质兴奋与抑制过程失调时,交感神经和副交感神经之间的平衡失调,交感神经兴奋性增加,其末梢释放去甲肾上腺素、肾上腺素、多巴胺、血管升压素等儿茶酚胺类物质增多,从而引起阻力小动脉收缩增强使血压升高。

(二)肾素-血管紧张素-醛固酮系统(RAAS)激活

肾小球旁细胞分泌的肾素,激活从肝脏产生的血管紧张素原转化为血管紧张素Ⅰ,然后再经肺循环中的血管紧张素转换酶(ACE)的作用转化为血管紧张素Ⅱ。血管紧张素Ⅱ作用于血管紧张素Ⅱ受体,有如下作用:①直接使小动脉平滑肌收缩,外周阻力增加。②刺激肾上腺皮质球状带,使醛固酮分泌增加,致使肾小管远端集合管的钠重吸收加强,导致水钠潴留。③交感神经冲动发放增加使去甲肾上腺素分泌增加。以上作用均可使血压升高。近年来发现血管壁、心脏、脑、肾脏及肾上腺中也有RAAS的各种组成成分。局部RAAS各成分对心脏、血管平滑肌的作用,可能在高血压发生和发展中有更大影响,占有十分重要的地位。

(三)其他

细胞膜离子转运异常可使血管收缩反应性增强和平滑肌细胞增生与肥大,血管阻力增高;肾脏潴留过量摄入的钠盐,使体液容量增大,机体为避免心排血量增高使组织过度灌注,全身阻力小动脉收缩增强,导致外周血管阻力增高;胰岛素抵抗所致的高胰岛素血症可使电解质代谢发生障碍,还使血管对体内升压物质反应性增强,血液中儿茶酚胺水平增加,血管张力增高,从而使血压升高。

四、病理生理和病理解剖

高血压病的早期表现为全身细小动脉的间歇性痉挛,仅有主动脉壁轻度增厚,全身细小动脉和脏器无明显的器质性改变,患者多无明显症状。如病变持续,可导致许多脏器受累,最重要的是心、脑、肾组织的病变。

(一)心脏

心脏主要表现为左心室肥厚和扩大,病变晚期可导致心力衰竭。这种由高血压引起的心脏病称为高血压性心脏病。长期高血压还可引起冠状动脉粥样硬化。

(二)脑

由于脑细小动脉的长期硬化和痉挛,使动脉壁缺血、缺氧而通透性增高,容易形成微小动脉瘤,当血压突然升高时,微小动脉瘤破裂,从而发生脑出血。高血压可促使脑动脉发生粥样硬化,导致脑血栓形成。

(三)肾脏

细小动脉硬化引起的缺血使肾小球缺血、变性、坏死,继而纤维化及玻璃样变,并累及相应的肾小管,使之萎缩、消失,间质出现纤维化。因残存的肾单位越来越少,最终导致肾衰竭。

五、临床表现

(一)症状

大多数患者早期症状不明显,常见症状有头痛、头晕、耳鸣、眼花、乏力、心悸,还有的表现为失眠、健忘、注意力不集中、情绪易波动或发怒等。经常在体检或其他疾病就医检查时发现血压升高。血压升高常与情绪激动、精神紧张、体力活动有关,休息或去除诱因血压可下降。

(二)体征

血压受昼夜、气候、情绪、环境等因素影响波动较大。一般清晨起床活动后血压迅速升高,夜间血压较低;冬季血压较高,夏季血压较低;情绪不稳定时血压高;在医院或诊所血压明显增高,在家或医院外的环境中血压低。体检时可听到主动脉瓣区第二心音亢进、收缩期杂音,长期高血压时有心尖冲动明显增强,搏动范围扩大及心尖冲动左移体征,提示左心室增大。

(三)恶性或急进性高血压

患者发病急骤,舒张压多持续在 $17.3 \sim 18.7$ kPa($130 \sim 140$ mmHg)或更高。常有头痛、视力模糊或失明,视网膜可发生出血、渗出及视盘水肿,肾脏损害突出,持续蛋白尿、血尿及管型尿,病情进展迅速,如不及时治疗,易出现严重的脑、心、肾损害,发生脑血管意外、心力衰竭和尿毒症,最后多因尿毒症而死亡,但也可死于脑血管意外或心力衰竭。

六、并发症

(一)高血压危象

在情绪激动、精神紧张、过度劳累、寒冷等诱因作用下,小动脉发生强烈痉挛,血压突然急剧升高,收缩压可达 34.7 kPa(260 mmHg)、舒张压可达 16.0 kPa(120 mmHg)以上,影响重要脏器血液供应而出现危急症状。在高血压的早、中、晚期均可发生。患者出现头痛、恶心、呕吐、烦躁、心悸、出汗、视力模糊等征象,伴有椎-基底动脉、视网膜动脉、冠状动脉等累及的缺血表现。

(二)高血压脑病

高血压脑病发生在重症高血压患者,是指血压突然或短期内明显升高,由于过高的血压干扰了脑血管的自身调节机制,脑组织血流灌注过多造成脑水肿。出现中枢神经功能障碍征象。临床表现为弥漫性严重头痛、呕吐、烦躁、意识模糊、精神错乱、局灶性或全身抽搐,甚至昏迷。

(三)主动脉夹层

主动脉夹层指主动脉腔内的血液通过内膜的破口进入主动脉壁中层而形成的血肿,夹层分离突然发生时多数患者突感胸部疼痛,向胸前及背部放射,随夹层涉及范围而可以延至腹部、下肢及颈部。疼痛剧烈难以忍受,起病后即达高峰,呈刀割或撕裂样。突发剧烈的胸痛常误诊为急性心肌梗死。高血压是导致本病的重要因素。患者因剧痛而有休克外貌,焦虑不安、大汗淋漓、面色苍白、心率加速,从而使血压升高。

(四)其他

其他并发症可并发急性左心衰竭、急性冠脉综合征、脑出血、脑血栓形成、腔隙性脑梗死、慢性肾衰竭等。

七、辅助检查

(一)测量血压

定期测量血压是早期诊断高血压和评估严重程度的主要方法,采用经验证合格的水银柱或电子血压计,测量安静休息坐位时上臂肱动脉处血压,必要时还应测量平卧位和站立位血压。但须在未服用降压药物情况下的不同时间测量 3 次血压,才能确诊。对偶有血压超出正常值者,需定期重复测量后确诊。通常在医疗单位或家中随机测血压的方式不能可靠地反映血压的波动和在休息、日常活动状态下的情况。近年来,24 小时动态血压监测已逐渐应用于临床及高血压的防治工作上。一般监测的时间为 24 小时,测压时间间隔为 15~30 分钟,可较为客观和敏感地反映患者的实际血压水平,可了解血压的昼夜变化节律性和变异性,估计靶器官损害与预后,比随机测血压更为准确。动态血压监测的参考标准正常值为 24 小时低于 17.3/10.7 kPa(130/80 mmHg),白天低于 18.0/11.3 kPa(135/85 mmHg),夜间低于 16.7/10.0 kPa(125/75 mmHg)。正常血压波动夜间 2~3 时处于血压最低,清晨迅速上升,上午 6~10 时和下午 16~18 时出现两个高峰,尔后缓慢下降。高血压患者的动态血压曲线也类似,但波动幅度较正常血压时大。

(二)体格检查

除常规检查外还有身高,体重,双上肢血压,颈动脉及上下肢动脉搏动情况,颈、腹部血管有无杂音,腹主动脉搏动,肾增大,眼底等的情况。

(三)尿液检查

通过肉眼观察尿的颜色、透明度、有无血尿;测比重、pH、糖和蛋白含量,并做镜下检验。尿比重降低(<1.010)提示肾小管浓缩功能障碍。正常尿液 pH 为 5～7,原发性醛固酮增多症尿呈酸性。

(四)血生化检查

空腹血糖、血钾、肌酐、尿素氮、尿酸、胆固醇、甘油三酯、低密度脂蛋白、高密度脂蛋白等。

(五)超声心动图检查

超声心动图能更为可靠地诊断左心室肥厚,测定计算所得的左心室重量指数(LVMI),是一项反映左心室肥厚及其程度的较为准确的指标,与病理解剖的相关性和符合率好。超声心动图还可评价高血压患者的心功能,包括左心室射血分数、收缩功能、舒张功能。

(六)眼底检查

眼底检查可见血管迂曲,颜色苍白,反光增强,动脉变细,视网膜渗出、出血、视盘水肿等。眼底改变可反映高血压的严重程度,分为 4 级:①Ⅰ级,动脉出现轻度硬化、狭窄、痉挛、变细;②Ⅱ级,视网膜动脉中度硬化、狭窄,出现动脉交叉压迫,静脉阻塞;③Ⅲ级,动脉中度以上狭窄伴局部收缩,视网膜有棉絮状渗出、出血和水肿;④Ⅳ级,出血或渗出物伴视盘水肿。高血压眼底改变与病情的严重程度和预后密切相关。

(七)胸透或胸片、心电图检查

胸透或胸片、心电图检查对诊断高血压及评估预后都有帮助。

八、治疗

(一)目的

治疗目的是通过降压治疗使高血压患者的血压达标,以期最大限度地降低心脑血管发病和死亡的总危险。

(二)降压目标值

一般高血压人群降压目标值<18.7/12.0 kPa(140/90 mmHg);高血压高危患者(糖尿病及肾病)降压目标值<17.3/10.7 kPa(130/80 mmHg);老年收缩期性高血压的降压目标值为收缩压 18.7～20.0 kPa(140～150 mmHg),舒张压<12.0 kPa(90 mmHg)但不低于 8.7～9.3 kPa(65～70 mmHg),舒张压降得过低可能抵消收缩压下降得到的好处。

(三)非药物治疗

非药物治疗主要是改善生活方式,改善生活方式对降低血压和心脑血管危险的作用已得到广泛认可,所有患者都应采用,这些措施包括以下几点。

1.戒烟

吸烟所致的危害是使高血压并发症如心肌梗死、脑卒中和猝死的危险性明显增加,加重脂质代谢紊乱,降低胰岛素敏感性,降低内皮细胞依赖性血管扩张效应,并降低或抵消降压治疗的疗效。戒烟对心脑血管的良好益处,任何年龄组均可显示。

2.减轻体重

超重10%以上的高血压患者体重减少 5 kg,血压便有明显降低,体重减轻亦可增加降压药物疗效,对改善糖尿病、胰岛素抵抗、高脂血症和左心室肥厚等均有益。

3.减少过多的乙醇摄入

戒酒和减少饮酒可使血压明显降低,适量饮酒仍有明显加压反应者应戒酒。

4.适当运动

适当运动有利于改善胰岛素抵抗和减轻体重,提高心血管调节能力,稳定血压水平。较好的运动方式是低或中等强度的运动,可根据年龄及身体状况选择,中老年高血压患者可选择步行、慢跑、上楼梯、骑车等,一般每周 3～5 次,每次 30～60 分钟。运动强度可采用心率监测法,运动时心率不应超过最大心率(180 或 170 次/分)的 60％～85％。

5.减少钠盐的摄入量,补充钙和钾盐

膳食中约大部分钠盐来自烹调用盐和各种腌制品,所以应减少烹调用盐及腌制品的食用,每人每天食盐量摄入应少于 2.4 g(相当于氯化钠 6 g)。通过食用含钾丰富的水果如香蕉、橘子和蔬菜如油菜、香菇、大枣等,增加钾的摄入。喝牛奶补充钙的摄入。

6.多食含维生素丰富的食物

多吃水果和蔬菜,减少食物中饱和脂肪酸的含量和脂肪总量。

7.减轻精神压力,保持心理平衡

长期精神压力和情绪忧郁是降压治疗效果欠佳的重要原因,亦可导致高血压。应对患者做耐心的劝导和心理疏导,鼓励其参加社交活动、户外活动等。

(四)降压药物治疗对象

高血压 2 级或以上患者≥21.3/13.3 kPa(160/100 mmHg);高血压合并糖尿病、心、脑、肾靶器官损害患者;血压持续升高 6 个月以上,改善生活方式后血压仍未获得有效控制者。从心血管危险分层的角度,高危和极高危患者应立即开始使用降压药物强化治疗。中危和低危者则先继续监测血压和其他危险因素,之后再根据血压状况决定是否开始药物治疗。

(五)降压药物治疗

1.降压药物分类

现有的降压药种类很多,目前常用降压药物可归纳为以下几大类(表 2-2):利尿剂、β受体阻滞剂、钙通道阻滞剂、血管紧张素转换酶抑制剂和血管紧张素Ⅱ受体阻滞剂、α受体阻滞剂。

表 2-2　常用降压药物名称、剂量及用法

药物种类	药名	剂量(mg)	用法(每天)
利尿剂	氢氯噻嗪	12.5～25	1～3 次
	呋塞米	20	1～2 次
	螺内酯	20	1～3 次
β受体阻滞剂	美托洛尔	12.5～50	2 次
	阿替洛尔	12.5～25	1～2 次
钙通道阻滞剂	硝苯地平控释片	30	1 次
	地尔硫䓬缓释片	90～180	1 次
血管紧张素转换酶抑制剂	卡托普利	25～50	2～3 次
	依那普利	5～10	1～2 次
血管紧张素Ⅱ受体阻滞剂	缬沙坦	80～160	1 次
	伊贝沙坦	150	1 次
α受体阻滞剂	哌唑嗪	0.5～3	2～3 次
	特拉唑嗪	1～8	1 次

2.联合用药

临床实际使用降压药时,由于患者心血管危险因素状况、并发症、靶器官损害、降压疗效、药物费用及不良反应等,都可能影响降压药的具体选择。任何药物在长期治疗中均难以完全避免其不良反应,联合用药可使不同的药物互相取长补短,有可能减轻或抵消某些不良反应。联合用药可减少单一药物剂量,提高患者的耐受性和依从性。现在认为,2级高血压≥21.3/13.3 kPa(160/100 mmHg)患者在开始时就可以采用两种降压药物联合治疗,有利于血压在相对较短的时间内达到目标值。比较合理的两种降压药联合治疗方案是利尿药与β受体阻滞剂;利尿药与ACEI或血管紧张素受体拮抗剂(ARB);二氢吡啶类钙通道阻滞剂与β受体阻滞剂;钙通道阻滞剂与ACEI或ARB,α阻滞剂和β阻滞剂。必要时也可用其他组合,包括中枢作用药如$α_2$受体激动剂、咪哒唑啉受体调节剂,以及ACEI与ARB;国内研制了多种复方制剂,如复方降压片、降压0号等,以当时常用的利舍平、双肼屈嗪、氢氯噻嗪为主要成分,因其有一定降压效果,服药方便且价格低廉而广泛使用。

(六)高血压急症的治疗

高血压急症是指短时期内血压重度升高,收缩压>26.7 kPa(200 mmHg)和/或舒张压>17.3 kPa(130 mmHg),伴有重要器官组织如大动脉、心脏、脑、肾脏、眼底的严重功能障碍或不可逆性损害。需要做紧急处理。

1.迅速降压

(1)硝普钠:同时直接扩张动脉和静脉,降低前、后负荷。开始时以50 mg/500 mL浓度每分钟10~25 μg速率静脉滴注,即刻发挥降压作用。使用硝普钠必须密切观察血压,避光静脉滴注,根据血压水平仔细调节滴注速度,硝普钠可用于各种高血压急症。一般使用不超过7天,长期或大剂量使用应注意可能发生氰化物中毒。

(2)硝酸甘油:选择性扩张冠状动脉与大动脉和扩张静脉。开始时以每分钟5~10 μg速度静脉点滴,然后根据血压情况增加滴注速度至每分钟20~50 μg。降压起效快,停药后作用消失亦快。硝酸甘油主要用于急性冠脉综合征或急性心力衰竭时的高血压急症。不良反应有头痛、心动过速、面部潮红等。

(3)地尔硫䓬:非二氢吡啶类钙通道阻滞剂,降压同时具有控制快速性室上性心律失常和改善冠状动脉血流量作用。配制成50~60 mg/500 mL浓度,以每小时5~15 mg速度静脉点滴,根据血压变化调整静脉输液速度。地尔硫䓬主要用于急性冠脉综合征、高血压危象。不良作用有面部潮红、头痛等。

(4)酚妥拉明:配制成10~30 mg/500 mL浓度缓慢静脉滴注,主要用于嗜铬细胞瘤高血压危象。

(5)其他药物:对血压明显增高,但症状不严重者,可舌下含用硝苯地平10 mg,或口服卡托普利12.5~25.0 mg,哌唑嗪1~2 mg等。降压不宜过快过低。血压控制后,需口服降压药物,或继续注射降压药物以维持疗效。

2.制止抽搐

可用地西泮10~20 mg静脉注射,苯巴比妥0.1~0.2 g肌内注射。亦可予25%硫酸镁溶液10 mL深部肌内注射,或以5%葡萄糖溶液20 mL稀释后缓慢静脉注射。

3.脱水、排钠、降低颅内压

(1)呋塞米20~40 mg或依他尼酸钠25~50 mg,加入50%葡萄糖溶液20~40 mL中,静脉注射。

(2)20%甘露醇或25%山梨醇静脉快速滴注,半小时内滴完。

4.其他并发症的治疗

对主动脉夹层分离,应采取积极的降压治疗,诊断确定后,宜施行外科手术治疗。

九、护理

(一)一般护理

1.休息

早期高血压患者可参加工作,但不要过度疲劳,坚持适当的锻炼,如骑自行车、跑步、做体操及打太极拳等。要有充足的睡眠,保持心情舒畅,避免精神紧张和情绪激动,消除恐惧、焦虑、悲观等不良情绪。晚期血压持续增高,伴有心、肾、脑病时应卧床休息。关心体贴患者,使其精神愉快,鼓励患者树立战胜疾病的信心。

2.饮食

饮食方面应给低盐、低脂肪、低热量饮食,以减轻体重。因为摄入总热量太大超过消耗量,多余的热量转化为脂肪,身体就会发胖,体重增加,提高血液循环的要求,必定提高血压。鼓励患者多食水果、蔬菜、戒烟、控制饮酒、咖啡、浓茶等刺激性饮料。少吃胆固醇含量多的食物,对服用排钾利尿剂的患者应注意补充含钾高的食物如蘑菇、香蕉、橘子等。肥胖者应限制热能摄入,控制体重在理想范围之内。

3.病房环境

病房环境应整洁、安静、舒适、安全。

(二)对症护理及病情观察护理

1.剧烈头痛

当出现剧烈头痛伴恶心、呕吐,常系血压突然升高、高血压脑病,应立即让患者卧床休息,并测量血压及脉搏、心率、心律,积极协助医师采取降压措施。

2.呼吸困难、发绀

呼吸困难、发绀系高血压引起的左心衰竭所致,应立即给予舒适的半卧位,及时给予氧气吸入。按医嘱应用洋地黄治疗。

3.心悸

严密观察脉搏、心率、心律变化并做好记录。安静休息,严禁下床,并安慰患者消除紧张情绪。

4.水肿

晚期高血压伴心肾衰竭时可出现水肿。护理中注意严格记录出入量,限制钠盐和水分摄入。严格卧床休息,注意皮肤护理,严防压疮发生。

5.昏迷、瘫痪

昏迷、瘫痪系晚期高血压引起脑血管意外所引起。应注意安全护理,防止患者坠床、窒息、肢体烫伤等。

6.病情观察护理

对血压持续增高的患者,应每天测量血压2~3次,并做好记录,必要时测立、坐、卧位血压,掌握血压变化规律。如血压波动过大,要警惕脑出血的发生。如在血压急剧增高的同时,出现头痛、视物模糊、恶心、呕吐、抽搐等症状,应考虑高血压脑病的发生。如出现端坐呼吸、喘憋、发绀、咳粉红色泡沫痰等,应考虑急性左心衰竭的发生。出现上述各种表现时均应立即送医院进行紧急救治。另外,在变换体位时也应动作缓慢,以免发生意外。有些降压药可引起水钠潴留。因此,需每天测体重,准确记录出入量,观察水肿情况,注意保持出入量的平衡。

(三)用药观察与护理

1.用药原则

终身用药,缓慢降压,从小剂量开始逐步增加剂量,即使血压降至理想水平后,也应服用维持量,老年患者服药期间改变体位要缓慢,以免发生意外,合理联合用药。

2.药物不良反应观察

使用噻嗪类和祥利尿剂时应注意血钾、血钠的变化;用 β 受体阻滞剂应注意其抑制心肌收缩力、心动过缓、房室传导时间延长、支气管痉挛、低血糖、血脂升高的不良反应;钙通道阻滞剂硝苯地平的不良反应有头痛、面红、下肢水肿、心动过速;血管紧张素转换酶抑制剂可有头晕、乏力、咳嗽、肾功能损害等不良反应。

(四)心理护理

患者多表现有易激动、焦虑及抑郁等心理特点,而精神紧张、情绪激动、不良刺激等因素均与高血压密切相关。因此,对待患者应耐心、亲切、和蔼、周到。根据患者特点,有针对性地进行心理疏导。同时,让患者了解控制血压的重要性,帮助患者训练自我控制的能力,参与自身治疗护理方案的制定和实施,指导患者坚持长期的饮食、药物、运动治疗,将血压控制在接近正常的水平,以减少对靶器官的进一步损害,定期复查。

十、出院指导

(一)饮食调节指导

强调高血压患者要以低盐、低脂肪、低热量、低胆固醇饮食为宜;少吃或不吃含饱和脂肪的动物脂肪,多食含维生素的食物,多摄入富含钾、钙的食物,食盐量应控制在 3~5 g/d,严重高血压病患者的食盐量控制在 1~2 g/d。饮食要定量、均衡、不暴饮暴食;同时适当地减轻体重,有利于降压。戒烟和控制酒量。

(二)休息和锻炼指导

高血压患者的休息和活动应根据患者的体质、病情适当调节,病重体弱者,应以休息为主。随着病情好转,血压稳定,每天适当从事一些工作、学习、劳动将有益身心健康;还可以增加一些适宜的体能锻炼,如散步、慢跑、打太极拳、体操等有氧活动。患者应在运动前了解自己的身体状况,以此来决定自己的运动种类、强度、频度和持续时间。注意规律生活,保证充足的休息和睡眠,对于睡眠差、易醒、早醒者,可在睡前饮热牛奶 200 mL,或用 40~50 ℃温水泡足 30 分钟,或选择自己喜爱的放松精神情绪的音乐协助入睡。总之,要注意劳逸结合,养成良好的生活习惯。

(三)心理健康指导

高血压病的发病机制是除躯体因素外,心理因素占主导地位,强烈的焦虑、紧张、愤怒及压抑常为高血压病的诱发因素,因此教会患者自我调节和自我控制能力是关键。护士要鼓励患者保持豁达、开朗愉快的心境和稳定的情绪,培养广泛的爱好和兴趣。同时指导家属为患者创造良好的生活氛围,避免引起患者情绪紧张、激动和悲哀等不良刺激。

（四）血压监测指导

建议患者自行购买血压计，随时监测血压。指导患者和家属正确测量血压的方法，监测血压、做好记录，复诊时对医师加减药物剂量会有很好的参考依据。

（五）用药指导

由于高血压是一种慢性病，需要长期的、终身的服药治疗，而这种治疗要患者自己或家属配合进行，所以患者及家属要了解服用的药物种类及用药剂量、用药方法、药物的不良反应、服用药物的最佳时间，以便发挥药物的最佳效果和减少不良反应。出现不良反应，要及时报告主诊医师，以便调整药物及采取必要的处理措施。切不可血压降下来就停药，血压上升又服药，血压反复波动，对健康极为不利。由于这类患者大多是年纪较大，容易遗忘服药，可建议患者在家中醒目之处做标记，以起到提示作用。对血压明显升高多年的患者，血压不宜下降过快，因为患者往往不能适应，并可导致心、脑、肾血液的供应不足而引起脑血管意外，如使用可引起明显直立性低血压药物时，应向患者说明平卧起立或坐位起立时，动作要缓慢，以免血压突然下降，出现晕厥而发生意外。

（六）按时就医

服完药出现血压升高或过低；血压波动大；出现眼花、头晕、恶心呕吐、视物不清、偏瘫、失语、意识障碍、呼吸困难、肢体乏力等情况时立即到医院就医。如病情危重，可求助 120 急救中心。

（王倩倩）

第二节　继发性高血压

继发性高血压是指继发于其他疾病或原因的高血压，也称为症状性高血压，只占人群高血压的 5%～10%。血压升高仅是这些疾病的一个临床表现。继发性高血压的临床表现、并发症和后果与原发性高血压相似。继发性高血压的原发病可以治愈，而原发病治愈之后高血压症状也随之消失，而延误诊治又可产生各种严重并发症，故需及时早期诊断，早期治疗继发性高血压是非常重要的。继发性高血压的主要病因有以下几点。①肾脏病变：如急慢性肾小球肾炎、慢性肾盂肾炎、肾动脉狭窄、糖尿病性肾炎、先天遗传性肾病、红斑狼疮、多囊肾及肾积水等。②大血管病变：如肾动脉粥样硬化、肾动脉痉挛、肾动脉先天性异常、动脉瘤等大血管畸形（先天性主动脉缩窄）、多发性大动脉炎等。③妊娠高血压综合征：多发生于妊娠晚期，严重时要终止妊娠。④内分泌性病变：如嗜铬细胞瘤、原发性醛固酮增多症、皮质醇增多症等。⑤脑部疾病：如脑瘤、脑部创伤、颅内压升高等。⑥药源性因素：如长期口服避孕药、器官移植长期应用激素等。

下面叙述常见的继发性高血压。

一、肾实质性高血压

（一）病理生理

发生高血压主要和肾脏病变导致钠水排泄障碍、产生高血容量状态及肾脏病变可能促使肾性升压物质分泌增加有关。

（二）临床表现

1.急性肾小球肾炎

急性肾小球肾炎多见于青少年,有急性起病及链球菌感染史,有发热、血尿、水肿史。

2.慢性肾小球肾炎

慢性肾小球肾炎与原发性高血压伴肾功能损害者区别不明显,但有反复水肿史、贫血、血浆蛋白低、蛋白尿出现早而血压升高相对轻,眼底病变不明显。

3.糖尿病肾病

无论是胰岛素依赖性型糖尿病或是非胰岛素依赖性型,均可发生肾损害而有高血压,肾小球硬化。肾小球毛细血管增厚为主要的病理改变。早期肾功能正常,仅有微量清蛋白尿,血压也可能正常,伴随病情发展,出现明显蛋白尿及肾功能不全而诱发血压升高。

4.慢性肾盂肾炎

患者既往有急性尿感染病史,出现尿急、尿痛、尿频症状,尿常规可见白细胞,尿细菌培养阳性,一般肾盂肾炎不引起血压升高,当肾功能损害程度重时,可以出现高血压症状,肾衰竭。

（三）治疗

同原发性高血压及相关疾病治疗。

二、肾动脉狭窄性高血压

（一）病理生理

发生高血压主要是肾动脉主干及分支狭窄,造成肾实质缺血,以及肾素-血管紧张素-醛固酮系统、激肽释放酶-激肽-前列腺素系统的升压、降压作用失衡,即可出现高血压症状。在我国由于肾动脉狭窄引起的高血压病患者中,大动脉炎占70%,纤维肌性发育不良占20%、动脉粥样硬化仅占5%。可为单侧或双侧性。

（二）临床表现

患者多为中青年女性,多无高血压家族史;高血压的病程短,进展快,多呈恶性高血压表现;一般降压治疗反应差,本病多有舒张压中、重度升高,腹部及腰部可闻及血管性杂音,眼底呈缺血性改变。大剂量断层静脉肾盂造影,放射性核素肾图有助于诊断,肾动脉造影可明确诊断。

（三）治疗

治疗手段包括手术、经皮肾动脉成形术和药物治疗。手术治疗包括血流重建术、肾移植术、肾切除术。经皮穿刺肾动脉成形术是治疗肾动脉狭窄的主要方法,其成功率达80%～90%;创伤小,疗效好,为首选治疗方法。使用降压药物时,选药原则同原发性高血压。但对一般降压药物反应不佳。ACEI有降压效果,但可能使肾小球滤过率进一步降低,使肾功能不全恶化。钙通道阻滞剂有降压作用,并不明显影响肾功能。

三、嗜铬细胞瘤

（一）病理生理

嗜铬细胞瘤是肾上腺髓质或交感神经节等内皮组织嗜铬细胞的肿瘤的通称。最早发现的肿瘤在肾上腺,后来在交感神经元组织中也发现了具有相同生物特性的肿瘤。肾上腺部位的嗜铬细胞瘤产生肾上腺素和去甲肾上腺素,二者通过兴奋细胞膜的肾上腺素能 α 和 β 受体而发生效能,从而引起血压升高及其他心血管和代谢改变。

(二)临床表现

血压波动明显,阵发性血压增高伴心动过速、头痛、出汗、面色苍白等症状,严重时可有心律失常、心绞痛、急性心力衰竭、脑卒中等。发作时间一般为数分钟至数小时,多为诱发因素引起,如体位改变、情绪波动、触摸肿瘤部位等。对一般降压药物无效,或高血压伴血糖升高,代谢亢进等表现者应疑及本病。在血压增高期测定血与尿中儿茶酚胺及其代谢产物香草基杏仁酸(VMA)测定有助于诊断,酚苄明试验(10 mg每天3次),3天内血压降至正常,对诊断有价值。B超、CT、MRT检查可发现并确定肿瘤的部位及形态,大多数嗜铬细胞瘤为良性,可做手术切除,效果好,约10%嗜铬细胞瘤为恶性,肿瘤切除后可有多处转移灶。

(三)治疗

手术治疗为首选的治疗方法。只有临床上确诊为恶性嗜铬细胞瘤已转移,或患者不能耐受手术时,才行内科治疗。

四、原发性醛固酮增多症

(一)病理生理

肾上腺皮质增生或肿瘤分泌过多醛固酮所致。过量分泌的醛固酮通过其水钠潴留效应导致高血压。水钠潴留使细胞外液容量明显增加,故心排量增多引起血压升高。最初,高血压是容量依赖性的,血压升高与钾丢失同时存在。随着病程延长,长期细胞内钠浓度升高和细胞内低钾直接导致血管平滑肌收缩,使外周血管阻力升高,逐渐出现阻力性高血压。

(二)临床表现

临床上以长期高血压伴顽固的低钾血症为特征,可有肌无力、周期性瘫痪、烦渴、多尿、室性期前收缩及其他室性心律失常,心电图可有明显U波、Q-T间期延长等表现。血压多为轻、中度增高。实验室检查有低钾血症、高钠血症、代谢性碱中毒,血浆肾素活性降低,尿醛固酮排泄增多等。螺内酯试验阳性,具有诊断价值。

(三)治疗

大多数原发性醛固酮增多症是由单一肾上腺皮质腺瘤所致,手术切除是最好的治疗方法,术前应控制血压,纠正低钾。药物治疗,尤其适用于肾上腺皮质增生引起的特发性醛固酮增多症,可做肾上腺大部切除术,但效果差、一般需用药物治疗。常用药物有螺内酯、钙通道阻滞剂、糖皮质激素等。

五、皮质醇增多症

(一)病理生理

肾上腺皮质肿瘤或增生分泌糖皮质激素过多所致,又称为库欣综合征,为促肾上腺皮质激素(ACTH)过多或肾上腺病变所致。此外,长期大量应用糖皮质激素治疗某种病可引起医源性类库欣综合征;患者本身垂体肾上腺皮质受到抑制、功能减退,一旦停药或遭受应激,可发生肾上腺功能低下。

(二)临床表现

除高血压外,尚有向心性肥胖,满月脸,多毛,皮肤细薄而有紫纹,血糖增高等特征性表现。实验室检查24小时尿中17-羟皮质类固醇或17-酮皮质类固醇增多、地塞米松抑制试验及促肾上腺皮质激素兴奋试验阳性有助于诊断。颅内蝶鞍X线检查,肾上腺CT放射性碘化胆固醇肾上腺扫描可用于病变定位诊断。

(三)治疗

皮质醇增多症病因复杂,治疗方法也各不相同。已知的病因有垂体性库欣病、肾上腺瘤、肾上腺癌、不依赖于 ACTH 双侧肾上腺增生、异位 ACTH 综合征等。治疗方法涉及手术、放射治疗及药物治疗。

六、主动脉缩窄

(一)病理生理

多数为先天性血管畸形,少数为多发性大动脉炎所引起高血压。

(二)临床表现

上肢血压增高,而下肢血压不高或降低,呈上肢血压高于下肢的反常现象,腹主动脉、股动脉及其他下肢动脉搏动减弱或不能触及,右肩胛间区、腋部可有侧支循环动脉的搏动和杂音或腹部听诊有血管杂音。检查胸部 X 线摄影可显示左心室扩大迹象,主动脉造影可明确诊断。

(三)治疗

对缓解期慢性期患者考虑外科手术治疗,急性期的可应用甲氨蝶呤和糖皮质激素,要密切监测血压,另外抗血栓应用阿司匹林对症治疗,应用扩血管及降压药。

七、妊娠高血压疾病

妊娠高血压疾病(旧称妊高征),平均发病率为 9.2%,是造成母婴围生期发病和死亡的重要原因之一。

(一)病理生理

妊娠高血压疾病基本病变为全身小动脉痉挛,导致全身脏器血流不畅,微循环供血不足,组织缺血缺氧,血管痉挛和血压升高导致血管内皮功能紊乱和损害,前列腺素合成减少,血栓素产生增多。结果血小板和纤维蛋白原等物质通过损伤处沉积在血管内皮下,进一步使管腔狭窄,加重组织缺血、缺氧,又刺激血管收缩,使周围循环阻力增大,血压进一步升高。

(二)临床表现

妊娠高血压疾病常于妊娠 20 周后开始发病,以血压升高、蛋白尿及水肿为特征。表现为体重增加过多,每周增加>0.5 kg,经休息水肿不消退,后出现高血压。病情继续发展出现先兆子痫、子痫。重度妊娠高血压疾病血管病变明显,可导致重要脏器损害,出现严重并发症。妊娠高血压疾病时血细胞比容<35%,血小板计数<$100×10^9$/L(10 万/立方毫米),呈进行性下降,白/球比例倒置;重度妊娠高血压疾病可出现溶血。妊娠高血压疾病主要应与慢性高血压或肾脏病合并妊娠相鉴别。

(三)治疗

1.一般治疗

注意休息,轻症无须住院,中、重度患者应入院治疗。保证足够睡眠及思想放松。休息、睡眠时取左侧卧位,少食盐及刺激性食物,戒酒。保证能量供应及足够蛋白质;对于中、重度患者每 4 小时测一次血压,密切注意血压变化。

2.药物治疗

轻度患者适当服用镇静药物,如地西泮、苯巴比妥等,以保证休息。一般不用降压药物和解痉药。中度患者,硫酸镁是首选解痉药,硫酸镁血浓度治疗量为 2～3 mmol/L,＞3.5 mmol/L时膝腱反射消失,＞7.5 mmol/L 时可出现心跳呼吸停止。由于硫酸镁的中毒量和治疗量很接近,因此使用时应严防中毒。妊娠高血压疾病当血压＞22.0/15.1 kPa(165/113 mmHg)时,可能引起孕产妇脑血管意外、视网膜剥脱、胎盘灌流减少和胎盘早剥等。因此降压治疗是重要措施之一。应避免血压下降过快、过低而影响胎盘灌流导致胎儿缺血缺氧。对重度妊娠高血压疾病的心力衰竭伴水肿,可疑早期急性肾衰竭、子痫和脑水肿者,可应用快速利尿剂和 20％甘露醇脱水降颅压。

3.扩容治疗

重度妊娠高血压疾病时因小动脉痉挛导致血容量相对不足,因此扩容应在解痉治疗的基础上进行。

八、护理措施及出院指导

参阅原发性高血压有关护理部分。

（王倩倩）

第三章

糖尿病护理

第一节 血糖监测

一、血糖监测的概念及重要性

血糖监测是糖尿病管理中的重要组成部分,其结果有助于评估糖尿病患者糖代谢紊乱的程度,制订合理的降糖方案,同时反映降糖治疗的效果并指导治疗方案的调整。目前临床上检测血糖途径有毛细血管血糖、静脉血糖和组织间液血糖检测。其监测方式包括便携式血糖仪监测、动态血糖监测(continuous glucose monitoring,CGM)、糖化血清清蛋白(glycated albumin,GA)和HbA1c的测定。便携式血糖仪监测反映的是即刻的血糖水平,它与动态血糖监测还可以反映血糖的波动情况和监测低血糖的发生,是"点";GA 和 HbA1c 是判定糖尿病长期控制血糖总体水平的重要指标,是"线"。只有通过"点"与"线"的结合,才能既了解某些特定时间的血糖情况,又了解其在某一时期的总体水平。

二、血糖监测的方法及频率

(一)血糖监测的方法

1.便携式血糖仪监测血糖

便携式血糖仪进行的毛细血管血糖检测,是最基本的评价血糖控制水平的方式,能反映实时血糖,评估餐前和餐后高血糖及生活事件(锻炼、用餐、运动及情绪应激等)和降糖药物对血糖的影响,发现低血糖,有助于为患者制订个体化生活方式干预和有效的药物治疗方案。不同血糖仪血糖测定范围不同,血糖超过或低于测定范围时,仪器会显示"Hi"或"Low",应抽静脉血测定静脉血浆葡萄糖。

2.CGM

CGM 是通过葡萄糖感应器连续监测皮下组织间液的葡萄糖浓度而反映血糖水平的监测技术,可提供连续、全面、可靠的全天血糖信息,了解血糖波动的趋势,发现不易被传统监测方法所探测的高血糖和低血糖,测定范围 $2.2 \sim 22.2$ mmol/L。因此,CGM 可成为传统血糖监测方法的一种有效补充。

（1）原理：CGM 系统（continuous glucose monitoring system，CGMS）由葡萄糖感应器、线缆、血糖记录器、信息提取器和分析软件五部分组成。感应器由半透膜、葡萄糖氧化酶和微电极组成，借助助针器植入受检者腹部皮下，并与皮下组织间液中的葡萄糖发生化学反应产生电信号。记录器通过线缆每 10 秒接受 1 次电信号，每 5 分钟将获得的平均值转换成血糖值储存起来，每天可储存 288 个血糖值。CGM 的仪器有 2 种：回顾式 CGM 和实时 CGM。受检者佩戴记录器期间每天至少输入 4 个指尖血糖值进行校正，并输入可能影响血糖波动的事件，如进食、运动、使用降糖药和低血糖反应等。佩戴完毕后通过信息提取器将数据下载到计算机，用专门的软件进行数据分析，可获得连续的动态血糖变化信息。

（2）临床应用及适应证：CGM 能发现不易被传统监测方法所探测到的高血糖和低血糖，尤其是餐后高血糖和夜间的无症状性低血糖。因此临床常应用于以发现与下列因素有关的血糖变化，如食物种类、运动类型、药物品种、精神因素、生活方式等；了解传统血糖监测方法难以发现的餐后高血糖、夜间低血糖、黎明现象、Somogyi 现象等；帮助制订个体化的治疗方案；提高治疗依从性；提供一种用于糖尿病教育的可视化手段。

适用于：①1 型糖尿病。②需要胰岛素强化治疗的 2 型糖尿病患者。③在 SMBG 指导下使用降糖治疗的 2 型糖尿病患者，仍出现无法解释的严重低血糖或反复低血糖，无症状性低血糖、夜间低血糖，无法解释的高血糖，特别是空腹高血糖、血糖波动大，出于对低血糖的恐惧，刻意保持高血糖状态的患者，SMBG 结果良好但 HbA1c 始终不达标者。④妊娠期糖尿病或糖尿病合并妊娠。⑤患者教育：进行 CGM 可以促使患者选择健康的生活方式，提高患者依从性，促进医患双方更有效的沟通。⑥其他糖尿病患者如病情需要也可进行 CGM，以了解其血糖谱的特点及变化规律。⑦其他伴有血糖变化的内分泌代谢疾病，如胰岛素瘤等，也可应用 CGM 了解血糖变化的特征。其中 1 型糖尿病、胰岛素强化治疗的 2 型糖尿病以及血糖波动大的患者首选推荐CGM 监测血糖。

3.静脉血糖

静脉血糖是通过静脉血测定的血浆葡萄糖，是糖尿病的临床诊断依据，通常以空腹血浆葡萄糖或葡萄糖耐量试验进行糖尿病筛查和诊断。

4.GA

GA 是用血清糖化清蛋白与血清清蛋白的百分比来表示的，反映 2～3 周平均血糖水平。

5.HbA1c

HbA1c 也是通过静脉血测定的。HbA1c 是反映 2～3 个月平均血糖水平，是评估长期血糖控制状况的金标准，也是临床决定是否调整治疗的重要依据。GA 和 HbA1c 联合测定有助于判断高血糖的持续时间，可作为既往是否患糖尿病的辅助检测方法，客观评估代谢紊乱发生的时间和严重程度。根据《中国 2 型糖尿病防治指南》的建议，HbA1c 在治疗之初至少每 3 个月检测1 次，达到治疗目标可每 6 个月检查 1 次。

（二）血糖监测的频率及方案

血糖监测的各种方法中，最基本最常用的方法就是患者利用血糖仪进行的 SMBG，SMBG 作为糖尿病自我管理的一部分，可以帮助糖尿病患者更好地了解自己的疾病状态，并提供一种积极参与糖尿病管理、按需调整行为及药物干预、及时向医务工作者咨询的手段，从而提高治疗的依从性。但我国临床上对血糖监测的重视仍然不够，糖尿病患者仍缺乏针对血糖监测的系统的指导和教育。下面重点介绍不同情况下 SMBG 的监测频率、监测时间和监测方案。

1.SMBG 频率和时间

SMBG 的监测频率和时间要根据患者病情的实际需要来决定。

（1）SMBG 的频率。中国 2 型糖尿病防治指南（CDS）推荐：①使用胰岛素治疗的患者，在治疗开始阶段每天至少自我监测血糖 5 次，达到治疗目标后可每天监测血糖 2～4 次。②非胰岛素治疗的患者，在治疗开始阶段每周 3 天，5～7 次/天，达到治疗目标后可每周监测 3 天，2 次/天。③若患者的血糖控制较差或病情危重时，则应每天监测 4～7 次，直到病情稳定、血糖得到控制为止；当患者的病情稳定或已达血糖控制目标时，则可每周监测 3 天，2 次/天。

（2）SMGB 监测时间：可选择一天中不同的时间点，包括餐前、餐后 2 小时、睡前及夜间（一般为凌晨2～3时）。各时间点血糖的适用范围见表 3-1。

表 3-1　各时间点血糖的适用范围

时间	适用范围
餐前血糖	血糖水平很高或有低血糖风险时（老年人、血糖控制较好者）
餐后 2 小时血糖	空腹血糖已获良好控制，但 HbA1c 仍不能达标者；需要了解饮食和运动对血糖影响者
睡前血糖	注射胰岛素患者，特别是晚餐前注射胰岛素患者
夜间血糖	胰岛素治疗已接近达标，但空腹血糖仍高者；或疑行有夜间低血糖者
其他	出现低血糖症状时应及时监测血糖 剧烈运动前后宜监测血糖

2.SMBG 方案

（1）胰岛素强化治疗患者的 SMBG 方案：胰岛素强化治疗（多次胰岛素注射或胰岛素泵治疗）的患者在治疗开始阶段应每天监测血糖 5～7 次，建议涵盖空腹、三餐前后、睡前。如有低血糖表现需随时测血糖。如出现不可解释的空腹高血糖或夜间低血糖，应监测夜间血糖。达到治疗目标后每天监测血糖 2～4 次。多次胰岛素注射治疗的血糖监测方案举例见表 3-2。

表 3-2　多次胰岛素注射治疗的血糖监测方案举例

血糖监测	空腹	早餐后	午餐前	午餐后	晚餐前	晚餐后	睡前
未达标	√	√	×	√	×	√	√
已达标	√				√	√	√

注：√表示需测血糖的时间；×表示可以省去测血糖的时间。

（2）基础胰岛素治疗患者的 SMBG 方案：使用基础胰岛素的患者在血糖达标前每周监测 3 天空腹血糖，每 2 周复诊 1 次，复诊前 1 天加测 5 个时间点血糖谱；在血糖达标后每周监测 3 次血糖，即：空腹、早餐后和晚餐后，每月复诊 1 次，复诊前 1 天加测 5 个时间点血糖谱。具体监测方案举例见表 3-3。

（3）每天 2 次预混胰岛素治疗患者的 SMBG 方案：使用预混胰岛素者在血糖达标前每周监测 3 天空腹血糖和 3 次晚餐前血糖，每 2 周复诊 1 次，复诊前 1 天加测 5 个时间点血糖谱；在血糖达标后每周监测3次血糖，即空腹、晚餐前和晚餐后，每月复诊 1 次，复诊前 1 天加测 5 个时间点血糖谱。具体血糖监测方案举例见表 3-4。

表 3-3　基础胰岛素治疗的血糖监测方案举例

血糖监测	空腹	早餐后	午餐前	午餐后	晚餐前	晚餐后	睡前
未达标 每周 3 天	√						
复诊前 1 天	√	√		√		√	√
已达标 每周 3 次	√	√				√	
复诊前 1 天	√	√		√		√	√

注:√表示需测血糖的时间。

表 3-4　每天 2 次预混胰岛素注射患者的血糖监测方案举例

血糖监测	空腹	早餐后	午餐前	午餐后	晚餐前	晚餐后	睡前
未达标每周 3 天	√				√		
复诊前 1 天	√	√		√		√	
已达标每周 3 次	√				√	√	
复诊前 1 天	√	√		√			

注:√表示需测血糖的时间。

(4)未使用胰岛素治疗者的强化血糖监测方案:每周 3 天每天 5～7 点血糖监测,主要在药物调整期间使用。

(5)未使用胰岛素治疗的低强度血糖监测方案:每周 3 天每天一餐前后的血糖监测,以此既掌握血糖控制趋势又能了解进餐对血糖的影响,如疑有无症状低血糖则应重点监测餐前血糖。

(三)尿糖的自我监测

SMBG 是最理想的血糖监测方法,有时条件受限时无法测血糖,也可采用尿糖来测定。尿糖控制目标是任何时间尿糖均为阴性,但尿糖对发现低血糖没有帮助。在肾糖阈增高(如老年人)或降低(妊娠)等特殊情况时,尿糖监测对治疗的指导作用意义不大。

三、血糖监测的注意事项及影响因素

(一)血糖监测的注意事项

(1)血糖仪第一次使用时要调整时间和日期,开启新试纸时应注明开启时间。

(2)取试纸前要确保双手皮肤干燥,不要触碰试纸条的反应区,避免试纸发生污染。取试纸后一定要盖紧瓶盖。

(3)测血糖前,确认血糖仪上的号码与试纸号码一致,血糖试纸在效期内且干燥保存。

(4)消毒液干透后实施采血。根据手指表皮的厚度选择采血针,让血液自然流出。在取血过程中勿过分按摩和用力挤血。

(5)一次吸血量要足够,检测时不挪动试纸条或倾斜血糖仪。

(6)采血部位要交替轮换,不要长期刺扎一个地方,以免形成瘢痕。

(7)采血针一次性使用。

(二)影响血糖准确性的因素

(1)贫血患者用血糖仪测定血糖结果偏高;红细胞增多症、脱水或高原地区则会偏低。

（2）消毒液未待干就进行测量，残余消毒液影响测定值。

（3）患者过度紧张会使血糖升高。

（4）患者静脉滴注葡萄糖，血液中存在大量干扰物，如非葡萄糖的其他糖类物质、维生素C、高胆红素会使结果偏高，谷胱甘肽高尿酸会使结果偏低。

（5）末梢循环良好，血糖监测结果更准确、可靠；末梢循环差，使血糖结果偏低。

四、糖尿病患者居家自我血糖监测

SMBG适用于所有糖尿病患者，但是在实际生活中大多数患者只注重药物治疗而忽略血糖监测，影响糖尿病患者SMBG的主要因素是患者自身原因，如知识缺乏且对血糖监测的重要性认识不足，对治疗的态度和信念缺乏，经济的原因等。因此，在患者开始进行SMBG之前，医护人员应加强有关血糖监测相关知识的健康教育，根据个体情况提供合理有效的血糖监测方案，并进行检测技术和检测方法的指导，包括自我监测血糖的步骤、何时进行监测、监测频率、如何记录和简单分析检测结果等。

（一）血糖控制目标

1.中国2型糖尿病患者

血糖控制目标，空腹$3.9\sim7.2$ mmol/L，非空腹≤10 mmol/L，HbA1c$<7.0\%$。

2.60岁以下的患者

理想血糖控制目标是"2、4、6、8"，2、4即两个4(4.4)，指空腹血糖控制在$4.4\sim6.0$ mmol/L，餐后血糖控制在$4.4\sim8.0$ mmol/L。

3.60岁以上且合并心血管疾病患者

空腹血糖<7.0 mmol/L，餐后血糖<10.0 mmol/L，平稳降血糖，不可过猛。

4.妊娠糖尿病患者和儿童、青少年1型糖尿病控制目标

（1）妊娠糖尿病患者：①妊娠前血糖控制目标，空腹或餐前血糖控制在$3.9\sim5.6$ mmol/L，餐后血糖控制在$5.0\sim7.8$ mmol/L，HbA1c尽量控制在6.0%。②妊娠期间血糖控制目标，空腹或餐前血糖<5.6 mmol/L，餐后2小时血糖≤6.7 mmol/L，HbA1c尽量控制在6.0%以下。

（2）青少年1型糖尿病控制目标：由于$0\sim12$岁的患儿血糖波动幅度较大，为生长发育和特殊的生理情况，控制血糖范围不宜过低，空腹或餐前血糖尽量控制在$5.0\sim10.0$ mmol/L，HbA1c控制在$7.5\%\sim8.5\%$；$13\sim19$岁的青少年患者空腹或餐前血糖控制在$5.0\sim7.2$ mmol/L，HbA1c尽量控制在7.7%以下，若无明显低血糖发生HbA1c控制在7.0%以下更好。

（二）SMBG的管理

（1）根据自己经济情况选择准确性高、操作简便的血糖仪，并定期使用标准液进行校正。试纸不能过期，不同品牌试纸保质期不同，购买试纸时看清楚保质期，试纸开封后必须在3个月内用完，并密封干燥保存。

（2）测血糖时应轮换采血部位，为减轻疼痛程度，等消毒液待干后在手指侧面采血，而不是在指尖或指腹采血，采血量要足，勿使劲挤压。冬天时，手指温度太冷血供受影响，等手指暖和后再采血。

（3）采血针丢弃在指定的专用容器或加盖的硬壳容器等不会被针头刺穿的容器中，防止扎伤，容器装满2/3后，盖上盖，密封后贴好标签，放到指定地点。

（4）准备一个血糖记录本，每次检测血糖后正确记录血糖值，测血糖的日期、时间，是餐前还是餐后。必要时可记录血糖值与注射胰岛素或口服降糖药的时间、种类、剂量；影响血糖的因素，

如进食种类、数量、运动量、生病情况；低血糖症状出现的时间、症状等，方便就医时为医师诊断病情提供参考。

（5）如要外出旅行，应在旅行前 4 周做体检，并征求医师意见，加强 SMBG 了解血糖控制水平，如有高血糖倾向或血糖波动较大、发生感染、眼部、肾脏、足溃疡等病变时应禁止外出旅行。随身携带病情卡，出发前仔细检查血糖仪功能和电量，试纸的有效期和用量等，旅行期间坚持监测血糖，并做好记录。

（王倩倩）

第二节　胰岛素注射

胰岛素是临床最常用的治疗糖尿病的药物之一，胰岛素注射方式主要包括静脉注射和皮下注射。除非抢救或特殊情况（如糖尿病患者输注葡萄糖）胰岛素需静脉注射外，胰岛素一般应皮下注射。胰岛素注射技术与治疗效果息息相关，内容涉及注射装置和注射部位的选择、注射部位的轮换、针头的选择和注射角度、注射时机、注射流程及技巧等多个方面。

一、注射装置的选择

胰岛素皮下注射时，应避免将胰岛素注射到肌肉层。传统的胰岛素注射为有针注射，注射装置含注射器和针头。目前常使用的有胰岛素专用注射器、胰岛素笔和胰岛素泵，具有注射灵活、允许混合不同类型胰岛素制剂而减少每天注射次数的优点，但有患者因恐惧针头和疼痛而拒绝使用胰岛素。无针注射器（又称无针注射系统）是一种通过压力注射的设备，使用强大压力使胰岛素等小剂量药液通过安瓿前端的微孔，以"液体针"的形式瞬间透过表皮细胞，渗入皮下组织，消除了患者对针头的恐惧，从心理上减轻了患者的疼痛。在为患者选用胰岛素注射装置时要综合考虑患者的个人喜好和需要、视力状况、手的灵活性和混合胰岛素有无困难、各种注射装置的优缺点等因素。临床常用胰岛素注射装置的优缺点见表 3-5。

表 3-5　临床常用胰岛素注射装置

注射装置	优点	缺点
胰岛素专用注射器	死腔小，剂量准确；可按需混合胰岛素；注射时药液浪费少、痛感小；注射后不需在皮下停留；价格便宜	使用时需抽取胰岛素，携带和注射较为不便；不能直接抽吸胰岛素笔芯
胰岛素笔	设置剂量时的声响提示利于视力不佳者使用；药笔一体，不需抽吸胰岛素，携带和使用方便；针头细小，减轻注射疼痛	不能自由配比不同类型胰岛素，除非使用预混胰岛素，否则需分次注射
胰岛素泵	模拟人体胰岛素的生理性分泌，兼顾有效降低血糖和减少发生夜间低血糖；操作简便，生活自由度大，尤其适合生活不规律者	价格较昂贵；需 24 小时佩戴，影响患者生活自由度；对使用者的 SMBG、生活自理能力和经济能力等要求较高
无针注射器	消除患者对针头的恐惧和疼痛感；药液分布广，扩散吸收快且均匀	价格较高；拆洗安装过程较复杂，可造成注射部位水肿、血肿及疼痛

二、皮下注射部位的选择和轮换

(一)注射部位的选择

(1)胰岛素皮下注射时宜选取皮下脂肪丰富的部位,常用部位包括腹部脐周 2.5 cm 外、大腿上端外侧、上臂外上侧、臀部外上侧(图 3-1)。不同注射部位吸收胰岛素速度快慢不一,腹部最高,其次依次为上臂、大腿和臀部。

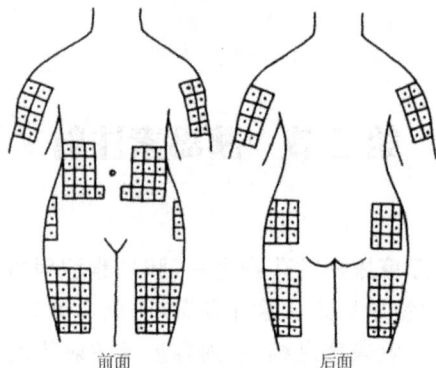

图 3-1　常用胰岛素注射部位

(2)由于不同胰岛素制剂的起效和作用时间不同,临床常用于控制不同时间的血糖,适当的部位选择可以更好保证这一治疗目的。短效胰岛素和速效胰岛素最好选择腹部注射,尤其是用于紧急降低高血糖时;中效胰岛素或者长效胰岛素最好选择臀部或大腿注射。

(3)妊娠期末三个月应避免在脐周注射;有剖宫产手术风险者,妊娠后期应避免在前腹部注射,可在侧腹部捏皮注射。

(4)运动前,不要在运动的部位注射胰岛素。

(二)注射部位的轮换

注射部位的轮换可以有效预防注射胰岛素后产生的局部硬结和皮下脂肪增生,包括不同注射部位之间的轮换和同一注射部位内的轮换。

(1)不同部位之间的轮换:将注射部位(图 3-2)等分为四个区域(大腿或臀部可等分为两个区域),每周使用一个等分区域并始终按顺时针方向进行轮换。

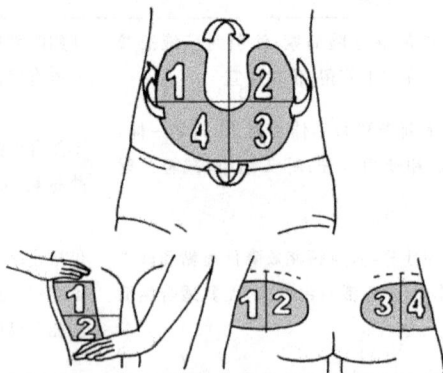

图 3-2　胰岛素注射部位轮换

(2)同一注射部位的轮换:为避免短时间内重复的组织损伤,在任何一个等分区域内注射时,注射点间应至少间隔 1 cm。

（3）注射前检查注射部位，做好注射部位的清洁和消毒，不在发生皮下脂肪增生、炎症或感染的部位注射胰岛素。一旦注射部位出现疼痛、凹陷或硬结等现象，应立即停止在该部位注射，直至症状消失。

三、注射针头和进针角度的选择

（一）胰岛素注射笔针头和进针角度的选择

临床有多种规格胰岛素注射笔针头可供选择（图 3-3），应根据患者的身体状况、药理学和心理学等因素，选择适宜的胰岛素注射笔针头，保证皮下注射，避免注射到肌肉，减轻患者疼痛。

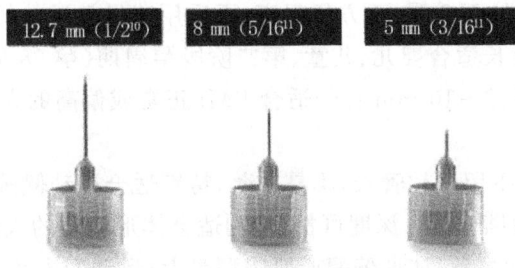

图 3-3　胰岛素注射笔针头

1.儿童及青少年

（1）不推荐使用长度超过 6 mm 的针头。4 mm 和 5 mm 针头垂直皮肤进针时大多数儿童和青少年不需捏皮，但身材瘦小或选择四肢部位注射者需捏皮形成皮褶后再注射；6 mm 针头需 45°角进针，可以不捏皮。

（2）尽量避免使用 8 mm 针头，如果只有 8 mm 针头可供使用，应捏皮并 45°角进针。

（3）在上臂注射胰岛素时需捏皮注射，患者最好不要自行在上臂注射，除非使用 4 mm 或 5 mm 的短针头。

（4）注射时不要按压皮肤出现凹陷，以避免注射到肌肉。

2.成人

（1）大部分成人患者在使用 4 mm、5 mm 和 6 mm 针头时，宜垂直进针且无须捏起皮肤，但极度消瘦患者需捏皮注射或 45°角注射。

（2）使用长度≥8 mm 针头注射的患者，应捏皮注射或以 45°角注射以避免注射到肌肉。

（二）胰岛素泵输注管路的选择

胰岛素泵输注管路按材质分为钢针和软针。按植入角度分为直插式（90°）和斜插式（30°～45°）。不同种类的输注管路具不同规格的针头，适用于不同的人群。

1.钢针

（1）优点：锐利，不需借助助针器而手工扎针完成注射，几乎无痛；不易弯折和堵管，能确保胰岛素输注通畅和稳定；创口小，愈合快，减少感染和皮下瘢痕产生；与胰岛素相容性好，不易引起过敏。

（2）缺点：偶尔在非进针部位感到疼痛，个别患者可能对不锈针钢材中的镍过敏，对恐针的患者有不良的心理刺激。

（3）适用人群：对软管有变态反应或偏爱硬针的患者；追求操作简单，输注可靠的患者；容易发生皮肤过敏和堵管的患者。建议使用时尽量选择腹部等不易活动的部位。

2.软针

（1）优点：软针埋置患者心理上更易于接受；舒适性高，活动时无针感。

（2）缺点：易脱出、打折和堵管，影响血糖控制；进针处针眼较大，可能出现瘢痕。

（3）适用人群：喜爱软针的患者；容易晕针的患者（助针器隐蔽注射）；追求佩戴达到最大舒适度和方便性的患者。

3.直插式针头

（1）优点：舒适、美观；进针速度快，几乎无疼痛；皮下留置针管短，不易堵管。

（2）缺点：易脱出；针眼处不透明，不方便观察；不适用于经常运动的部位。

（3）适用人群：6 mm 针长适合婴儿、儿童、第二阶段孕周期（孕 28 周前）前的孕妇、偏瘦的成人、BMI 正常或偏低的人群；8～10 mm 针长适合 BMI 正常或偏高的人群。

4.斜插式针头

（1）优点：舒适性高；皮下留置软管长，不易脱落，特别适合运动佩戴；透明窗口可观察置针部位是否有红肿；30°～45°角斜插植入，深度可控，特别适合体形偏瘦的人群。

（2）适用人群：喜爱软针患者；体形偏瘦或肌肉型患者；运动型患者（软针容易脱出）；孕妇（从第二阶段孕周期开始）；输注部位反复感染患者（透明窗口可观察置针部位是否红肿）；13 mm 适合婴儿、儿童、BMI 偏低或正常人群；17 mm 适合 BMI 正常或偏高的人群。

四、捏皮方法

注射前，仔细检查注射部位，推测注射部位皮下组织的厚度，根据患者的体形、注射部位以及针头的长度，确定是否需要捏皮注射及注射角度。

（一）作用

捏起皮肤可以加深局部皮下组织的深度，避免肌内注射，有效提升注射的安全性。

（二）捏皮注射的方法

（1）用拇指、示指和中指提起皮肤（图 3-5A）形成皮褶。

（2）使用 4 mm 或 5 mm 针头时，大部分患者可使针头和皮褶表面呈 90°角进针且无须捏起皮肤，但消瘦者除外；使用≥8 mm 针头时，需要捏皮和/或 45°角进针以避免注射到肌内（图 3-4）。

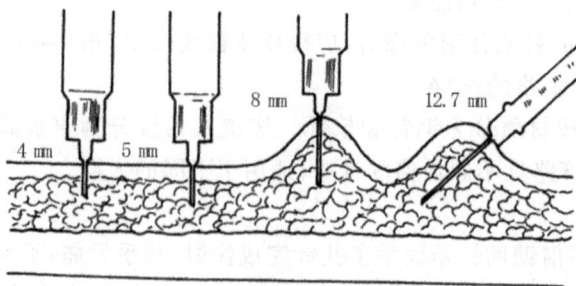

图 3-4　捏皮注射时正确的注射角度

（3）缓慢推注胰岛素，至活塞完全推压到底后，针头在皮肤内停留至少 10 秒钟后拔出（胰岛素笔）或立即拔出（胰岛素专用注射器）。

(4)松开皮褶。

(三)注意事项

(1)注意控制捏皮时的力度,过大可导致皮肤发白或疼痛。

(2)不要用整只手捏皮(图 3-5B),以免将肌肉及皮下组织一同提起。

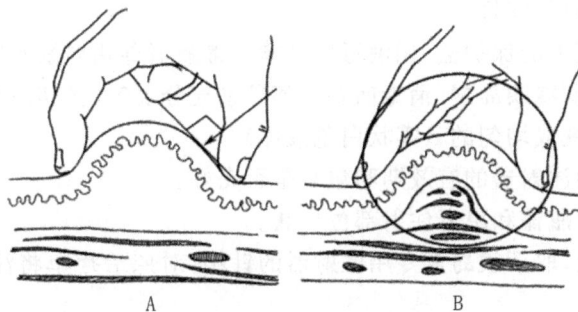

图 3-5　正确(A)和错误(B)的捏皮方式

(3)糖尿病伴有妊娠患者需在腹部注射时应捏皮注射。

五、胰岛素专用注射器注射胰岛素的护理

胰岛素专用注射器是将传统的 1 mL 空针进行改良。将 1 mL 的体积等分为 40 个刻度,匹配 U40(40 IU/mL)的胰岛素制剂,每小格 1 IU 胰岛素,刻度标记清晰可见,并标志数字,使用更加方便和准确;将可拆式针头改为固定针头减少了注射器的死腔体积(图 3-6)。现以 BD 胰岛素专用注射器为例介绍操作规范。

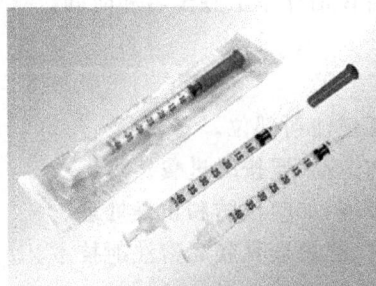

图 3-6　胰岛素专用注射器

(一)操作规范

1.操作前准备

(1)评估:①患者注射部位皮肤的颜色、温度、污染及感染等情况。②患者的合作程度。③必要时评估患者食物是否准备妥当,能否按时进餐。

(2)准备。①护士:洗手,戴口罩。②环境:清洁、安静,必要时遮挡保护隐私。③用物:U40 胰岛素制剂、胰岛素专用注射器、皮肤消毒液、消毒棉签、注射单、笔、表、速干洗手液、锐器盒、污物桶等。

2.操作流程

(1)备齐用物,携至床旁。

(2)呼叫患者床号、询问患者姓名,解释操作目的,取得同意。核对腕带。

(3)协助患者取合适的体位,选择注射部位。

(4)消毒手。

(5)核对医嘱,检查胰岛素制剂的种类、有效日期、瓶口是否密封无损。速效胰岛素和短效胰岛素外观澄清,若浑浊或有异物则不能使用;中效胰岛素及预混胰岛素外观浑浊为正常情况。检查耗材的有效期和包装是否完好。

(6)取下胰岛素药瓶上的保护盖,用消毒棉签蘸消毒液消毒胰岛素药瓶的橡皮盖和患者注射部位皮肤。若是中效或预混胰岛素,消毒前要将胰岛素充分混匀(将胰岛素水平滚动和上下翻动各 10 次,直至胰岛素转变成均匀的云雾状白色液体)。

(7)检查胰岛素专用注射器的有效期和包装是否完好。

(8)再次消毒胰岛素瓶盖和患者注射部位皮肤。

(9)打开注射器包装,取下胰岛素专用注射器的针帽,对照治疗单将注射剂量空气抽入注射器内。

(10)再次查对胰岛素无误后,针尖向下刺入药瓶橡皮盖,将空气推送入药瓶,倒转药瓶,使瓶底向上,针筒在下,针尖没入药液,缓缓拉动活塞,将足量胰岛素吸入注射器,尽量保证无气泡进入针筒。

(11)将针头从瓶内抽出,再次核对医嘱。

(12)左手拇指、示指和中指捏起注射部位皮肤形成皮褶,右手持注射器将针头垂直或 45°角快速插入患者皮肤,确定针头进入皮下组织后,缓缓推动针柄,将胰岛素注入皮下组织。

(13)快速拔出针头,用干棉签轻压注射部位,切勿用力挤压与揉搓。

(14)将注射器弃于锐器盒,整理床单位,交代注意事项。

(15)消毒手,再次核对医嘱后在治疗单上签全名和时间。

(16)整理用物,离开病房。

3.操作后护理

(1)指导患者勿用力挤压与揉搓注射部位。

(2)告知患者注射胰岛素后勿运动,要按时进餐。

(3)告知患者低血糖的临床表现,如何预防和正确处理。

(4)对长期注射胰岛素的患者,要教会其胰岛素注射技术。

(二)操作注意事项

(1)确保胰岛素的种类、剂量及注射时间准确:胰岛素注射器只能用于 U40(40 IU/mL)胰岛素的注射;一般速效胰岛素餐前 5~10 分钟注射;短效胰岛素和预混胰岛素餐前 15~30 分钟注射;长效胰岛素类似物可于一天中任何时间注射,但时间应固定。

(2)混合使用长(中)、短效胰岛素时,应先抽短效胰岛素,再抽长(中)效胰岛素,顺序不能颠倒。

(3)注射胰岛素后避免过度活动接受注射的肢体,避免短时间内洗热水浴或过度搓压和热敷注射部位。

(4)正确储藏胰岛素,避免日晒或冷冻,避免剧烈晃动;没有开封的胰岛素最好储存在 2~8 ℃的冰箱冷藏室,在有效期内使用;已开封的胰岛素在有效期内,在 25 ℃以下室温可使用 28 天。

(5)注射器只能一次性使用。

六、胰岛素笔注射胰岛素的护理

胰岛素注射笔又名胰岛素笔式注射器(图 3-7),包括笔身、笔芯(胰岛素)和针头,笔身上的显示窗口可清晰显示胰岛素的剂量,胰岛素注射笔使用的针头非常细小,能较好地保证注射的准确性和减少患者注射时的痛苦和精神负担。胰岛素注射笔分为可更换笔芯的胰岛素注射笔和不可更换笔芯的胰岛素特充注射笔。可更换笔芯的胰岛素注射笔可重复使用,但笔芯一旦用完需更换新的笔芯;胰岛素特充注射笔是一种预置胰岛素笔芯的一次性注射装置,无须更换笔芯,用完后废弃。目前,临床常用的胰岛素注射笔有诺和笔、优伴笔、来得时预填充笔、甘舒霖笔、万邦笔、联邦笔等系列。同一品牌的胰岛素注射笔只能与同一品牌的胰岛素笔芯匹配,使用方法也存在一定差异。现以诺和笔为例介绍胰岛素注射笔的操作。

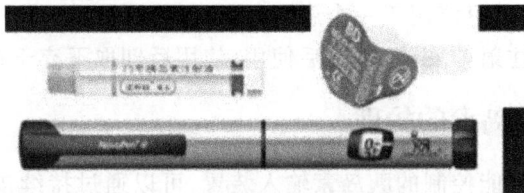

图 3-7　胰岛素注射笔系统

(一)操作规范

1.操作前准备

准备。①护士:洗手,戴口罩。②环境:清洁、安静。③用物:U100 胰岛素制剂(100 IU/mL)、胰岛素笔、针头、皮肤消毒液、速干洗手液、消毒棉签、注射单、笔、表、锐器盒、污物桶等。

2.操作流程

(1)安装胰岛素笔(图 3-8):①核对医嘱,检查胰岛素制剂。②检查胰岛素笔的旋钮和推杆是否正常。③扭开笔芯架,将推杆归位,装入笔芯,旋回笔芯架。④将笔放入治疗盘待用。

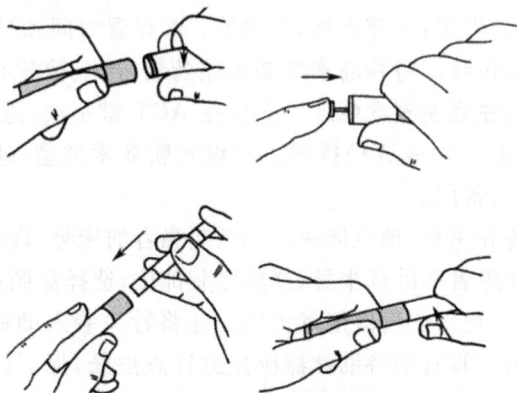

图 3-8　安装胰岛素笔芯

(2)注射胰岛素:①备齐用物,携至床旁。②呼叫患者床号、询问患者姓名,核对腕带,向患者解释操作的目的,取得同意。③协助患者取合适的体位,选择注射部位。④消毒手。⑤消毒笔芯前端橡皮膜和注射部位皮肤。⑥核对医嘱,检查针头包装和有效期。⑦再次消毒笔芯前端橡皮膜和注射部位皮肤。⑧取出针头,打开包装,顺时针旋紧针头。⑨摘去针头保护帽,排气后将旋钮调至所需单位数。如为中效或预混胰岛素,应在排气前充分混匀。⑩左手拇指、示指和中指捏起注射部位的皮肤,右手握笔按 45°角(瘦人)或垂直(胖人)快速进针,右拇指按压旋钮缓慢匀速推注药液,注射完毕后针头在皮下停留至少 10 秒钟后再顺着进针方向快速拔出针头,剂量较大时需超过 10 秒。⑪取下针头弃于锐器盒,整理床单元,交代注意事项。⑫消毒手,再次核对医嘱后在注射单上签时间和全名。⑬收拾用物,离开病房。

(3)操作后护理:①胰岛素笔一人一支,在笔杆上清楚标记床号、姓名、笔芯种类和装笔时间,在有效期内使用。②保持胰岛素笔身清洁,及时消毒。

(二)操作注意事项

(1)胰岛素笔只能注射 U100 胰岛素。胰岛素笔与胰岛素笔芯要相互匹配。

(2)每次注射前要确认笔内有足够剂量的胰岛素。

(3)每套胰岛素笔和笔芯只能用于一个患者,患者间绝不能共用。

(4)针头一次性使用,注射前安装,排气后使用,使用后即取下弃于锐器盒。

七、胰岛素泵注射胰岛素的护理

胰岛素泵是一种人工智能控制的胰岛素输入装置,可以通过持续皮下注射基础率和餐前注射大剂量模拟人体胰岛素的生理性分泌,精细调节血糖。目前,国内使用的胰岛素泵主要有 MiniMed(美国)、ACCU-CHEK Spirit(瑞士)、丹纳(韩国)、微创火凤凰(中国)等系列。现以 MiniMed 712 泵为例进行介绍。

(一)操作规范

1.操作前准备

准备。①护士:洗手,戴口罩。②环境:清洁、安静。③用物:U100 速效或短效胰岛素制剂、胰岛素泵、储药器、输注导管、电池、助针器、配件、消毒液、消毒棉签、治疗单、笔、锐器盒、污物桶等。

2.操作流程

(1)安装耗材和设置胰岛素泵:①装电池,泵自检。②设置时间和马达复位。③核对医嘱,检查胰岛素和耗材的有效期和包装。将胰岛素灌装入储药器,接上输注导管。④将储药器放入胰岛素泵的储药室,轻轻旋紧,注意使刻度朝外。⑤按住 ACT 键不放,进行排气,至针头处见一小液滴变化,确认输注导管内无气泡后放松按键。⑥设置胰岛素类型(速效/短效)和基础率等参数。⑦将胰岛素泵装上配件,备用。

(2)安装胰岛素泵:①备齐用物,携至床旁。②呼叫患者的床号、询问患者姓名,查对腕带,向患者解释操作目的。③协助患者平卧或半卧,暴露穿刺部位,选择穿刺点。④消毒手。⑤消毒皮肤,待干。⑥核对医嘱和泵设置。⑦再次消毒皮肤。⑧将针头装入助针器,压下弹簧,取下保护膜和针套。⑨再次核对医嘱。⑩右手持助针器压住进针点皮肤,摁下按钮,将针头插入皮下;左手压住针翼,右手轻轻取下助针器;贴上透明贴,固定针头。取出针芯,定量充盈 0.3~0.5 IU 胰岛素。固定软管,标注时间。⑪消毒手,整理床单元,交代注意事项。⑫再次核对医嘱后,在注射单上签全名和时间。⑬整理用物,离开病房。

3.操作后护理

(1)胰岛素泵的保管:胰岛素泵可放于衣服的口袋中或佩在腰带上。洗澡时使用快速分离器将泵脱开,最好不超过 1 小时,沐浴完毕立即装上。特殊检查如 X 线检查、CT、MRI 等应使用快速分离器将泵取下,检查完后再接上,充盈 0.5 IU。防止管道过度扭曲、折叠。

(2)严密监测血糖:刚开始使用胰岛素泵时,每天监测血糖 7～8 次(三餐前、三餐后 2 小时、22：00、3：00),后根据血糖控制情况改为每天监测 3～4 次。注意观察患者的低血糖反应,尤其是置泵后 1 周内为胰岛素剂量调整期,容易发生低血糖。要做好患者教育,告知患者低血糖的症状。护士密切观察,及时指导患者适量加餐,并让患者掌握自救方法,确保安全。

(3)正确追加大剂量和调整泵的设置。

(4)皮肤护理:每天检查置针处皮肤有无红肿、水泡、硬结及贴膜过敏等现象。为防止输注部位出现免疫反应,3～7 天更换一次管路,如输注部位有发红、发痒或皮下硬结应立即更换,新置针部位与原部位相隔 3 cm 以上。在更换管路前和更换管路后 1～3 小时监测血糖,以防止操作不当引起的胰岛素吸收不完全造成高血糖。更换管路的时间一般选择早晨和白天,尽量避免睡前更换管路。更换管路后给予大剂量有助于清除软针中可能存在的血液或组织液。

(5)报警的预防和处理:每天检查胰岛素泵运转是否正常,电池电量是否充足,观察胰岛素剩余液量,核对泵设置,及时更换耗材。熟悉泵常见报警原因和处理方法。

(6)健康指导:①坚持饮食和运动治疗。②根据身体情况适当运动,携带胰岛素泵时不宜做剧烈、幅度较大的运动,防止输液导管脱出。③沐浴、剧烈运动和特殊检查,如 X 线检查、CT、MRI 时应将泵取下,检查完后再接上。④防止管道的过度扭曲、折叠。⑤避免日光直接照射。⑥使用手机时必须与泵保持10 cm 以上距离。⑦泵在使用中避免接触尖锐或坚硬的物品,避免被撞击、滑落,以免损坏仪器。⑧出院后长期带泵的患者,还要做好相关知识和操作培训,包括血糖监测、常见故障的处理、定期门诊随访等。

(7)心理护理:胰岛素泵治疗糖尿病在国内尚未得到广泛应用,大多数患者对于这种治疗方法缺乏了解,容易产生紧张、焦虑和疑虑心理。主要表现为怀疑胰岛素泵治疗的效果,带泵会给生活带来不便以及害怕胰岛素泵发生故障会出现危险,惧怕每天多次测指血糖带来的疼痛等。护士要向患者详细介绍胰岛素的生理分泌及作用特点,胰岛素泵的工作原理和基本操作过程,安泵后的注意事项和机器发生报警的应急处理,必要时介绍以前接受胰岛素泵治疗成功的病例。指导患者测血糖时根据手指皮肤正确调节采血针的深度,避开指尖、指腹等神经敏感部位,以减轻患者疼痛和紧张情绪,愉快接受胰岛素泵治疗。

(8)胰岛素泵的保养和维护:不要将泵置于过冷或过热的地方,以免胰岛素变性;胰岛素泵的马达和螺杆要用专用的润滑剂,避免使用其他润滑剂;停用的胰岛素泵不必取下电池,但须将基础率归零。

(二)操作注意事项

(1)胰岛素泵只能使用短效胰岛素和速效胰岛素。

(2)正确设置胰岛素泵的各种参数,胰岛素泵时间设置为当前时间,最好使用 24 小时制。

(3)胰岛素应提前 2～3 小时从冷藏箱中取出使与室温相近,避免抽吸胰岛素时因胰岛素受热在储药器中产生气泡。

(4)输注导管内不能有气泡。

(王倩倩)

第三节　糖尿病患者的饮食治疗与护理

一、概述

糖尿病饮食治疗是糖尿病综合治疗管理的基石,也是糖尿病疾病发展各阶段预防与控制必不可少的措施。2010 年中华医学会糖尿病学分会颁布的《中国糖尿病医学营养治疗指南》中指出:糖尿病医学营养治疗(medical nutrition therapy,MNT)的意义在于有效降低血糖、降低血脂及低密度脂蛋白(low density lipoprotein,LDL)等风险因素;减轻体重和降低血压、预防糖尿病的发生、治疗糖尿病、预防或延缓糖尿病并发症的发生。

二、饮食治疗的原则及意义

(一)饮食治疗的原则

1.合理控制总能量

它是糖尿病饮食治疗的首要原则。总能量的多少根据年龄、性别、身高、体重、活动量大小、病情、血糖、尿糖以及有无并发症确定。每周测量体重一次,并根据体重的变化及时调整能量供给量。能量摄入的标准,在成人以能够达到或维持理想体重为标准;儿童青少年则保持正常生长发育为标准;妊娠期糖尿病则需要同时保证胎儿与母体的营养需求。

2.保证碳水化合物的摄入

碳水化合物是能量的主要来源。在其充足的状态下,可减少体内脂肪和蛋白质的分解,预防酮症发生。碳水化合物供给量占总能量的 50%～60% 为宜。碳水化合物过多会使血糖升高,增加胰岛负担。食物血糖指数(glycemic index,GI)可用于比较不同碳水化合物对人体餐后血糖反应的影响。

$$血糖指数 = \frac{食物餐后 2 小时血浆葡糖糖曲线下总面积}{等量葡萄糖餐后 2 小时血浆葡萄糖曲线下总面积} \times 100\%$$

欧洲糖尿病营养研究专家组以及 WHO 均推荐低 GI 食物。低 GI 食物包括燕麦、大麦、谷麦、大豆、小扁豆、豆类、裸麦粗(粗黑麦)面包、苹果、柑橘、牛奶、酸奶等。低 GI 饮食可降低糖尿病患者的血糖。另外,碳水化合物中红薯、土豆、山药、芋头、藕等根茎类蔬菜的淀粉含量很高,不能随意进食,需与粮食交换。糖尿病患者应严格限制白糖、红糖、蜂蜜、果酱、巧克力、各种糖果、含糖饮料、冰激凌以及各种甜点心的摄入。

3.限制脂肪和胆固醇

有研究表明,过高的脂肪摄入量可导致远期的心血管病发病风险增加,并导致不良临床结局。因此,膳食脂肪摄入量应适当限制,占总能量的 20%～30%,饱和脂肪酸和反式脂肪酸占每天总能量比不超过 10%。对于超重或肥胖的患者,脂肪摄入占总能量比还可进一步降低。富含饱和脂肪酸的食物主要是动物油脂,如猪油、牛油、奶油,但鱼油除外;富含单不饱和脂肪酸的油脂有橄榄油、茶籽油、花生油、各种坚果油等;而植物油一般富含多不饱和脂肪酸,如豆油、玉米油、葵花子油等,但椰子油和棕榈油除外。胆固醇摄入量应少于每天 300 mg,合并高脂血症者,应低于每天 200 mg。因此,糖尿病患者应避免进食富含胆固醇的食物,如动物内脏,鱼子、虾籽、蛋黄等食物。

4.适量的蛋白质

糖尿病患者蛋白质供给量与正常人接近,为 0.8～1.2 g/(kg·d),占总能量的 15%～20%。膳食中的蛋白质分为植物蛋白质和动物蛋白质,应有 1/3 以上的蛋白质为优质动物蛋白质,如瘦肉、鱼、乳、蛋、豆制品等。对于有肾功能损害者,蛋白质的摄入为 0.6～0.8 g/(kg·d),并以优质动物蛋白为主,限制主食、豆类及豆制品中植物蛋白。有研究表明大豆蛋白质对于血脂的控制较动物蛋白质更有优势。乳清蛋白具有降低超重者餐后糖负荷的作用,可有效减少肥胖相关性疾病发生的风险。

5.充足的维生素

流行病学研究显示,接受饮食治疗的糖尿病患者常存在多种维生素的缺乏。1 型糖尿病患者常存在维生素 A、维生素 B_1、维生素 B_2、维生素 B_6、维生素 C、维生素 D、维生素 E 等缺乏;2 型糖尿病患者则以 B 族维生素、β-胡萝卜素及维生素 C 缺乏最为常见。因此,供给足够的维生素也是糖尿病营养治疗的原则之一。补充 B 族维生素(包括维生素 B_1、维生素 B_2、维生素 PP、维生素 B_{12} 等)可改善患者的神经系统并发症;补充维生素 C 可防止微血管病变,供给足够的维生素 A 可以弥补患者难以将胡萝卜素转化为维生素 A 的缺陷;充足的维生素 E、维生素 C 和 β-胡萝卜素能加强患者体内已减弱的抗氧化能力。

6.合适的矿物质

调查研究发现,锌、铬、硒、镁、钙、磷、钠与糖尿病的发生、并发症的发展之间有密切关联。比如血镁低的糖尿病患者容易并发视网膜病变;钙不足易并发骨质疏松症;锌与胰岛素的分泌和活性有关,并帮助人体利用维生素 A;三价铬是葡萄糖耐量因子的成分;锰可改善机体对葡萄糖的耐受性;锂能促进胰岛素的合成和分泌。因此,糖尿病患者应均衡饮食,在日常生活中可适当补充含多种微量元素的营养制剂,保证矿物质的供给量满足机体的需要。但应限制钠盐摄入,以防止和减轻高血压、高脂血症、动脉硬化和肾功能不全等并发症。

7.丰富的膳食纤维

膳食纤维能有效地改善糖代谢,降血压、降血脂和防止便秘等。膳食纤维又可根据其水溶性分为不溶性膳食纤维和可溶性膳食纤维。前者包括纤维素、木质素和半纤维素等,存在于谷类和豆类的外皮及植物的茎叶部,可在肠道吸附水分,形成网络状,使食物与消化液不能充分接触,减慢淀粉类的消化吸收,可降低餐后血糖、血脂,增加饱腹感并软化粪便;后者包括果胶、豆胶、藻胶、树胶等,在豆类、水果、海带等食品中较多,在胃肠道遇水后与葡萄糖形成黏胶,从而减慢糖的吸收,使餐后血糖和胰岛素的水平降低,并具有降低胆固醇的作用。膳食纤维不宜摄入过多,否则影响矿物质的吸收,建议膳食纤维供给量每天20～30 g。

(二)饮食治疗的意义

(1)纠正代谢紊乱:糖尿病患者由于体内葡萄糖难以进入组织细胞被利用,使机体分解自身的蛋白质、脂肪来提供人体所需的能量;同时胰岛素不足使体内蛋白质和脂肪合成减少,机体出现负氮平衡、血脂增高。通过合理的平衡膳食,可以纠正糖、脂代谢紊乱,补充优质蛋白质及预防其他必需的营养素缺乏。

(2)减轻胰岛 β 细胞的负荷:糖尿病患者长期稳定的高血糖状态导致胰岛 β 细胞不可逆受损,通过合理的饮食可减少胰岛 β 细胞的负担并帮助恢复部分功能。

（3）防治并发症：个体化的糖尿病饮食治疗，并在疾病各阶段提供适当、充足的营养素，能有效防治糖尿病并发症的发生与发展。

（4）提高生活质量，改善患者整体健康水平。

（5）为1型糖尿病或2型糖尿病的儿童青少年患者、妊娠期或哺乳期妇女及老年糖尿病患者制订合理膳食，满足其在特定时期的营养需求。

（6）对于无法经口进食或进食不足超过7天的高血糖患者（包含应激性高血糖）提供合理的肠外营养或肠内营养治疗，改善临床结局。

三、制订饮食计划

有研究提示，短期坚持糖尿病饮食治疗，可使2型糖尿病患者 HbA1c 在治疗3～6个月后出现显著下降（0.25%～2.90%）。1型糖尿病患者的 HbA1c 可降低约1%。由于患者的饮食受年龄、性别、病程、文化风俗、地域差异等因素的影响，制订个体化、符合病情及风俗、尊重个人喜好的饮食计划尤为重要。制订饮食计划步骤包括营养评估、计算总热量、营养分配。

（一）营养评估

通过对糖尿病患者进行营养状况评估，初步判断营养状况，从而为确定营养治疗方案提供依据。营养状况评估一般包括膳食调查、体格检查、临床检查和实验室检查四个部分。

1. 膳食调查

膳食调查是基础的营养评估方法，其内容包括调查期间被调查者每天摄入食物的品种、数量；分析其摄入营养素的数量、来源，比例是否合理，能量是否充足，供能营养素比例是否合理；分析饮食结构和餐次分配是否合理等。膳食调查的方法有定量和定性两大类。定量调查包括询问法、记录法、化学分析法等，其中询问法主要包括24小时膳食回顾法和饮食史法，记录法包括称重法、记账法等，另外还有食物频率法。

2. 体格检查

体格检查可以反映患者的营养状况，发现营养不良，尤其是蛋白质-能量营养不良，并评价营养治疗的效果。身高、体重是临床常用的营养状况评估指标，而体质指数（body mass index，BMI）是目前最常用的方法，是评价肥胖和消瘦的良好指标。BMI 的计算公式如下。

$$BMI = \frac{体重(kg)}{[身高(m)]^2}$$

BMI 正常或处于边缘值的患者，这种情况下可以用腰/臀比（waist-hip ratio，WHR），即腰围与臀围的比值。与 BMI 等指标结合，判断患者营养状况和疾病风险。我国的 WHR 参考值是男性＜0.9，女性＜0.8。超过此值者称为中央性（内脏型、腹内型）肥胖。

3. 临床检查

临床检查包括询问病史、主诉、症状及寻找与营养状况改变有关的体征。检查时通常要注意头发、面色、眼、唇、舌、齿、龈、面（水肿）、皮肤、指甲、心血管、消化、神经等系统。

4. 实验室检查

实验室检查是借助生理、生化实验手段评价营养状况的临床常用方法。通过对血液、尿液中营养素、营养素代谢产物、其标志物含量、与营养素有关的血液成分或酶活性的测定可及时发现患者的生理、生化改变，并制订合理的治疗方案，预防营养不良的发生。

（二）计算总热量

（1）理想体重的计算：目前常用的公式：理想体重(kg)＝身高(cm)－105。在理想体重±10％以内均属正常范围，小于－20％为消瘦，大于20％为肥胖。国际上多采用BMI来评估患者的体型，以鉴别患者属于肥胖、消瘦或正常。中国成年人BMI：18.5～24为正常；少于18.5为体重过轻；超过28为肥胖。

（2）根据理想体重和劳动强度热量级别，计算出每天摄入总热量：每天所需要的总热量＝理想体重×每千克体重需要的热量。

（三）营养分配

1.营养分配原则

糖尿病患者至少一天3餐，将主食、蛋白质等均匀分配，并定时定量。可按早、午、晚各占1/3、1/3、1/3或1/5、2/5、2/5的能量比例分配。注射胰岛素或口服降糖药易出现低血糖的患者，可在三顿正餐之间加餐。加餐时间可选择为上午9～10点，下午3～4点和睡前1小时。加餐食物的选择方法：①可从正餐中匀出25 g主食作为加餐或选用100 g苹果等水果，但上一餐要扣除主食25 g；②选择一些低糖蔬菜，如150～200 g黄瓜或西红柿；③睡前加餐除扣除主食外，还可选择125 mL牛奶或50 g鸡蛋、100 mL豆浆等蛋白质食物，以延缓葡萄糖的吸收，有效预防夜间低血糖。

2.食物交换份法

为达到均衡合理膳食，方便糖尿病患者进行日常食品的替换，目前多采用食物交换份法。食品交换份法是将食物按照来源、性质分成四大类（谷薯类、菜果类、肉蛋类及油脂类），八小类（谷薯、蔬菜、水果、肉蛋、豆类、奶制品、坚果及油脂类）。同类食物在一定重量内所含的蛋白质、脂肪、碳水化合物和热量相似，不同类食物间所提供的热量也是相同的，即每份食物供能90 kcal。但需注意，同类食物之间可以互换，非同类食物之间不得交换。部分蔬菜、水果可与谷薯类互换。

3.举例

张女士，49岁，身高160 cm，体重53 kg，银行职员（轻体力劳动），糖尿病2年，目前采用口服降糖药治疗。

（1）计算张女士的理想体重：理想体重＝身高(cm)－105＝160－105＝55 kg

（2）体型评价：理想体重55 kg，实际体重53 kg，(53－55)/55×100％＝－3.6％，属正常体型。

（3）计算每天所需要的总热量：轻体力活动者每天每千克标准体重需30 kcal。55 kg×30 kcal＝1 650 kcal。

（4）确定碳水化合物、蛋白质、脂肪供给量：碳水化合物、蛋白质和脂肪分别占总能量的50％～60％、15％～20％、20％～30％。每克碳水化合物、蛋白质和脂肪分别产生4 kcal、4 kcal、9 kcal的热量。①碳水化合物供给量：(1 650×50％～60％)÷4＝206～247 g。②蛋白质供给量：(1 650×15％～20％)÷4＝61～82 g。③脂肪供给量：(1 650×20％～30％)÷9＝36～55 g。

（5）餐次分配：根据本例患者的饮食习惯，主食量三餐分配比例为1/5、2/5、2/5。

四、饮食治疗的注意事项

（一）饮酒

（1）乙醇可使血糖控制不稳定，饮酒初期可引起使用磺胺类降糖药或胰岛素治疗的患者出现低血糖,随后血糖又会升高。大量饮酒,尤其是空腹饮酒时,可使低血糖不能及时纠正。一个乙醇单位可提供 377 kJ 的热量,饮酒的同时摄入碳水化合物更容易使血糖明显增高,因此在饮酒时应减少碳水化合物的摄入。

(2)有研究报道,持续过量饮酒(每天 3 个或 3 个以上乙醇单位)可引起高血糖。乙醇的摄入量与 2 型糖尿病、冠心病和卒中的发病风险有显著相关性,为此不推荐糖尿病合并肥胖、高三酰甘油血症、肾病及糖尿病妊娠患者饮酒。

(3)如要饮酒,《中国糖尿病医学营养指南》推荐的饮酒量为:女性每天不超过 1 个乙醇单位,男性每天不超过 2 个乙醇单位。1 个乙醇单位大约相当于 350 mL 啤酒、150 mL 葡萄酒或 45 mL 蒸馏酒。建议每周不超过 2 次饮酒。

(二)水果

水果中富含膳食纤维和维生素,糖尿病患者在血糖平稳情况下,如空腹≤7 mmol/L,餐后 2 小时血糖≤10 mmol/L,HbA1c≤7.5%,可适量摄入水果。一般在两餐之间加水果,血糖波动大的患者可暂不食用水果。水果中的碳水化合物含量为 6%～20%,因此进食水果要减少主食的摄入量。

(三)特殊情况下的饮食治疗

1.糖尿病合并肾病

出现显性蛋白尿起即需适量限制蛋白质,推荐蛋白质摄入量为 0.8 g/(kg·d)。从肾小球滤过率下降起,即应实施低蛋白饮食,推荐蛋白质摄入量 0.6 g/(kg·d),并可同时补充复方 α-酮酸制剂0.12 g/(kg·d)。

2.糖尿病视网膜病变

忌吃辛辣食品,如生姜、生蒜等。另有研究报道牛磺酸具有较强的抗氧化活性,适量补充可以提高视神经传导及改善视觉功能。

3.糖尿病合并肝功损害

已有非乙醇性脂肪肝的患者应在营养评估下制订个体化饮食计划进行减重;合并肝功能不全的患者应供应热量35～40 kcal/(kg·d),蛋白质 0.8～1.0 g/(kg·d);肝硬化或肝性脑病的患者,可给予适量的直链氨基酸。

4.糖尿病合并高血压

平衡饮食、适量运动有益于血压的控制,每天盐摄入量<3 g,钠<1 700 mg。

5.糖尿病合并神经病变

维生素是治疗糖尿病神经病变最基本、应用最早的药物,糖尿病合并神经病变时可运用维生素 B_{12} 改善糖尿病患者自发性肢体疼痛、麻木、神经反射及传导障碍。

6.糖尿病合并高尿酸血症

由于嘌呤摄入量与血尿酸水平呈正相关,因此糖尿病合并高尿酸血症的患者应限制高嘌呤类食物,如海鲜、动物内脏、肉汤、酵母等。

(四)烹调方式

糖尿病患者少吃煎炸食物,宜多采用清蒸、白灼、烩、炖、凉拌等烹调方式。

(王倩倩)

第四节　糖尿病患者的运动治疗与护理

一、运动治疗的意义

(一)改善糖、脂代谢

(1)运动可减轻胰岛素抵抗,提高胰岛素的敏感性,可通过改善胰岛素受体前、胰岛素受体、胰岛素受体后作用机制改善胰岛素抵抗。

(2)单次运动能够降低运动时和运动后的血糖,长期规律的运动则能改善糖尿病患者的葡萄糖耐量、降低 HbAlc 的水平。

(3)长期规律运动使肾上腺激素诱导的脂解作用降低,提高卵磷脂-胆固醇转酰基酶的活性,减少胆固醇在动脉内膜的沉积,还可降低 TG、LDL 并增加高密度脂蛋白(high-density lipoprotein,HDL)的水平,从而减少心血管疾病的发生。

(二)改善糖尿病机体内分泌紊乱状态、炎症状态及氧化应激状态

(1)糖尿病患者胰岛素及脂肪细胞因子都处于内分泌紊乱状态,造成机体高胰岛素血症或胰岛素分泌功能障碍,规律的运动可以改善其紊乱状态。

(2)2 型糖尿病表现为慢性低度炎症,规律运动能有效改善炎症状态。

(3)氧化应激在糖尿病并发症发生中的作用十分重要,而规律的运动是重要的防治方法之一。

(三)改善治疗效果

(1)病情较轻的 2 型糖尿病患者在饮食控制的基础上进行运动治疗可使血糖控制在正常水平。

(2)运动治疗同样也能减少需要胰岛素和口服降糖药治疗的糖尿病患者用药的剂量。

(四)改善心理健康

(1)患者因"糖尿病治疗疲竭",使心理负担沉重,抑郁、焦虑发病率明显高于普通人群。

(2)参加运动能增加人与人之间交流的机会,使其减轻对疾病的焦虑和担心,保持心情愉快,从而增强战胜疾病的信心。

(五)预防骨质疏松、增强心肺功能

(1)糖尿病患者骨质疏松发生风险较高,规律的运动可以增加骨密度,外出日照可增加维生素 D_3 的合成,促进钙吸收。

(2)有氧耐力锻炼可以增强患者的心肺负荷能力,加强心肌收缩力,促进血液循环,改善心肌代谢状况,增加呼吸肌的力度及肺活量,改善肺的通气功能。

二、运动治疗的原则及目标

(一)运动治疗的原则

1.安全性

安全性指合理运动治疗,改善代谢紊乱的同时应避免发生运动不当导致的心血管事件、代谢

紊乱以及外伤等。

2.科学性、有效性

运动治疗切忌急功近利,应循序渐进、量力而行、持之以恒。高强度的运动有可能使血糖进一步升高,并加重原有脏器的损伤,提倡进行中等强度以下的运动,以有氧耐力训练为主,适当辅以轻度的抗阻力运动。运动方式应在患者病情、治疗方案以及自身实际情况的基础上,尽量选择喜好的运动方式,并维持终身。

3.个体化

在指导患者运动治疗前,应了解患者年龄、体重指数 BMI、腰臀比、病程、足背动脉搏动及骨关节运动器官情况、有无并发症,以及患者工作生活特点、文化背景、喜好、以往运动能力和习惯、社会支持系统、目前对运动的积极性及主要障碍等,根据他们的情况进行个体化的运动指导。

4.专业人员指导

患者运动治疗应在专业人员指导下进行,包括内分泌医师、糖尿病教育护士、运动康复师等,并定期接受其他专业人员指导,如心血管医师、眼科医师、营养师等,建立糖尿病团队治疗。

(二)运动治疗目标

(1)改善糖尿病状态,降低糖尿病发病率。

(2)改善身心状态,消除应激紧张状态,扩大患者的日常生活和社交网络。

(3)改善对代谢指标,如胰岛素水平、血糖、血脂、HbAlc 等。

(4)阻止和减轻并发症,改善生活质量。

三、运动治疗的适应证和禁忌证

(一)运动治疗的适应证

(1)2 型糖尿病患者,特别是肥胖型患者。

(2)处于稳定期的 1 型糖尿病患者。

(3)无早产、先兆流产等异常情况的妊娠糖尿病患者。

(4)IGT 及糖尿病高危人群。

(二)运动治疗的禁忌证

(1)血糖明显升高,超过 16 mmol/L,尤其有明显酮症倾向的患者。

(2)血糖波动大或频发低血糖患者。

(3)各种急性感染。

(4)合并严重心、肾功能不全。

(5)合并新近发生的血栓。

(6)合并未控制高血压,血压>24.0/16.0 kPa(180/120 mmHg)。

(7)合并糖尿病肾病、糖尿病血管病变、糖尿病眼病等并发症,应咨询医师,在专业人士指导下进行运动治疗。

四、运动治疗的方法

(一)运动方式的选择

运动方式要选择能改善和维持心肺功能、增进心血管健康的运动,应以等张、持续时间长、有节律、并有大肌肉群参与的有氧运动为主,辅以轻度抗阻力运动,并且运动间隔时间不宜超过 3 天。

1.散步

运动强度小,适合于体质较差的老年糖尿病患者和消瘦且体力不足的 1 型糖尿病患者。行走时应全身放松,眼观前方,自然而有节律地摆动上肢,每次 10～30 分钟。

2.医疗步行

医疗步行是在平地或适当的坡上做定距离、定速的步行,中途做必要的休息。按计划逐渐延长步行距离(如从 1 500 m 至 4 000 m)提高步行速度(由 50 m/min 至 100 m/min),以后可加入一定距离的爬坡或登阶梯运动。例如,每次来回各步行 400～800 m,每 3～5 分钟走 200 m,中间休息 3 分钟;或来回各步行 1 000 m,用 18 分钟走完 1 000 m,中间休息 3～5 分钟;或来回各步行 1 000 m,其中要走一段斜坡,用 25 分钟走完 1 000 m,中间休息 8～10 分钟。可根据环境条件设计具有不同运动量的几条路线方案,根据患者的功能情况选用,每天或隔天进行 1 次。

3.慢跑

慢跑属中等偏高的运动强度,适合于身体条件较好、无心血管疾病的 2 型糖尿病患者,慢跑时要求全身放松。

此外,还可选择骑自行车、游泳、登山、打太极拳、跳健身操、跳交谊舞等运动方式。对糖尿病患者来说,应选择适量的、全身性的、有节奏的锻炼项目为宜,也可结合自己的兴趣爱好,因地制宜地选择适合自己的运动方式。

(二)运动强度

(1)运动量:一般人运动量的计算公式:运动量＝运动强度×运动时间。但对于肥胖的 2 型糖尿病患者,为了减轻体重,每天消耗的热量应大于摄入的热量,计算公式:$X=(Q+S)-R$。X:所需施加的运动量。Q:摄入的热量。S:需要增加机体消耗的热量。R:日常生活活动所消耗的热量(如吃饭、工作、梳洗、睡觉等)。

(2)根据自身情况选择运动方式。

(3)按所选择的运动方式每分钟的热量消耗计算运动所需持续的时间。

适当的运动强度为运动时患者的心率(heart rate,HR)达到个体 60% 的最大耗氧量。个体 60% 最大耗氧时心率的简易计算公式为:HR＝170 或 180－年龄(岁)。其中常数 170 适用于病后恢复时间较短者或病情复发、体质较弱者;180 适用于已有一定锻炼基础、体质较好的康复患者和老年人。

(三)运动时间

(1)中国的糖尿病患者多为餐后血糖增高,故运动的最佳时间应该在餐后 1～3 小时进行。

(2)运动前首先做 5～10 分钟的准备活动或热身运动,活动一下肌肉、关节,同时可使心跳、呼吸的频率逐渐加快,以适应下一步将要进行的运动。达到运动强度后持续时间为 20～30 分钟,可根据患者的具体情况逐渐延长,每天 1 次,运动应缓慢活动 5～10 分钟,不宜立即停止运动。

(3)口服降糖药或使用胰岛素的患者最好每天定时运动,注意不要在胰岛素或口服降糖药作用最强的时候运动,否则有可能导致低血糖。

(4)肥胖患者可适当增加运动次数。

(5)合理运动频率通常为每周 3～4 次,并平均分配在 1 周中(对体力不佳的患者每周 1～2 次的运动亦可)。

(四)运动治疗计划调整原则

运动效果与运动强度、运动量密切相关,个体疾病状况及运动能力的差异不同,运动治疗的计划应循序渐进、量力而行、因人而异,并根据患者的病情及运动能力的变化等情况调整治疗计划。

1.由少至多

运动治疗起始期,时间可控制在 10～15 分钟,待机体适应后,将时间提高至每次至少 30 分钟。抗阻力运动训练每周 2～3 次。

2.由轻到重

在运动治疗起始阶段,运动强度可从最大耗氧量的 50% 开始,慢慢增加,至 6 周后逐渐增加到最大耗氧量的 70%～80%。

3.由稀至繁

运动的频率,需要结合患者的身体情况,参考运动的强度和持续时间,如果达到了中到较大强度的运动量持续时间至少 30 分钟,推荐刚开始每周至少 3 次,逐步增加到每周 5 次或每天 1 次。

4.适度恢复

如患者经过强度较大,时间过长的耐力训练后产生疲劳、肌肉酸痛,不建议天天运动,应给予适当休息。如为抗阻力训练推荐间隔 1～2 天。

5.周期性原则

运动治疗后,患者会对同样的运动强度产生适应,需重新调整运动方案,逐渐增加患者负荷。

(五)合并不同疾病糖尿病患者的运动治疗

1.冠心病

对糖尿病患者每年应评估一次心血管危险因素,冠心病并不是运动的绝对禁忌证,运动强度取决于病情及心功能,必须个体化,一般选择较低运动强度,每次 20～45 分钟,每周 3～4 次为宜,适当的规律运动比单纯药物治疗有更好的疗效。

2.高血压

运动强度应为低中度,避免憋气动作或高强度运动,建议血压控制稳定后,在专业人员的监控下进行中等强度的运动。

3.糖尿病外周血管病变以及周围神经病变

可进行监督下的平板训练和下肢抗阻训练,有周围神经病变而没有急性溃疡的患者可参加中等强度的负重运动,有足部损伤或溃疡的患者建议进行非负重的上肢运动训练(如肢体等长收缩训练或渐进抗阻训练)。若保护性感觉丧失,可选择骑单车、划船、坐式运动及手臂锻炼等非负重运动。运动时穿合适的鞋子,运动前后检查足部皮肤,穿鞋前检查鞋子。

4.糖尿病肾病

微量蛋白尿的出现本身不是运动受限的指征,体力活动会急剧增加尿蛋白分泌,但没有证据证明高强度锻炼会增加糖尿病肾病的进展。研究表明,适当的运动对降低糖尿病肾病微量蛋白尿有积极作用,即使是透析期间也可以适当进行运动训练。运动方式的选择应根据肾脏受损的程度及全身情况而定,避免高强度的运动。

5.视网膜病变

因存在玻璃体积血和视网膜脱落的风险,禁忌做大强度有氧运动和抗阻运动。应注意避免可能冲撞或头低于腰部的运动,切忌潜水和剧烈运动,以免加速视网膜脱落。不鼓励进行的运动有举重、慢跑、冲撞剧烈的球类运动、用力吹的运动,可进行的运动有散步、蹬车等。

6.血糖反应异常

对于偶发血糖反应异常者,临床观察,暂不做特别处理,对频发血糖异常者,帮助寻找及消除血糖反应异常的原因(如胰岛功能丧失、消化功能障碍、胰岛素降解和利用障碍等),及时与医师联系。强化合理的饮食运动治疗,加强运动前的个体评估,密切监测血糖,及时调整用药。

(六)运动治疗的注意事项

(1)参加运动前要对所有接受运动疗法的糖尿病患者都要进行全面的病史询问和体格检查,尤其对年龄在35岁以上或病程较长的患者。检查内容包括肝、肾功能,血糖变化、尿常规等,心电图检查,眼底检查,足部及关节检查,下肢血管检查等。

运动前筛查:对患者进行危险因素的系统评估,如心理状况、心电图或运动负荷试验,检查神经系统、足部、关节等,查眼底、尿常规或尿微量蛋白,35岁以上以及病程10年以上患者进行冠状动脉疾病筛查。

运动前各项代谢指标应控制良好:①未出现酮体的患者,血糖控制应<16.7 mmol/L;出现酮体的患者,血糖控制应≤14 mmol/L。②收缩压<24 kPa(180 mmHg)。③运动前血糖<5.6 mmol/L,应摄入额外的碳水化合物后运动。

(2)运动前要准备足够的水,便于携带的含糖食物,如水果、糖等。

(3)运动时选择合适、宽松的衣物,严禁赤脚,选择鞋底厚软、透气、不露脚趾的鞋子。

(4)低血糖的防范:文献报道,超过70%患者有运动后低血糖经历,因此运动前血糖值<5.5 mmol/L时应补充含糖的食物;不宜在空腹和注射胰岛素后立即运动;胰岛素注射液皮下注射患者,不宜在血流丰富的运动部位注射胰岛素;每餐定时定量,运动时间和强度相对固定;必要时随身携带便携式血糖仪在运动前后监测血糖。

(5)心血管事件及意外创伤的防范:选择舒适的鞋袜及衣裤;选择安全舒适的运动场所,避免过冷过热天气;糖尿病伴心脏病变或潜在冠状动脉病变患者应在医师评估下做适量运动。

(6)防寒防暑,注意添减衣服,天气较冷或较热时最好选择室内运动。

(7)运动周围环境应安静、空气清新,暮练好过晨练。

(8)选择患者喜欢及能坚持的运动方式,制订切实可行的运动计划,帮助患者长期坚持运动治疗。

(9)指导患者做好运动记录、血糖监测记录,分析运动治疗失败的原因,寻找影响因素,及时予以解决,确保运动治疗有效、安全地进行。

(10)最好结伴运动,准备个人急救卡,防止意外。

(王倩倩)

第五节 糖尿病患者的心理护理

糖尿病的发病因素是综合性的,与生活方式、行为及社会-心理关系密切。由于患者社会角色的转换,糖尿病治疗的长期性,生活方式的改变,家庭经济负担的加重以及疾病本身的内分泌因素,使糖尿病患者的心理问题更加突出。国外调查显示近20%~30%糖尿病患者患有抑郁症,抑郁症发病率约为非糖尿病患者人群 3 倍,国内有学者调查示 2 型糖尿病住院患者焦虑和抑郁发生率分别为 42％、51％。糖尿病患者焦虑、抑郁等负性情绪,可通过神经内分泌系统相互影响和加重,抑郁引起的激素混乱可导致血糖控制不良,使糖尿病患者发生慢性大血管病变和微血管病变的风险增加。因此糖尿病患者的心理问题在临床护理工作中日益受到关注和重视。

一、糖尿病患者常见心理问题

糖尿病患者有其特有的心理特点,在糖尿病初期,患者往往不能接受患病事实而持怀疑、否定心理。因糖尿病是一种难以治愈的终身性疾病,可能出现多种并发症,而产生焦虑、恐惧心理,长期的治疗和花费给家庭带来经济负担,使患者易出现内疚、自责心理,在求学、工作、恋爱遇到障碍时或者治疗效果达不到期望时,常有一种愤怒情感,甚至悲观厌世、自杀。因此,在药物治疗同时,也应进行相应的心理疏导,帮助患者及早摆脱不良心理,恢复自信,有助于提高其生活质量。

(一)心理问题发生机制

1.神经生理因素

该部分的研究还存在少量的争议,但大多数的研究结论大致相似。下丘脑-垂体-肾上腺轴的调节失衡是负性情绪影响血糖病理性升高的主要机制,负性情绪还可能作用于下丘脑-边缘系统的情绪环路,进而导致血糖代谢异常。

2.社会-心理因素

病程长、经济压力大、长期控制饮食、家庭成员的厌烦与矛盾等社会因素极易引发糖尿病患者的负性情绪。而负性情绪也能对糖代谢产生影响,其可能的途径为:①内分泌途径。与抑郁有关的皮质醇、生长激素分泌亢进产生拮抗胰岛素样作用而降低葡萄糖的利用,促进糖异生,导致血糖升高。②糖尿病患者伴发悲观、绝望感而影响治疗依从性间接影响糖代谢及治疗效果。③慢性心理应激:不良情绪会影响糖尿病患者认知评价系统,造成认知偏差及消极应对方式,这些易形成慢性心理应激而导致胰岛素抵抗的发生。

(二)影响糖尿病患者心理问题的因素

影响患者心理的因素最重要的是患者对糖尿病的理解、认识和态度,患者与医护人员、家庭及社会的关系,患者的人格状态等。

1.内因

人格特性、心理因素、自信、感情、精神刺激、抑郁症、认知功能受限、进食障碍。

2.外因

环境因素、治疗环境、家庭社会、与医师的关系、DE、并发症。

3.自我管理能力

饮食控制、运动治疗、坚持服药、胰岛素治疗、血糖监测、足护理、门诊复查。

4.强化因素

血糖、HbA1c、胰岛功能、尿蛋白、血压、酮体、症状、并发症、治疗满意度、生活质量。

(三)糖尿病患者的常见心理特征

1.否定怀疑

否定是一种心理防御反应,也是患者常见心理反应之一,多见于初诊糖尿病患者。他们常常不承认自己患了糖尿病甚至怀疑医师诊断的正确性,尤其是在血糖得到控制,身体没有明显症状体征的时候,就以主观感觉良好来否认疾病存在的事实,甚至幻想自己已被治愈,从而严重影响患者的遵医行为。这一阶段心理疏导十分关键,通过健康教育帮助患者改变错误的认知,接受现实,增强控制血糖的意识和决心,制订阶段性的目标,如第一周开始控制饮食,逐渐开始运动锻炼,监测血糖等。

2.恐惧紧张

恐惧感多见于青少年儿童患者和老年人。前者缺乏认知能力,从家长处得到过多的紧张情绪的感染;而后者年龄大,心理脆弱,不能正确对待疾病带来的精神打击,恐惧、怕死、消极情绪多。部分患者惧怕因为疾病而影响自己的将来和自己的家人,惧怕生活方式的改变,惧怕注射胰岛素,惧怕并发症,惧怕死亡,特别是了解到糖尿病目前尚无根治之法,将之与不治之症的癌症画上等号,常常表现为对治疗过分关心,甚至出现感觉过敏、精神高度紧张、失眠等。医护人员要耐心倾听患者的诉说,与其进行交流,了解产生恐惧紧张的原因,安抚患者情绪,给予适当的支持和鼓励,指导患者进行疾病和生活的管理。

3.焦虑抑郁

糖尿病患者中所存在的情感障碍以抑郁和焦虑为主要表现,此情绪常见于对糖尿病缺乏了解,对自己未来没有信心的患者,其中抑郁是糖尿病较多见的心理问题。患者感到被剥夺了生活的权利与自由,对生活失去信心,情绪低落,整天沉浸在悲伤的情绪中,情感脆弱,对治疗采取消极态度。另外由于需要每天服药,正常的日常生活发生了变化,故而焦虑、失眠,当听到糖尿病的种种并发症,可能会导致截肢、失明、患尿毒症时,更加重其不良情绪反应。患者往往会丧失生活乐趣,悲观厌世,或不愿给家庭带来更大的负担,易导致其不愿遵从治疗,甚至绝望而有自杀倾向。医护人员应早期评估患者心理状态,及时进行心理干预,预防糖尿病抑郁发生,有自杀倾向者应防自伤、防自杀。

4.轻视麻痹

此心理常见于中年患者。患者往往正处于事业的高峰,是家庭的支柱,没有时间顾及自己的健康问题。另外由于糖尿病的早期,患者往往没有明显的自觉症状,故患者易对疾病产生麻痹大意的思想,认为糖尿病并不那么可怕,血糖高一点儿也并没有什么不适,从而满不在乎,不积极配合治疗。针对这类患者,应加强健康教育,指导饮食控制和运动,定期健康检查。

5.愤怒拒绝

多数患者常常"病急乱投医",盲目相信虚假广告,期望能在短时间内治愈,当达不到期望值时,便出现烦躁易怒。青少年糖尿病患者正处于求学、创业、恋爱的大好时光时,得知患糖尿病且无法治愈时,常有一种愤怒情感,部分患者将愤怒感迁至家人、社会甚至自己,表现为脾气暴躁,甚至放弃自己、拒绝治疗,进入一个恶性循环的状态。对此类患者要用亲切、诚恳的语言取得信任,与其建立良好的关系,用宣泄法让其表达内心的忧伤、委屈及愤怒,并反复讲述糖尿病的治疗前景,让患者主动配合治疗。

6.内疚混乱

常见于中年糖尿病患者,患病后不能照顾家庭,长年治疗花费会造成家庭经济困难,他们感到内疚自责,感觉自己会成为社会、家人的负担,甚至担心遗传给自己的下一代。另外有的患者一方面需要改变多年来形成的饮食或生活习惯,食物选择受到限制而出现愤怒、拒绝;另一方面又不得不强制自己接受改变,使自己陷入混乱矛盾的心理情绪。医护人员让患者了解到糖尿病通过合理饮食、运动、用药以及保持良好情绪可以很好地控制病情,像健康人一样工作、学习和生活。同时,在尽可能的条件下,协助社会各方面关系,帮助患者解决实际困难,减轻其心理负担。

7.厌世抗拒

多见于有较多并发症、疾病控制不佳的患者,尤其是自己努力后血糖等各项指标仍旧不好,并发症仍在进展时。此类患者易出现不配合治疗,认为无药可医,迟早都是死,自暴自弃,对医护人员不信任,常常表现出一种冷漠、无动于衷的态度,严重者出现自杀心理。这类患者最好由具有丰富的医疗护理知识和经验的医护人员与其沟通交流,首先用温和的语言主动与患者谈心,并合理提供治疗信息,对病情变化、检验结果向其做科学、保护性的解释,用正确的人生观、社会观和价值观感染患者,促进其克服厌世心理,从而树立起治疗的信心。

二、糖尿病患者常用心理护理技巧

心理治疗也是糖尿病治疗中重要的一环。糖尿病患者心理情绪表现各异,不同年龄、生活经济背景、文化程度都会直接影响到患者的心理情绪变化。高质量的护理不仅仅是身体的,还包括心理的照顾。

建立良好的护患关系是心理护理的基础,常见的心理护理技巧有以下几项。

(一)健康教育及认知治疗

疾病健康教育的原理与作用相当于认知治疗,这一治疗技术最初由美国学者 Beck 提出,是通过认知和行为技术来改变患者不良认知的一类心理治疗方法的总称。由于个体对事物的看法、观念会直接或间接地影响其情绪和行为上的表现,所以在治疗方法上侧重处理认知层次,经由认知上的纠正和更改,便可继发地改善其情绪及行为。糖尿病健康教育通过传导糖尿病相关知识,加强药物饮食运动指导,定期监测血糖,使患者及亲属正确认识糖尿病的特点,建立糖尿病相关的合理信念及态度、行为方式,配合医务人员控制好糖尿病及防止并发症的发生和发展。

(二)支持性心理治疗

支持技术包括解释、鼓励、保证、指导、促进环境的改善,例如让患者与糖尿病病友交谈;鼓励家属与患者一起参与糖尿病的健康教育,协助患者管理疾病;加强糖尿病的健康宣传,让社会群众正确认识糖尿病,不歧视糖尿病患者等。支持性心理治疗原则是提供患者所需要的心理上的支持,包括同情体贴、鼓励安慰、提供处理方法与原则等,以协助患者度过困境,应付心理上的挫折,还包括提高糖尿病患者的应对能力,鼓励患者采取较为成熟的适应方式以及帮助患者善用各种社会支持系统资源。针对糖尿病等慢性心身疾病,支持性心理治疗一般作为其他心理治疗技术的辅助治疗或基础治疗。

(三)松弛疗法

松弛疗法是通过一定程式的训练达到精神及躯体、特别是骨骼肌放松的一种行为治疗方法,具有良好的抗应激效果。常采用的松弛疗法分为泡澡、呼吸法、渐进性肌肉放松等。糖尿病患者进行泡澡时,应注意温度适宜,不宜空腹与饱食后泡澡,泡澡后避免受凉。渐进性肌肉放松,操作如下:在安静的环境中指导患者闭目想象身处于舒适和放松的环境里,指导语引导从上到下依次开始放松身体,并配合腹式呼吸和深呼吸。每天 1 次放松训练,每次 15～20 分钟。

(四)音乐疗法

音乐疗法是指运用音乐的非语言审美体验和演奏音乐的活动达到心理调节的治疗技术,其治疗作用在国内外被越来越多的人所认识,如西方古典音乐《蓝色的多瑙河》《卡门》组曲,中国古典音乐《春江花月夜》《病中吟》等音乐,能改善人的心理功能及生理活动。不同的音乐疗法适用的时间不同,护士应根据患者不同的年龄、病情、心情有选择性地进行。一般来说,兴奋性的音乐宜在早上或上午听,使人精力充沛,意气风发;镇静性的音乐应在晚上临睡前听,有助于睡眠和休息;解郁性的音乐受限制较小,可在任何时间听。另外也可以采取主动式音乐疗法,如参加卡拉OK、演唱会等形式的活动,自娱自乐,效果也很好。这样通过主动性的文娱活动,可以帮助患者消除孤独感,使之能更好地融入社会。

总之,糖尿病患者心理护理应因人而异,宣教时尽量语言通俗易懂。护士与患者交流时要有端庄的仪表、专业的护理知识和技术水平,语言科学、举例恰当、和蔼可亲、给患者信任感。针对不同时期,应做到"四个用心",即用真诚的爱心、耐心、细心、责任心进行心理疏导,以利于身心健康。良好的情绪、乐观的心态、积极的治疗,可以促进患者早日康复,充分体现心理护理的重要性。经过实践证明,综合性心理干预与系统化健康教育不仅能增加糖尿病患者的相关知识及社会支持,还能纠正错误认知及不良行为,增强患者战胜疾病的信心,消除疑虑和担忧,缓解和改善抑郁、焦虑等负性情感,从而提高生活质量。

（王倩倩）

第六节　儿童、青少年糖尿病患者的护理

儿童、青少年糖尿病患者由于发病年龄早,相对成年患者而言,病程会更长,各种急、慢性并发症发生率会更高,同时会面临更多的家庭和社会问题,例如求学、就业、结婚、生子等。我国儿童青少年1型糖尿病的发病率约为0.6/10(万·年),属低发病区,但是由于我国人口基数大故患者绝对数字并不小。针对此类人群护理应特别注意以下几方面。

一、饮食护理

(一)营养目标
(1)合理营养,保证正常生长发育需要,避免低血糖。
(2)维持儿童标准体重,帮助肥胖儿童减肥,改善糖脂代谢紊乱,减轻胰岛 β 细胞的负担。

(二)营养原则
(1)均衡饮食,保证足够的营养。
(2)饮食宜多样化,因患儿处于生长发育期,不必严格控制饮食。

(三)食谱设计
1.热量计算方法
(1)根据年龄段计算:①3岁以下为90~100 kcal/(kg·d);②4~6岁为85~90 kcal/(kg·d);③7~10岁为80~85 kcal/(kg·d);④10岁以上70~80 kcal/(kg·d)。
(2)根据体形计算:体形较瘦的患儿每天摄入总能量≈1 000＋(年龄－1)×100,体形较胖的患儿每天所需能量≈1 000＋(年龄－1)×80 或者全天总热量＝1 000＋年龄×(70~100)。

2.营养分配
影响营养分配的因素很多,包括患儿的年龄、体重、基础率(BMI)、活动量、饮食习惯、用药等情况。
(1)蛋白质的摄入:多食禽、鱼肉及牛奶,保证每天摄入优质蛋白2~3 g/kg。

(2)碳水化合物摄入占总能量的 $50\%\sim60\%$,不必过分限制,以多糖类淀粉为主,适当限制单糖和双糖等精制糖的摄入,粗粮(如糙米、玉米)一般占总主食量的 30% 左右。

(3)脂肪摄入占总能量的 25%,不宜超过 30%。其中,饱和脂肪酸(动物油)不宜高于 10%,不饱和脂肪酸(植物油)为 10%,每天总胆固醇(total cholesterol,TC)的摄入量应控制在 300 mg 以内,肥胖患儿不超过 200 mg。

3.食物的选择

(1)食物宜清淡,避免煎、炸等烹调方式;克服吃零食的不良习惯。

(2)蔬菜宜用含糖量少的白菜、菠菜、油菜、西红柿、芹菜、黄瓜等。适当增加富含纤维素的食品(如玉米、豆皮、麦麸等),以延缓食物的消化与吸收。

(3)碳水化合物应主要食用多糖类,如谷类、根茎、核桃、莲子等含淀粉多的食物。因这些食物消化吸收较慢,利于维持血糖稳定。在外源性胰岛素作用高峰时期,可允许进食少量含糖低的水果。

进食宜定时定量,少量多餐,甚至每天可安排 $5\sim6$ 餐。还应注意正餐和加餐时间与胰岛素治疗相匹配,必要时可睡前加餐。

二、运动护理

(一)运动的目的

(1)增加组织对胰岛素的敏感性,利于血糖的控制。

(2)控制体重,利于生长发育。

(3)丰富日常生活,改善不良情绪。

(二)制订运动方案

根据患儿性别、年龄、体力、体形、运动习惯和爱好等帮助患儿制订个体化的运动方式和运动量,运动应循序渐进、强度适当、量力而行。

1.运动前的准备

(1)运动前应进行全面的筛查潜在的并发症,确保运动的安全。

(2)在运动前后监测血糖,运动过程中携带食物和水。

(3)选择合适的服装和鞋袜,选择合适的运动设施,保证运动场地安全。

2.运动方式的选择

一般选择快跑、跳操、打球等患儿喜欢的运动方式,每次不少于 1 小时。为长期维持肥胖儿童减肥效果,推荐增加其运动量(每周进行 7 个小时中等强度有氧运动)。中等强度的运动包括慢跑、游泳、登山、骑自行车、健美操、跳绳等。

3.运动注意事项

(1)有视网膜病变者应避免剧烈运动,运动时保护头部,预防跌倒。出现发热、感冒、呕吐或血糖过低(<4.4 mmol/L)、过高(>16.7 mmol/L)以及较严重慢性并发症时不宜运动,避免意外发生。

(2)避免空腹运动,胰岛素避免注射在肌肉活动的部位;运动中和运动后注意监测血糖,预防低血糖发生。

(3)鼓励家属共同参与既可增加患儿信心和毅力,增进亲子感情,还可避免患儿运动中发生意外情况(如低血糖)时无法自救。

(4)运动中携带糖尿病自救卡片,利于不适时寻求他人帮助。

三、药物护理

(一)护理目的
(1)指导患儿服药,确保正确用药。

(2)指导患儿服药,改善服药依从性。

(3)确保坚持用药,利于血糖控制。

(二)用药指导
(1)儿童糖尿病多为 1 型糖尿病,多需采用胰岛素治疗。要教会患儿和家属胰岛素相关知识及正确注射胰岛素的方法,包括胰岛素类型、注射部位的选择和轮换、注射时间、胰岛素的保存、低血糖的症状和急救等。遵医嘱正确、坚持用药。

(2)帮助患儿选择最合适的治疗方案。如减少注射胰岛素次数或建议接受胰岛素泵治疗,减少对日常生活和学习的影响。

四、血糖监测

(一)目的和意义
(1)观察血糖变化,预防高血糖和低血糖的发生。

(2)了解血糖情况,根据血糖及时调节治疗方案。

(二)血糖监测的护理
1.非胰岛素治疗患儿

根据治疗方案和血糖控制水平决定血糖监测的频率和方案,一般可每周监测 3 天,在特殊情况下进行短期强化监测,每天监测 5～7 个时间点血糖,包括餐前、餐后及睡前。

2.单纯生活方式治疗患儿

建议每周监测 5～7 点血糖,便于指导营养和运动方案,并在血糖持续不达标时及时调节治疗方案。

(三)血糖控制目标
由于 0～12 岁的患儿血糖波动幅度较大,为生长发育和特殊的生理情况,控制血糖范围不宜过低,空腹或餐前血糖尽量控制在 5.0～10.0 mmol/L,HbA1c 控制在 7.5%～8.5%;13～19 岁的青少年患者空腹或餐前血糖控制在 5.0～7.2 mmol/L,HbA1c 尽量控制在 7.7% 以下,若无明显低血糖发生 HbA1c 控制在 7.0% 以下更好。

五、健康教育

(一)教育的目的和意义
(1)改变患儿对待疾病消极或错误的态度,提高患儿对糖尿病综合治疗的依从性。

(2)使患儿掌握控制疾病的知识和技巧,尽量提高患儿自我照顾能力。

(3)加强对监护人的教育和指导,增进对患儿的管理和教育。

(二)儿童糖尿病患者教育的特点
儿童糖尿病患者智力发育还未成熟,认知理解能力相对较低,行为控制能力欠佳。对这一群体应给予更多关怀以及更多有关糖尿病知识的教育。不仅要关注患儿的心理问题,也应同时关注家长心理问题,与家属共同解决心理矛盾后帮助患儿建立良好的社会支持系统,更好地应对各种不良刺激。

1.教育形式多样化

教育方式可选择影视教材、集体讲义、夏令营、书面讲座或现场演练等方式。还应根据患儿年龄、学习能力、文化程度、身心状态等因素来选择,做到形式的多样性与个体化相结合,从而提高教育效果。

2.教育时间和内容合理性

教育时间不固定,选择合适时间进行讲解;应根据患儿的心理特点,采取针对性的教育,根据患儿年龄和喜好,选择乐于接受的教育方式。同一教育内容(如糖尿病饮食)可分段讲解,避免大量内容灌输导致患儿吸收困难。

3.教育对象广泛性

鼓励家属和监护人员参与教学活动,帮助患儿建立良好的社会支持系统,同时加强随访,了解患儿健康行为的建立和维持,坚持长期教育支持。

六、心理护理

(一)患者常见心理问题

青春期糖尿病患者心理问题较为多见,心理问题发生可能性更大,女性患者比男性患者更容易发生心理问题。常见的心理问题有焦虑和抑郁;青春期特有叛逆心理增加,甚至产生愤怒、自卑、厌世等情绪;药物性相关心理问题等。

部分患儿对使用胰岛素治疗有排斥心理,加上针刺的疼痛感,影响患者依从性,甚至拒绝或中断用药。

(二)护理对策

(1)糖尿病患者抑郁症的发病率是正常人的3倍,而儿童糖尿病患儿的焦虑、抑郁等心理障碍的发生与家长的心理健康状况密切相关。心理治疗是糖尿病患儿综合治疗的一部分,还应该呼吁社会、学校、家庭给予糖尿病儿童更多的关心和爱护,使他们能与正常儿童一样健康成长,同时鼓励其融入学校和日常生活当中。其次,对患儿家属进行教育,让家属了解治疗过程,参与其中一部分心理护理。

(2)儿童、青少年糖尿病患者处于青春发育的美好时期,患病后恋爱、学习、交友常受到很大影响,很容易出现愤怒、自卑、厌世抗拒等极端心理,甚至认为前途渺茫,自暴自弃,拒绝任何治疗。所以应多关怀、倾听、疏导、沟通,尤其对于青春期儿童避免使用命令式和强迫式的口吻,鼓励正确面对心理问题,帮助患儿重拾信心,树立正确的人生观、社会观。

(3)儿童糖尿病患者需终生用药和进行饮食、运动干预,患儿及家长能否坚持并正确执行是治疗和护理成败的关键。部分青少年患者对本身的疾病持怀疑态度,怀疑治疗方案和医师的诊断,长期治疗上的不配合导致血糖控制不良,出现一系列并发症。针对这类患者首先要让其了解自己真实病情,给予适当尊重,还应耐心向患者讲解糖尿病诊断标准,介绍糖尿病基础知识、高血糖的危害性、饮食治疗的重要性等,使患者消除否认、怀疑、拒绝的不良心理,并积极主动配合治疗。

(4)建立社会支持系统,鼓励病友之间的交流。让病情控制较好的患者以自己亲身经历鼓励其他患儿积极面对疾病,还可采取同伴教育的方式来促进患者的自我管理。

(王倩倩)

第七节　妊娠期糖尿病患者的护理

妊娠期糖尿病(gestational diabetes mellitus,GDM)是指妊娠过程中初次发现的任何程度的糖耐量异常,不管是否需用胰岛素或单用饮食治疗,还是分娩后这一情况是否继续。糖尿病合并妊娠是指妊娠前已经确诊为糖尿病的患者发生妊娠。由于两者病情控制不佳均可导致一系列母婴并发症,如妊高征、酮症酸中毒、新生儿畸形、巨大儿等,胎儿易出现呼吸窘迫综合征、高胆红素血症、智力障碍等。因此,对此类患者进行规范化管理和提供个性化护理尤为重要。

一、饮食护理

(一)营养目标

(1)通过提供适宜的热量和营养,保证母体和胎儿的健康。

(2)要求患者体重在孕期增加 10～12 kg,但每月增长不超过 1.5 kg。

(3)保证碳水化合物的摄入,避免因热量摄入过低发生糖尿病酮症或低血糖。孕期切忌减肥。

(二)营养原则

(1)平衡膳食,均衡营养。

(2)饮食注意荤素搭配、粗细结合、饥饱适度,不挑食、偏食,提倡少食多餐,有助于血糖的控制,并减少低血糖的风险。

(3)保证用餐定时、定量。

(三)食谱设计

1.热量计算方法

根据孕妇标准体重或孕前体重及运动强度来计算热量。

(1)妊娠前 3 个月,热量与平时相同,蛋白质增加 5 g/kg 体重。

(2)4～6 个月,热量增加 836 kJ(200 kcal),蛋白质增加 15 g/kg 体重。

(3)7～9 个月,热量增加 836 kJ(200 kcal),蛋白质增加 20 g/kg 体重。

(4)针对体质指数＞30 的肥胖孕妇,每天热量控制在 104.6 kJ/kg 体重(25 kcal/kg)。中度能量限制(减少估计能量需求量的 30％)可在不引起酮血症的同时改善血糖控制,降低母体体重增加的幅度。

2.营养分配

(1)碳水化合物占 50％～55％、蛋白质占 20％、脂肪占 20％～30％。

(2)体质指数＞30 的肥胖孕妇,碳水化合物占每天总热量的 35％～40％。

3.食物的选择

根据食物的血糖指数(GI)指导患者合理选择食物。低 GI 的食物有粗粮、非淀粉类蔬菜、豆类等,尽量选择富含叶酸和含铁丰富的食物,蔬菜每天不少于 500 g,其中绿色蔬菜不少于 50％。部分孕妇早期多有妊娠反应,选择食物应该清淡、合口,可少食多餐。

进行胰岛素治疗的患者为预防夜间低血糖的发生,睡前可适量加餐,食物主要以碳水化合物为主。

二、运动护理

(一)运动的目的

(1)增加组织对胰岛素的敏感性,便于控制血糖。

(2)控制体重,维持正常体重。

(3)改善不良情绪,增进和外界的交流。

(4)改善心肺功能,利于后期分娩。

(二)制订运动方案

1.运动前的准备

对患者进行全面、系统的体检,监测血糖、血压、心率和记录胎心音,保证患者处于舒适状态并协助其制订一套合适的运动方案;进行运动相关知识的教育,包括选择合适的鞋袜和安全、合适的场所,运动时必须有人陪伴,自备适量的糖果,运动宜适量、持续,运动时注意安全等。

2.运动方式的选择

选择运动量适中、节奏舒缓的运动项目,避免紧张剧烈的体育运动。建议选择散步、孕妇体操等。

3.运动中注意事项

(1)监测心率应控制在130次/分以内;患者无心累、气紧、疲倦、腹痛等不适;运动一般持续20～30分钟/次。

(2)有先兆流产、糖尿病急性并发症、妊高征等情况时不宜进行运动。

三、药物护理

(一)护理目的

(1)控制血糖,保证正常血糖。

(2)保证胎儿顺利生长。

(二)用药指导

妊娠时首选胰岛素治疗,要教会患者胰岛素相关知识及正确注射胰岛素的方法,包括胰岛素类型、注射部位的选择和轮换、注射时间、胰岛素的保存、低血糖的症状和急救等。指导患者严格遵医嘱用药,避免私自用药或调整药物剂量。

同时建议在孕前和妊娠早期补充含 0.4～1.0 mg 叶酸的多种维生素补充剂,血糖的控制和叶酸的补充可以降低 1 型糖尿病和 2 型糖尿病母亲后代中发生神经管缺陷和先天性畸形的风险。

四、血糖监测

(一)目的和意义

(1)观察血糖变化,预防高血糖和低血糖的发生。

(2)了解血糖情况,根据血糖及时调节治疗方案。

(二)血糖监测的护理

选择一天中不同的时间点监测,包括餐前、餐后 2 小时、睡前及夜间(一般为凌晨 2～3 点血糖)。目前中国 2 型糖尿病防治指南推荐接受胰岛素治疗的患者需要每天至少监测 3 次血糖,根据不同的治疗方案制订个体化的监测方案。

(三)血糖控制目标

1.妊娠前血糖控制目标

空腹或餐前血糖控制在 3.9～5.6 mmol/L,餐后血糖控制在 5.0～7.8 mmol/L,HbA1c 尽量控制在 6.0%。

2.妊娠期间血糖控制目标

空腹或餐前血糖<5.6 mmol/L,餐后 2 小时血糖≤6.7 mmol/L,HbA1c 尽量控制在 6.0% 以下。

五、健康教育

(一)教育的目的和意义

(1)改变患者对待疾病消极或错误的态度,提高患者对糖尿病综合治疗的依从性。

(2)使患者掌握控制疾病的知识和技巧,尽量提高患者自我照顾能力。

(3)保证患者顺利妊娠和分娩。

(二)妊娠糖尿病患者教育的特点

1.教育形式多样化

应根据孕妇的心理特点,采取针对性的教育,形式应为孕妇乐于接受,避免单一信息传递方式,另外还应根据孕妇年龄、学习能力、文化程度、身心状态等来选择教育方式,做到形式的多样性与个体化相结合,提高教育效果。

2.教育内容针对性

指导孕妇掌握血糖监测的方法,并做好记录;注意测量体重、血压;妊娠 30 周后,教会孕妇自行胎动计数,一旦胎动减少,小于每小时 4 次或小于每 12 小时 30 次,应考虑胎儿宫内窘迫,须立即就医。

3.教育对象广泛性

鼓励家属和陪伴人员参与教学活动,帮助孕妇建立良好的社会支持系统,同时加强随访,了解孕妇健康行为的建立和维持,坚持长期教育支持。

4.教育效果可评价

定期门诊复查,复查内容包括糖尿病相关的检查指标,如血糖、血脂、血压、HbA1c、甲功等,还应定期进行产检,了解胎儿生长的情况。

六、心理护理

(一)患者常见心理问题

中国传统要求孕妇多食少动和糖尿病治疗要求发生矛盾易使患者产生紧张、焦虑的心理问题。孕妇不仅担心自己的身体状况,还要担心胎儿的发育和健康,甚至是糖尿病遗传对胎儿的影响,多重压力加重孕妇心理负担,甚至产生多疑、抑郁等心理。

因为孕期需使用胰岛素治疗且进行长期血糖监测,部分孕妇对孕期使用胰岛素治疗有排斥心理,加上针刺的疼痛感,影响患者依从性,甚至产生拒绝用药等不良健康行为。

（二）护理对策

（1）妊娠糖尿病患者常因担忧血糖异常影响胎儿的发育与健康及自身的健康和安全,情绪更易出现波动,有研究表明妊娠糖尿病患者的焦虑和抑郁状态发病率约为 25.6%。此期应增加和患者的沟通,及时发现存在和潜在的心理矛盾,向其讲解有关血糖与妊娠的知识,帮助孕妇树立战胜疾病,顺利分娩的信心。

（2）使用胰岛素的患者充分评估和分析排斥胰岛素的原因,针对原因进行教育,帮助患者正确认识胰岛素、积极接受胰岛素治疗。

（3）鼓励家属参与,建立良好社会支持系统,纠正妊娠期多食少动的错误观念,和家属共同制订饮食计划,保证正常的血糖和胎儿顺利的成长。

（4）跨学科合作,提倡团队精神,教育涵盖内科、产科、儿科、营养科、运动和心理治疗,内科医师和护士、患者和家属共同参与。

（王倩倩）

第八节 糖尿病酮症酸中毒患者的护理

一、糖尿病酮症酸中毒的概念

糖尿病酮症酸中毒(diabetic ketoacidosis,DKA)是由于胰岛素不足和升糖激素不适当升高引起的糖、脂肪和蛋白质代谢严重紊乱综合征,临床以高血糖、高血酮和代谢性酸中毒为主要表现,是糖尿病患者最常见的急性并发症。严重者出现不同程度的意识障碍直至昏迷,延误诊断或治疗可导致死亡。1 型糖尿病有发生 DKA 的倾向,2 型糖尿病在一定诱因下亦可发生。

二、糖尿病酮症酸中毒的诱因

DKA 发病的基本环节是由于胰岛素缺乏和胰岛素拮抗激素增加,导致糖代谢障碍,血糖不能正常利用,结果血糖增高,脂肪的动员和分解加速,脂肪酸在肝脏经 β 氧化,生成大量乙酰乙酸、β-羟丁酸和丙酮,三者统称为酮体,当酮体生成超过组织利用和排泄的速度时,发展成酮症,同时酮症大量消耗体内储备碱,出现代谢性酸中毒,称为酮症酸中毒。因此,任何可以引起或加重胰岛素分泌绝对或相对不足的因素均可成为 DKA 诱因。多数患者的发病诱因不是单一的,但也有的患者无明显诱因。常见的诱因有急性感染、胰岛素不适当减量或突然中断治疗、饮食不当、胃肠疾病、脑卒中、心肌梗死、创伤、手术、妊娠、分娩、精神刺激等。

三、糖尿病酮症酸中毒的临床表现

DKA 分为轻度、中度和重度。轻度仅有酮症而无酸中毒(糖尿病酮症);中度除酮症外,还有轻至中度酸中毒(糖尿病酮症酸中毒);重度是指酸中毒伴意识障碍(糖尿病酮症酸中毒昏迷)或虽无意识障碍,但二氧化碳结合力低于 10 mmol/L。

（一）临床症状

早期主要表现为多尿、烦渴多饮和乏力症状加重;失代偿阶段出现食欲减退、恶心、呕吐,常伴头痛、烦躁、嗜睡等症状，呼吸深快，呼气中有烂苹果味（丙酮气味）；病情进一步发展，出现严重失水、尿量减少、皮肤黏膜干燥、眼球下陷、脉快而弱、血压下降、四肢厥冷；到晚期，各种反射迟钝甚至消失，终至昏迷。少数患者表现为腹痛等急腹症表现。

(二)实验室检查

尿糖、尿酮阳性或强阳性，血酮体增高，多在 4.8 mmol/L 以上；血糖升高，一般在 16.7～33.3 mmol/L；血钾在治疗前高低不定；血尿素氮和肌酐轻中度升高。

四、糖尿病酮症酸中毒的治疗与护理

(一)DKA 的治疗

对单有酮症者，仅需补充液体和胰岛素治疗，持续到酮体消失。对失代偿或昏迷的 DKA 应按以下方法积极治疗。

1.补液

补液治疗是抢救 DKA 的首要和关键措施，能纠正失水，恢复肾灌注，有助于降低血糖和清除酮体，并保证随后的胰岛素治疗发挥作用。补液速度应先快后慢，并根据血压、心率、每小时尿量及周围循环状况决定输液量和输液速度。一般先立即静脉输入生理盐水，1 小时内滴入 1 000 mL，以后 6 小时内每 1～2 小时滴入 500～1 000 mL。治疗过程中必须避免血糖下降过快、过低，以免发生脑水肿，当血糖降至13.9 mmol/L 以下，改用 5% 葡萄糖加胰岛素继续输注（按每 2～4 g 葡萄糖加 1 IU 胰岛素计算）。第一个 24 小时输液总量为 4 000～5 000 mL，严重失水者可达 6 000～8 000 mL，对老年、心血管疾病患者，输液尤应注意不宜太多、太快，以免发生肺水肿。患者清醒后鼓励饮水补液。

2.胰岛素

一般采用生理盐水加小剂量胰岛素治疗方案，即以 0.1 IU/(kg·h)胰岛素治疗，以达到血糖快速、稳定下降，而又不易发生低血糖反应的疗效。如在第 1 小时内血糖下降不明显且脱水已基本纠正，胰岛素剂量可加倍。每 1～2 小时测定血糖，根据血糖下降情况调整胰岛素用量。当血糖降至 11.1 mmol/L 时，胰岛素剂量减至 0.02～0.05 IU/(kg·h)。

3.纠正电解质紊乱和酸中毒

酸中毒时细胞内缺钾，治疗前血钾水平不能真实反映体内缺钾程度，在开始胰岛素及补液治疗后，患者的尿量正常，血钾低于 5.2 mmol/L 即可静脉补钾。治疗前已有低钾血症，尿量 >40 mL/h时，在胰岛素及补液治疗同时必须补钾。严重低钾血症（<3.3 mmol/L）应立即补钾，当血钾升至 3.5 mmol/L 时，再开始胰岛素治疗，以免发生心律失常、心脏骤停和呼吸肌麻痹。如患者有肾功能不全、血钾过高（≥6.0 mmol/L）或无尿时则暂缓补钾。补钾最好在心电监护下，结合尿量和血钾水平，调整补钾量和速度。

轻症患者经补液及胰岛素治疗后，酸中毒可逐渐得到纠正，不必补碱；重症酸中毒，二氧化碳结合力<8.92 mmol/L，pH<6.9 时，应考虑适当补碱，给予适量等渗碳酸氢钠溶液静脉输入，但不宜过多、过快以免诱发或加重脑水肿，补碱后还需监测动脉血气，直到 pH 上升至 7.0 以上。

4.去除诱因和治疗并发症

如休克、心力衰竭和心律失常、脑水肿和肾衰竭等。

(二)DKA 的护理

1.严密观察病情

(1)严密观察体温、脉搏、呼吸、血压及意识变化,低血钾患者应作心电图监测,为病情判断和观察治疗效果提供客观依据。

(2)及时采血、留尿,定期测血糖,血、尿酮体,注意电解质和血气变化并做肝肾功能检查,以便及时调整治疗方案。

(3)准确记录 24 小时出入量。

2.一般护理

立即开放两条静脉通路;昏迷患者按昏迷常规护理;卧床休息,注意保暖,保持呼吸道通畅,给予氧气吸入;加强生活护理,特别注意皮肤、口腔护理。

五、糖尿病酮症酸中毒的预防

(一)掌握知识,提高认识

糖尿病患者及相关人员要掌握糖尿病的基本知识,提高对糖尿病酮症酸中毒的认识,一旦怀疑本病应尽早到医院就诊。

(二)密切监测,合理治疗

1 型糖尿病患者要坚持合理地应用胰岛素,不得随意减量,更不能中断治疗,以保证血糖处于良好的控制状态。2 型糖尿病患者在合并危重疾病、感染、大手术及外伤等应激情况时,要密切监测血糖、尿酮体,血糖明显增高时要使用胰岛素治疗。

(三)控制饮食,加强护理

严格控制饮食、多饮水,定期监测血糖,按时复诊,加强口腔、皮肤护理,预防感染。

（王倩倩）

第九节 糖尿病足患者的护理

1999 年世界卫生组织(WHO)对糖尿病足(diabetes foot,DF)的定义是发生于糖尿病患者踝关节或踝关节以下的部位,由于合并神经病变及各种不同程度的末梢血管病变而导致下肢感染、溃疡形成和/或深层组织的破坏。患者从皮肤到骨与关节的各层组织均可受害,其主要临床表现为足溃疡和坏疽。糖尿病患者中有 4%～10%并发 DF,糖尿病患者一生中并发 DF 的风险高达 25%。DF 是糖尿病患者尤其是老年糖尿病患者最严重的慢性并发症之一,也是患者致残、致死的主要原因之一。

一、诱因

常见诱因有鞋创伤、切割伤、温度创伤、重复性应激、压疮、医源性创伤、血管堵塞、甲沟炎及其他皮肤病、皮肤水肿等。

二、溃疡的高危因素

DF 溃疡的高危因素包括合并有周围神经病变、周围血管病变、视网膜病变、肾脏病变(特别是肾衰竭)、老年人(特别是男性)、独居、既往曾有足溃疡史或截肢史、足畸形、足底压力增加、足部皮肤异常、关节活动受限、胼胝、糖尿病知识缺乏、糖尿病病程超过 10 年、糖尿病控制差、职业危害、不能进行有效足部保护、吸烟、酗酒等。对于这些高危人群应定期随访,加强足部相关知识教育,预防足溃疡的发生。

三、分类和分级

(一)分类

按照病因,DF 溃疡可分为神经性、缺血性和神经-缺血性溃疡,不同溃疡的区别见表3-6。

表 3-6　糖尿病神经性和缺血性溃疡的比较

症状	缺血性溃疡	神经性溃疡
皮肤颜色	苍白	正常
皮肤温度	凉(怕冷)	温暖
皮肤状况	有汗	干燥,皲裂
记背/踝动脉	无或减弱	正常
创面	有黑痂,湿,有渗出	洞,边缘清晰,渗出少
感觉	疼痛	无/迟钝
胼胝体	无	常见
跛行	有	无
静息痛	有	无
血管 B 超	串珠样改变	改变不严重
伤口部位	足表面	足底,足边缘

(二)分级

DF 的分级方法有很多,国内临床常用的分级方法为 Wagner 分级法,分为 0~5 级。

0 级:有发生足溃疡危险因素,目前无溃疡。

1 级:浅表溃疡,临床上无感染。

2 级:较深的溃疡,影响到肌肉,无脓肿或骨的感染。

3 级:深度感染,伴有骨组织病变或脓肿。

4 级:局限性坏疽(趾、足跟或前足)。

5 级:全足坏疽。

四、护理评估

(一)整体评估

年龄、血糖、血脂、血压、营养状况;肝肾功能;心理状况;全身用药;过敏史;既往住院史及手术史;糖尿病病史;有无心血管、肾脏、视网膜病变;是否吸烟、饮酒;是否存在 DF 的其他高危因素等。

(二)局部评估

足部是否畸形、肿胀;是否肌肉萎缩;有无胼胝及鸡眼;足部皮肤温度、颜色;趾甲、汗毛生长情况;有无化学品暴露史;既往足部外伤及手术史;神经病变和血管病变的临床症状;溃疡的诱因、位置、大小、深度、颜色、分类分级;渗液的量、色、性;有无异味、感染;肉芽生长情况;鞋袜是否合适等。

67

(三)周围神经病变的筛查

主要是了解患者是否存在保护性感觉,包括 10 g 尼龙丝压力觉检查、痛觉检查、温度觉检查、利用音叉或震动感觉阈值测量仪测量震动觉、肌腱反射五项检查和神经传导功能检查(NCS)等。作检查前先让患者体验正常的感觉作为参照,不要让患者看到或听到筛查仪器,注意避开胼胝、溃疡、瘢痕和坏死组织等部位,双侧都要检查。临床常以神经传导功能检查作为诊断周围神经病变的金标准,但该检查为有创检查,不易被患者接受。在周围神经病变筛查中,目前推荐多种方法联合使用,而非单一检查,更有助于早期诊断、早期治疗,同时更好地预防 DF 的发生。

(四)下肢血管检查

周围动脉疾病是重要的预测糖尿病患者足溃疡结局的因素,对糖尿病患者下肢血供的评估,有助于下肢血管病变的早期诊断和预后。检查的方法有很多,包括触诊足背动脉、胫后动脉、动脉搏动,如果动脉搏动减弱或消失,则提示可能存在糖尿病性周围动脉疾病,容易发生足溃疡,且有更高的心血管病变发生率。但动脉搏动受检查者主观因素影响太多,缺乏统一的标准。ABI可以反映下肢血压和血管状态,具有无创、操作简单、价廉、省时、患者容易接受等优点,有较好的特异性和敏感性,是诊断外周动脉疾病的有效手段,也是心脑血管事件和病死率的强烈预测因子,其临床价值在国外早已被广泛认可。跨皮氧分压(transcutaneous oxygen tension,$TcPO_2$)反映微循环状态,因此也反映了周围动脉的供血。测定方法为采用热敏感探头置于足背皮肤,正常值为 >5.33 kPa(40 mmHg);$TcPO_2 < 4$ kPa(30 mmHg),提示周围血液供应不足,足部易发生溃疡,或已有的溃疡难以愈合;$TcPO_2 < 2.67$ kPa(20 mmHg),足溃疡几乎没有愈合的可能,需要进行血管重建手术以改善周围血供;如吸入 100% 氧气后,$TcPO_2$ 提高 1.33 kPa(10 mmHg),则说明溃疡预后良好。此外,血管彩色多普勒超声检查可发现动脉的形态和血流动力学异常,常作为下肢血管病变的筛查。利用多源多排 CT 血管造影(MDCTA)、增强磁共振血管造影(CE-MRA),对于有肾功能损害的患者是较理想的检查方法。动脉内数字剪影血管造影(DSA)长期作为血管检查的"金标准",能准确反映血管病变情况,但为有创检查且费用昂贵,有一定并发症。

(五)骨、关节检查

对临床上可疑的骨与关节病变但 X 线检查中没有看到异常征象时,可选择 CT 或 MRI 等检查。

(六)足底压力测定

国外已经研制出多种方法测定足部不同部位的压力,如 MatScan 系统、FootScan 系统,这些系统通过测定足部压力,筛查高危人群,了解患者足部压力是否异常,发现溃疡高风险区域,有助于 DF 的诊断,同时为订做矫形辅具(鞋或鞋垫)作指导。

五、糖尿病足的治疗

DF 的治疗强调多学科协作,防治相结合,治疗目标是预防足溃疡的发生和避免截肢。首先是全身治疗,即控制高血糖、血脂异常、高血压,戒烟,改善全身营养不良状态和纠正水肿等,只有在全身治疗基础上局部换药才会有效。对糖尿病患者足的评估应该作为整个糖尿病治疗的一部分。

(一)缺血性病变的处理

对于血管阻塞不是非常严重或没有手术指征者,可以采取内科治疗,使用扩张血管和改善微循环的药物,如川芎嗪、丹参、培达、前列腺素 E 等。如果血管病变严重,应行血管重建手术,如血管成形术或血管旁路术。坏疽患者在休息时,有疼痛并有广泛病变但又不能保守治疗者,应给予截肢。截肢前最好做血管造影,以决定截肢平面。血管完全闭塞且没有流出道的患者,尤其是不能行血管外科手术者,可采用干细胞移植法,以促使侧支循环的形成。也可采用超声消融的方法,使已经狭窄或闭塞的血管再通。另外,还有血管腔内介入治疗如支架植入术、球囊扩张,也可使闭塞的血管再通,改善局部供血,降低截肢率。

(二)神经性足溃疡的处理

关键是减轻原发病变所造成的压力,可通过矫形鞋或矫形器等改变足的压力。同时根据溃疡的深度、大小、渗出量以及是否合并感染再决定换药的次数和局部敷料的选用。

(三)足溃疡合并感染的处理

足溃疡合并感染的是糖尿病患者截肢的重要原因。2012美国感染病学会(IDSA)临床指南所列出的可能感染证据如下:非脓性渗出、松散或变色粗糙组织、未局限的伤口边缘和恶臭;骨探测试验阳性;溃疡形成时间超过30天;有足部溃疡复发的病史;足部外伤、患肢周围血管疾病;既往下肢截肢史;感觉丧失、肾功能不全和/或赤脚走路的病史,这些都会增加DF感染的风险。应从深部组织采集标本进行培养,采取活检或者剪除的方法,要在创面清洁和清创之后进行。避免拭子法和不合适的清创处理,以免出现不良后果。可先经验性的选择广谱抗生素治疗,待细菌培养结果出来后,再根据药物敏感试验,选用合适的抗生素。轻度软组织感染用抗生素治疗的疗程为1~2周,中度感染和严重感染需要抗生素治疗2~3周。除了抗感染治疗外,对感染性伤口的治疗还包括外科去除坏死组织、适当的伤口换药、解除对伤口的压迫和改善感染部位的血供。

(四)足溃疡的创面处理

原则为清创、引流、保湿、减轻压力、控制感染、改善血供,促进肉芽组织生长及上皮爬行。

1.清创

在清创之前必须全面考虑病情,进行创面评估包括血管评估及溃疡的分类分级,采用"蚕食法"清除坏死组织。有严重血管病变时,清创不要太积极,视血供情况及时进行血管重建等治疗。趾端干性坏疽,暂不进行清创,可待其自行脱落。胼胝可能掩盖深部的溃疡,应及时去除。当有危及肢体和生命的感染时,即使是缺血的患者也应该立即清创。

2.减轻压力

对于由敷料、鞋袜、行走时造成的压力而导致的溃疡,减轻负重足部的压力以促进溃疡愈合是十分重要的,减压措施应贯穿于创面愈合的全过程。

3.敷料选择

敷料的选择要保证湿性修复环境和渗出液的吸收,根据溃疡的面积、深度和性质(干性伤口、渗出多的伤口和红肿的伤口)来选择敷料,选择原则如下。

(1)对于有焦痂、不易清创的溃疡,有暴露的肌腱、骨骼需要保护者,可选用水凝胶敷料。

(2)对于有感染的溃疡,可选用含银、含碘敷料局部抗感染,并取标本作培养,尤其是有骨髓炎和深部脓肿者,应根据药敏试验选用抗生素静脉滴注,并及时切开引流。严重溃疡合并感染者,特别是有坏疽者,可能同时需要截肢。

(3)有窦道或腔隙者,可选用藻酸盐敷料等填充,松紧应适宜。无感染者,亦可采用含生长因子类敷料填充,但一定要有充足的血供。

(4)对于渗液过多者,可利用泡沫敷料的高效吸收能力管理渗液。

(5)处于肉芽组织生长及上皮爬行阶段者,可选用水胶体类、泡沫类等敷料。

4.创面评估

每次换药时应对创面充分评估,以便及时调整治疗方案。

(五)DF 治疗护理新进展

1.自体富血小板凝胶在糖尿病难治性皮肤溃疡中的应用

自体富血小板凝胶(autologous platelet-rich gel,APG)系取自患者自身外周静脉血,经离心、分离、浓缩制得的富含血小板血浆(platelet-rich plasma,PRP)按一定的比例与凝血酶-钙剂混合凝固形成。具有减少创面疼痛,减少分泌物渗出,加速止血、且含有丰富的生长因子的特点,能加速创面的愈合。

根据溃疡发生的位置,术前需要做好体位训练,防止术中凝胶流失。尽量清除坏死组织、炎性肉芽和过度角化的组织,对于较深的窦道或常规清除困难的部位,可采用超声清创刀辅助清创。创面凝胶凝固后予油纱覆盖,无菌纱布包扎。术后指导患者保持正确的体位,以免凝胶受压,降低效果。

2.负压封闭引流技术

负压封闭引流(vacuum sealing drainage,VSD)对 DF 溃疡的治疗作用主要表现在及时、有效地清除创面或窦道内的渗液、脓液及坏死组织;减少创面的细菌菌落数,降低伤口感染率;促进创面血供的恢复,增加血管通透性,促进水肿消退及肉芽组织生成等。

根据创面大小裁剪 VSD 敷料并覆盖于创面,每根引流管周围的 VSD 敷料不超过 2 cm,半透膜封闭整个创面,用"系膜法"封闭引流管出创面边缘,调节负压在－125～－450 mmHg,以看到敷料收缩,手触变硬并有液体引流出为度,每天用无菌生理盐水冲管 1～2 次,4～7 天后拆除 VSD 敷料。注意引流管质地软硬适中、透明,长度以 90～120 cm 为宜,负压吸引瓶的位置应低于创面。如果瘪陷的海绵恢复原状,贴膜下出现积液,提示负压失效,应立即查找原因,检查管道是否堵塞、松脱,封闭膜是否漏气,必要时重新封闭被引流区或更换引流装置,以维持有效负压。

六、糖尿病足的筛查

筛查并识别出有 DF 危险因素的患者是成功处理 DF 的关键。所有患者应在诊断为糖尿病后至少每年检查一次足部情况,有足溃疡危险因素的患者检查应该更加频繁,建议根据实际情况每 1～6 个月 1 次。DF 病变的有关检查见表 3-7。

表 3-7　DF 病变的有关检查

	临床检查	客观实验
皮肤	颜色、出汗、干燥、干裂、是否感染	望诊、触诊
形态和畸形	足趾的畸形 跖骨头的突起 Charcot 畸形 胼胝	足的 X 线检查 足的压力检查
感觉功能	针刺痛觉 振动觉 温度觉 压力觉检查	细针 音叉、Biothesiometer 温度阈值测试 尼龙丝触觉检查 足压力测定仪

续表

	临床检查	客观实验
运动功能	肌萎缩、肌无力 踝反射	电生理检查
自主功能	出汗减少,肌胝 足温暖,足背静脉膨胀	定量发汗试验 皮温阁,皮肤表面温度测定
血管状态	足背动脉搏动,皮肤颜色 足凉、水肿	非创伤性多普勒超声检查 $TcPO_2$

七、预防和护理

DF 重在预防,尽管 DF 的治疗困难,但 DF 的预防却十分有效。对于有发生足溃疡危险因素的患者,应该及时地对患者和其家属提出防治措施并予具体指导。足部损伤的预防包括定期观察和检查足以及鞋袜;识别高危患者;教育患者及其亲属和有关医务人员;合适的足部保护措施;对非溃疡性病变进行治疗。

(一)全身状况检查

全面控制血糖、血脂、血压、戒烟、限酒,还应强调营养神经、抗凝、改善微循环。每年至少进行一次足部的专科检查,以确定足溃疡和截肢的危险因素。如足部结构、生物力学、足部供血状况、皮肤完整性、保护性感觉的评估等。

(二)足部自我检查

做好足部的自我检查,在光线充分的情况下,眼睛不好者戴上眼镜,看不清的地方,请家人帮忙,看不到的地方,可借助镜子。重点检查足趾、足底、足变形部位,是否有损伤、水泡,皮肤温度、颜色、是否干燥、皲裂、趾甲有无异常、鸡眼、足癣、足部动脉搏动等。

(三)足部的日常护理

(1)每天用温水洗脚,洗的时间不要太长,10 分钟左右,不要用脚试水温,可用手或请家人代试水温,洗完后用柔软的浅色毛巾擦干,尤其脚趾间。

(2)双脚涂上润肤霜,保持皮肤柔润,不要太油,不要涂在趾间和溃疡处;有皮肤皲裂者,可擦含有尿素成分的皲裂霜;脚出汗较多者,可用滑石粉置于鞋中或脚趾间擦乙醇,再以纱布隔开,以保持足部的干爽。

(3)进行下肢、足部的按摩,动作轻柔,避免搓、捏等损伤性动作。

(4)适当运动,改善肢端血液循环。

(5)冬天要防止冻伤、烫伤,不要用热水袋或电热毯直接取暖,不要烤火及热水烫脚。夏天要防止蚊虫叮咬。

(6)不要自行处理伤口,不要用鸡眼膏等化学药物处理鸡眼或胼胝。

(7)避免足部针灸,防止意外感染。

(8)不要盘腿坐、不要跷二郎腿。

(9)不要吸烟。

(10)穿鞋前,检查鞋内是否有异物,防止足部损伤。

(11)确保在看得清楚的情况下修剪趾甲,平着修剪,不要修剪得过短,挫圆边角尖锐的部分。

（12）选择适合的袜子，如吸水性、透气性好的浅色棉袜、羊毛袜，不宜太小或太大，袜口不要太紧，内部接缝不要太粗糙、无破洞。

（13）选择适合的鞋子，如面料柔软、透气性好、圆头、厚底、鞋内部平整光滑最好能放下预防足病的个性化鞋垫。禁穿尖头鞋、高跟鞋、露趾凉鞋。最好下午买鞋，双脚需穿着袜子同时试穿；新鞋穿 20～30 分钟后应脱下，检查双脚皮肤是否有异常，每天逐渐增加穿鞋时间以便及时发现潜在问题。

（14）出现任何症状应及时就医，如水泡、陷甲、足癣、甲沟炎、鸡眼、胼胝、皮肤破损等。

（王倩倩）

第四章

内分泌科其他常见疾病护理

第一节　腺垂体功能减退症

　　腺垂体功能减退症是由多种病因引起一种或多种腺垂体激素减少或缺乏所致的一系列临床综合征。腺垂体功能减退症可原发于垂体病变，或继发于下丘脑病变，表现为甲状腺、肾上腺、性腺等功能减退症和/或蝶鞍区占位性病变。由于病因多，涉及的激素种类和数量多，故临床症状变化大，但补充所缺乏激素治疗后症状可快速缓解。

一、病因与发病机制

(一)垂体瘤

　　成人最常见的原因，大都属于良性肿瘤。肿瘤可分为功能性和无功能性。腺瘤增大可压迫正常垂体组织，引起垂体功能减退或功能亢进，并与腺垂体功能减退症同时存在。

(二)下丘脑病变

　　如肿瘤、炎症、浸润性病变(如淋巴瘤、白血病等)、肉芽肿(如结节病)等，可直接破坏下丘脑神经内分泌细胞，使释放激素分泌减少。

(三)垂体缺血性坏死

　　妊娠期垂体呈生理性肥大，血供丰富，若围生期前置胎盘、胎盘早期剥离、胎盘滞留、子宫收缩无力等引起大出血、休克、血栓形成，可使腺垂体大部分缺血坏死和纤维化，致腺垂体功能低下，临床称为希恩综合征。糖尿病血管病变使垂体供血障碍也可导致垂体缺血性坏死。

(四)蝶鞍区手术、放疗和创伤

　　垂体瘤切除、术后放疗及乳腺癌做垂体切除治疗等，均可导致垂体损伤。颅底骨折可损毁垂体柄和垂体门静脉血液供应。鼻咽癌放疗也可损坏下丘脑和垂体，引起腺垂体功能减退。

(五)感染和炎症

　　细菌、病毒、真菌等感染引起的脑炎、脑膜炎、流行性出血热、梅毒或疟疾等均可损伤下丘脑和垂体。

(六)糖皮质激素长期治疗

可抑制下丘脑-垂体-肾上腺皮质轴,突然停用糖皮质激素后可出现医源性腺垂体功能减退,表现为肾上腺皮质功能减退。

(七)先天遗传性

腺垂体激素合成障碍可有基因遗传缺陷,转录因子突变可见于特发性垂体单一或多激素缺乏症患者。

(八)垂体卒中

垂体瘤内突然出血,瘤体骤然增大,压迫正常垂体组织和邻近视神经束,可出现急症危象。

(九)其他

自身免疫性垂体炎、空泡蝶鞍、颞动脉炎、海绵窦处颈内动脉瘤均可引起腺垂体功能减退。

二、临床表现

垂体组织破坏达95%临床表现为重度,75%临床表现为中度,破坏60%为轻度,破坏50%以下者不出现功能减退症状。促性腺激素、生长激素(GH)和催乳素(PRL)缺乏为最早表现;促甲状腺激素(TSH)缺乏次之;然后可伴有促皮质素(ACTH)缺乏。希恩综合征患者往往因围生期大出血休克而有全垂体功能减退症,即垂体激素均缺乏,但无占位性病变发现。腺垂体功能减退主要表现为相应靶腺(性腺、甲状腺、肾上腺)功能减退。

(一)靶腺功能减退表现

1.性腺(卵巢、睾丸)功能减退

性腺(卵巢、睾丸)功能减退常最早出现。女性多数有产后大出血、休克、昏迷病史,表现为产后无乳、绝经、乳房萎缩、性欲减退、不育、性交痛、阴道炎等。查体见阴道分泌物减少,外阴、子宫和阴道萎缩,毛发脱落,尤以阴毛、腋毛为甚。成年男子表现为性欲减退、阳痿、无男性气质等,查体见肌力减弱、皮脂分泌减少、睾丸松软缩小、胡须稀少、骨质疏松等。

2.甲状腺功能减退

表现与原发性甲状腺功能减退症相似,但通常无甲状腺肿。

3.肾上腺功能减退

表现与原发性慢性肾上腺皮质功能减退症相似,所不同的是本病由于缺乏黑素细胞刺激素,故皮肤色素减退,表现为面色苍白、乳晕色素浅淡,而原发性慢性肾上腺功能减退症则表现为皮肤色素加深。

4.生长激素不足

成人一般无特殊症状,儿童出现生长障碍,表现为侏儒症。

(二)垂体内或其附近肿瘤压迫症群

最常见的为头痛及视神经交叉受损引起的偏盲甚至失明。

(三)垂体功能减退性危象

在全垂体功能减退症基础上,各种应激如感染、败血症、腹泻、呕吐、失水、饥饿、寒冷、急性心肌梗死、脑血管意外、手术、外伤、麻醉及使用镇静药、安眠药、降糖药等均可诱发垂体功能减退性危象(简称垂体危象)。临床表现:①高热型(体温>40 ℃)。②低温型(体温<30 ℃)。③低血糖型。④低血压、循环虚脱型。⑤水中毒型。⑥混合型。各种类型可伴有相应的症状,突出表现为消化系统、循环系统和神经精神方面的症状,如高热、循环衰竭、休克、恶心、呕吐、头痛、神志不

清、谵妄、抽搐、昏迷等严重垂危状态。

三、医学检查

(一)性腺功能测定

女性有血雌二醇水平降低,没有排卵及基础体温改变,阴道涂片未见雌激素作用的周期性改变;男性见血睾酮水平降低或正常低值,精液检查精子数量减少,形态改变,活动度差,精液量少。

(二)甲状腺功能测定

游离 T_4、血清总 T_4 均降低,而游离 T_3、总 T_3 可正常或降低。

(三)肾上腺皮质功能测定

24 小时尿 17-羟皮质类固醇及游离皮质醇输出量减少;血浆皮质醇浓度降低,但节律正常;葡萄糖耐量试验显示血糖曲线低平。

(四)腺垂体分泌激素测定

如 FSH、LH、TSH、ACTH、GH、PRL 均减少。

(五)腺垂体内分泌细胞的储备功能测定

可采用 TRH、PRL 和 LRH 兴奋试验。胰岛素低血糖激发试验忌用于老年人、冠心病、惊厥和黏液性水肿的患者。

(六)其他检查

通过 X 线、CT、MRI 无创检查来了解、辨别病变部位、大小、性质及其对邻近组织的侵犯程度。肝、骨髓和淋巴结等活检,可用于判断原发性疾病的原因。

四、诊断要点

本病诊断须根据病史、症状、体征,结合实验室检查和影像学发现进行全面分析,排除其他影响因素和疾病后才能明确。

五、治疗

(一)病因治疗

肿瘤患者可通过手术、放疗或化疗等措施缓解症状,对于鞍区占位性病变,首先必须解除压迫及破坏作用,减轻和缓解颅内高压症状;出血、休克而引起的缺血性垂体坏死,预防是关键,应加强产妇围生期的监护。

(二)靶腺激素替代治疗

需长期甚至终身维持治疗。①糖皮质激素:为预防肾上腺危象发生,应先补糖皮质激素。常用氢化可的松,20～30 mg/d,服用方法按照生理分泌节律为宜,剂量根据病情变化做相应调整。②甲状腺激素:常用左甲状腺素 50～150 μg/d,或甲状腺干粉片 40～120 mg/d。对于冠心病、老年人、骨密度低的患者,用药从最小剂量开始缓慢递增剂量,防止诱发危象。③性激素:育龄女性病情较轻者可采用人工月经周期治疗,维持第二性征和性功能;男性患者可用丙酸睾酮治疗,以改善性功能与性生活。

(三)垂体危象抢救

抢救过程见图 4-1。抢救过程中,禁用或慎用麻醉剂、镇静药、催眠药或降糖药等。

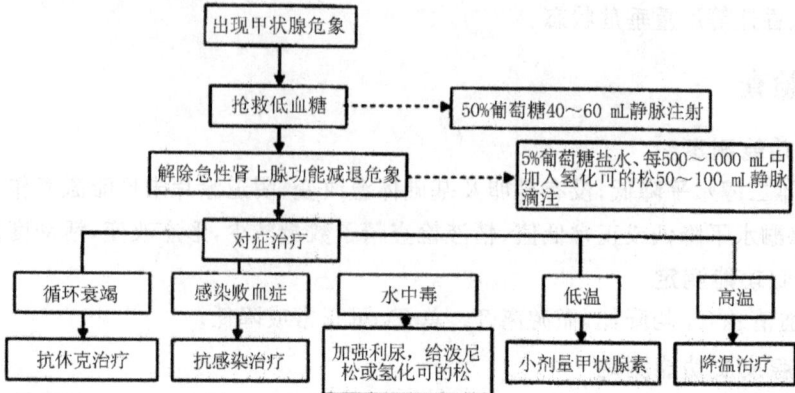

图 4-1　垂体危象抢救

六、护理诊断/问题

(一)性功能障碍
与促性腺激素分泌不足有关。

(二)自我形象紊乱
与身体外观改变有关。

(三)体温过低
与继发性甲状腺功能减退有关。

(四)潜在并发症
垂体危象。

七、护理措施

(一)安全与舒适管理
根据自身体力情况安排适当的活动量,保持情绪稳定,注意生活规律,避免感染、饥饿、寒冷、手术、外伤、过劳等诱因。更换体位时注意动作易缓慢,以免发生晕厥。

(二)疾病监测
1.常规监测

观察有无视力障碍,脑神经压迫症状及颅内压增高征象。

2.并发症监测

严密观察患者生命体征、意识、瞳孔变化,一旦出现低血糖、低血压、高热或体温过低、谵妄、恶心、呕吐、抽搐甚至昏迷等垂体危象的表现,立即通知医师并配合抢救。

(三)对症护理
对于性功能障碍的患者,应安排恰当的时间与患者沟通,了解患者目前的性功能、性活动与性生活情况。向患者解释疾病及药物对性功能的影响,为患者提供信息咨询服务的途径,如专业医师、心理咨询师、性咨询门诊等。鼓励患者与配偶交流感受,共同参加性健康教育及阅读有关性健康教育的材料。女性患者若存在性交痛,推荐使用润滑剂。

(四)用药护理
向患者介绍口服药物的名称、剂量、用法、剂量不足和过量的表现;服甲状腺激素应观察心率、心律、体温及体重的变化;嘱患者避免服用镇静剂、麻醉剂等药物。应用激素替代疗法的患者,应使其认识到长期坚持按量服药的重要性和随意停药的危险性。严重水中毒水肿明显者,应用利尿剂应注意观察药物治疗效果,加强皮肤护理,防止擦伤,皮肤干燥者涂以油剂。

(五)垂体危象护理

急救配合:立即建立静脉通路,维持输液通畅,保证药物、液体输入;保持呼吸道通畅,氧气吸入;做好对症护理,低温者可用热水袋或电热毯保暖,但要注意防止烫伤;高热者应进行降温处理,如酒精擦浴、冰敷或遵医嘱用药。加强基础护理,如口腔护理、皮肤护理,防止感染。

八、健康指导

(一)预防疾病

保持皮肤清洁,注意个人卫生,督促患者勤换衣、勤洗澡。保持口腔清洁,避免到人多拥挤的公共场所。鼓励患者活动,减少皮肤感染和皮肤完整性受损的机会;告知患者要注意休息,保持心情愉快,避免精神刺激和情绪激动。

(二)管理疾病

指导患者定期复查,发现病情加重或有变化时及时就诊。嘱患者外出时随身携带识别卡,以便发生意外时能及时救治。

(三)康复指导

遵医嘱定时、定量服用激素,勿随意停药。若需要生育者,可在医师指导下使用性激素替代疗法,以期精子(卵子)生成。

(燕召云)

第二节　甲状腺功能亢进症

甲状腺功能亢进症(简称甲亢)指由多种病因导致的甲状腺激素(TH)分泌过多,引起各系统兴奋性增高和代谢亢进为主要表现的一组临床综合征。其中以毒性弥漫性甲状腺肿(Graves病)最多见。

一、病因

(一)遗传因素

弥漫性毒性甲状腺肿是器官特异性自身免疫病之一,有显著的遗传倾向。

(二)免疫因素

弥漫性毒性甲状腺肿的体液免疫研究较为深入。最明显的体液免疫特征为血清中存在甲状腺细胞促甲状腺激素(TSH)受体抗体。即甲状腺细胞增生,TH合成及分泌增加。

(三)环境因素

环境因素对本病的发生、发展有重要影响,如细菌感染、性激素、应激等,可能是该病发生和恶化的重要诱因。

二、临床表现

(一)一般临床表现

1.甲状腺激素分泌过多综合征

(1)高代谢综合征:多汗怕热、疲乏无力、体重锐减、低热和皮肤温暖潮湿。

(2)精神神经系统:焦躁易怒、神经过敏、紧张忧虑、多言好动、失眠不安、思想不集中和记忆力减退等。

(3)心血管系统:心悸、胸闷、气短,严重者可发生甲亢性心脏病。

(4)消化系统:常表现为食欲亢进,多食消瘦。重者可有肝功能异常,偶有黄疸。

(5)肌肉骨骼系统:部分患者有甲亢性肌病、肌无力和周期性瘫痪。

(6)生殖系统:女性月经常有减少或闭经。男性有勃起功能障碍,偶有乳腺发育。

(7)内分泌系统:早期血促肾上腺皮质激素(ACTH)及 24 小时尿 17-羟皮质类固醇升高,继而受过高 T_3、T_4 抑制而下降。

(8)造血系统:血淋巴细胞升高,白细胞计数偏低,血容量增大,可伴紫癜或贫血,血小板寿命缩短。

2.甲状腺肿

(1)弥漫性、对称性甲状腺肿大。

(2)质地不等、无压痛。

(3)肿大程度与甲亢轻重无明显关系。

(4)甲状腺上下可触及震颤,闻及血管杂音,为诊断本病的重要体征。

3.眼征

(1)单纯性突眼:眼球轻度突出,瞬目减少,眼裂增宽。

(2)浸润性突眼:眼球突出明显,眼睑肿胀,眼球活动受限,结膜充血水肿,严重者眼睑闭合不全、眼球固定、角膜外露而形成角膜溃疡、全眼炎,甚至失明。

(二)特殊临床表现

(1)甲亢危象:①高热(40 ℃以上);②心率快(>140 次/分);③烦躁不安、呼吸急促、大汗、恶心、呕吐和腹泻等,严重者可出现心力衰竭、休克及昏迷。

(2)甲状腺毒症性心脏病主要表现为心排血量增加、心动过速、心房颤动和心力衰竭。

(3)淡漠型甲状腺功能亢进症:①多见于老年患者,起病隐袭;②明显消瘦、乏力、头晕、淡漠、昏厥等;③厌食、腹泻等消化系统症状。

(4)T_3 型甲状腺毒症多见于碘缺乏地区和老年人,实验室检查:血清总三碘甲腺原氨酸(TT_3)与游离三碘甲腺原氨酸(FT_3)均增高,而血清总甲状腺素(TT_4)、血清游离甲状腺素(FT_4)正常。

(5)亚临床型甲状腺功能亢进症血清 FT_3、FT_4 正常,促甲状腺激素(TSH)降低。

(6)妊娠期甲状腺功能亢进症:①妊娠期甲状腺激素结合球蛋白增高,引起 TT_4 和 TT_3 增高。②一过性甲状腺毒症。③新生儿甲状腺功能亢进症。④产后由于免疫抑制的解除,弥漫性毒性甲状腺肿易于发生,称为产后弥漫性毒性甲状腺肿。

(7)胫前黏液性水肿多发生在胫骨前下 1/3 部位,也见于足背、踝关节、肩部、手背或手术瘢痕处,偶见于面部,皮损大多为对称性。

(8)Graves 眼病(甲状腺相关性眼病)。

三、辅助检查

(一)实验室检查

检测血清游离甲状腺素(FT_4)、游离三碘甲腺原氨酸(FT_3)和促甲状腺激素(TSH)。

(二)影像学及其他检查

放射性核素扫描、CT 检查、B 超检查、MRI 检查等有助于甲状腺、异位甲状腺肿和球后病变性质的诊断,可根据需要选用。

四、处理原则和治疗要点

(一)抗甲状腺药物

口服抗甲状腺药物是治疗甲亢的基础措施,也是手术和^{131}I 治疗前的准备阶段。常用的抗甲状腺药物包括硫脲类(丙硫氧嘧啶、甲硫氧嘧啶等)和咪唑类(甲巯咪唑、卡比马唑等)。

(二)^{131}I 治疗甲亢

目的是破坏甲状腺组织,减少甲状腺激素产生。该方法简单、经济,治愈率高,尚无致畸、致癌、不良反应增加的报道。

(三)手术治疗

通常采取甲状腺次全切术,两侧各留下 2～3 g 甲状腺组织。

五、护理评估

(一)病史

详细询问过去健康情况,有无甲亢家族史,有无病毒感染,应激因素,诱发因素,生活方式,饮食习惯,排便情况;查询上次住院的情况,药物使用情况,以及出院后病情控制情况;询问最近有无疲乏无力、怕热多汗、大量进食却容易饥饿、甲状腺肿大、眼部不适、高热的症状。

(二)身体状况

评估生命体征的变化,包括体温是否升高,脉搏是否加快,脉压是否增大等;情绪是否发生变化;有无体重下降,是否贫血。观察和测量突眼度;观察甲状腺肿大的程度,是否对称,有无血管杂音等。

(三)心理-社会评估

询问对甲状腺疾病知识的了解情况,患病后对日常生活的影响,是否有情绪上的变化,如急躁易怒,易与身边的人发生冲突或矛盾;了解所在社区的医疗保健服务情况。

六、护理措施

(一)饮食护理

(1)给予高蛋白、高维生素、矿物质丰富、高热量饮食。

(2)适量增加奶类、蛋类、瘦肉类等优质蛋白以纠正体内的负氮平衡,多摄取新鲜蔬菜和水果。

(3)多饮水,保证每天 2 000～3 000 mL,以补充腹泻、出汗等所丢失的水分。若患者并发心脏疾病应避免大量饮水,以预防水肿和心力衰竭的发生。

(4)为避免引起患者精神兴奋,不宜摄入刺激性的食物及饮料,如浓茶、咖啡等。

（5）为减少排便次数，不宜摄入过多的粗纤维食物。

（6）限制含碘丰富的食物，不宜食海带、紫菜等海产品，慎食卷心菜、甘蓝等易致甲状腺肿的食物。

（二）用药护理

（1）指导患者正确用药，不可自行减量或停药。

（2）观察药物不良反应：①粒细胞缺乏症多发生在用药后 2～3 个月内。定期复查血常规，如血白细胞计数低于 $3\times10^9/L$ 或中性粒细胞计数低于 $1.5\times10^9/L$，应考虑停药，并给予升白药物。②如伴咽痛、发热、皮疹等症状须立即停药。③药疹较常见，可用抗组胺药控制，不必停药，发生严重皮疹时应立即停药，以免发生剥脱性皮炎。④发生肝坏死、中毒性肝炎、精神病、狼疮样综合征、胆汁淤滞综合征、味觉丧失等应立即停药进行治疗。

（三）休息与活动

评估患者目前的活动情况，与患者共同制订日常活动计划。不宜剧烈活动，活动时以不感疲劳为好，适当休息，保证充足睡眠，防止病情加重。如有心力衰竭或严重感染者应严格卧床休息。

（四）环境

保持病室安静，避免嘈杂，限制探视时间，告知家属不宜提供兴奋、刺激的信息，以减少患者激动、易怒的精神症状。甲亢患者因怕热多汗，应安排通风良好的环境，夏天使用空调，保持室温凉爽而恒定。

（五）生活护理

协助患者完成日常的生活护理，如洗漱、进餐、如厕等。对大量出汗的患者，加强皮肤护理，应随时更换浸湿的衣服及床单，防止受凉。

（六）心理护理

耐心细致地解释病情，提高患者对疾病的认知水平，让患者及其家属了解其情绪、性格改变是暂时的，可因治疗而得到改善，鼓励患者表达内心感受，理解和同情患者，建立互信关系。与患者共同探讨控制情绪和减轻压力的方法，指导和帮助患者正确处理生活中的突发事件。

（七）病情观察

观察患者精神状态和手指震颤情况，注意有无焦虑、烦躁、心悸等甲亢加重的表现，必要时使用镇静剂。

（八）眼部护理

采取保护措施，预防眼睛受到刺激和伤害。外出戴深色眼镜，减少光线、灰尘和异物的侵害。经常用眼药水湿润眼睛，避免过度干燥；睡前涂抗生素眼膏，眼睑不能闭合者用无菌纱布或眼罩覆盖双眼。指导患者当眼睛有异物感、刺痛或流泪时，勿用手直接揉眼睛。睡眠或休息时，抬高头部，使眶内液回流减少，减轻球后水肿。

七、健康指导

（一）疾病知识指导

为患者讲解有关甲亢的疾病知识，指导患者注意加强自我保护，上衣领宜宽松，避免压迫甲状腺，严禁用手挤压甲状腺以免 TH 分泌过多，加重病情。对有生育需要的女性患者，应告知其妊娠可加重甲亢，宜治愈后再妊娠。育龄女性在 [131]I 治疗后的 6 个月内应当避孕。妊娠期间监测胎儿发育。鼓励患者保持身心愉快，避免精神刺激或过度劳累，建立和谐的人际关系和良好的社会支持系统。

（二）患者用药指导

坚持遵医嘱按剂量、按疗程服药，不可随意减量或停药。对妊娠期甲亢患者，应指导其避免各种对母亲及胎儿造成影响的因素，宜选用抗甲状腺药物治疗，禁用[131]I 治疗，慎用普萘洛尔。产后如需继续服药，则不宜哺乳。

（三）定期监测及复查

指导患者服用抗甲状腺药物，开始 3 个月，每周检查血常规 1 次，每隔 1~2 个月做甲状腺功能测定，每天清晨卧床时自测脉搏，定期测量体重。脉搏减慢、体重增加是治疗有效的标志。若出现高热、恶心、呕吐、不明原因腹泻、突眼加重等症状，警惕甲状腺危象可能，应及时就诊。指导患者出院后定期复查甲状腺功能、甲状腺彩超等。

（燕召云）

第三节　甲状腺功能减退症

甲状腺功能减退症（简称甲减）是由各种原因导致的甲状腺激素合成和分泌减少（低甲状腺激素血症），或组织利用不足（甲状腺激素抵抗）而引起的全身性低代谢并伴各系统功能减退的综合征。其病理征表现为黏液性水肿。起病于胎儿或新生儿的甲减称为呆小病，常伴有智力障碍和发育迟缓。起病于成人者称成年型甲减。本节主要介绍成年型甲减。

一、病因

（一）自身免疫损伤

常见于自身免疫性甲状腺炎引起 TH 合成和分泌减少。

（二）甲状腺破坏

甲状腺切除术后、[131]I 治疗后导致的甲状腺功能减退。

（三）中枢性甲减

由垂体外照射、垂体大腺瘤、颅咽管瘤及产后大出血引起的促甲状腺激素释放激素（TRH）和促甲状腺激素（TSH）产生和分泌减少所致。

（四）碘过量

可引起具有潜在性甲状腺疾病者发生甲减，也可诱发和加重自身免疫性甲状腺炎。

（五）抗甲状腺药物使用

硫脲类药物、锂盐等可抑制 TH 合成。

二、临床表现

甲减多病程较长、病情轻或早期可无症状，其临床表现与甲状腺激素缺乏的程度有关。

（一）一般表现

1.基础代谢率降低

体温偏低、怕冷，易疲倦、无力，水肿、体重增加，反应迟钝、健忘、嗜睡等。

2.黏液性水肿面容

面部虚肿、面色苍白或呈姜黄色,部分患者鼻唇增厚、表情淡漠、声音低哑、说话慢且发音不清。

3.皮肤及附属结构

皮肤苍白、干燥、粗糙少光泽,肢体凉。少数病例出现胫前黏液性水肿。指甲生长缓慢、厚脆,表面常有裂纹,毛发稀疏干燥、眉毛外 1/3 脱落。

(二)各系统表现

1.心血管系统

主要表现为心肌收缩力减弱、心动过缓、心排血量降低。久病者由于胆固醇增高,易并发冠心病,10%的患者伴发高血压。

2.消化系统

主要表现为便秘、腹胀、畏食等,严重者可出现麻痹性肠梗阻或黏液水肿性巨结肠。

3.内分泌生殖系统

主要表现为性欲减退,女性常有月经过多或闭经情况。

4.肌肉与关节

主要表现为肌肉乏力,暂时性肌强直、痉挛和疼痛等。

5.血液系统

主要表现为贫血。

6.黏液水肿性昏迷

主要表现为低体温(<35 ℃)、嗜睡、呼吸减慢、心动过缓、血压下降、四肢肌肉松弛、腱反射减弱或消失、血压明显降低,甚至发生昏迷、休克而危及生命。

三、辅助检查

(一)实验室检查

血常规检查、血生化检查、尿常规检查、甲状腺功能检查。

(二)影像学及其他检查

颈部 B 超检查、心电图检查、胸部 X 线检查、头 MRI 检查、头 CT 检查。

四、处理原则及治疗要点

(一)替代治疗

首选左甲状腺素钠片口服。替代治疗时,需从最小剂量开始用药,之后根据 TSH 目标调整剂量,逐渐纠正甲减而不产生明显不良反应,使血 TSH 和 TH 水平恒定在正常范围内。

(二)对症治疗

有贫血者补充铁剂、维生素 B_{12}、叶酸等。胃酸分泌过少者补充稀盐酸,与 TH 合用疗效好。

(三)亚临床甲减的处理

亚临床甲减引起的血脂异常可导致动脉粥样硬化,部分亚临床甲减也可发展为临床甲减。目前认为只要患者有高胆固醇血症、血清 TSH>10 mU/L,就需要给予左甲状腺素钠片进行替代治疗。

(四)黏液性水肿昏迷的治疗

(1)立即静脉补充 TH,清醒后改口服维持治疗。

(2)保持呼吸道通畅,吸氧,同时给予保暖。

(3)糖皮质激素持续静脉滴注,待患者清醒后逐渐减量、停药。根据需要补液。

(4)祛除诱因,治疗原发病。

五、护理评估

(一)病史

(1)详细了解患者患病的起始时间,有无诱因,发病的缓急,主要症状及其特点。

(2)评估患者有无进食异常或营养异常,有无排泄功能异常和体力减退等。

(3)评估患者有无失眠、瞌睡、记忆力下降、注意力不集中、畏寒、手足搐搦、四肢感觉异常或麻痹等症状。

(4)评估患者既往检查情况,是否遵从医嘱治疗,用药及治疗效果。

(5)询问患者家族有无类似疾病发生。

(二)身体状况

(1)观察有无体温降低、脉搏减慢等体征。

(2)观察患者有无记忆力减退、反应迟钝和表情淡漠等表现。

(3)观察患者皮肤有无干燥发凉、粗糙脱屑、毛发脱落和黏液性水肿等表现。

(4)有无畏食、腹胀和便秘等。

(5)有无肌肉乏力、暂时性肌强直、痉挛、疼痛等表现,有无关节病变。

(6)有无心肌收缩力减弱、心动过缓、心排血量下降等表现。

(三)心理-社会状况

(1)评估患者患病后的精神、心理变化。

(2)评估疾病对患者日常生活、学习或工作、家庭的影响,是否适应角色的转变。

(3)评估患者对疾病的认知程度。

(4)评估社会支持系统,如家庭成员、经济状况等能否满足患者的医疗护理需求。

六、护理措施

(一)心理护理

多与患者接触交流,鼓励患者表达其感受,交谈时语言温和,耐心倾听,消除患者的陌生感和紧张感。耐心向患者解释病情,消除紧张和顾虑,保持一个健康的心态,积极面对疾病,使其积极配合治疗,树立信心。

(二)饮食护理

给予高维生素、高蛋白、低钠、低脂饮食。宜进食粗纤维食物,促进排便。桥本甲状腺炎所致的甲减应避免摄取含碘食物和药物,以免诱发严重的黏液性水肿。

(三)低体温护理

(1)保持室内空气新鲜,每天通风,调节室温在 22~24 ℃,注意保暖。可通过添加衣服,包裹毛毯,睡眠时加盖棉被,冬季外出时戴手套、穿棉鞋,以避免着凉。

(2)注意监测生命体征变化,观察有无体温过低、心律失常等表现,并给予及时处理。

(四)便秘护理

指导患者每天定时排便,养成规律的排便习惯。适当地按摩腹部,多进食富含粗纤维的蔬菜、水果、全麦制品。根据患者病情、年龄进行适度的运动,如慢走、慢跑,促进胃肠蠕动。

(五)用药护理

通常需要终身服药,从小剂量开始,逐渐加量至达到完全替代剂量。空腹或餐前 30 分钟口服,一般与其他药物分开服用。如用泻剂,观察排便的次数、量,有无腹痛、腹胀等麻痹性肠梗阻的表现。

(六)黏液水肿昏迷的护理

(1)应立即建立静脉通路,给予急救药物。

(2)保持呼吸道通畅,给予吸氧,必要时配合气管插管术或气管切开术。

(3)监测生命体征和动脉血气分析的变化,记录 24 小时出入液量。

(4)给予保暖,避免局部热敷,以免烫伤和加重循环不良。

七、健康指导

(一)疾病知识指导

讲解疾病发生原因及注意事项,如地方性缺碘者可采用碘化盐。药物引起者应调整剂量或停药。注意个人卫生,注意保暖,避免在人群集中的地方停留时间过长,预防感染和创伤。慎用催眠、镇静、止痛等药物。

(二)饮食原则

遵循高蛋白、高维生素、低钠、低脂肪的饮食原则。

(三)药物指导

向其解释终身坚持服药的必要性。不可随意停药或更改剂量,否则可能导致心血管疾病,如心肌缺血、心肌梗死或充血性心力衰竭。替代治疗效果最佳的指标为血 TSH 恒定在正常范围内,长期行替代治疗者宜每 6~12 个月检测1 次。对有心脏病、高血压、肾炎的患者,注意剂量的调整。服用利尿药时,指导患者记录 24 小时出入量。

(四)病情观察

观察患者的症状和体征改善情况,如出现明显的药物不良反应或并发症,应及时给予处置。讲解黏液性水肿昏迷发生的原因及表现,若出现低血压、心动过缓、体温<35 ℃等,应及时就医。指导患者自我监测甲状腺激素服用过量的症状,如出现多食消瘦、脉搏>100 次/分、心律失常、体重减轻、发热、大汗、情绪激动等情况,及时报告医师。指导患者定期复查肝肾功能、甲状腺功能、血常规、心电图等。

(五)定期复查甲状腺功能

药物治疗开始后 4~8 周或剂量调整后检测 TSH,TSH 恢复正常后每 6~12 个月检查 1 次甲状腺功能。监测体重,以了解病情控制情况,及时调整用药剂量。

(燕召云)

第四节 库欣综合征

库欣综合征(又称 Cushing 综合征)由各种病因导致糖皮质激素(主要是皮质醇)分泌过多所致病症的总称,其中最多见者为垂体促肾上腺皮质激素(ACTH)分泌亢进所引起的临床类型,称为库欣病(Cushing 病)。

一、病因

(一)依赖性 ACTH 的库欣综合征

1.库欣病

最常见,约占库欣综合征的 70%,是指垂体性库欣综合征,由垂体促肾上腺皮质激素细胞瘤分泌大量 ACTH。

2.异位 ACTH 分泌综合征

垂体以外肿瘤分泌过量 ACTH,刺激肾上腺皮质增生分泌过多的皮质醇。

(二)不依赖 ACTH 的综合征

(1)肾上腺皮质腺瘤占库欣综合征的 15%~20%,多见于成人,男性相对多见。

(2)肾上腺皮质癌约占库欣综合征的 5% 以下,病情重,进展快。

(3)不依赖 ACTH 的双侧肾上腺小结节性增生,可伴或不伴 Carney 综合征。

(4)不依赖 ACTH 的双侧肾上腺大结节性增生。

二、临床表现

(1)向心性肥胖:满月脸,水牛背,多血质外貌,面圆而呈暗红色,颈、胸、腹、背部脂肪甚厚。疾病后期,因肌肉消耗,四肢显得瘦小。

(2)皮肤表现:皮肤薄,微血管脆性增加,轻微损伤即可引起瘀斑。手、脚、指(趾)甲、肛周常出现真菌感染。异位 ACTH 综合征者及较重 Cushing 病患者皮肤色素沉着、颜色加深。

(3)代谢障碍:大量皮质醇促进肝糖原异生,使血糖升高,部分患者出现继发性糖尿病。大量皮质醇有潴钠、排钾作用,低血钾使患者乏力加重,部分患者因潴钠出现轻度水肿。同时病程长者可出现身材变矮、骨质疏松等。

(4)心血管表现:高血压常见,常伴有动脉硬化。长期高血压可并发左心室肥大、心力衰竭和脑血管意外。易发生动、静脉血栓,使心血管并发症发生率增加。

(5)肺部感染多见。患者在感染后,炎症反应往往不显著,发热不明显,易于漏诊而造成严重后果。

(6)性功能障碍:女性患者大多出现月经减少、不规则或停经;痤疮常见;明显男性化(乳房萎缩、生须、喉结增大、阴蒂肥大)者少见。男性患者性欲可减退、睾丸变软、阴茎缩小。

(7)全身肌肉及神经系统:肌无力,下蹲后起立困难。不同程度的精神、情绪变化,严重者精神变态,个别可发生类偏狂。

三、辅助检查

(一)实验室检查

血、尿、粪便常规检查,血生化检查和血皮质醇检查。

(二)影像学及其他检查

肾上腺 B 超检查、CT 检查、MRI 检查,蝶鞍区断层摄片、鞍区 CT 检查及 MRI 检查,心电图及超声心动图检查和骨密度检查。

(三)地塞米松抑制试验

1.小剂量地塞米松抑制试验

尿 17-羟皮质类固醇不能降至对照值的 50% 以下,或尿游离皮质醇不能降至 55 nmol/24 h 以下者,表示不能被抑制。

2.大剂量地塞米松抑制试验

尿 17-羟皮质类固醇或尿游离皮质类固醇能降至对照组的 50% 以下者,表示被抑制。

(四)ACTH 兴奋试验

垂体性库欣病和异位 ACTH 综合征者常有反应,原发性肾上腺皮质肿瘤者多数无反应。

四、处理原则及治疗要点

根据不同病因行相应治疗。在病因治疗前,对病情严重的患者,宜先对症治疗以防止并发症的发生。

(一)库欣病

(1)经蝶窦切除垂体微腺瘤为治疗本病的首选疗法。

(2)如经蝶窦手术未能发现并摘除垂体微腺瘤或某种原因不能做垂体手术,对病情严重者,宜做一侧肾上腺全切,另一侧肾上腺大部分或全切除术,术后做激素替代治疗。

(3)对垂体大腺瘤患者,需做开颅手术治疗,尽可能切除肿瘤。

(4)影响神经递质的药物可做辅助治疗,对于催乳素升高者,可用溴隐亭治疗。

(5)必要时行双侧肾上腺切除术,术后行激素替代治疗。

(二)肾上腺腺瘤

手术切除可根治,术后需使用激素行替代治疗。在肾上腺功能逐渐恢复时,氢化可的松的剂量也随之递减,大多数患者于 6 个月至 1 年或更久可逐渐停用替代治疗。

(三)不依赖 ACTH 的小结节性或大结节性双侧肾上腺增生

行双侧肾上腺切除术,术后行激素替代治疗。

(四)异位 ACTH 综合征

应治疗原发性恶性肿瘤,视具体病情做手术、放疗和化疗。如能根治,Cushing 综合征可以缓解;如不能根治,则需要用肾上腺皮质激素合成阻滞剂。

五、护理评估

(一)病史

(1)详细了解患者患病的起始时间,有无诱因,发病的缓急,主要症状及其特点。

(2)评估患者有无进食异常或营养异常,有无排泄功能异常和体力减退等。

（3）评估患者有无失眠、瞌睡、记忆力减退、注意力不集中,有无下蹲后起立困难,肌无力症状等。

（4）评估患者既往检查情况,是否遵从医嘱治疗,用药及治疗效果。

（5）评估婚姻状况及生育情况,了解患者是否有性功能异常等问题。

（二）身体状况

（1）评估患者有无血压升高、向心性肥胖、满月脸等。

（2）评估患者有无皮肤、黏膜色素沉着、痤疮、多毛等。

（3）评估患者有无脊椎压缩变形、身材矮小、肌无力等。

（4）评估患者腹部皮肤有无紫纹。

（5）评估患者有无外生殖器发育异常。

（三）心理-社会状况

（1）评估患者患病后的精神、心理变化。

（2）评估疾病对日常生活、学习、工作和家庭的影响,是否适应患者角色的转变,对疾病的认知程度。

（3）评估社会支持系统,如家庭成员、经济状况等能否满足患者的医疗护理需求。

六、护理措施

（一）心理护理

讲解疾病的有关知识,给患者提供有关疾病的资料,向患者说明身体外形的改变是疾病发生、发展过程的表现,消除患者的紧张和焦虑情绪。经常巡视病房,了解患者的需要,帮助解决问题。多与患者接触和交流,鼓励患者表达其感受,交谈时语言要温和,耐心倾听。使患者正确认识疾病所导致的形体和外观改变,提高对形体改变的认识和适应能力,需要积极配合检查和治疗,帮助其树立自信心。

（二）饮食护理

给予低钠、高钾、高蛋白、低碳水化合物、低热量的饮食,预防和控制水肿。鼓励患者摄取富含钙及维生素 D 的食物,如牛奶、紫菜、虾皮、坚果等以预防骨质疏松。鼓励患者多食柑橘类、枇杷、香蕉、南瓜等含钾高的食物。

（三）生活护理

保持病室环境清洁,避免患者暴露在污染的环境中,减少感染机会。保持室内适宜的温度和相对湿度。严格执行无菌操作,尽量减少侵入性治疗,以降低发生感染及交叉感染的危险。指导患者和家属学习预防感染的知识,如注意保暖,减少或避免到公共场所,以防上呼吸道感染。给予皮肤与口腔护理,协助患者做好个人卫生,避免皮肤擦伤和感染。长期卧床者宜定期翻身,注意保护骨隆突处,预防压疮发生。病重者做好口腔护理。

（四）安全护理

提供安全、舒适的环境,移除环境中不必要的家具或摆设,浴室应铺上防滑脚垫。避免剧烈运动,变换体位时动作宜轻柔,防止因跌倒或碰撞引起骨折。

七、健康指导

(一)疾病知识指导

指导患者在日常生活中注意预防感染,保持皮肤清洁,避免外伤、骨折等各种可能导致病情加重或诱发并发症的因素存在。

(二)药物指导

指导患者正确用药并掌握对药物疗效和不良反应的观察,了解激素替代治疗的有关注意事项,尤其是识别激素过量或不足的症状和体征,并告诫患者随意停用激素会引起致命的肾上腺危象。若发生虚弱、头晕、发热、恶心、呕吐等情况应立即就诊。

(三)定期复查

教会患者自我护理措施,适当从事力所能及的活动,以增强患者的自信心和自尊感,定期门诊复查。

(燕召云)

第五节　嗜铬细胞瘤

嗜铬细胞瘤起源于肾上腺髓质、交感神经节或其他部位的嗜铬组织,这种瘤持续或间断地释放大量儿茶酚胺,引起持续性或阵发性高血压和多个器官功能及代谢紊乱。本病以 20～50 岁最多见,男女发病率无明显差异。嗜铬细胞瘤大多为良性,如及早诊治,手术切除可根治。恶性肿瘤约占 10%,治疗困难,已发生转移者预后不一,重者在数月内死亡,少数可存活 10 年以上,5 年生存率为 45%。

一、病因与发病机制

发病原因尚不明确。肿瘤位于肾上腺者占 80%～90%,大多为一侧性,少数为双侧性或一侧肾上腺瘤与另一侧肾上腺外瘤并存,多见于儿童和家族性患者。

肾上腺髓质的嗜铬细胞瘤可产生去甲肾上腺素和肾上腺素,以前者为主,极少数只分泌肾上腺素,家族性者以肾上腺素为主,尤其是在早期、肿瘤较小时;肾上腺外的嗜铬细胞瘤,除主动脉旁嗜铬体所致者外,只产生去甲肾上腺素,不能合成肾上腺素。

嗜铬细胞瘤可产生多种肽类激素,并可引起一些不典型的症状,如面部潮红、便秘、腹泻、面色苍白、血管收缩及低血压或休克等。

二、临床表现

以心血管症状为主,兼有其他系统的表现。

(一)心血管系统表现

1.高血压

高血压为最主要症状,有阵发性和持续性两型,持续性者也可有阵发性加剧。

2.低血压、休克

本病可发生低血压,甚至休克;或出现高血压和低血压相交替的表现。这种患者还可发生急性腹痛、心前区痛、高热等。

3.心脏表现

大量儿茶酚胺可引起儿茶酚胺性心肌病,伴心律失常,如期前收缩、阵发性心动过速,甚至心室颤动。部分患者可发生心肌退行性变、坏死、炎性改变。

(二)代谢紊乱

1.基础代谢增高

肾上腺素可作用于中枢神经及交感神经系统控制下的代谢过程,使患者耗氧量增加。代谢亢进可引起发热、消瘦。

2.糖代谢紊乱

肝糖原分解加速及胰岛素分泌受抑制而致糖异生加强,可引起血糖过高,糖耐量减低。

3.脂代谢紊乱

脂肪分解加速、血游离脂肪酸增高。

4.电解质紊乱

少数患者可出现低钾血症、高钙血症。

(三)其他临床表现

1.消化系统

肠坏死、出血、穿孔、便秘、甚至肠扩张,且胆石症发生率较高。

2.腹部肿块

少数患者在左或右侧中上腹部可触及肿块,个别肿块可很大,扪及时应注意有可能诱发高血压。恶性嗜铬细胞瘤可转移到肝,引起肝大。

3.泌尿系统

肾功能减退、高血压发作、膀胱扩张,无痛性肉眼血尿。

4.血液系统

血容量减少,血细胞重新分布,周围血中白细胞计数增多,有时红细胞计数也可增多。

5.伴发其他疾病

嗜铬细胞瘤可伴发于一些因基因种系突变而致的遗传性疾病,如 2 型多发性内分泌腺瘤病、多发性神经纤维瘤等疾病。

三、医学检查

(一)血、尿儿茶酚胺及其代谢物测定

持续性高血压型患者尿儿茶酚胺及其代谢物香草基杏仁酸(VMA)及甲氧基肾上腺素(MN)和甲氧基去甲肾上腺素(NMN)皆升高,常在正常高限的 2 倍以上。阵发性者平时儿茶酚胺可不明显升高,而在发作后才高于正常,故需测定发作后血或尿儿茶酚胺。摄入可乐、咖啡类饮料及左旋多巴、拉贝洛尔、普萘洛尔、四环素等药物可导致假阳性结果;休克、低血糖、高颅内压可使内源性儿茶酚胺增高。

(二)胰升糖素激发试验

对于阵发性,且一直等不到发作者可做该试验。

(三)影像学检查

(1)B超做肾上腺及肾上腺外肿瘤定位检查,对直径 1 cm 以上者,阳性率较高。

(2)CT 扫描,90％以上的肿瘤可准确定位。

(3)MRI 扫描有助于鉴别嗜铬细胞瘤和肾上腺皮质肿瘤,可用于孕妇。

(4)放射性核素标记定位。

(5)静脉导管术。

四、诊断要点

本病的早期诊断尤为重要,诊断的重要依据必须建立在 24 小时尿儿茶酚胺或其他代谢产物增加的基础上。对于高血压呈阵发性或持续性发作的患者,尤其是儿童和年轻人,要考虑本病的可能性。并根据家族史、临床表现、实验室检查等确定诊断。并要与其他继发性高血压及原发性高血压相鉴别。

五、治疗

(一)药物治疗

嗜铬细胞瘤手术切除前可采用 α 受体阻断药使血压下降,减轻心脏负担,使原来缩减的血管容量扩大。常用口服的 α 受体阻断药有酚苄明、哌唑嗪。

(二)手术治疗

手术治疗可根治良性的嗜铬细胞瘤,但手术切除时有一定危险性。在麻醉诱导期,手术过程中,尤其在接触肿瘤时,可出现血压急骤升高、心律失常和休克。瘤被切除后,血压一般降至 12.0/8.0 kPa(90/60 mmHg)。如血压低,表示血容量不足,应补充适量全血或血浆,必要时可静脉滴注适量去甲肾上腺素,但不可用缩血管药来代替补充血容量。

(三)并发症的治疗

当患者发生高血压危象时,应立即予以抢救(见图 4-2)。

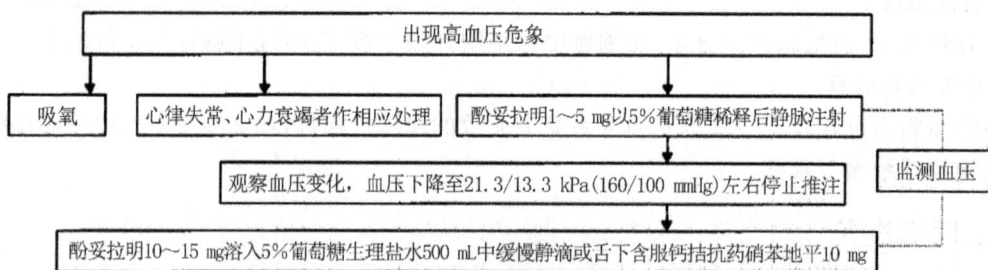

图 4-2　高血压危象抢救

(四)恶性嗜铬细胞瘤的治疗

较困难,一般对放疗和化疗不敏感,可用抗肾上腺素药作对症治疗。

六、护理诊断/问题

(一)组织灌注无效

与去甲肾上腺素分泌过量致持续性高血压有关。

(二)疼痛

头痛与血压升高有关。

(三)潜在并发症

高血压危象。

七、护理措施

(一)安全与舒适管理

急性发作时应绝对卧床休息,保持环境安静,光线宜偏暗,避免刺激。护理人员操作应集中进行以免过多打扰患者。高血压发作间歇期患者可适量活动,但不能剧烈活动。

(二)饮食营养

给予高热量、高蛋白质、高维生素、易消化饮食,避免饮含咖啡因的饮料。

(三)疾病监测

1.常规监测

密切观察血压变化,注意阵发性或持续性高血压,或高血压和低血压交替出现,或阵发性低血压、休克等病情变化,定时、定血压计、定体位、定人进行血压测量;观察有无头痛及头痛程度、持续时间,是否有其他伴随症状;观察患者的发病是否存在诱发因素;记录液体出入量,监测患者水、电解质变化。

2.并发症监测

如患者出现剧烈头痛、面色苍白、大汗淋漓、恶心、呕吐、视力模糊、复视等高血压危象表现,或心力衰竭、肾衰竭、高血压脑病的症状和体征。应立即通知医师,并配合抢救。

(四)高血压危象急救配合

(1)卧床休息,吸氧,抬高床头以减轻脑水肿,加用床栏以防患者因躁动而坠床。

(2)按医嘱给予酚妥拉明等急救药.

(3)持续心电图、血压监测,每15分钟记录1次测量结果。

(4)因情绪激动、焦虑不安可加剧血压升高,应专人护理,及时解释病情变化,安抚患者,使其保持平静。

(5)若有心律失常、心力衰竭、高血压脑病、脑卒中和肺部感染者,协助医师处理并给予相应的护理。

(五)用药护理

α受体阻滞剂在降低血压的同时易引起直立性低血压,因此要严密观察血压变化及药物不良反应,指导患者服药后平卧30分钟,缓慢更换体位,防止意外发生。此外,患者还可能出现鼻黏膜充血、心动过速、低钠倾向等,要及时发现、及时处理;头痛剧烈者按医嘱给予镇静剂。

(六)心理护理

因本病发作突然,症状严重,患者常有恐惧感,渴望早诊早治。护士要主动关心患者,向其介绍有关疾病知识、治疗方法及注意事项。患者发作时,护士要守护在患者身边,使其具有安全感,消除恐惧心理和紧张情绪。

八、健康指导

(一)预防疾病

患者充分休息,生活有规律,避免劳累,保持情绪稳定、心情舒畅。

(二)管理疾病

告知患者当双侧肾上腺切除后,需终身应用激素替代治疗,并使患者知晓药物的作用、服药时间、剂量、过量或不足的征象、常见的不良反应。

(三)康复指导

嘱患者随身携带识别卡,以便发生紧急情况时能得到及时处理。并定期返院复诊,以便及时调整药物剂量。

(燕召云)

第六节　肥　胖　症

肥胖症指体内脂肪堆积过多和/或分布异常、体重增加,是包括遗传和环境因素在内的多种因素相互作用所引起的慢性代谢性疾病。肥胖症分单纯性肥胖症和继发性肥胖症两大类。临床上无明显内分泌及代谢性病因所致的肥胖症,称单纯性肥胖症。若作为某些疾病的临床表现之一,称为继发性肥胖症,约占肥胖症的 1%。据估计,在西方国家成年人中,约有半数人超重和肥胖。我国肥胖症患病率也迅速上升,据《中国居民营养与健康现状(2004 年)》中报道,我国成人超重率为 22.8%,肥胖率为 7.1%。肥胖症已成为重要的世界性健康问题之一。

一、病因与发病机制

病因未明,被认为是包括遗传和环境因素在内的多种因素相互作用的结果。总的来说,脂肪的积聚是由于摄入的能量超过消耗的能量。

(一)遗传因素

肥胖症有家族聚集倾向,但遗传基础未明,也不能排除共同饮食、活动习惯的影响。

(二)中枢神经系统

体重受神经系统和内分泌系统双重调节,最终影响能量摄取和消耗的效应器官而发挥作用。

(三)内分泌系统

肥胖症患者均存在血中胰岛素升高,高胰岛素血症可引起多食和肥胖。

(四)环境因素

通过饮食习惯和生活方式的改变,如坐位生活方式、体育运动少、体力活动不足使能量消耗减少、进食多、喜甜食或油腻食物,使摄入能量增多。

(五)其他因素

1.与棕色脂肪组织(BAT)功能异常有关

可能由于棕色脂肪组织产热代谢功能低下,使能量消耗减少。

2.肥胖症与生长因素有关

幼年起病者多为增生型或增生肥大型,肥胖程度较重,且不易控制;成年起病者多为肥大型。

3.调定点说

肥胖者的调定点较高,具体机制仍未明了。

二、临床表现

肥胖症可见于任何年龄,女性较多见。多有进食过多和/或运动不足,肥胖家族史。引起肥胖症的病因不同,其临床表现也不相同。

(一)体型变化

脂肪堆积是肥胖的基本表现。脂肪组织分布存在性别差异,通常男性型主要分布在腰部以上,以颈项部、躯干部为主,称为苹果型。女性型主要分布在腰部以下,以下腹部、臀部、大腿部为主,称为梨型。

(二)心血管疾病

肥胖患者血容量、心排血量均较非肥胖者增加而加重心脏负担,引起左心室肥厚、扩大;心肌脂肪沉积导致心肌劳损,易发生心力衰竭。由于静脉回流障碍,患者易发生下肢静脉曲张、栓塞性静脉炎和静脉血栓形成。

(三)内分泌与代谢紊乱

常有高胰岛素血症、动脉粥样硬化、冠心病等,且糖尿病发生率明显高于非肥胖者。

(四)消化系统疾病

胆石症、胆囊炎发病率高,慢性消化不良、脂肪肝、轻至中度肝功能异常较常见。

(五)呼吸系统疾病

由于胸壁肥厚,腹部脂肪堆积,使腹内压增高、横膈升高而降低肺活量,引起呼吸困难。严重者导致缺氧、发绀、高碳酸血症,可发生肺动脉高压和心力衰竭。还可引起睡眠呼吸暂停综合征及睡眠窒息。

(六)其他

恶性肿瘤发生率升高,如女性子宫内膜癌、乳腺癌;男性结肠癌、直肠癌、前列腺癌发生率均升高。因长期负重易发生腰背及关节疼痛。皮肤皱褶易发生皮炎、擦烂、并发化脓性或真菌感染。

三、医学检查

肥胖症的评估包括测量身体肥胖程度、体脂总量和脂肪分布,其中后者对预测心血管疾病危险性更为准确。常用测量方法如下。

(一)体重指数(BMI)

测量身体肥胖程度,$BMI=体重(kg)/身长(m)^2$,是诊断肥胖症最重要的指标。我国成年人BMI值$\geq$24为超重,$\geq$28为肥胖。

(二)腰围(WC)

目前认为测定腰围更为简单可靠,是诊断腹部脂肪积聚最重要的临床指标。WHO建议男性WC>94 cm、女性WC>80 cm为肥胖。中国肥胖问题工作组建议,我国成年男性WC$\geq$85 cm、女性WC$\geq$80 cm为腹部脂肪积蓄的诊断界限。

(三)腰臀比(WHR)

反映脂肪分布。腰围测量髂前上棘和第12肋下缘连线的中点水平,臀围测量环绕臀部的骨盆最突出点的周径。正常成人 WHR 男性<0.90,女性<0.85,超过此值为中央性(又称腹内型或内脏型)肥胖。

(四)CT 或 MRI

计算皮下脂肪厚度或内脏脂肪量。

(五)其他

身体密度测量法、生物电阻抗测定法、双能 X 线(DEXA)吸收法测定体脂总量等。

四、诊断要点

目前国内外尚未统一。根据病史、临床表现和判断指标即可诊断。在确定肥胖后,应鉴别单纯性或继发性肥胖症,并注意肥胖症并非单纯体重增加。

五、治疗

治疗要点:减少热量摄取、增加热量消耗。

(一)行为治疗

教育患者采取健康的生活方式,改变饮食和运动习惯,并自觉地长期坚持。

(二)营养治疗

控制总进食量,采用低热卡、低脂肪饮食。对肥胖患者应制订能为之接受、长期坚持下去的个体化饮食方案,使体重逐渐减轻到适当水平,再继续维持。

(三)体力活动和体育运动

体力活动和体育运动与医学营养治疗相结合,并长期坚持,尽量创造多活动的机会、减少静坐时间,鼓励多步行。运动方式和运动量应适合患者具体情况,注意循序渐进,有心血管并发症和肺功能不好的患者必须更为慎重。

(四)药物治疗

长期用药可能产生药物不良反应及耐药性,因而选择药物必须十分慎重,减重药物应根据患者个体情况在医师指导下应用。

(五)外科治疗

外科治疗仅用于重度肥胖、减重失败、又有能通过体重减轻而改善的严重并发症者。对伴有糖尿病、高血压和心肺功能疾病的患者应给予相应监测和处理。可选择使用吸脂术、切脂术和各种减少食物吸收的手术,如空肠回肠分流术、胃气囊术、小胃手术或垂直结扎胃成形术等。

(六)继发性肥胖

应针对病因进行治疗。

六、护理诊断/问题

(一)营养失调

高于机体需要量与能量摄入和消耗失衡有关。

(二)身体形像紊乱

身体形像紊乱与肥胖对身体外形的影响有关。

(三)有感染的危险

与机体抵抗力下降有关。

七、护理措施

(一)安全与舒适管理

肥胖症患者的体育锻炼应长期坚持,并提倡进行有氧运动,包括散步、慢跑、游泳、跳舞、太极拳、球类活动等,运动方式根据年龄、性别、体力、病情及有无并发症等情况确定。

1.评估患者的运动能力和喜好

帮助患者制定每天活动计划并鼓励实施,避免运动过度和过猛。

2.指导患者固定每天运动的时间

每次运动 30~60 分钟,包括前后 10 分钟的热身及整理运动,持续运动 20 分钟左右。如出现头昏、眩晕、胸闷或胸痛、呼吸困难、恶心、丧失肌肉控制能力等应停止活动。

(二)饮食护理

1.评估

评估患者肥胖症的发病原因,仔细询问患者单位时间内体重增加的情况,饮食习惯,了解患者每天进餐量及次数,进食后感觉和消化吸收情况,排便习惯。有无气急、行动困难、腰痛、便秘、怕热、多汗、头晕、心悸等伴随症状及其程度。是否存在影响摄食行为的精神心理因素。

2.制定饮食计划和目标

与患者共同制定适宜的饮食计划和减轻体重的具体目标,饮食计划应为患者能接受并长期坚持的个体化方案,护士应监督和检查计划执行情况,使体重逐渐减轻(每周降低0.5~1 kg)直到理想水平并保持。

(1)热量的摄入:采用低热量、低脂肪饮食,控制每天总热量的摄入。

(2)采用混合的平衡饮食,合理分配营养比例,进食平衡饮食:饮食中蛋白质占总热量的15%~20%,碳水化合物占 50%~55%,脂肪占 30%以下。

(3)合理搭配饮食:饮食包含适量优质蛋白质、复合糖类(如谷类)、足量的新鲜蔬菜(400~500 g/d)和水果(100~200 g/d)、适量维生素及微量营养素。

(4)养成良好的饮食习惯:少食多餐、细嚼慢咽、蒸煮替代煎炸、粗细搭配、少脂肪多蔬菜、多饮水、停止夜食及饮酒、控制情绪化饮食。

(三)疾病监测

定期评估患者营养状况和体重的控制情况,观察生命体征、睡眠、皮肤状况,动态观察实验室有关检查的变化。注意热量摄入过低可引起衰弱、脱发、抑郁、甚至心律失常,应严密观察并及时按医嘱处理。对于焦虑的患者,应观察焦虑感减轻的程度,有无焦虑的行为和语言表现;对于活动无耐力的患者,应观察活动耐力是否逐渐增加,能否耐受日常活动和一般性运动。

(四)用药护理

对使用药物辅助减肥者,应指导患者正确服用,并观察和处理药物的不良反应。①服用西布曲明患者可出现头痛、口干、畏食、失眠、便秘、心率加快,血压轻度升高等不良反应,故禁用于冠心病、充血性心力衰竭、心律失常和脑卒中的患者。②奥利司他主要不良反应为胃肠胀气、大便次数增多和脂肪便。由于粪便中含有脂肪多而呈烂便、脂肪泻、恶臭,肛门常有脂滴溢出而容易污染内裤,应指导患者及时更换,并注意肛周皮肤护理。

(五)心理护理

鼓励患者表达自己的感受;与患者讨论疾病的治疗及预后,增加战胜疾病的信心;鼓励患者自身修饰;加强自身修养,提高自身的内在气质;及时发现患者情绪问题,及时疏导,严重者建议心理专科治疗。

八、健康指导

(一)预防疾病

加强患者的健康教育,特别是有肥胖家族史的儿童,妇女产后及绝经期,男性中年以上或病后恢复期尤应注意。说明肥胖对健康的危害,使其了解肥胖症与心血管疾病、高血压、糖尿病、血脂异常等密切相关。告知肥胖患者体重减轻 5%~10%,就能明显改善以上与肥胖相关的心血管病危险因素以及并发症。

(二)管理疾病

向患者宣讲饮食、运动对减轻体重及健康的重要性,指导患者坚持运动,并养成良好的进食习惯。

(三)康复指导

运动要循序渐进并持之以恒,避免运动过度或过猛,避免单独运动;患者运动期间,不要过于严格控制饮食;运动时注意安全,运动时有家属陪伴。

(燕召云)

第七节 痛 风

痛风是由于单钠尿酸盐沉积在骨关节、肾脏和皮下等部位,引发的急、慢性炎症与组织损伤,与嘌呤代谢紊乱及(或)尿酸排泄减少所导致的高尿酸血症直接相关。其临床特点为高尿酸血症、反复发作的痛风性急性关节炎、间质性肾炎和痛风石形成,严重者可导致关节畸形及功能障碍,常伴有尿酸性尿路结石。根据病因可分为原发性及继发性两大类,其中原发性痛风占绝大多数。

一、病因与发病机制

由于地域、民族、饮食习惯的不同,高尿酸血症的发病率也明显不同。其中原发性痛风属遗传性疾病,由先天性嘌呤代谢障碍所致,多数有阳性家族史。继发性痛风可由肾病、血液病、药物及高嘌呤食物等多种原因引起。

(一)高尿酸血症的形成

痛风的生化标志是高尿酸血症。尿酸是嘌呤代谢的终产物,血尿酸的平衡取决于嘌呤的生成和排泄。高尿酸血症的形成原因:①尿酸生成过多:当嘌呤核苷酸代谢酶缺陷和/或功能异常时,引起嘌呤合成增加,尿酸升高,这类患者在原发性痛风中不足 20%。②肾对尿酸排泄减少:这是引起高尿酸血症的重要因素,在原发性痛风中 80%~90%的个体有尿酸排泄障碍。事实上尿酸的排泄减少和生成增加常是伴发的。

（二）痛风的发生

高尿酸血症只有 5%～15% 发生痛风，部分患者的高尿酸血症可持续终生但却无痛风性关节炎发作。当血尿酸浓度过高或在酸性环境下，尿酸可析出结晶，沉积在骨关节、肾脏及皮下组织等，引起痛风性关节炎、痛风肾及痛风石等。

二、临床表现

痛风多见于 40 岁以上的男性，女性多在绝经期后发病，近年发病有年轻化趋势，常有家族遗传史。

（一）无症状期

本期突出的特点为仅有血尿酸持续性或波动性升高，无任何临床表现。一般从无症状的高尿酸血症发展至临床痛风需要数年，有些甚至可以终生不出现症状。

（二）急性关节炎期

急性关节炎期常于夜间突然起病，并可因疼痛而惊醒。初次发病往往为单一关节受累，继而累及多个关节。以第一跖趾关节为好发部位，其次为足、踝、跟、膝、腕、指和肘。症状一般在数小时内进展至高峰，受累关节及周围软组织呈暗红色，明显肿胀，局部发热，疼痛剧烈，常有关节活动受限，大关节受累时伴有关节腔积液。可伴有体温升高、头痛等症状。

（三）痛风石及慢性关节炎期

痛风石是痛风的特征性临床表现，典型部位在耳郭，也可见于反复发作的关节周围。外观为大小不一、隆起的黄白色赘生物，表面菲薄，破溃后排出白色豆渣样尿酸盐结晶，很少引起继发感染。关节内大量沉积的痛风石可导致骨质破坏、关节周围组织纤维化及继发退行性改变等，临床表现为持续的关节肿痛、畸形、关节功能障碍等。

（四）肾脏改变

肾脏改变主要表现在两个方面。①痛风性肾病：早期表现为尿浓缩功能下降，可出现夜尿增多、低分子蛋白尿和镜下血尿等。晚期发展为慢性肾功能不全、高血压、水肿、贫血等。少数患者表现为急性肾衰竭，出现少尿甚至无尿，尿中可见大量尿酸晶体。②尿酸性肾石病：有 10%～25% 的痛风患者出现肾尿酸结石。较小者呈细小泥沙样结石并可随尿液排出，较大的结石常引起肾绞痛、血尿、排尿困难及肾盂肾炎等。

三、辅助检查

（一）尿尿酸测定

经过 5 天限制嘌呤饮食后，24 小时尿尿酸排泄量超过 3.57 mmol（600 mg），即可认为尿酸生成增多。

（二）血尿酸测定

男性血尿酸正常值为 208～416 $\mu mol/L$；女性为 149～358 $\mu mol/L$，绝经后接近男性。男性及绝经期后女性血尿酸＞420 $\mu mol/L$，绝经前女性＞350 $\mu mol/L$，可诊断为高尿酸血症。

（三）滑囊液或痛风石内容物检查

偏振光显微镜下可见双折光的针形尿酸盐结晶。

（四）X 线检查

急性关节炎期可见非特异性软组织肿胀；慢性关节炎期可见软骨缘破坏，关节面不规则，特征性变化为穿凿样、虫蚀样圆形或弧形的骨质透亮缺损。

（五）CT 与 MRI

CT 扫描受损部位可见不均匀的斑点状高密度痛风石影像；MRI 的 T_1 和 T_2 加权图像呈斑点状低信号。

四、治疗要点

痛风防治原则：控制高尿酸血症，预防尿酸盐沉积；控制急性关节炎发作；预防尿酸结石形成和肾功能损害。

（一）无症状期的处理

一般无须药物治疗，积极寻找病因及相关因素。如一些利尿药、体重增加、饮酒、高血压、血脂异常等。适当调整生活方式，以减低血尿酸水平。此期的患者需定期监测血尿酸水平。

（二）急性关节炎期的治疗

此期治疗目的是迅速终止关节炎发作。①非类固醇抗感染药：为急性痛风关节炎的一线药物，代表药物有吲哚美辛、双氯芬酸、依托考昔。②秋水仙碱：为痛风急性关节炎期治疗的传统药物，其机制是抑制致炎因子释放，对控制痛风急性发作具有非常显著的疗效，但不良反应较大。③糖皮质激素：上述两类药无效或禁忌时用，一般尽量不用。

（三）间歇期及慢性关节炎期的治疗

主要治疗目的是降低血尿酸水平。抑制尿酸合成的药物有别嘌醇；促进尿酸排泄的药物有丙磺舒、磺吡酮、苯溴马隆等；碱性药物有碳酸氢钠，目的是碱化尿液。

（四）继发性痛风的治疗

除治疗原发病外，对于痛风的治疗原则同前面阐述。

五、护理措施

（一）一般护理

改变生活方式，饮食应以低嘌呤食物为主，鼓励多饮水，每天饮水量至少在 1 500 mL，最好＞2 000 mL。限制烟酒，坚持运动和控制体重等。

（二）病情观察

观察关节疼痛的部位、性质、间隔时间等。观察受累关节红肿热痛的变化和功能障碍。观察有无过度疲劳、受凉、潮湿、饮酒、饱餐、精神紧张、关节扭伤等诱发因素。有无痛风石体征，结石的部位，有无溃破，有无症状。观察药物疗效及不良反应，及时反馈给医师，调整用药。卧床患者做好口腔、皮肤护理，预防压疮发生。观察患者体温的变化，有无发热。监测血尿酸、尿尿酸、肾功能的变化。

（三）关节疼痛的护理

急性发作时应卧床休息，抬高患肢，避免受累关节负重。也可在病床上安放支架支托盖被，减少患部受压。也可给予 25% 硫酸镁于受累关节处湿敷，消除关节的肿胀和疼痛。如痛风石溃破，则要注意保持受损部位的清洁，避免发生感染。

（四）用药护理

指导患者正确用药，观察药物的疗效，及时发现不良反应并反馈给医师，给予处理。

1.秋水仙碱

口服给药常有胃肠道反应,若患者一开始口服即出现恶心、呕吐、水样腹泻等严重的消化道反应,可静脉给药。但是静脉给药可能发生严重的不良反应,如肝损害、骨髓抑制、弥散性血管内凝血(DIC)、脱发、肾衰竭、癫痫样发作甚至死亡。应用时要密切观察患者状态,一旦出现不良反应立即停药。此外静脉给药时要特别注意切勿外漏,以免引起组织坏死。

2.非类固醇抗感染药

要注意有无活动性消化道溃疡或消化道出血的发生。

3.别嘌醇

除有可能出现皮疹、发热、胃肠道反应外,还可能出现肝损害、骨髓抑制等,要密切关注。对于肾功能不全者,使用别嘌醇宜减量。

4.丙磺舒、磺吡酮、苯溴马隆

可能出现皮疹、发热、胃肠道反应等。

5.糖皮质激素

要观察其疗效,是否出现"反跳"现象。

(五)健康指导

给予患者健康指导及心理指导,讲解疾病相关知识,提高患者防病治病的意识,提高治疗依从性。

(1)培养良好的生活习惯,肥胖的患者要减轻体重,避免劳累、受凉、感染、外伤等诱发因素。

(2)限制进食高嘌呤食物,多饮水,尤其是碱性水,多食碱性食物,有助于尿酸的排出。

(3)适度活动与保护关节:急性期避免运动。运动后疼痛超过1小时,则暂时停止此项运动。不要长时间持续进行重体力劳动或工作,可选择交替完成轻、重不同的工作。不时改变姿势,使受累关节保持舒适,若局部红肿,应尽可能避免活动。

(4)促进局部血液循环,可通过局部按摩、泡热水澡等促进局部血液循环,避免尿酸盐结晶形成。

(5)自我观察病情,如经常用手触摸耳郭及手足关节,检查是否有痛风石形成。

(6)定期复查血尿酸及门诊随访。

(燕召云)

第八节　尿　崩　症

尿崩症(DI)是指精氨酸加压素(AVP)[又称抗利尿激素(ADH)],严重缺乏或部分缺乏(称中枢性尿崩症),以及肾脏对AVP不敏感,致肾远曲小管和集合管对水的重吸收减少(称肾性尿崩症),从而引起多尿、烦渴、多饮与低密度尿为特征的一组综合征。正常人每天尿量仅1.5 L左右。任何情况使ADH分泌不足或不能释放,或肾脏对ADH不反应都可使尿液无法浓缩而有多尿,随之有多饮。尿崩症可发生于任何年龄,但以青少年为多见。男性多于女性,男女之比为2∶1。

一、病因分类

(一)中枢性尿崩症

任何导致 AVP 合成、分泌与释放受损的情况都可引起本症的发生,中枢性尿崩症的病因有原发性、继发性与遗传性 3 种。

1.原发性

病因不明者占 1/3~1/2。此型患者的下丘脑视上核与室旁核内神经元数目减少,Nissil 颗粒耗尽。AVP 合成酶缺陷,神经垂体缩小。

2.继发性

中枢性尿崩症可继发于下列原因导致的下丘脑-神经垂体损害,如颅脑外伤或手术后、肿瘤等;感染性疾病,如结核、梅毒、脑炎等;浸润性疾病,如结节病、肉芽肿病;脑血管病变,如血管瘤;自身免疫性疾病,有人发现患者血中存在针对下丘脑 AVP 细胞的自身抗体;Sheehan 综合征等。

3.遗传性

一般症状轻,可无明显多饮多尿。临床症状包括尿崩症、糖尿病、视神经萎缩和耳聋,是一种常染色体隐性遗传疾病,常为家族性,患者从小多尿,本症可能因为渗透压感受器缺陷所致。

(二)肾性尿崩症

肾脏对 AVP 产生反应的各个环节受到损害导致肾性尿崩症,病因有遗传性与继发性两种。

1.遗传性

呈 X 连锁隐性遗传方式,由女性遗传,男性发病,多为家族性。近年已把肾性尿崩症基因即 G 蛋白耦联的 $AVP-V2R$ 基因精确定位于 X 染色体长臂端粒 Xq28 带上。

2.继发性

肾性尿崩症可继发于多种疾病导致的肾小管损害,如慢性肾盂肾炎、阻塞性尿路疾病、肾小管性酸中毒、肾小管坏死、淀粉样变、骨髓瘤、肾脏移植与氮质血症。代谢紊乱如低钾血症、高钙血症也可导致肾性尿崩症。多种药物可致肾性尿崩症,如庆大霉素、头孢唑林、诺氟沙星、阿米卡星、链霉素、大剂量地塞米松、过期四环素、碳酸锂等。应用碳酸锂的患者中 20%~40%可致肾性尿崩症,其机制可能是锂盐导致了细胞 cAMP 生成障碍,干扰肾脏对水的重吸收。

二、诊断要点

(一)临床特征

(1)大量低密度尿,尿量超过 3 L/d。

(2)因鞍区肿瘤过大或向外扩展者,常有蝶鞍周围神经组织受压表现,如视力减退、视野缺失。

(3)有渴觉障碍者,可出现脱水、高钠血症、高渗状态、发热、抽搐等,甚至脑血管意外。

(二)实验室检查

(1)尿渗透压:为 50~200 mOsm/L,明显低于血浆渗透压,血浆渗透压可高于 300 mOsm/L(正常参考值为 280~295 mOsm/L)。

(2)血浆抗利尿激素值:降低(正常基础值为 1~1.5 pg/mL),尤其是禁水和滴注高渗盐水时仍不能升高,提示垂体抗利尿激素储备能力降低。

(3)禁水试验:是最常用的诊断垂体性尿崩症的功能试验。

方法:试验前测体重、血压、尿量、尿密度、尿渗透压。以后每 2 小时排尿,测尿量、尿密度、尿渗透压、体重、血压等,至尿量无变化、尿密度及尿渗透压持续两次不再上升为止。抽血测定血浆渗透压,并皮下注射抗利尿激素(水剂)5 U,每小时再收集尿量,测尿密度、尿渗透压 1~2 次。一般需禁水 8~12 小时以上。如有血压下降、体重减轻 3 kg 以上时,应终止试验。

三、鉴别要点

(一)精神性多饮性多尿

有精神刺激史,主要表现为烦渴、多饮、多尿、低密度尿,与尿崩症极相似,但 AVP 并不缺乏,禁水试验后尿量减少,尿密度增高,尿渗透压上升,注射加压素后尿渗透压和尿密度变化不明显。

(二)糖尿病多饮多尿

糖尿病为高渗性利尿,尿糖阳性,尿密度高,血糖高。

(三)高钙血症

甲旁亢危象时血钙增高。尿钙增高,肾小管对抗利尿激素反应下降,产生多饮多尿,亦是高渗利尿,尿密度增高。

(四)其他

如慢性肾功能不全、肾上腺皮质功能减退。

四、规范化治疗

(一)中枢性尿崩症

1.病因治疗

针对各种不同的病因积极治疗有关疾病,以改善继发于此类疾病的尿崩症病情。

2.药物治疗

轻度尿崩症患者仅需多饮水,如长期多尿,每天尿量大于 4 000 mL 时因可能造成肾脏损害而致肾性尿崩症,需要药物治疗。

(1)抗利尿激素制剂。①1-脱氨-8-右旋精氨酸血管升压素(DDAVP):为目前治疗尿崩症的首选药物,可由鼻黏膜吸入,每天 2 次,每次 10~20 μg(儿童患者为每次 5 μg,每天 1 次),肌内注射制剂每毫升含4 μg,每天 1~2 次,每次 1~4 μg(儿童患者每次 0.2~1 μg)。②鞣酸升压素油剂注射液:每毫升油剂注射液含 5 U,从 0.1 mL 开始肌内注射,必要时可加至0.2~0.5 mL。疗效持续 5~7 天。长期应用 2 年左右可因产生抗体而减效,过量则可引起水潴留,导致水中毒。故因视病情从小剂量开始,逐渐调整用药剂量与间隔时间。③粉剂升压素:每次吸入 20~50 mg,每 4~6 小时 1 次。长期应用可致萎缩性鼻炎,影响吸收或过敏而引起支气管痉挛,疗效亦减弱。④赖氨酸血管升压素粉剂:为人工合成粉剂,由鼻黏膜吸入,疗效持续 3~5 小时,每天吸入 2~3 次。长期应用亦可发生萎缩性鼻炎。⑤神经垂体后叶素水剂:每次 5~10 μg,每天2~3 次,皮下注射。作用时间短,适用于一般尿崩症,注射后有头痛、恶心、呕吐及腹痛不适等症状,故多数患者不能坚持用药。⑥抗利尿素纸片:每片含 AVP 10 μg,可于白天或睡前舌下含化,使用方便,有一定的疗效。⑦神经垂体后叶素喷雾剂:赖氨酸血管升压素与精氨酸血管升压素均有此制剂,疗效与粉剂相当,久用亦可致萎缩性鼻炎。

(2)口服治疗尿崩症药物:①氢氯噻嗪:小儿每天 2 mg/kg,成人每次 25 mg,每天 3 次,或

50 mg,每天 2 次,服药过程中应限制钠盐摄入,同时应补充钾(每天 60 mg 氯化钾)。②氯磺丙脲:每次 0.125~0.25 g,每天 1~2 次,一般每天剂量不超过 0.5 g。服药 24 小时后开始起作用,4 天后出现最大作用,单次服药 72 小时后恢复疗前情况。③氯贝丁酯:用量为每次 0.5~0.75 g,每天 3 次,24~48 小时迅速起效,可使尿量下降,尿渗透压上升。④卡马西平:为抗癫痫药物,其抗尿崩作用机制大致同氯磺丙脲,用量每次 0.2 g,每天 2~3 次,作用迅速,尿量可减至 2 000~3 000 mL,不良反应为头痛、恶心、疲乏、眩晕、肝损害与白细胞减低等。⑤吲达帕胺:为利尿、降压药物,其抗尿崩作用机制可能类似于氢氯噻嗪。用量为每次 2.5~5 mg,每天 1~2 次。用药期间应监测血钾变化。

(二)肾性尿崩症

由药物引起的或代谢紊乱所致的肾性尿崩症,只要停用药物,纠正代谢紊乱,就可以恢复正常。如果为家族性的,治疗相对困难,可限制钠盐摄入,应用噻嗪类利尿剂、前列腺素合成酶抑制剂(如吲哚美辛),上述治疗可将尿量减少 80%。

五、护理措施

按内科及本系统疾病的一般护理常规。

(一)病情观察

(1)准确记录患者尿量、尿比重、饮水量,观察液体出入量是否平衡,以及体重变化。

(2)观察饮食情况,如食欲缺乏以及便秘、发热、皮肤干燥、倦怠、睡眠不佳等症状。

(3)观察脱水症状,如头痛、恶心、呕吐、胸闷、虚脱、昏迷。

(二)对症护理

(1)对于多尿、多饮者应给予扶助与预防脱水,根据患者的需要供应水。

(2)测尿量、饮水量、体重,从而监测液体出入量,正确记录,并观察尿色、尿比重等及电解质、血渗透压情况。

(3)患者因夜间多尿而失眠、疲劳以及精神焦虑等,应给予护理照料。

(4)注意患者出现的脱水症状,一旦发现要尽早补液。

(5)保持皮肤、黏膜的清洁。

(6)有便秘倾向者及早预防。

(7)药物治疗及检查时,应注意观察疗效及不良反应,嘱患者准确用药。

(三)一般护理

(1)患者夜间多尿,白天容易疲倦,要注意保持安静舒适的环境。

(2)在患者身边经常备足温开水。

(3)定时测血压、体温、脉搏、呼吸及体重,以了解病情变化。

(四)健康指导

(1)患者由于多尿、多饮,要嘱患者在身边备足温开水。

(2)注意预防感染,尽量休息,适当活动。

(3)指导患者记录尿量及体重变化。

(4)准确遵医嘱给药,不得自行停药。

(5)门诊定期随访。

(燕召云)

第五章

妇科常见疾病护理

第一节　外阴炎与阴道炎

一、外阴炎

外阴炎是妇科常见病,是外阴部的皮肤与黏膜的炎症,可发生于任何年龄,以生育期及绝经后妇女多见。

(一)护理评估

1.健康史

(1)病因评估:外阴炎主要指外阴部的皮肤与黏膜的炎症,以大、小阴唇为多见。由于外阴与尿道、肛门、阴道邻近且暴露,同时,阴道分泌物、月经血、产后的恶露、尿液、粪便的刺激、糖尿病患者的糖尿的长期浸渍,均可引起外阴不同程度的炎症,此外,穿化纤内裤、紧身内裤、使用卫生巾使局部透气性差等,均可诱发外阴部的炎症。

(2)病史评估:评估有无外阴炎的因素存在,有无糖尿病、阴道炎病史。

2.身心状况

(1)症状:外阴瘙痒、疼痛、红、肿、灼热,性交及排尿时加重。

(2)体征:局部充血、肿胀、糜烂,常有抓痕,严重者形成溃疡或湿疹。慢性炎症者,外阴局部皮肤或黏膜增厚、粗糙、皲裂等。

(3)心理-社会状况:了解病程,了解患者对症状的反应,有无烦躁、不安等心理。

(二)护理诊断及合作性问题

(1)皮肤或黏膜完整性受损:与皮肤黏膜炎症有关。

(2)舒适改变:与外阴瘙痒、疼痛、分泌物增多有关。

(3)焦虑:与性交障碍、行动不便有关。

(三)护理目标

(1)患者皮肤与黏膜完整。

(2)患者病情缓解或好转,舒适感增加。

(3)患者情绪稳定,积极配合治疗与护理。

(四)护理措施

1.一般护理

炎症期间宜进食清淡且富含营养的食物,禁食辛辣、刺激性食物。

2.心理护理

患者常出现烦躁不安、焦虑紧张,应帮助患者树立信心,减轻心理负担,坚持治疗,讲究患者常出现烦躁不安、焦虑紧张,应帮助患者树立信心,减轻心理负担,坚持治疗,讲究卫生。

3.病情监护

积极寻找病因,消除刺激原。

4.治疗护理

(1)治疗原则:去除病因,积极治疗原发病,如阴道炎、尿瘘、粪瘘、糖尿病等。

(2)治疗配合:保持外阴清洁干燥,局部使用约 40 ℃的 1∶5 000 高锰酸钾溶液坐浴,每天 2 次,每次15～30分钟,5～10 次为 1 个疗程。如有破溃,可涂抗生素软膏或紫草油,急性期可用物理治疗。

(五)健康指导

(1)卫生宣教,指导妇女穿棉质内裤,减少分泌物刺激,对公共场所,如游泳池、公共浴室等谨慎出入,注意经期、孕期、产期及流产后的生殖道清洁,防止感染。

(2)定期妇科检查,积极参与普查与普治。

(3)指导用药方法及注意事项。

(4)加强性道德教育,纠正不良性行为。

(六)护理评价

(1)患者诉说外阴瘙痒症状减轻,舒适感增加。

(2)患者焦虑缓解或消失,掌握了卫生保健常识,能养成良好卫生习惯。

二、前庭大腺炎

细菌侵入前庭大腺腺管内致腺管充血、水肿称为前庭大腺炎。

(一)护理评估

1.健康史

(1)病因评估前庭大腺腺管开口位于小阴唇与处女膜之间,在性交、流产、分娩或其他情况污染外阴部时,病原体易侵入引起炎症,因此,以育龄妇女多见,主要病原体为葡萄球菌、链球菌、大肠埃希菌、淋病奈瑟菌及沙眼衣原体等。急性炎症发作时,细菌先侵犯腺管,腺管口因炎症肿胀阻塞,渗出物不能排出,积存而形成脓肿,称为前庭大腺脓肿(又称巴氏腺脓肿),多发于一侧。如急性炎症消退,腺管口粘连阻塞,分泌物不能外流,脓液转清,则形成前庭大腺囊肿,多为单侧,大小不等,可持续数年不增大。患者往往无自觉症状。

(2)病史评估了解患者有无反复的外阴感染史及卫生习惯。

2.身心状况

(1)症状:初起时局部肿胀、疼痛、烧灼感,行走不便,可伴有大小便困难等。有时可出现发热等全身症状(表 5-1)。

表 5-1 前庭大腺炎临床类型及身体状况

临床类型	身体状况
急性期	(1)大阴唇下 1/3 处疼痛、肿胀,严重时行走受限。检查局部可见皮肤红、肿、热、压痛。 (2)脓肿形成时,可触及波动感,脓肿直径可达 5～6 cm,可自行破溃。如破口大,引流通畅,脓液流出后炎症消退;如破口小,引流欠佳,炎症持续不退或反复发作。 (3)可出现全身不适、发热等全身症状
慢性期	慢性期囊肿形成,患者感到外阴部有坠胀感或性交不适。检查时局部可触及囊性肿物,大小不一,有时可反复急性发作

(2)体征:外阴部皮肤红肿、压痛明显。当脓肿形成时,疼痛加剧,并可触及波动感,脓肿直径可达5～6 cm。

(3)心理-社会状况:了解病程,了解患者对症状的反应,有无烦躁、不安等心理,患者常有因害羞或怕痛而未及时诊治的心理障碍。

(二)辅助检查

取前庭大腺开口处分泌物做细菌培养,确定病原体。

(三)护理诊断及合作性问题

(1)皮肤完整性受损:与脓肿自行破溃或手术切开引流有关。

(2)疼痛:与局部炎症刺激有关。

(四)护理目标

(1)患者皮肤保持完整。

(2)疼痛缓解或好转。

(五)护理措施

1.一般护理

急性期患者应卧床休息,饮食易消化,富含营养。

2.心理护理

患者常常烦躁不安、焦虑紧张,应尊重患者,为患者保密,以解除其忧虑,使其积极治疗,帮助其建立治愈疾病的信心和生活的勇气。

3.病情监护

观察患者的生命体征,重点观察体温变化,观察伤口愈合情况。

4.治病护理

(1)治疗原则:急性期局部热敷或坐浴,抗生素消炎治疗;脓肿形成或囊肿较大时,切开引流或行囊肿造口术,保持腺体功能,防止复发。

(2)治疗配合:急性炎症发作时,取前庭大腺开口处分泌物做细菌培养,确定病原体。根据细菌培养结果和药物敏感试验选用抗生素口服或肌内注射。脓肿形成或囊肿较大时,切开引流或行囊肿造口术,并放置引流条。术后保持局部清洁,引流条每天更换一次,外阴用 1∶5 000 氯己定棉球擦拭,每天擦洗外阴2 次,也可用清热解毒中药热敷或坐浴,每天 2 次。

(六)健康指导

(1)向患者及家属讲解此病的病因及预防措施,指导患者注意外阴清洁卫生。

(2)告知患者及家属月经期、产褥期禁止性交;月经期应使用消毒卫生巾预防感染;术后注意事项及正确用药。告知患者相关卫生保健常识,养成良好卫生习惯。

(七)护理评价

(1)患者诉说外阴不适症状减轻,舒适感增加。

(2)患者接受医护人员指导,焦虑缓解或消失。

阴道炎是阴道黏膜及黏膜下结缔组织的炎症,是妇科常见病。正常健康妇女由于解剖结构、组织特点,阴道对病原体的侵入有自然防御功能。当各种因素导致自然防御功能降低,阴道内生态平衡遭到破坏时,病原体侵入导致阴道炎症。幼女及绝经后妇女由于雌激素缺乏,阴道上皮薄,阴道抵抗力低,比青春期及育龄期妇女更易受感染。

三、滴虫性阴道炎

滴虫性阴道炎(trichomonal vaginitis)是由阴道毛滴虫引起的最常见的阴道炎。阴道毛滴虫主要寄生于女性阴道,也可存在于尿道、尿道旁腺及膀胱。男性可存在于包皮皱襞、尿道及前列腺内。滴虫适宜生长在温度为 25~40 ℃,pH 为 5.2~6.6 的潮湿环境。月经前后,阴道内酸性减弱,接近中性,隐藏在腺体及阴道皱襞中的滴虫常得以繁殖,而发生滴虫性阴道炎。此病的传播途径有经性交的直接传播及经游泳池、浴盆、厕所、衣物、器械等途径的间接传播。

(一)护理评估

1.健康史

(1)病因评估:阴道毛滴虫呈梨形,体积为多核白细胞的 2~3 倍。滴虫顶端有 4 根鞭毛,体部有波动膜,后端尖并有轴柱凸出。活的滴虫透明无色,如水滴,鞭毛随波动膜的波动而活动(图 5-1)。阴道毛滴虫极易传播,pH 在 4.5 以下时便受到抑制甚至致死。pH 上升至 7.5 时,其繁殖可完全被抑制。在妊娠期和月经来潮前后,阴道 pH 升高,可使阴道毛滴虫的感染率和发病率升高。

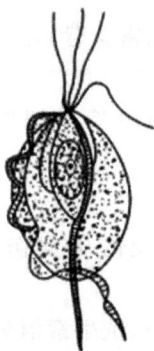

图 5-1　滴虫模式图

(2)病史评估:评估发作与月经周期的关系,既往阴道炎病史,个人卫生情况;分析感染经过;了解治疗经过。

2.身心状况

(1)症状:主要症状为白带呈稀薄泡沫状,量多及伴有外阴、阴道口瘙痒。如有其他细菌混合感染,白带可呈黄绿色、血性、脓性且有臭味。局部可有灼热、疼痛、性交痛。合并尿路感染,可有尿频、尿痛、血尿。阴道毛滴虫能吞噬精子,阻碍乳酸生成,影响精子在阴道内存活,可致不孕。

(2)体征:妇科检查时可见阴道黏膜充血,严重时有散在的出血点。有时可见阴道后穹隆处有液性或脓性泡沫状分泌物。

(3)心理-社会状况:患者常因炎症反复发作而烦恼,出现无助感。

(二)辅助检查

(1)悬滴法:在玻片上加1滴温生理盐水,自阴道后穹隆处取少许分泌物混于生理盐水中,用低倍镜检查,如有滴虫,可见其活动。阳性率可达80%～90%。取分泌物检查前24～48小时,避免性交、阴道灌洗及阴道上药。

(2)培养法:适于症状典型而悬滴法未见滴虫者,可用培养基培养,其准确率可达98%。

(三)护理诊断及合作性问题

(1)知识缺乏:缺乏对疾病传染途径的认识及缺乏阴道炎治疗的知识。

(2)舒适改变:与外阴瘙痒、分泌物增多有关。

(3)组织完整性受损:与分泌物增多、外阴瘙痒、搔抓有关。

(四)护理目标

(1)患者能说出疾病传染的途径、阴道炎的治疗与日常防护知识。

(2)患者分泌物减少,舒适度提高。保持组织完整性,无破损。

(五)护理措施

1.一般护理

注意个人卫生,保持外阴部清洁、干燥,避免搔抓外阴导致皮肤破损。

2.心理护理

解除患者因疾病带来的烦恼,减轻其对确诊后的心理压力,增强治疗疾病的信心。告知患者夫妇滴虫性阴道炎的传播途径、临床表现、治疗方法和注意事项,减轻他们的焦虑心理,同时鼓励他们积极配合治疗。

3.病情观察

观察患者的外阴瘙痒症状、阴道分泌物的量及颜色等。

4.治疗护理

(1)治疗原则:杀灭阴道毛滴虫,保持阴道的自净作用,防止复发,夫妻双方要同时治疗,切断直接传染途径。

(2)治疗配合:①局部治疗:增强阴道酸性环境,用1%乳酸溶液、0.5%醋酸溶液或1：5 000高锰酸钾溶液冲洗阴道后,每晚睡前用甲硝唑200 mg,置于阴道后穹隆,每天一次,10天为1个疗程。②全身治疗:甲硝唑每次200～400 mg,每天3次口服,10天为1个疗程。③指导患者正确用药,按疗程坚持用药,注意冲洗液的浓度、温度。④观察用药后反应:甲硝唑口服后偶见胃肠道反应,如食欲缺乏、恶心、呕吐及白细胞减少、皮疹等,一旦发现,应报告医师并停药。妊娠期、哺乳期妇女应慎用,因为药能通过胎盘进入胎儿体内,并可由乳汁排泄。

(六)健康指导

(1)做好卫生宣教,积极开展普查普治,消灭传染源,严格禁止滴虫阴道炎或带虫者进入游泳池。医疗单位做好消毒隔离,防止交叉感染。治疗期间勤换内裤,内裤、坐浴及洗涤用物应煮沸消毒5～10分钟以消灭病原体,禁止性生活,避免交叉或重复感染的机会。哺乳期妇女在用药期间或用药后24小时内不宜哺乳。经期暂停坐浴、阴道冲洗及阴道用药。

(2)夫妻应双双检查,男方若查出毛滴虫,夫妻应同治,有助于提高疗效,治疗期间应禁止性生活。

(3)治愈标准:治疗后应在每次月经干净后复查 1 次,连续 3 次均为阴性,方为治愈。

(七)护理评价

(1)患者自诉外阴不适症状减轻,舒适感增加,悬滴法试验连续 3 个周期复查为阴性。

(2)患者正确复述预防及治疗此疾病的相关知识。

四、外阴阴道假丝酵母菌

外阴阴道假丝酵母菌(vulvovaginal candidiasis,VVC)也称外阴阴道念珠菌病,是一种常见的外阴、阴道炎,80%～90%的病原体为白假丝酵母菌,其发病率仅次于滴虫阴道炎。白假丝酵母菌是真菌,不耐热,加热至 60 ℃,持续 1 小时,即可死亡;但对干燥、日光、紫外线及化学制剂的抵抗力较强。

(一)护理评估

1.健康史

(1)病因评估:念珠菌为条件致病菌,可存在口腔、肠道和阴道而不引起症状。当阴道内糖原增多、酸度增加、局部细胞免疫力下降时,念珠菌可繁殖并引起炎症,故外阴阴道假丝酵母菌多见于孕妇、糖尿病患者及接受大量雌激素治疗者。此外,长期应用抗生素、服用皮质类固醇激或免疫缺陷综合征等,可以改变阴道内微生物之间的相互制约关系,易发此症;紧身化纤内裤、肥胖可使会阴局部的温度及湿度增加,也易使念珠菌得以繁殖而引起感染。

(2)传播途径评估:①内源性感染为主要感染,假丝酵母菌除寄生阴道外,还可寄生于人的口腔、肠道,这些部位的假丝酵母菌可互相传染。②通过性交直接传染。③通过接触感染的衣物等间接传染。

(3)病史评估:了解有无糖尿病及长期使用抗生素、雌激素、类固醇皮质激素病史,了解个人卫生习惯及有无不洁性生活史。

2.身心状况

(1)症状:外阴、阴道奇痒,坐卧不安,痛苦异常,可伴有尿痛、尿频、性交痛。阴道分泌物为干酪样或豆渣样。

(2)体征:妇科检查见小阴唇内侧、阴道黏膜红肿并附着白色块状薄膜,容易剥离,下面为糜烂及溃疡。

(3)心理-社会状况:患者常因外阴瘙痒痛苦不堪,由于影响休息与睡眠,产生忧虑与烦躁,评估患者心理障碍及影响疾病治疗的原因。

3.辅助检查

(1)悬滴法:在玻片上加 1 滴温生理盐水,自阴道后穹隆处取少许分泌物混于生理盐水中,用低倍镜检查,若找到白假丝酵母菌的芽孢和假菌丝即可确诊。

(2)培养法:适于症状典型而悬滴法未见白假丝酵母菌者,可用培养基培养。

(二)护理诊断及合作性问题

1.焦虑

焦虑与易复发,影响休息与睡眠有关。

2.组织完整性受损

组织完整性受损与分泌物增多、外阴瘙痒、搔抓有关。

(三)护理目标

(1)患者情绪稳定,积极配合治疗与护理。

(2)患者病情改善,舒适度提高。

(3)保持组织完整性,组织无破损。

(四)护理措施

1.一般护理

注意个人卫生,保持外阴部清洁、干燥,避免搔抓外阴以免皮肤破损。

2.心理护理

向患者讲解外阴阴道假丝酵母菌的病因、治疗方法和注意事项等,消除患者的顾虑和焦虑心理,使其积极配合治疗。

3.病情观察

观察患者的外阴瘙痒症状、阴道分泌物的量及颜色等。

4.治疗护理

(1)治疗原则:消除诱因,改变阴道酸碱度,根据患者情况选择局部或全身应用抗真菌药杀灭致病菌。

(2)用药护理。①局部治疗:用 2%～4% 碳酸氢钠溶液冲洗阴道或坐浴,再选用制霉菌素栓剂、克霉唑栓剂、咪康唑栓剂等置于阴道内,一般 7～10 天为 1 个疗程。②全身用药:若局部用药效果较差或病情顽固者,可选用伊曲康唑、氟康唑、酮康唑等口服。③用药注意:孕妇要积极治疗,否则阴道分娩时新生儿易感染发生鹅口疮。妊娠期坚持局部治疗,禁用口服唑类药物。勤换内裤,内裤、坐浴及洗涤用物应煮沸消毒 5～10 分钟以消灭病原体,避免交叉和重复感染的机会。④用药护理:嘱阴道灌洗或坐浴应注意药液浓度和治疗时间,灌洗药物要充分溶化,温度一般为 40 ℃,切忌过烫,以免烫伤皮肤。

(五)健康指导

(1)做好卫生宣教,养成良好的卫生习惯,每天洗外阴、换内裤。切忌搔抓。

(2)约 15% 男性与女性患者接触后患有龟头炎,对有症状男性也应进行检查与治疗。

(3)鼓励患者坚持用药,不随意中断疗程。

(4)嘱积极治疗糖尿病等疾病,正确使用抗生素、雌激素,以免诱发外阴阴道假丝酵母菌。

(六)护理评价

(1)患者分泌物减少,性状转为正常,舒适感增加。

(2)患者正确复述预防及治疗此疾病的相关知识,做到积极配合并坚持治疗。

五、萎缩性阴道炎

萎缩性阴道炎属非特异性阴道炎,常见于绝经后及卵巢切除后或盆腔放疗者。绝经后的萎缩性阴道炎又称老年性阴道炎。

(一)护理评估

1.健康史

(1)病因评估:①妇女绝经后;②手术切除卵巢;③产后闭经;④药物假绝经治疗;⑤盆腔放疗后等。由于雌激素水平降低,阴道上皮萎缩变薄,上皮细胞内糖原减少,阴道内 pH 增高,阴道自净作用减弱,局部抵抗力降低,致病菌入侵后易繁殖引起炎症。

(2)病史评估:了解有无糖尿病及长期使用抗生素、雌激素、类固醇皮质激素病史;了解个人卫生习惯及有无不洁性生活史;了解有无进行盆腔放疗等。

2.身心状况

(1)症状:白带增多,多为黄水状,严重感染时可呈脓性,有臭味。黏膜有浅表溃疡时,分泌物可为血性,有的患者可有点滴出血,可伴有外阴瘙痒、灼热、尿频、尿痛、尿失禁等症状。

(2)体征:妇科检查可见阴道皱襞消失,上皮菲薄,黏膜出血,表面可有小出血点或片状出血点;严重时可形成浅表溃疡,阴道弹性消失、狭窄,慢性炎症、溃疡还可引起阴道粘连,导致阴道闭锁。

(3)心理-社会状况:老年人常因思想比较保守,不愿就医而出现无助感。其他患者常因知识缺乏而病急乱投医,因此,应注意评估影响患者不愿就医的因素及家庭支持系统。

3.辅助检查

取分泌物检查,悬滴法排除滴虫性阴道炎和外阴阴道假丝酵母菌;有血性分泌物时,常需做宫颈刮片或分段诊刮排除宫颈癌和子宫内膜癌。

(二)护理诊断及合作性问题

(1)舒适改变:与外阴瘙痒、疼痛、分泌物增多有关。

(2)知识缺乏:与缺乏绝经后妇女预防保健知识有关。

(3)有感染的危险:与局部分泌物增多、破溃有关。

(三)护理目标

(1)患者分泌物减少,性状转为正常,舒适感增加。

(2)患者正确复述预防及治疗此疾病的相关知识,做到积极配合并坚持治疗。

(3)患者无感染发生或感染被及时发现和控制,体温、血象正常。

(四)护理措施

1.一般护理

嘱患者保持外阴清洁,勤换内裤。穿棉织内裤,减少刺激等。

2.心理护理

使患者了解老年性阴道炎的病因和治疗方法,减轻其焦虑;对卵巢切除、放疗者给予心理安慰与相关医学知识解释,增强其治疗疾病的信心;解释雌激素替代疗法可缓解症状,帮助其建立治愈疾病的信心。

3.病情观察

观察白带性状、量、气味,有无外阴瘙痒、灼热及膀胱刺激症状等。

4.治疗护理

(1)治疗原则:增强阴道黏膜的抵抗力,抑制细菌生长繁殖。

(2)治疗配合。①增加阴道酸度:用0.5%醋酸或1%乳酸溶液冲洗阴道,每天1次。阴道冲洗后,将甲硝唑200 mg或氧氟沙星200 mg,放入阴道深部,每天1次,7～10天为1个疗程。②增加阴道抵抗力:针对病因给予雌激素制剂,可局部用药,也可全身用药。将己烯雌酚0.125～0.25 mg,每晚放入阴道深部,7天为1个疗程。③全身用药:可口服尼尔雌醇,首次4 mg,以后每2～4周1次,每晚2 mg,维持2～3个月。

(五)健康指导

(1)对围绝经期、老年妇女进行健康教育,使其掌握预防老年性阴道炎的措施及技巧。

（2）指导患者及其家属阴道灌洗、上药的方法和注意事项。用药前洗净双手及会阴,减少感染的机会。自己用药有困难者,指导其家属协助用药或由医务人员帮助使用。

（3）告知使用雌激素治疗可出现的症状,嘱乳癌或子宫内膜癌患者慎用雌激素制剂。

（六）护理评价

（1）患者分泌物减少,性状转为正常,舒适感增加。

（2）患者正确复述预防及治疗此疾病的相关知识,做到积极配合并坚持治疗。

（王　旸）

第二节　慢性宫颈炎

慢性宫颈炎是妇科常见病之一。正常情况下,宫颈具有多种防御功能,但宫颈易受性交、分娩及宫腔操作的损伤,引起感染,一旦发生感染,病原体很难被完全清除,久而导致慢性宫颈炎。近年来随着性传播疾病的增加,宫颈炎已经成为常见疾病。由于长期慢性宫颈炎症可诱发宫颈癌,故应及时诊断与治疗。

一、护理评估

（一）健康史

1.病因评估

主要见于感染性流产、产褥期感染、宫颈损伤和阴道异物并发感染,多由急性宫颈炎未治疗或治疗不彻底导致。主要致病菌是葡萄球菌、链球菌、大肠埃希菌和厌氧菌,其次为性传播疾病的病原体,如沙眼衣原体、淋病奈瑟菌,单纯疱疹病毒与慢性宫颈炎的发生也有关系。

2.病史评估

了解婚育史、分娩史、流产及妇科手术后有无损伤;有无性传播疾病的发生;有无急性盆腔炎的感染史及治疗情况;有无不良卫生习惯。

3.病理评估

（1）宫颈糜烂:宫颈糜烂是慢性宫颈炎最常见的病理类型。由于宫颈外口处鳞状上皮坏死脱落,由颈管柱状上皮增生覆盖,宫颈外口处的宫颈阴道部外观呈细颗粒状的红色区,称为宫颈糜烂。根据病理组织形态结合临床,宫颈糜烂可分三种类型。①单纯型糜烂:炎症初期,鳞状上皮脱落后,仅由单层柱状上皮覆盖,表面平坦。②颗粒型糜烂:炎症继续发展,柱状上皮过度增生并伴有间质增生,糜烂面凹凸不平,呈颗粒状。③乳突型糜烂:柱状上皮和间质继续增生,糜烂面高低不平更加明显,呈乳突状突起。根据糜烂面的面积大小,宫颈糜烂分为3度（图5-2）:糜烂面积小于宫颈面积的1/3为轻度糜烂;糜烂面积占宫颈面积的1/3～2/3为中度糜烂;糜烂面积大于宫颈面积的2/3为重度糜烂。根据糜烂深度,宫颈糜烂分为单纯型、颗粒型、乳突型。描写宫颈糜烂时,应同时表示糜烂面积和深度,如中度糜烂颗粒型。

（2）宫颈肥大:由于慢性炎症的长期刺激,宫颈组织充血、水肿,腺体及间质增生,使宫颈肥大,但表面光滑,由于结缔组织增生而使宫颈硬度增加。

111

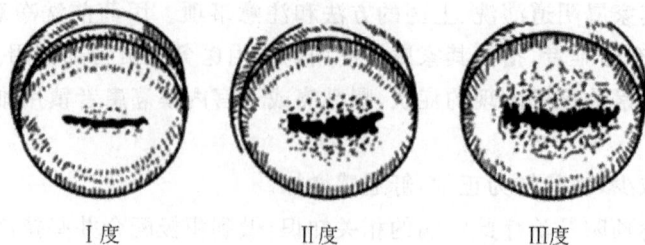

Ⅰ度 Ⅱ度 Ⅲ度

图 5-2 宫颈糜烂分度

(3)宫颈息肉:慢性炎症长期刺激使宫颈局部黏膜增生,子宫有排出异物的倾向,使增生的黏膜逐渐自基底层向宫颈外口突出而形成息肉。息肉为一个或多个不等,色鲜红、质脆、易出血(图 5-3)。由于炎症持续存在,息肉去除后常有复发。

(4)宫颈腺囊肿:在宫颈糜烂愈合的过程中,新生的鳞状上皮覆盖宫颈腺管口或伸入腺管,将腺管口堵塞。腺管周围的结缔组织增生或瘢痕形成,压迫腺管,使腺管变窄甚至堵塞,腺体分泌物引流受阻、潴留而形成囊肿(图 5-4)。囊肿表面光滑,呈白色或淡黄色。

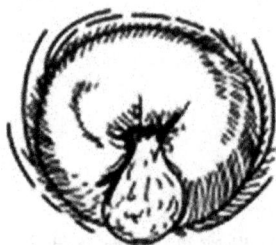

图 5-3 宫颈息肉

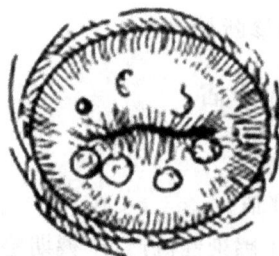

图 5-4 宫颈腺囊肿

(5)宫颈黏膜炎:宫颈黏膜炎又称宫颈管炎,病变局限于宫颈管黏膜及黏膜下组织充血、红肿,向外突出。

(二)身心状况

1.症状

白带增多,多数呈乳白色黏液状,也可为淡黄色脓性。如有宫颈息肉时为血性白带或性交后出血。一旦炎症沿宫骶韧带扩散至盆腔时,患者可有腰骶部疼痛、下坠感,因黏稠脓性白带不利于精子穿透而致不孕。

2.体征

妇科检查可见宫颈有不同程度的糜烂、囊肿、肥大或息肉。

3.心理-社会状况

由于白带增多、腰骶部不适,加之病程长、有异味及外阴不适等,患者常常焦虑不安,接触性出血者担心癌变,思想压力大,因此,应详细评估患者心理-社会状态及家属态度。

(三)辅助检查

宫颈刮片细胞学检查,排除宫颈癌,必要时宫颈活检,协助明确宫颈病变性质。

二、护理诊断及合作性问题

(1)焦虑及恐惧:与缺乏相关知识及担心癌变有关。

(2)舒适改变:与分泌物增多、下腹及腰骶部不适有关。

(3)组织完整性受损:与宫颈糜烂有关。

三、护理目标

(1)产妇的情绪稳定,能配合护理人员与家人采取有效应对措施。

(2)患者分泌物减少,性状转为正常,舒适感增加。

(3)患者病情得到及时控制,无组织完整性受损。

四、护理措施

(一)一般护理

告知患者注意外阴清洁卫生,每天更换内裤,定期妇科检查。

(二)心理护理

让患者了解慢性宫颈炎的发病原因、临床表现、治疗方法及注意事项,解除患者焦虑心理,鼓励患者积极配合治疗。

(三)治疗护理

1.治疗原则

以局部治疗为主,根据临床特点选用物理治疗、药物治疗、手术治疗。在治疗前先排除宫颈癌。

2.治疗配合

(1)物理治疗:物理疗法是目前治疗慢性宫颈炎效果较好、疗程最短的方法,因而较为常用。用物理方法将宫颈糜烂面上皮破坏。使之坏死脱落后,由新生的鳞状上皮覆盖。常用的方法有宫颈激光、冷冻、红外线凝结疗法及微波疗法等。治疗时间是月经干净后3~7天之内。

(2)手术治疗:宫颈息肉可手术摘除,宫颈肥大、宫颈糜烂较深者且累及宫颈管者可做宫颈锥形切除。

(3)药物治疗:适宜于糜烂面小、炎症浸润较浅者,可局部涂硝酸银、铬酸、中药等,现已少用。目前临床多用康妇特栓剂,简便易行,疗效满意,每天放入阴道1枚,连续7~10天。

3.病情监护

物理治疗后分泌物增多,甚至有多量水样排液,术后1~2周脱痂时可有少量出血,创口愈合需4~8周。故应嘱患者保持外阴清洁,注意2个月内禁止性生活和盆浴。2次月经干净后复查,效果欠佳者可进行第二次治疗。

五、健康指导

向患者传授防病知识,积极治疗急性宫颈炎;告知患者定期做妇科检查,发现炎症排除宫颈癌后予以积极治疗;避免分娩或器械损伤宫颈;产后发现宫颈裂伤应及时缝合。此外,应注意个人卫生,加强营养,增强体质。

六、护理评价

（1）患者主要症状是否明显改善，甚至完全消失。

（2）患者焦虑情绪是否缓解，是否能正确复述预防及治疗此疾病的相关知识。

（王　旸）

第三节　盆腔炎性疾病

　　女性内生殖器及其周围的结缔组织、盆腔腹膜发生炎症时称为盆腔炎性疾病，包括子宫内膜炎、输卵管炎、输卵管卵巢脓肿或囊肿、盆腔腹膜炎。炎症局限于一个部位，也可同时累及几个部位，最常见的是输卵管炎及输卵管卵巢炎，单纯的子宫内膜炎或卵巢炎较少见。盆腔炎性疾病分急性和慢性，是妇科常见病，多见于生育妇女。

　　急性盆腔炎性疾病主要病因：①宫腔内手术操作后感染（如刮宫术、输卵管通液术、子宫输卵管造影术、宫腔镜检查、放置宫内节育器等，由于手术消毒不严格或术前适应证选择不当），引起炎症发作或扩散（生殖器原有慢性炎症经手术干扰也可引起急性发作并扩散）。②产后或流产后感染（分娩或流产后妊娠组织残留、阴道出血时间过长，或手术器械消毒不严格、手术无菌操作不严格，均可发生急性盆腔炎性疾病）。③经期卫生不良（使用不洁的月经垫、经期性交等，均可引起病原体侵入而导致炎症）。④不洁性生活史、早年性交、多个性伴侣、性交过频可致性传播疾病的病原体入侵，引起炎症。⑤邻近器官炎症蔓延（阑尾炎、腹膜炎等蔓延至盆腔，致炎症发作）。⑥慢性盆腔炎性疾病急性发作。慢性盆腔炎性疾病（chronic pelvic inflammatory disease，CPID）常因急性盆腔炎性疾病治疗不彻底、不及时或患者体质较弱，病程迁延而致。其病情较顽固。当机体抵抗力较差时，可急性发作。

一、护理评估

（一）健康史

1.病因评估

评估急性盆腔炎性疾病的病因。急性盆腔炎性疾病如未彻底治疗，病程迁延而发生慢性盆腔炎性疾病，当机体抵抗力下降时，容易急性发作。

2.病史评估

了解有无手术、流产、引产、分娩、宫腔操作后感染史。有无经期性生活、使用不洁卫生巾及性生活紊乱；有无急性盆腔炎性疾病病史及原发性不孕史等。

3.病理评估

慢性盆腔炎性疾病的病理表现主要有。①慢性子宫内膜炎：多见于产后、流产后或剖宫产后，因胎盘胎膜残留或子宫复旧不良致感染；也可见老年妇女绝经后雌激素低下，子宫内膜菲薄而易受细菌感染，严重者宫颈管粘连形成宫腔积脓。②慢性输卵管炎与输卵管积水：慢性输卵管炎最常见，多为双侧性，输卵管呈轻度或中度肿大，伞端可闭锁并与周围组织粘连。输卵管峡部的黏膜上皮和纤维组织增厚粘连，使输卵管呈结节性增厚，称为结节性输卵管炎。当伞端及峡部粘连闭锁,浆液性渗出物积聚而形成输卵管积水,其表面光滑,管壁薄,形似腊肠。③输卵管卵巢炎及输卵管卵巢囊肿:当输卵管炎症波及卵巢时可互相粘连形成炎性包块,或伞端与卵巢粘连贯通,液体渗出而形成输卵管卵巢脓肿,脓液被吸收后可形成输卵管卵巢囊肿。④慢性盆腔结缔组织炎:炎症蔓延至宫骶韧带,使纤维组织增生、变硬。若蔓延范围广泛,子宫固定,宫颈旁组织也增厚变硬,形成"冰冻骨盆"。

(二)身心状况

1.急性盆腔炎性疾病

(1)症状:下腹疼痛伴发热,重者可有寒战、高热、头痛、食欲缺乏、腹胀等,呈急性病容,体温升高,心率快,呼吸急促、表浅。

(2)体征:下腹部有压痛、反跳痛及腹肌紧张,肠鸣音减弱或消失。妇科检查见阴道充血,可有大量脓性分泌物从宫颈口外流;穹隆触痛明显;宫颈举痛;宫体增大,有压痛,活动受限;子宫两侧压痛明显,若有脓肿形成,可触及包块且压痛明显。

2.慢性盆腔炎性疾病

(1)症状:全身症状多不明显,有时可有低热,全身不适,易疲劳。下腹痛、腰痛、肛门坠胀、月经期或性交后症状加重,也可有月经失调,痛经或经期延长。由于输卵管阻塞可致不孕。

(2)体征:子宫常呈后位,活动受限,粘连固定,输卵管炎可在子宫一侧或两侧触到增厚的输卵管,呈条索状,输卵管卵巢积水或囊肿可摸到囊性肿物。

(三)辅助检查

急性盆腔炎性疾病做血常规检测白细胞计数增高,尤其是中性白细胞计数升高明显表示已感染。慢性盆腔炎性疾病一般无明显异常,急性发作时可出现血象增高。

二、护理诊断及合作性问题

(1)焦虑:与病情严重或病程长、疗效不明显,担心生育功能有关。

(2)体温过高:与盆腔急性感染有关。

(3)疼痛:与急性盆腔炎性疾病引起下腹部腹膜炎或慢性盆腔炎性疾病导致盆腔淤血及粘连有关。

三、护理目标

(1)产妇的情绪稳定,焦虑缓解,能配合护理人员与家人采取有效应对措施。

(2)患者体温正常,无感染发生,生命体征平稳。

(3)患者疼痛减轻或消失,舒适感增加。

四、护理措施

(一)一般护理

加强健康卫生教育,指导患者安排好日常生活,避免过度劳累。增加营养,提高机体抵抗力。合理锻炼身体,可参加慢跑、散步、打太极拳、各种球类运动等。

(二)心理护理

让患者及家属了解急慢性盆腔炎性疾病相关知识,和患者及家属一起商定治疗计划,同时关心患者疾苦,耐心倾听患者诉说,尽可能满足患者需求,除其思想顾虑,减轻其担心、焦虑及恐惧的心理,增强患者对治疗的信心,使之积极配合治疗和护理。

(三)病情监护

观察体温、小腹疼痛、腰痛等症状。

(四)治疗护理

1.治疗原则

(1)急性盆腔炎性疾病:以控制感染为主,辅以支持疗法及手术治疗。根据药敏试验选择抗生素,一般通过联合用药以尽快控制感染。手术治疗针对脓肿形成或破裂的患者。

(2)慢性盆腔炎性疾病:采用综合治疗包括药物治疗(用抗生素的同时加糜蛋白酶或透明质酸和地塞米松,以防粘连,促进炎症吸收)、中医治疗(清热利湿,活血化瘀,行经止痛为主)、手术治疗(盆腔脓肿、输卵管积水或输卵管囊肿)、物理疗法(用短波、超短波、激光等,促进血液循环,提高新陈代谢,利于炎症吸收),同时增强局部和全身的抵抗力。

2.用药护理

按医嘱给予足量有效的抗生素,注意用药的剂量、方法及注意事项,观察输液反应等。

3.对症护理

(1)减轻疼痛:腹痛、腰痛时注意休息,防止受凉,必要时遵医嘱给镇静止痛药以缓解症状。

(2)促进睡眠:若患者睡眠不佳,可在睡前热水泡脚,关闭照明设施,保持室内安静,必要时服用镇静药物。

(3)高热时宜采用物理降温;腹胀行胃肠减压;注意纠正电解质紊乱和酸碱失衡。为手术患者做好术前准备、术中配合及术后护理。

五、健康指导

(1)做好经期、孕期及产褥期卫生宣教;指导患者保持性生活卫生,减少性传播疾病,经期禁止性交。

(2)指导患者保持良好的个人卫生习惯,增加营养,积极锻炼身体,增强体质。

六、护理评价

(1)患者主要症状是否改善,舒适感是否增加。

(2)患者焦虑情绪是否缓解,是否能正确复述此疾病的相关知识。

（王　旸）

第四节　功能失调性子宫出血

功能失调性子宫出血(dysfunctional uterine bleeding,DUB)简称功血,为妇科常见病。它是由于调节生殖系统的神经内分泌机制失常引起的异常子宫出血,而全身及内、外生殖器官无器质性病变存在。常表现为月经周期长短不一、经期延长、经量过多或不规则阴道出血。功血可分为排卵性功血和无排卵性功血两类,约85%病例属无排卵性功血。功血可发生于月经初潮至绝经期间的任何年龄,约50%患者发生于绝经前期,育龄期约占30%,青春期约占20%。

一、护理评估

(一)健康史

1.无排卵性功血

(1)青春期:与下丘脑-垂体-卵巢轴调节功能未健全有关,过度劳累、精神紧张、恐惧、忧伤、环境及气候改变等应激刺激,及肥胖、营养不良等因素易导致下丘脑-垂体-卵巢轴调节功能紊乱,卵巢不能排卵。

(2)绝经过渡期:因卵巢功能衰退,卵巢对促性腺激素敏感性降低,卵泡在发育过程中因退行性变而不能排卵。

(3)生育期:可因内、外环境改变,如劳累、应激、流产、手术或疾病等引起短暂无排卵。亦可因肥胖、多囊卵巢综合征、高泌乳素血症等因素长期存在,引起持续无排卵。

2.排卵性功血

黄体功能不足原因在于神经内分泌调节功能紊乱,导致卵泡期卵泡刺激素(FSH)缺乏,卵泡发育缓慢,雌激素分泌减少,正反馈作用不足,黄体生成素(LH)峰值不高,使黄体发育不全、功能不足。子宫内膜不规则脱落者,由于下丘脑-垂体-卵巢轴调节功能紊乱或黄体机制异常引起萎缩过程延长。

评估时注意了解患者的发病年龄、月经史、婚育史及发病诱因,有无性激素治疗不当及全身性出血性疾病史。

(二)身体状况

1.月经紊乱

(1)无排卵性功血:最常见的症状是子宫不规则性出血,特点是月经周期紊乱,经期长短不一,经量多少不定。可先有数周或数月停经,然后阴道流血,量较多,持续2~3周或更长时间,不易自止,无腹痛或其他不适。

(2)排卵性功血:黄体功能不足者月经周期缩短,月经频发(月经周期短于21天),不易受孕或怀孕早期易流产;子宫内膜不规则脱落者月经周期正常,但经期延长,长达9~10天,多发生于产后或流产后。

2.贫血

因出血多或时间长,患者出现头晕、乏力、面色苍白等贫血征象。

3.体格检查

体格检查包括全身检查和妇科检查,排除全身性疾病及生殖器官器质性病变。

(三)心理-社会状况

青春期患者常因害羞而影响及时诊治,生育期患者担心影响生育而焦虑,围绝经期患者因治疗效果不佳或怀疑为恶性肿瘤而焦虑、紧张、恐惧。

(四)辅助检查

1.诊断性刮宫

诊断性刮宫可了解子宫内膜反应、子宫内膜病变,达到止血的目的。不规则流血者可随时刮宫,用以止血。确定有无排卵或黄体功能,于月经前一天或者月经来潮6小时内做诊断性刮宫,无排卵性功血的子宫内膜呈增生期改变,黄体功能不足显示子宫内膜分泌不良。子宫内膜不规则脱落,于月经周期第5~6天进行诊断性刮宫,增生期与分泌期子宫内膜共存。

2.B 超检查

了解子宫内膜厚度及生殖器官有无器质性改变。

3.血常规及凝血功能检查

了解有无贫血、感染及凝血功能障碍。

4.宫腔镜检查

直接观察子宫内膜,选择病变区进行活组织检查。

5.卵巢功能检查

判断卵巢有无排卵或黄体功能。

(五)处理要点

1.无排卵性功血

青春期和生育期患者以止血、调整周期、促排卵为原则。围绝经期患者以止血、防止子宫内膜癌变为原则。

2.排卵性功血

黄体功能不足的治疗原则是促进卵泡发育,刺激黄体功能及黄体功能替代,分别应用氯米芬、人绒毛膜促性腺激素(HCG)和孕酮;子宫内膜不规则脱落的治疗原则是促使黄体及时萎缩,子宫内膜及时完整脱落,常用药物有孕激素和 HCG。

二、护理问题

(一)潜在并发症

贫血。

(二)知识缺乏

缺乏性激素治疗的知识。

(三)有感染的危险

与经期延长、机体抵抗力下降有关。

(四)焦虑

与性激素使用及药物不良反应有关。

三、护理措施

(一)一般护理

患者体质往往较差,应加强营养,改善全身情况,可补充铁剂、维生素 C 和蛋白质。成人体内大约每 100 mL 血中含 50 mg 铁,行经期妇女,每天从食物中吸收铁 0.7～2.0 mg,经量多者应额外补充铁。向患者推荐含铁较多的食物如猪肝、胡萝卜、葡萄干等。按照患者的饮食习惯,为患者制订适合于个人的饮食计划,保证患者获得足够的营养。

(二)病情观察

观察并记录患者的生命体征、出量及入量,嘱患者保留出血期间使用的会阴垫及内裤,以便更准确地估计出血量,出血较多者,督促其卧床休息,避免过度疲劳和剧烈活动,贫血严重者,遵医嘱做好配血、输血、止血措施,执行治疗方案,维持患者正常血容量。

(三)对症护理

1.无排卵性功血

(1)止血:对大量出血患者,要求在性激素治疗8小时内见效,24~48小时内出血基本停止,若96小时以上仍不止血者,应考虑有器质性病变存在。

性激素止血。①雌激素:应用大剂量雌激素可迅速提高血内雌激素浓度,促使子宫内膜生长,短期内修复创面而止血,主要用于青春期功血。目前多选用妊马雌酮2.5 mg或己烯雌酚1~2 mg。②孕激素:适用于体内已有一定水平雌激素的患者。常用药物如甲羟孕酮或炔诺酮,用药原则同雌激素。③雄激素:拮抗雌激素、增加子宫平滑肌及子宫血管张力而减少出血,主要用于围绝经期功血患者的辅助治疗,可随时停用。④联合用药:止血效果优于单一药物,可用三合激素或口服短效避孕药,血止后逐渐减量。

刮宫术:止血及排除子宫内膜癌变,适用于年龄大于35岁、药物治疗无效或存在子宫内膜癌高危因素的患者。

其他止血药:卡巴克洛和酚磺乙胺可减少微血管的通透性,氨基己酸、氨甲苯酸、氨甲环酸等可抑制纤维蛋白溶酶,有减少出血量的辅助作用,但不能赖以止血。

(2)调整月经周期:一般连续用药3个周期。在此过程中务必积极纠正贫血,加强营养,以改善体质。

雌、孕激素序贯疗法:人工周期,通过模拟自然月经周期中卵巢的内分泌变化,将雌、孕激素序贯应用,使子宫内膜发生相应变化,引起周期性脱落。适用于青春期功血或生育期功血者,可诱发卵巢自然排卵。雌激素自月经来潮第5天开始用药,妊马雌酮1.25 mg或己烯雌酚1 mg,每晚1次,连服20天,于服雌激素最后10天加用甲羟孕酮每天10 mg,两药同时用完,停药后3~7天出血。于出血第5天重复用药,一般连续使用3个周期。用药2~3个周期后,患者常能自发排卵。

雌、孕激素联合疗法:可周期性口服短效避孕药,适用于生育期功血、内源性雌激素水平较高者或绝经过渡期功血者。

后半周期疗法:于月经周期的后半周期开始(撤药性出血的第16天)服用甲羟孕酮,每天10 mg,连服10天为1个周期,共3个周期为1个疗程。适用于青春期或绝经过渡期功血者。

(3)促排卵:适用于育龄期功血者。常用药物如氯米芬、人绒毛膜促性腺激素(HCG)等。于月经第5天开始每天口服氯米芬50 mg,连续5天,以促进卵泡发育。B超监测卵泡发育接近成熟时,可大剂量肌内注射HCG 5 000 U以诱发排卵。青春期不提倡使用。

(4)手术治疗:以刮宫术最常用,既能明确诊断,又能迅速止血。绝经过渡期出血患者激素治疗前宜常规刮宫,最好在子宫镜下行分段诊断性刮宫,以排除子宫内细微器质性病变。对青春期功血刮宫应持慎重态度。必要时行子宫次全切除或子宫切除术。

2.排卵性功血

(1)黄体功能不足:药物治疗如下。①黄体功能替代疗法:自排卵后开始每天肌内注射孕酮10 mg,共10~14天,用以补充黄体分泌孕酮的不足。②黄体功能刺激疗法:通常应用HCG以促进及支持黄体功能。于基础体温上升后开始,隔天肌内注射HCG 1 000~2 000 U,共5次,可使血浆孕酮明显上升,随之正常月经周期恢复。③促进卵泡发育:于月经第5天开始,每晚口服氯米芬50 mg,共5天。

(2)子宫内膜不规则脱落:药物治疗如下。①孕激素:自排卵后第1~2天或下次月经前10~

14 天开始,每天口服甲羟孕酮 10 mg,连续 10 天,有生育要求可肌内注射孕酮。②HCG:用法同黄体功能不足。

3.性激素治疗的注意事项

(1)严格遵医嘱正确用药,不得随意停服或漏服,以免使用不当引起子宫出血。

(2)药物减量必须按规定在血止后开始,每 3 天减量 1 次,每次减量不超过原剂量的 1/3,直至维持量,持续用至血止后 20 天停药。

(3)雌激素口服可能引起恶心、呕吐等胃肠道反应,可饭后或睡前服用;对存在血液高凝倾向或血栓性疾病史者禁忌使用。

(4)雄激素用量过大可能出现男性化不良反应。

(四)预防感染

(1)测体温、脉搏。

(2)指导患者保持会阴部清洁,出血期间禁止盆浴及性生活。

(3)注意有无腹痛等生殖器官感染征象。

(4)按医嘱使用抗生素。

(五)心理护理

注意情绪调节,避免过度紧张与精神刺激。特别是青春期少女,父母们不仅要关注女孩的学习状况与膳食状况,还要重视女孩的情绪变化,与其多沟通,了解其内心世界的变化,帮助其释放不良情绪,以使其保持相对稳定的精神-心理状态,避免情绪上的大起大落。

(六)健康指导

(1)宜清淡饮食,多食富含维生素 C 的新鲜瓜果、蔬菜。注意休息,保持心情舒畅。

(2)强调严格掌握雌激素的适应证,并合理使用,对更年期及绝经后妇女更应慎用,应用时间不宜过长,量不宜大,并应严密观察反应。

(3)月经期避免剧烈运动,禁止盆浴及性生活,保持会阴部清洁。

(王　旸)

第五节　围绝经期综合征

绝经是每一个妇女生命过程中必然发生的生理过程。绝经提示卵巢功能衰退,生殖功能终止,绝经过渡期是指围绕绝经前、后的一段时期,包括从绝经前出现与绝经有关的内分泌、生理学和临床特征起,至最后一次月经后一年。

围绝经期综合征(menopausal syndrome,MPS)以往称为更年期综合征,是指妇女在绝经前、后由于卵巢功能衰退、雌激素水平波动或下降所致的以自主神经功能紊乱为主,伴有神经心理症状的一组症候群。多发生于 45~55 岁,约 2/3 的妇女出现不同程度的低雌激素血症引发的一系列症状。绝经分为自然绝经和人工绝经。自然绝经是指卵巢内卵泡生理性耗竭所致的绝经;人工绝经是指双侧卵巢经手术切除或受放射线损坏导致的绝经,后者更易发生围绝经期综合征。

一、护理评估

(一)健康史

了解患者的发病年龄、职业、文化水平及性格特征,询问月经情况及生育史,有无卵巢切除或盆腔肿瘤放疗,有无心血管疾病及其他疾病病史。

(二)身体状况

1.月经紊乱

半数以上妇女出现 2～8 年无排卵性月经,表现为月经频发、不规则子宫出血、月经稀发(月经周期超过 35 天)以至绝经,少数妇女可突然绝经。

2.雌激素下降相关征象

(1)血管舒缩症状:主要表现为潮热、出汗,是血管舒缩功能不稳定的表现,是围绝经期综合征最突出的特征性症状。潮热起自前胸,涌向头颈部,然后波及全身。在潮红的区域患者感到灼热,皮肤发红,紧接着大量出汗。持续数秒至数分钟不等。此种血管功能不稳定可历时 1 年,有时长达 5 年或更长。

(2)精神神经症状:常有焦虑、抑郁、激动、喜怒无常、脾气暴躁、记忆力下降、注意力不集中、失眠多梦等。

(3)泌尿生殖系统症状:出现阴道干燥、性交困难及老年性阴道炎,排尿困难、尿频、尿急、尿失禁及反复发作的尿路感染。

(4)心血管疾病:绝经后妇女冠状动脉粥样硬化性心脏病(简称冠心病)、高血压和脑出血的发病率及死亡率逐渐增加。

(5)骨质疏松症:绝经后妇女约有 25％患骨质疏松症、腰酸背痛、腿抽搐、肌肉关节疼痛等。

3.体格检查

全身检查注意血压、精神状态、皮肤、毛发、乳房改变及心脏功能,妇科检查注意生殖器官有无萎缩、炎症及张力性尿失禁。

(三)心理-社会状况

因家庭和社会环境的变化或绝经前曾有精神状态不稳定等,更易引起患者心情不畅、忧虑、多疑、孤独等。

(四)辅助检查

根据患者的具体情况不同,可选择血常规、尿常规、心电图及血脂检查、B 超、宫颈刮片及诊断性刮宫等。

(五)处理要点

1.一般治疗

加强心理治疗及体育锻炼,补充钙剂,必要时选用镇静剂、谷维素。

2.激素替代疗法

补充雌激素是关键,可改善症状、提高生活质量。

二、护理问题

(一)自我形象紊乱

自我形象紊乱与对疾病不正确认识及精神神经症状有关。

(二)知识缺乏

缺乏性激素治疗相关知识。

三、护理措施

(一)一般护理

改善饮食,摄入高蛋白质、高维生素、高钙饮食,必要时可补充钙剂,能延缓骨质疏松症的发生,达到抗衰老效果。

(二)病情观察

(1)观察月经改变情况,注意经量、周期、经期有无异常。

(2)观察面部潮红时间和程度。

(3)观察血压波动、心悸、胸闷及情绪变化。

(4)观察骨质疏松症的影响,如关节酸痛、行动不便等。

(5)观察情绪变化,如情绪不稳定、易怒、易激动、多言多语、记忆力降低。

(三)用药护理

指导应用性激素。

1.适应证

主要用于治疗雌激素缺乏所致的潮热多汗、精神症状、老年性阴道炎、尿路感染,预防存在高危因素的心血管疾病、骨质疏松症等。

2.药物选择及用法

在医师指导下使用,尽量选用天然性激素,剂量个体化,以最小有效量为佳。

3.禁忌证

原因不明的子宫出血、肝胆疾病、血栓性静脉炎及乳腺癌等。

4.注意事项

(1)雌激素剂量过大可引起乳房胀痛、白带多、头痛、水肿、色素沉着、体重增加等,可酌情减量或改用雌三醇。

(2)用药期间可能发生异常子宫出血,多为突破性出血,但应排除子宫内膜癌。

(3)较长时间的口服用药可能影响肝功能,应定期复查肝功能。

(4)单一雌激素长期应用,可使子宫内膜癌危险性增加,雌、孕激素联合用药能够降低风险。坚持体育锻炼,多参加社会活动;定期健康体检,积极防治围绝经期妇女常见病。

(四)心理护理

使患者及其家属了解围绝经期是必然的生理过程,介绍减轻压力的方法,改变患者的认知、情绪和行为,使其正确评价自己。

(五)健康指导

(1)向围绝经期妇女及其家属介绍绝经是一个生理过程,绝经发生的原因及绝经前、后身体将发生的变化,帮助患者消除因绝经变化产生的恐惧心理,并对将发生的变化做好心理准备。

(2)介绍绝经前、后减轻症状的方法,适当的摄取钙质和维生素 D;坚持锻炼如散步、骑自行车等。合理安排工作,注意劳逸结合。

(3)定期普查,更年期妇女最好半年至一年进行 1 次体格检查,包括妇科检查和防癌检查,有选择地做内分泌检查。

(4)绝经前行双侧卵巢切除术者,宜适时补充雌激素。

(王　旸)

第六节　子宫脱垂

子宫脱垂是指子宫从正常位置沿阴道下降,子宫颈外口达到坐骨棘水平以下,甚至子宫部分或全部脱出阴道口外,常伴有阴道前后壁膨出。

一、护理评估

(一)健康史

1.病因与发病机制

(1)分娩损伤:分娩损伤是最主要的原因。在分娩过程中,产妇过早屏气,第二产程延长或经阴道手术助产,盆底肌肉、筋膜以及子宫韧带过度伸展,甚至撕裂,分娩后未及时修补或修补不佳。产褥期产妇过早体力劳动,过高的腹压会压迫子宫向下移位发生脱垂。

(2)长期腹压增加:如长期慢性咳嗽、习惯性便秘、久站、久蹲等使腹内压增高,迫使子宫向下移位,导致脱出,产褥期腹压增加更容易导致子宫脱垂。

(3)盆底组织发育不良或退行性变:子宫脱垂偶见于未产妇女,主要为先天性盆底组织发育不良所致。老年妇女盆底组织萎缩退化或支持组织削弱,也可发生子宫脱垂。

2.病史评估

了解患者分娩史,评估其有无第二产程延长、阴道助产等难产史,产后恢复情况;了解患者有无慢性病病史,如长期慢性咳嗽等;是否存在先天性盆底组织发育不良。

(二)身心状况

1.症状

子宫脱垂轻度时(Ⅰ度)可无自觉症状,加重后(Ⅱ、Ⅲ度)出现以下症状。

(1)下坠感及腰背酸痛:常在久站、走路与重体力劳动时加重,卧床休息后症状减轻。

(2)肿物自阴道脱出:走路、蹲或排便等腹压增加时,阴道口有一肿物脱出。轻者平卧休息后可自行恢复,重者不能自行恢复,需用手还纳,甚至用手也难以还纳,行走不便。

(3)阴道分泌物增多:脱出的子宫及阴道壁由于反复摩擦而发生感染,有脓血性分泌物渗出。

(4)大小便异常:由于膀胱、尿道膨出,患者常伴有尿频、尿急甚至尿潴留或压力性尿失禁。直肠膨出的患者可伴有便秘和排便困难等。

2.体征

患者取膀胱截石位,根据患者向下用力屏气时子宫下降的程度,将子宫脱垂分为三度。

(1)Ⅰ度:轻型为子宫颈外口距处女膜处小于4 cm,但未达处女膜缘;重型为宫颈外口已达处女膜缘,检查时在阴道口可见子宫颈。

(2)Ⅱ度:轻型为宫颈已脱出阴道口,但宫体仍在阴道内;重型为宫颈或部分宫体脱出阴道口外。

123

(3)Ⅲ度:子宫颈及宫体全部脱出至阴道口外。脱出的子宫及阴道壁由于长期暴露摩擦,导致宫颈及阴道壁可见溃疡,有少量阴道出血或脓性分泌物。

3.心理-社会状况

由于长期的子宫脱垂使患者行动不便,不能从事体力劳动,使工作和生活受到影响,患者感到烦恼、痛苦;严重会影响性生活,患者常出现烦躁、焦虑、情绪低落等。

二、辅助检查

注意检查血象,注意张力性尿失禁及妇科检查情况。

三、护理诊断及合作性问题

(1)焦虑:与长期的子宫脱出影响日常生活和工作有关。

(2)舒适的改变:与子宫脱出影响行动有关。

(3)组织完整性受损:与外露子宫、阴道前后壁长期摩擦有关。

四、护理目标

(1)患者情绪稳定,能配合治疗、护理活动。

(2)患者病情缓解,舒适感增加。

(3)患者组织完整,无受损。

五、护理措施

(一)一般护理

(1)指导患者保持外阴干燥、清洁,每天用流水冲洗外阴,禁止使用刺激性强的药液。有溃疡者每天用 0.02%高锰酸钾液坐浴 1～2 次,每次 20～30 分钟,勤换内衣裤。

(2)有肿块脱出者及早就医,及时回纳脱出物并教会患者正确的回纳手法,病情重不能回纳者,应卧床休息,减少下地活动次数和时间。

(3)教给患者做盆底肌肉锻炼,如做提肛运动;指导患者避免增加腹压的因素,如咳嗽、久站及久蹲等;保持大便通畅,每天进食蔬菜应保持 500 g。

(4)每天为患者提供酸性果汁,可保持尿液呈酸性,不利于细菌生长;指导患者练习卧床排尿;若有肿块脱出影响排尿,指导患者排尿前先将脱出物还纳;尿潴留留置尿管者,应间歇放尿以训练膀胱功能。排尿功能恢复正常后,鼓励患者每天饮水 2 000 mL 以上。

(5)嘱患者加强营养,进食高蛋白、高维生素食物,增强体质。

(二)心理护理

帮助患者树立战胜疾病的信心,耐心讲解子宫脱垂的知识和预后,鼓励病友间交流沟通,促进积极因素。

(三)病情监护

观察患者有无外阴异物感,子宫脱垂的程度;注意阴道分泌物的颜色、气味、性状。

(四)治疗护理

1.治疗原则

治疗以安全、简单、有效为原则。

(1)非手术治疗：用于Ⅰ度轻型子宫脱垂,年老不能耐受手术或需要生育者。①支持疗法：注意休息,增加营养,保持大便通畅,避免重体力劳动,治疗增加腹压的疾病,加强盆底肌的锻炼。②子宫托：子宫托是一种支持子宫和阴道壁使其维持在阴道内不脱出的工具,适用于各度子宫脱垂及阴道前后壁膨出的患者。重度子宫脱垂伴盆底肌明显萎缩以及宫颈或阴道壁有炎症或有溃疡者均不宜使用,经期和妊娠期停用。

(2)手术治疗：适用于非手术治疗无效或Ⅱ度、Ⅲ度子宫脱垂者。手术方式主要包括阴道前后壁修补术;阴道前后壁修补加主韧带缩短及宫颈部分切除术,也叫曼彻斯特(Manchester)手术;经阴道子宫全切除及阴道前后壁修补术;阴道纵隔成形术等。

2.治疗配合及特殊专科护理

(1)支持治疗的护理：教会患者做盆底肌肉锻炼增强盆底肌肉张力。做缩肛运动,用力收缩3～10秒,放松5～10秒,每次连续5～10分钟,每天3～4次,持续3个月。

(2)教会患者使用子宫托(图5-5)。①放托：患者排空直肠、膀胱,洗净双手,取半卧位或蹲位,双腿分开,一手持子宫托盘呈倾斜位进入阴道内,将托柄向内、向上旋转,直至托盘达子宫颈,向下屏气,使托盘吸附于宫颈,托柄弯曲度朝前,对正耻骨弓后面。②取托：手指捏住托柄轻轻摇晃,待负压消失后向后外方牵拉取出。③注意事项：放置子宫托之前阴道应有一定水平的雌激素作用,绝经后的妇女可用阴道雌激素霜剂,4～6周后再使用子宫托;经期和妊娠期停用;选择大小合适的子宫托,以放置后不脱出又无不适为宜;每晚取出洗净,次晨放入,切忌久置不取,以免过久压迫导致生殖道糜烂、溃疡甚至瘘;放托后,分别于第1、3、6个月时到医院检查1次,以后每3～6个月到医院复查。

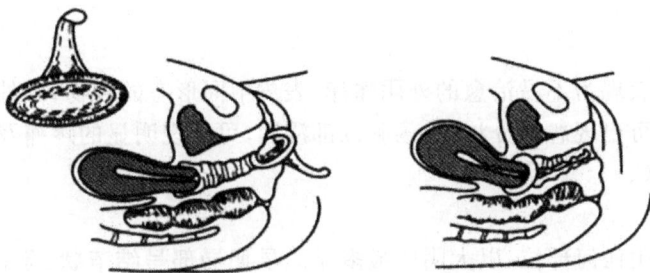

图5-5 喇叭形子宫托及放置

(3)做好术前、术后护理。术前护理同外阴、阴道手术护理。术后除按外阴、阴道手术患者的护理外,应卧床休息7～10天,留尿管10～14天。避免增加腹压,坚持肛提肌锻炼。

六、健康指导

休息3个月,3个月内禁止性生活、盆浴,半年内避免重体力劳动;术后2个月、3个月分别门诊复查;宣传产后护理保健知识,进行产后体操锻炼和盆底肌锻炼,增强体质;积极治疗便秘、慢性咳嗽等长期性疾病;实行计划生育。

七、护理评价

评价护理目标是否达到,护理措施的实施情况,健康指导是否落实到位,有无新的护理问题出现。

（王 旸）

第七节 外 阴 癌

外阴癌是女性常见外阴肿瘤,占女性生殖系统恶性肿瘤总数的 3%～5%,多见于绝经后妇女,以外阴鳞状细胞癌最常见。

外阴癌转移早、发展快、恶性程度高,以直接浸润、淋巴转移常见,血行转移很少。淋巴转移是最主要转移途径,直接浸润时癌灶沿皮肤、黏膜可侵及阴道、尿道,晚期累及膀胱直肠。

一、护理评估

(一)健康史

1.病因与发病机制

外阴癌的病因尚不明确,可能与病毒感染、性传播疾病有关,还可能与免疫功能低下及外阴营养不良等有关。外阴的慢性长期刺激如外阴瘙痒、慢性前庭大腺炎、慢性溃疡等也可能发展成外阴癌。外阴慢性皮肤病中,外阴白色病变有 5%～10%伴不典型增生者可能发展为外阴癌。

2.病理评估

外阴癌镜检多为高分化鳞癌,大部分发生于大阴唇,其次是小阴唇、阴蒂、会阴、阴道等部位,前庭和阴蒂病灶倾向于低分化或未分化。

(二)身心状况

1.症状

外阴癌早期主要表现为不易治愈的外阴瘙痒,表皮不同形态的肿物,伴外阴皮肤变白。晚期癌灶破溃、继发感染,可出现恶臭分泌物,癌肿深部浸润,可出现明显的疼痛及出血。侵犯直肠或尿道时,产生相应症状。

2.体征

癌灶可生长在外阴任何部位,以大阴唇最多见。早期局部呈结节状、菜花状或溃疡状,晚期见不规则肿块,组织脆而易脱落、溃烂,感染后流出脓性或血性分泌物。若腹股沟淋巴受累,可扪及增大、质硬、固定的肿块。

3.心理-社会状况

外阴部的手术使身体结构发生变化,患者出现自尊低下、自我形象紊乱、预感性悲伤等心理方面的问题。

二、辅助检查

对外阴可疑病变,行活体组织病理检查以明确诊断。

三、护理诊断及合作性问题

(1)恐惧:与癌症的治疗及预后有关。

(2)组织完整性受损:与外阴瘙痒、破损、溃疡和放疗损伤有关。

(3)疼痛:与晚期癌肿侵犯神经、术后创伤有关。

四、护理目标

(1)患者焦虑情绪得到缓解,积极配合治疗与护理。

(2)患者组织无受损。

(3)患者疼痛缓解,舒适感增加。

五、护理措施

(一)一般护理

给患者提供安静、舒适的睡眠环境,保持室内空气流通,保持外阴清洁。指导患者于病变部位涂凡士林软膏,保护局部组织,避免搔抓。指导患者术后缓解疼痛的方法。

(二)心理护理

术前与患者沟通,耐心解释,向患者讲解术前术后注意事项、手术的方式和手术效果及手术将重建切除的外阴等,使患者能积极应对,并取得家属的配合。

(三)治疗护理

1.治疗要点

以手术为主,辅以放疗与化学药物治疗。手术治疗是外阴癌的主要方法,一般行外阴根治术及双侧腹股沟深浅淋巴清扫术。放疗或化疗多用于晚期不能手术者或复发癌患者。

2.治疗配合

(1)术前准备:按外阴手术一般准备外,注意如需植皮者,应将供皮区剃毛、消毒并用治疗巾包裹。术前3~5天给予1∶5 000高锰酸钾溶液坐浴,用于清除局部脓性分泌物。

(2)术后护理:①按外阴、阴道术后常规护理。②保持患者会阴清洁干燥,每天擦洗外阴2次,大小便后常规擦洗。③术后协助患者取平卧外展屈膝位,并在腘窝垫一软垫。④保持引流管通畅。⑤观察患者切口有无渗血、感染征象,移植皮瓣的愈合情况等;术后第2天即用支架支起盖被,以利通风;术后第2天,会阴部、腹股沟部可遵医嘱用红外线照射,每次20分钟,每天2次;外阴切口术后5日无异常可间断拆线,腹股沟切口术后7天拆线。⑥术后第5天可遵医嘱给液状石蜡口服,软化大便。

(3)化疗、放疗患者的护理同常规的化疗、放疗护理。

六、健康指导

指导患者出院后继续保持外阴清洁,避免长期应用刺激性强的药液。指导患者注意休息,合理膳食,避免重体力劳动。指导患者定期随访,外阴根治术后3个月复查。放疗患者于放疗后1、3、6个月各随访1次,以后每半年1次,2年以后每年1次,随访5年。

七、护理评价

(1)患者恐惧程度减轻,住院期间患者疼痛程度逐渐减轻,可以忍受。

(2)患者在诊疗过程中积极主动配合。住院治疗期间,血象体温正常,患者无感染发生。

（王　旸）

第八节 子宫肌瘤

子宫平滑肌瘤简称子宫肌瘤,是女性生殖器官中最常见的一种良性肿瘤。主要由子宫平滑肌组织增生而成,其间还有少量的纤维结缔组织。多见于30～50岁女性。由于肌瘤生长速度慢,对机体影响不大。所以,子宫肌瘤的临床报道发病率远比真实的要低。

一、病因

确切病因仍不清楚。好发于生育年龄女性,而且绝经后肌瘤停止生长,甚至萎缩、消失,发生子宫肌瘤的女性常伴发子宫内膜的增生。所以,绝大多数的人认为子宫肌瘤的发生与女性激素有关,特别是雌激素。雌激素可以使子宫内膜增生,使子宫肌纤维增生肥大,肌层变厚,子宫增大,而且肌瘤组织经过检验,其中雌激素受体和雌二醇的含量比正常子宫肌组织高。所以,目前认为子宫肌瘤与长期和大量的雌激素刺激有关。

二、病理

(一)巨检

肌瘤为实质性球形结节,表面光滑,与周围肌组织有明显界限。外无包膜,但是肌瘤周围的肌层受压可形成假包膜。肌瘤切开后,切面呈漩涡状结构,颜色和质地与肌瘤成分有关,若含平滑肌较多,则肌瘤质地较软,颜色略红;若纤维结缔组织多,则质地较硬、颜色发白。

(二)镜检

肌瘤由皱纹状排列的平滑肌纤维相互交叉组成,切面呈漩涡状,其间掺有不等量的纤维结缔组织。细胞大小均匀,呈卵圆形或杆状,核染色质较深。

三、分类

(一)按肌瘤生长部位分类

子宫体肌瘤(90%)与子宫颈肌瘤(10%)。

(二)按肌瘤生长方向与子宫肌壁的关系分类

1.肌壁间肌瘤

最多见,占总数的60%～70%。肌瘤全部位于肌层内,四周均被肌层包围。

2.浆膜下肌瘤

占总数的20%。肌瘤向子宫浆膜面生长,突起于子宫表面,外面仅有一层浆膜包裹。这种肌瘤还可以继续向浆膜面生长,仅留一细蒂与子宫相连,成为带蒂的浆膜下肌瘤,活动度大。蒂内有供应肌瘤生长的血管,若因供血不足,肌瘤易变性、坏死;若发生蒂扭转,可出现急腹痛。若因扭转而造成断裂,肌瘤脱落至腹腔或盆腔,可形成游离性肌瘤。有些浆膜下肌瘤生长在宫体侧壁,突入阔韧带,形成阔韧带肌瘤。

3.黏膜下肌瘤

占总数的10%～15%。肌瘤向宫腔内生长,并突出于宫腔,仅由黏膜层覆盖,称黏膜下肌瘤。黏膜下肌瘤使宫腔变形、增大,易形成蒂。在宫腔内就好像长了异物一样,可刺激子宫收缩,在宫缩的作用下,黏膜下肌瘤可被挤压出宫颈口外,或堵于宫颈口处,或脱垂于阴道。

各种类型的肌瘤可发生在同一子宫,称为多发性子宫肌瘤(图 5-6)。

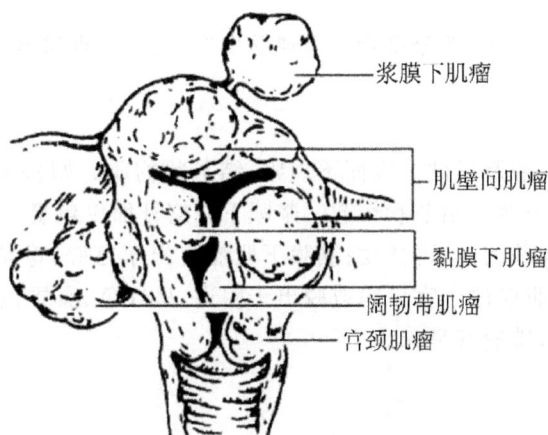

图 5-6　各型子宫肌瘤示意图

四、临床表现

(一)症状

多数患者无明显症状,只是偶尔在进行盆腔检查时发现。肌瘤临床表现的出现与肌瘤的部位、生长速度及是否发生变性有关。而与其数量及大小关系不大。

1.月经改变

最常见的症状。主要表现为月经周期缩短,经期延长,经量过多,不规则阴道出血。其中以黏膜下肌瘤最常见。其次是肌壁间肌瘤。浆膜下肌瘤及小的肌壁间肌瘤对月经影响不明显。若肌瘤发生坏死、溃疡、感染,则可出现持续或不规则阴道流血或脓血性白带。

2.腹部包块

常为患者就诊的主诉。当肌瘤增大超过妊娠 3 个月子宫大小时,可在下腹部扪及肿块,质硬,无压痛,清晨膀胱充盈将子宫推向上方时更加清楚。

3.白带增多

子宫肌瘤使宫腔面积增大,内膜腺体分泌增多,加之盆腔充血,所以患者白带增多。若为黏膜下肌瘤脱垂于阴道,则表面易感染、坏死,产生大量脓血性排液及腐肉样组织排出,伴臭味。

4.腰酸、腹痛、下腹坠胀

常为腰酸或下腹坠胀,经期加重。通常无腹痛,只是在发生一些意外情况时才会出现:如浆膜下肌瘤蒂扭转时,可出现急性腹痛;妊娠期肌瘤发生红色变性时,可出现腹痛剧烈伴发热、恶心,黏膜下肌瘤被挤出宫腔时,可因宫缩引起痉挛性疼痛。

5.压迫症状

大的子宫肌瘤使子宫体积增大,可对周围的组织器官产生一定的压迫症状。如前壁肌瘤压迫膀胱可出现尿频、尿急;宫颈肌瘤可引起排尿困难、尿潴留,后壁肌瘤可压迫直肠引起便秘、里急后重;较大的阔韧带肌瘤压迫输尿管可致肾盂积水。

6.不孕或流产

肌瘤压迫输卵管使其扭曲管腔不通,或使宫腔变形,影响受精或受精卵着床,导致不孕、流产。

7.继发性贫血

长期月经过多、不规则出血,部分患者可出现继发性贫血,严重时全身乏力,面色苍白、气短、心悸。

(二)体征

肌瘤较大时,可在腹部触及质硬。表面不规则,结节状物质。妇科检查时,肌壁间肌瘤子宫增大,表面不规则,有单个或多个结节状突起。浆膜下肌瘤外面仅包裹一层浆膜,所以质地坚硬,呈球形块状物,与子宫有细蒂相连,可活动;黏膜下肌瘤突出于宫腔,像孕卵一样,所以整个子宫均匀增大,有时宫口扩张,肌瘤位于宫口内或脱出于阴道,呈红色、实质、表面光滑,若感染则表面有渗出液覆盖或溃疡形成,排液有臭味。

五、治疗原则

根据患者的年龄、症状、有无生育要求及肌瘤的大小等情况综合考虑。

(一)随访观察

若肌瘤小(子宫<孕 2 月),且无症状,通常不需治疗,尤其近绝经年龄患者,雌激素水平低落,肌瘤可自然萎缩或消失,每 3~6 个月随访 1 次;随访期间若发现肌瘤增大或症状明显时,再考虑进一步治疗。

(二)药物治疗(保守治疗)

肌瘤在 2 个月妊娠子宫大小以内,症状不明显或较轻,近绝经年龄及全身情况不能手术者,均可给予药物对症治疗。

1.雄性激素

常用药物有丙酸睾酮。可对抗雌激素,使子宫内膜萎缩,直接作用于平滑肌,使其收缩而减少出血,并使近绝经期的患者提早绝经。

2.促性腺激素释放激素类似物(GnRH-a)

常用药物有亮丙瑞林或戈舍瑞林。可抑制垂体及卵巢的功能,降低雌激素水平,使肌瘤缩小或消失。适用于肌瘤较小、经量增多或周期缩短、围绝经期患者。不宜长期使用,以免因雌激素缺乏导致骨质疏松。

3.其他药物

常用药物有米非司酮。作为术前用药或提前绝经使用。但不宜长期使,以防其拮抗糖皮质激素的不良反应。

(三)手术治疗

手术治疗为子宫肌瘤的主要治疗方法。若肌瘤≥2.5 个月妊娠子宫大小或症状明显出现贫血者,应手术治疗。

1.肌瘤切除术

适用于年轻要求保留生育功能的患者,可经腹或腹腔镜切除肌瘤,突出宫内或脱出于阴道内的带蒂的黏膜下肌瘤也可经阴道或经宫腔镜下摘除。

2.子宫切除术

肌瘤较大,多发,症状明显,年龄较大,无生育要求或已有恶变者可行子宫全切。50岁以下,卵巢外观正常者,可保留卵巢。

六、护理评估

(一)健康史

了解患者一般情况,评估月经史、婚育史,是否有不孕、流产史;询问有无长期使用雌激素类药物。如果接受过治疗,还应了解治疗的方法及所用药物的名称、剂量、用法及用药后的反应等。

(二)身体状况

1.症状

了解有无月经异常、腹部肿块、白带增多或贫血、腹痛等临床表现,了解出现症状的时间及具体表现。

2.体征

了解妇科检查结果,子宫是否均匀或不规则增大、变硬,阴道有无子宫肌瘤脱出等情况。了解 B 超检查所示结果中肌瘤的大小、个数及部位等。

(三)心理-社会状况

患者及家属对子宫肌瘤缺乏认识,担心肿瘤为恶性,对治疗方案的选择犹豫不决,对需要手术治疗而焦虑不安,担心手术切除子宫可能会影响其女性特征,影响夫妻生活。

七、护理诊断

(1)营养失调:低于机体需要量:与月经改变、长期出血导致贫血有关。

(2)知识缺乏:缺乏子宫肌瘤疾病发生、发展、治疗及护理知识。

(3)焦虑:与月经异常,影响正常生活有关。

(4)自我形象紊乱:与手术切除子宫有关。

八、护理目标

(1)患者获得子宫肌瘤及其健康保健知识。

(2)患者贫血得到纠正,营养状况改善。

(3)患者出院时,不适症状缓解。

九、护理措施

(一)心理护理

评估患者对疾病的认知程度,尊重患者,耐心解答患者提出的问题,告知患者和家属子宫肌瘤是妇科最常见的良性肿瘤,手术或药物治疗都不会影响今后日常生活和工作,让患者消除顾虑,纠正错误认识,配合治疗。

(二)缓解症状

对出血多需住院的患者,护士应严密观察并记录其生命体征变化情况,协助医师完成血常规及凝血功能检查、备血、核对血型、交叉配血等。注意收集会阴垫,评估出血量。按医嘱给予止血药和子宫收缩剂,必要时输血、补液、抗感染或刮宫止血。巨大子宫肌瘤者常出现局部压迫症状,如排尿不畅者应予以导尿;便秘者可用缓泻剂缓解不适症状。带蒂的浆膜下肌瘤发生扭转或肌瘤红色变性时应评估腹痛的程度、部位、性质,有无恶心、呕吐、体温升高征象。需剖腹探查时,护士应迅速做好急诊手术前准备和术中术后护理。保持患者的外阴清洁干燥,如黏膜下肌瘤脱出宫颈口者,应保持其局部清洁,预防感染,为经阴道摘取肌瘤者做好术前准备。

(三)手术护理

经腹或腹腔镜下行肌瘤切除或子宫切除术的患者按腹部手术患者的一般护理,并要特别注意观察术后阴道流血情况。经阴道黏膜下肌瘤摘除术常在蒂部留置止血钳 24～48 小时,取出止血钳后需继续观察阴道流血情况,按阴道手术患者进行护理。

(四)健康教育

1.保守治疗的患者

需定期随访,护士要告知患者随访的目的、意义和随访时间。应 3～6 个月定期复查,期间监测肌瘤生长状况、了解患者症状的变化,如有异常及时和医师联系,修正治疗方案。对应用激素治疗的患者,护士要向患者讲解用药的相关知识,使患者了解药物的治疗作用、使用剂量、服用时间、方法、不良反应及应对措施,避免擅自停药和服药过量引起撤退性出血和男性化。

2.手术后的患者

出院后 1 个月门诊复查,了解患者术后康复情况,并给予术后性生活、自我保健、日常工作恢复等健康指导。任何时候出现不适或异常症状,需及时随诊。

十、结果评价

(1)患者能叙述子宫肌瘤保守治疗的注意事项或术后自我护理措施。

(2)患者面色红润,无疲倦感。

(3)患者出院时,能列举康复期随访时间及注意问题。

(王　旸)

第九节　子宫颈癌

子宫颈癌又称宫颈浸润癌,是除乳腺癌以外最常见的妇科恶性肿瘤。虽然它的发病率很高,但是宫颈癌有较长的癌前病变阶段,加上近 40 年来国内外已经普遍开展宫颈细胞防癌普查,使宫颈癌和癌前病变得以早期诊断和早期治疗,宫颈癌的发病率和病死率也随之不断下降。

一、分类及病理

宫颈癌的好发部位是位于宫颈外口处的鳞-柱状上皮交界区。根据发生癌变的组织不同,宫颈癌可分为:鳞状细胞浸润癌,占宫颈癌的 80%～85%;腺癌,占宫颈癌的 15%～20%;鳞腺癌,由鳞癌和腺癌混合构成,占宫颈癌的 3%～5%,少见,但恶性度最高,预后最差。

本节原位癌、浸润癌指的都是鳞癌。

鳞癌与腺癌在外观上并无特殊差别,因为鳞状细胞与柱状细胞都可侵入对方领域,所以,两者均可发生在宫颈阴道部或宫颈管内。

（一）巨检

在发展为浸润癌以前,鳞癌肉眼观察无特殊异常,类似一般的宫颈糜烂(主要是环绕宫颈外口有较粗糙的颗粒状糜烂区,或有不规则的溃破面,触之易出血),随着浸润癌的出现,子宫颈可以表现为以下4种不同类型(图5-7)。

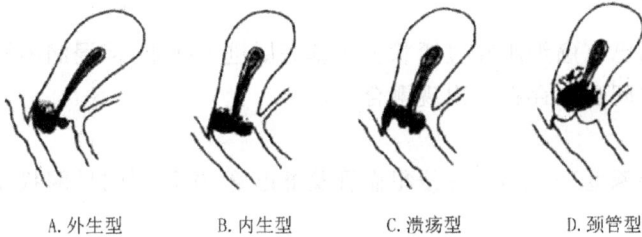

A. 外生型　　　　B. 内生型　　　　C. 溃疡型　　　　D. 颈管型

图5-7　子宫颈癌类型(巨检)

1.外生型

外生型又称增生型或菜花型,癌组织开始向外生长,最初呈息肉样或乳头状隆起,继而又发展为向阴道内突出的大小不等的菜花状赘生物,质地脆,易出血。

2.内生型

内生型又称浸润型,癌组织向宫颈深部组织浸润,宫颈变得肥大而硬,甚至整个宫颈段膨大像直筒一样。但宫颈表面还比较光滑或是仅有浅表溃疡。

3.溃疡型

不论外生型还是内生型,当癌进一步发展时,肿瘤组织发生坏死脱落,可形成凹陷性溃疡,有时整个子宫颈都为空洞所代替,形如火山口样。

4.颈管型

癌灶发生在宫颈外口内,隐蔽在宫颈管,侵入宫颈及子宫峡部供血层以及转移到盆壁的淋巴结。不同于内生型,后者是由特殊的浸润性生长扩散到宫颈管。

（二）显微镜检

1.宫颈上皮内瘤样病变（CIN）

在移行带区形成过程中,未分化的化生鳞状上皮代谢活跃,在一些物质(精子、精液组蛋白、人乳头瘤病毒等)的刺激下,可发生细胞分化不良、排列紊乱,细胞核异常、有丝分裂增加,形成宫颈上皮内瘤样病变,包括宫颈不典型增生和宫颈原位癌。这两种病变是宫颈浸润癌的癌前病变。

通过显微镜下的观察,宫颈癌的进展可分为以下几个阶段(图5-8)。

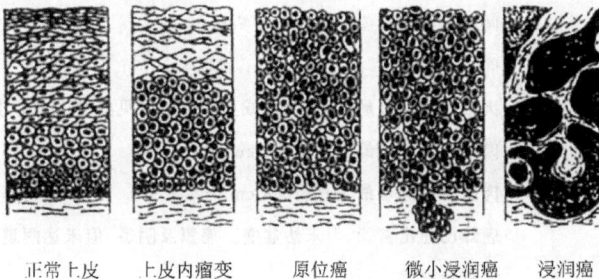

正常上皮　　上皮内瘤变　　原位癌　　微小浸润癌　　浸润癌

图5-8　宫颈正常上皮-上皮内瘤变-浸润癌

(1)宫颈不典型增生:指上皮底层细胞增生活跃、分化不良,从正常的1～2层增生至多层,其至占据了大部分上皮组织,而且细胞排列紊乱,细胞核增大、染色加深、染色质分布不均,出现很多核异质改变,称为不典型增生。又可分为轻、中、重3种不同程度。重度时与原位癌不易区别。

(2)宫颈原位癌:鳞状上皮全层发生癌变,但是基底膜仍然保持完整,称原位癌。不典型增生和原位癌均局限于上皮内,所以合称子宫颈上皮内瘤样病变(CIN)。

2.宫颈早期浸润癌

原位癌继续发展,已有癌细胞穿过鳞状上皮基底层进入间质,但浸润不深<5 mm,并未侵犯血管及淋巴管,癌灶之间孤立存在未出现融合。

3.宫颈浸润癌

癌继续发展,浸润深度>5 mm,且侵犯血管及淋巴管,癌灶之间呈网状或团块状融合。

二、转移途径

以直接蔓延和淋巴转移为主,血行转移极少见。

(一)直接蔓延

最常见。癌组织直接侵犯邻近组织和器官,向下蔓延至阴道壁。向上累及到子宫腔;向两侧扩散至主韧带、阴道旁组织直至骨盆壁;向前、后可侵犯膀胱、直肠、盆壁等。

(二)淋巴转移

癌组织局部浸润后侵入淋巴管形成瘤栓,随淋巴液引流进入局部淋巴结,在淋巴管内扩散。淋巴转移一级组包括宫旁、宫颈旁、闭孔、髂内、髂外、髂总、骶前淋巴结;二级组包括腹股沟深浅淋巴结、腹主动脉旁淋巴结。

(三)血行转移

极少见,晚期可转移至肺、肝或骨骼等。

三、临床分期

采用国际妇产科联盟(FIGO,2000年)修订的宫颈癌临床分期,大体分为5期(表5-2,图5-9)。

表 5-2　子宫颈癌的临床分期(FIGO,2000年)

期别			肿瘤累及范围
0			原位癌(浸润前癌)
I			癌灶局限于宫颈(包括累及宫体)
	Ia		肉眼未见癌灶,仅在显微镜下可见浸润癌
		Ia1	间质浸润深度≤3 mm,宽度≤7 mm
		Ia2	间质浸润深度>3至≤5 mm,宽度≤7 mm
	Ib		肉眼可见癌灶局限于宫颈,或显微镜下可见病变>Ia2期
		Ib1	肉眼可见癌灶最大直径≤4 cm
		Ib2	肉眼可见癌灶最大直径>4 cm
II			癌灶已超出宫颈,但未达盆壁。癌累及阴道,但未达阴道下1/3
	IIa		无宫旁浸润
	IIb		有宫旁浸润
III			癌肿扩散至盆壁和/或累及阴道下1/3,导致肾盂积水或无功能肾

期别	肿瘤累及范围
Ⅲa	癌累及阴道下 1/3,但未达盆壁
Ⅲb	癌已达盆壁,或有肾盂积水或无功能肾
Ⅳ	癌播散超出真骨盆,或癌浸润膀胱黏膜及直肠黏膜
Ⅳa	癌播散超出真骨盆或癌浸润膀胱黏膜或直肠黏膜
Ⅳb	远处转移

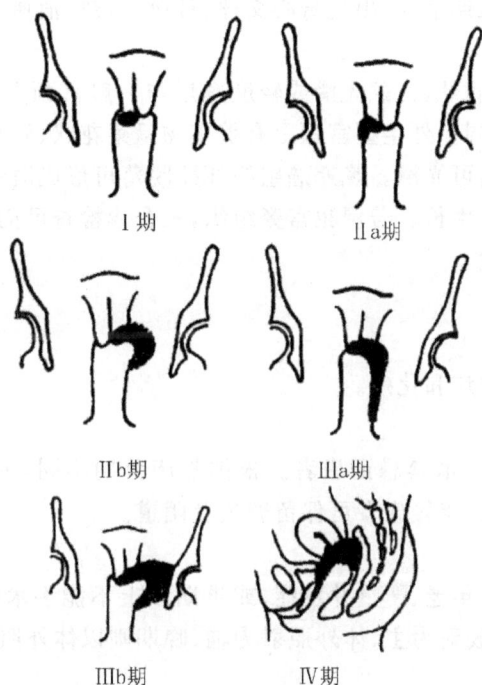

图 5-9　子宫颈癌临床分期示意图

四、临床表现

(一)症状

早期,可无症状;随着癌细胞的进展,可出现以下表现。

1.阴道流血

由癌灶浸润间质内血管所致,出血量根据病灶大小、受累间质内血管的情况而定。年轻患者常表现为接触性出血,即性生活后或妇科检查后少量出血。也有表现为经期延长、周期缩短、经量增多等。年老患者常表现为绝经后不规则阴道流血。

一般外生型癌出血较早,量多;内生型癌出血较晚,量少。一旦侵犯较大血管可引起致命大出血。

2.阴道排液

一般发生在阴道出血之后,白色或血性,稀薄如水样或米泔样。初期量不多,有腥臭;晚期,癌组织坏死、破溃,继发感染则出现大量脓性或米汤样恶臭白带。

3.疼痛

疼痛为癌晚期症状。当宫旁组织明显浸润,并已累及盆壁、神经,可引起严重的腰骶部或坐骨神经痛。盆腔病变严重时,可以导致下肢静脉回流受阻,引起下肢肿胀和疼痛。

4.其他

(1)邻近器官受累症状:①压迫或侵犯膀胱、尿道及输尿管:排尿困难、尿痛、尿频、血尿、尿闭、膀胱阴道瘘、肾盂积水、尿毒症等。②累及直肠:里急后重、便血、排便困难、便秘或肠梗阻、直肠阴道瘘。③宫旁组织受侵:组织增厚、变硬、弹性消失,可直达盆壁,子宫固定不动,可形成"冰冻盆腔"。

(2)恶病质:晚期癌症,长期消耗,出现身心交瘁、贫血、低热、消瘦、虚弱等全身衰竭表现。

(二)体征

早期宫颈癌局部无明显病灶,宫颈光滑或轻度糜烂与一般宫颈炎肉眼难以区别。随着病变的发展,类型不同,体征也不同。外生型宫颈上有赘生物呈菜花状、乳头状,质脆易出血。内生型宫颈肥大、质硬、如桶状,表面可光滑。晚期癌组织坏死脱落可形成溃疡或空洞。阴道受累时,阴道壁变硬弹性减退,有赘生物生长。若侵犯宫旁组织,三合诊检查可扪及宫颈旁组织增厚、变硬、呈结节状,甚至形成冰冻骨盆。

五、治疗原则

以手术治疗为主,配合放疗和化疗。

(一)手术治疗

适用于ⅠA期~ⅡA期无手术禁忌证患者。根据临床分期不同,可选择全子宫切除术、子宫根治术和盆腔淋巴结清扫术。年轻患者可保留卵巢及阴道。

(二)放疗

适用于各期患者,主要是年老、严重并发症、或Ⅲ期以上不能手术的患者。分为腔内和体外照射两种方法。早期以腔内放射为主、体外照射为辅;晚期则以体外照射为主、腔内放射为辅。

(三)手术加放疗

适用于癌灶较大,先行放疗局限病灶后再行手术治疗;或手术后疑有淋巴或宫旁组织转移者,放疗作为手术的补充治疗。

(四)化疗

用于晚期或有复发转移的患者,也可用于手术或放疗的辅助治疗,目前多主张联合化疗方案。

六、护理评估

(一)健康史

详细了解年轻患者有无接触性出血、年老患者绝经后阴道不规则流血情况。评估患者有无患病的高危因素存在,如慢性宫颈炎的病史及是否有 HPV、巨细胞病毒等的感染;婚育史、性生活史、高危男子性接触史等。

(二)身体状况

1.症状

详细了解患者阴道流血的时间、量、质、色等,有无妇科检查或性生活后的接触性出血;阴道排液的性状、气味;有无邻近器官受累的症状;有无疼痛,疼痛的部位、性质、持续时间等。全身有无贫血、消瘦、乏力等恶病质的表现。

2.体征

评估妇科检查的结果,如宫颈有无异常、有无糜烂和赘生物,宫颈是否出血、肥大、质硬、宫颈管外形呈桶状等。

(三)心理-社会状况

子宫颈癌确诊早期,患者常因无症状或症状轻微,往往对诊断表示怀疑和震惊而四处求医,希望否定癌症诊断;当诊断明确,患者会感到恐惧和绝望,害怕疼痛和死亡,迫切要求治疗,以减轻痛苦、延长寿命。另外,恶性肿瘤对患者身体的折磨会给患者带来巨大的心理应激,而且手术范围大,留置尿管的时间长,疾病和手术对身体的损伤大,恢复时间长,患者很长时间不能正常地生活、工作。

(四)辅助检查

宫颈癌发展过程长尤其是癌前病变阶段,所以应该积极开展防癌普查,提倡"早发现、早诊断,早治疗"。早期宫颈癌因无明显症状和体征,需采用以下辅助检查。

1.宫颈刮片细胞学检查

普查宫颈癌的主要方法,也是早期发现宫颈癌的主要方法之一。注意在宫颈外口鳞-柱上皮交界处取材,防癌涂片用巴氏染色。结果分5级:Ⅰ级正常、Ⅱ级炎症、Ⅲ级可疑癌、Ⅳ级高度可疑癌、Ⅴ级癌。巴氏Ⅲ级及以上细胞,需行活组织检查。

2.碘试验

将碘溶液涂于宫颈和阴道壁,观察其着色情况。正常宫颈阴道部和阴道鳞状上皮含糖原丰富,被碘溶液染成棕色或深赤褐色。若不染色为阳性,说明鳞状上皮不含糖原。瘢痕、囊肿、宫颈炎或宫颈癌等鳞状上皮不含糖原或缺乏糖原,均不染色,所以本试验对癌无特异性。碘试验主要识别宫颈病变危险区,以便确定活检取材部位,提高诊断率。

3.阴道镜检查

宫颈刮片细胞学检查Ⅲ级或以上者,应行阴道镜检查,观察宫颈表面上皮及血管变化,发现病变部位,指导活检取材,提高诊断率。

4.宫颈和宫颈管活组织检查

确诊宫颈癌和癌前病变的金标准。

可在宫颈外口鳞-柱上皮交界处 3、6、9、12 点 4 处取材或碘试验不着色区、阴道镜病变可疑区取材做病理检查。宫颈活检阴性时,可用小刮匙刮取宫颈管组织送病理检查。

七、护理诊断

(1)排尿异常:与宫颈癌根治术后对膀胱功能影响有关。

(2)营养失调:与长期的阴道流血造成的贫血及癌症的消耗有关。

(3)焦虑:与子宫颈癌确诊带来的心理应激有关。

(4)恐惧:与宫颈癌的不良预后有关。

(5)自我形象紊乱:与阴道流恶臭液体及较长时间留置尿管有关。

八、护理目标

(1)患者能接受诊断,配合各种检查、治疗。

(2)出院时,患者排尿功能恢复良好。

(3)患者能接受现实,适应术后生活方式。

九、护理措施

(一)心理护理

多陪伴患者,经常与患者沟通,了解其心理特点,与患者、家属一起寻找引起不良心理反应的原因,教会患者缓解心里应激的措施,学会用积极的应对方法,如寻求别人的支持和帮助、向别人倾诉内心的感受等,使患者能以最佳的心态接受并积极配合治疗。

(二)饮食与营养

根据患者的营养状况、饮食习惯协助制订营养食谱,鼓励患者进食高能量、高维生素及营养素全面的饮食,以满足机体的需要。

(三)阴道、肠道准备

术前 3 天需每天行阴道冲洗 2 次,冲洗时动作应轻柔,以免损伤子宫颈脆性癌组织引起阴道大出血。肠道按清洁灌肠来准备。另外,术前教会患者进行肛门、阴道肌肉的缩紧与舒张练习,掌握锻炼盆底肌肉的方法。

(四)术后帮助膀胱功能恢复

由于手术范围大,可能损伤支配膀胱的神经,膀胱功能恢复缓慢,所以,一般留置尿管 7~14 天,甚至 21 天。

1.盆底肌肉的锻炼

术前教会患者进行盆底肌肉的缩紧与舒张练习,术后第 2 天开始锻炼,术后第 4 天开始锻炼腹部肌肉,如抬腿、仰卧起坐等。有资料还报道改变体位的肌肉锻炼有利排尿功能的恢复,锻炼的强度应逐渐增加。

2.膀胱肌肉的锻炼

在拔除尿管前 3 天开始定时开放尿管,每 2~3 小时放尿 1 次,锻炼膀胱功能,促进排尿功能的恢复。

3.导残余尿

在膀胱充盈的情况下拔除尿管,让患者立即排尿,排尿后,导残余尿,每天 1 次。如残余尿连续 3 次在 100 mL 以下,证明膀胱功能恢复尚可,不需再留置尿管;如残余尿超过 100 mL,应时给患者再留置尿管,保留 3~5 天后,再行拔管,导残余尿,直至低于 100 mL 以下。

(五)保持负压引流管的通畅

手术创面大,渗出多,同时淋巴回流受阻,术后常在盆腔放置引流管,应密切注意引流管是否通畅,引流液的量、色、质,一般引流管于 48~72 小时后拔除。

(六)出院指导

(1)定期随访:护士应向出院患者和家属说明随访的重要性及随访要求。第 1 年内,出院后1 个月首次随访,以后每 2~3 个月随访 1 次;第 2 年每 3~6 个月随访 1 次;第 3~5 年,每半年访 1 次;第 6 年开始每年随访 1 次。如有不适随时就诊。

（2）少数患者出院时尿管未拔,应教会患者留置尿管的护理,强调多饮水、外阴清洁的重要性,勿将尿袋高于膀胱口,避免尿液倒流,继续锻炼盆底肌肉、膀胱功能,及时到医院拔尿管、导残余尿。

（3）康复后应逐步增加活动强度,适当参加社交活动及正常的工作等,以便恢复原来的角色功能。

十、结果评价

（1）患者住院期间能以积极态度配合诊治全过程。

（2）出院时,患者无尿路感染症状,拔管后已经恢复正常排尿功能。

（3）患者能正常与人交往,正确树立自我形象。

（王　旸）

第十节　子宫内膜癌

子宫内膜癌发生于子宫体的内膜层,又称子宫体癌。绝大多数为腺癌,故亦称子宫内膜腺癌。多见于老年妇女,是女性生殖器三大恶性肿瘤之一,仅次于子宫颈癌,居第 2 位,近年来我国该病的发病率有上升趋势。腺癌是一种生长缓慢,发生转移也较晚的恶性肿瘤。但是,一旦蔓延至子宫颈,侵犯子宫肌层或子宫外,其预后极差。

一、病因

确切病因尚不清楚,可能与下列因素相关。

（一）体质因素

易发生于肥胖、高血压、糖尿病、绝经延迟、未孕或不育的妇女。这些因素是子宫内膜癌的高危因素。

（二）长期持续的雌激素刺激

在长期持续雌激素刺激而又无孕激素拮抗的情况下,可发生子宫内膜增生症（单纯型或复杂型,伴有或不伴不典型增生）,子宫内膜癌发病的危险性增高。临床常见于无排卵性疾病、卵巢女性化肿瘤等。

（三）遗传因素

约 20％的癌患者有家族史。

二、病理

（一）巨检

病变多发生于子宫底部内膜,尤其是两侧宫角。根据病变形态及范围分为两种类型。

1.局限型

肿瘤局限于部分子宫内膜,常发生在宫底部或宫角部,呈息肉状或菜花状,表面有溃疡,容易出血,易侵犯肌层。

2.弥漫型

癌肿累及大部分或全部子宫内膜,呈菜花状,可充满宫腔或脱出子宫颈口外。癌组织表面灰白色或淡黄色。质脆,易出血、坏死或有溃疡形成,侵入肌层少。晚期癌灶可侵入深肌层或宫颈,若阻塞宫颈管引起宫腔积脓。

(二)镜检

1.内膜样腺癌

最常见,占子宫内膜癌的 80%~90%,腺体异常增生,癌细胞大而不规则,核大深染。分裂活跃。

2.腺癌伴鳞状上皮分化

腺癌中含成团的分化良好的良性鳞状上皮称为腺角化癌,恶性为鳞腺癌,介于两者之间为腺癌伴鳞状上皮不典型增生。

3.浆液性腺癌

占有 10%。复杂乳头样结构、裂隙样腺体、明显的细胞复层、芽状结构形成和核异型。恶性程度很高,常见于年老的晚期患者。

4.透明细胞癌

肿瘤呈管状结构,镜下见多量大小不等、背靠背排列的小管,内衬透明的鞋钉状细胞。

三、转移途径

多数生长缓慢:局限于内膜或宫腔内时间较长,也有极少数发展较快,短期内出现转移。

(一)直接蔓延

癌灶沿子宫内膜向上蔓延生长,经子宫角达输卵管,向下蔓延累及宫颈、阴道;向肌层浸润,可穿透浆膜而延及输卵管、卵巢,并广泛种植于盆腔腹膜、直肠-子宫陷凹及大网膜。

(二)淋巴转移

为内膜癌的主要转移途径。其转移途径与肿瘤生长的部位有关。宫底部的癌灶可沿阔韧带上部的淋巴管网转移到卵巢,再向上到腹主动脉旁淋巴结。子宫角及前壁的病灶可经圆韧带转移到腹股沟淋巴结。子宫后壁的病灶可沿骶韧带至直肠淋巴结。子宫下段及宫颈管的病灶与宫颈癌的淋巴转移途径相同。

(三)血行转移

少见,出现较晚,主要转移到肺、肝、骨等处。

四、临床分期

现广泛采用国际妇产科联盟(FIGO,2000)规定的手术病理分期(表 5-3)。

表 5-3　子宫内膜癌临床分期(FIGO,2000)

期别	肿瘤累及范围
0	原位癌(浸润前癌)
I	癌局限于宫体
I a	癌局限于子宫内膜
I b	癌侵犯肌层≤1/2

期别	肿瘤累及范围
Ⅰc	癌侵犯肌层＞1/2
Ⅱ	癌累及宫颈,无子宫外病变
Ⅱa	仅宫颈黏膜腺体受累
Ⅱb	宫颈间质受累
Ⅲ	癌扩散于子宫外的盆腔内,但未累及膀胱、直肠
Ⅲa	癌累及浆膜和/或附件和/或腹腔细胞学检查阳性
Ⅲb	阴道转移
Ⅲc	盆腔淋巴结和/或腹主动脉淋巴结转移
Ⅳ	癌累及膀胱及直肠(黏膜明显受累),或有盆腔外远处转移
Ⅳa	癌累及膀胱和/或直肠黏膜
Ⅳb	远处转移,包括腹腔内转移和/或腹股沟淋巴结转移

五、临床表现

(一)症状

极早期的患者无明显症状,随着病程进展后出现下列症状。

1.阴道流血

不规则阴道流血为最常见的症状,量一般不多。绝经后患者主要表现为间歇性或持续性出血,量不多;未绝经者则表现为月经紊乱:经量增多,经期延长,或经间期出血。

2.阴道排液

少数患者述阴道排液增多,为癌肿渗出液或感染坏死所致。早期多为浆液性或浆液血性白带,晚期合并感染则为脓性或脓血性,有恶臭。

3.疼痛

通常不引起疼痛。晚期癌肿侵犯盆腔或压迫神经,可引起下腹部及腰骶部疼痛,并向下肢放射。若癌肿累及宫颈,堵塞宫颈管致使宫腔积脓时,可出现下腹胀痛或痉挛样疼痛。

4.全身症状

晚期可出现贫血、消瘦、乏力、发热、恶病质、全身衰竭等症状。

(二)体征

早期妇科检查无明显异常。随着病情发展,可有子宫增大、质地变软。有时可见癌组织自宫颈口脱出,质脆,易出血。若并发宫腔积脓,子宫明显增大、有压痛。若周围有浸润,子宫常固定,宫旁、盆腔内可触及不规则结节状物。

六、治疗原则

主要治疗方法为手术、放疗及药物治疗。早期以手术为主,晚期则采用放射、药物等综合治疗。

七、护理评估

(一)健康史

了解患者一般情况,评估高危因素,如老年、肥胖、高血压、糖尿病、不孕不育、绝经期推迟及用雌激素替代治疗等，了解有无家族肿瘤史；了解患者疾病诊疗过程及用药情况。

(二)身体状况

1.症状

评估阴道流血、排液、疼痛及有无肿瘤转移的临床表现。

2.体征

了解妇科检查的结果，如有子宫增大、变软，是否可以触及转移性结节或肿块，有无明显触痛等情况。

(三)心理-社会状况

子宫内膜癌多发生于绝经后妇女，因子女工作忙，疏于对患者的关心，使患者在精神上有较强的失落感；或因未婚、婚后不孕等易产生孤独感；加上恶性肿瘤的发生，更增加了患者的恐惧心理。

(四)辅助检查

根据病史、临床表现及辅助检查做出诊断。

1.分段诊刮

确诊子宫内膜癌最可靠的方法。先刮宫颈管，再刮宫腔，刮出物分瓶标记送病理检查。刮宫时操作要轻柔，特别是刮出豆渣样组织时，应立即停止操作，以免子宫穿孔或癌肿扩散。

2.B超

子宫增大，宫腔内可见实质不均的回声区，形态不规则，宫腔线消失。若肌层中有不规则回声紊乱区，则提示肌层有浸润。

3.宫腔镜检查

可直接观察病变大小、形态，并取活组织病理检查。

4.细胞学检查

用宫腔吸管或宫腔刷取宫腔分泌物找癌细胞，阳性率可达90%。

5.其他

CT、MRI、淋巴造影检查及血清CA125检查等。

八、护理诊断

(一)焦虑

与住院及手术有关。

(二)知识缺乏

缺乏了宫内膜癌相关的治疗、护理知识。

九、护理目标

(1)患者获得有关子宫内膜癌的治疗、护理知识。

(2)患者焦虑减轻，主动参与诊治过程。

十、护理措施

(一)心理护理

帮助患者熟悉医院环境，为患者提供安静、舒适的休息环境。告知患者子宫内膜癌的病程发展慢,是女性生殖系统恶性肿瘤预后较好的一种,以缓解或消除心理压力,增强治病的信心。

(二)生活护理

(1)卧床休息,注意保暖。鼓励患者进食高蛋白、高热量、高维生素、易消化饮食。进食不足或营养状况极差者,遵医嘱静脉补充营养。

(2)严密观察生命体征、腹痛、手术切口、血象变化;保持会阴清洁,每天用 0.1% 苯扎溴铵溶液会阴冲洗,正确使用消毒会阴垫,发现感染征象及时报告医师,并遵医嘱及时使用抗生素和其他药物。

(三)治疗配合

对于采用不同治疗方法的患者,实施相应的护理措施。手术患者注意术后病情观察,记录阴道残端出血的情况,指导患者适度地活动。孕激素治疗过程中注意药物的不良反应,指导患者坚持用药。化疗患者要注意骨髓抑制现象,做好支持护理。

(四)健康教育

1.普及防癌知识

大力宣传定期防癌普查的重要性,定期进行防癌检查;正确掌握使用雌激素的指征;绝经过渡期妇女月经紊乱或不规则流血者,应先除外子宫内膜癌;绝经后妇女出现阴道流血者警惕子宫内膜癌的可能;注意高危因素,重视高危患者。

2.定期随访

手术、放疗、化疗患者应定期随访。随访时间:术后 2 年内,每 3～6 个月 1 次;术后 3～5 年内,每6～12个月 1 次。随访中注意有无复发病灶,并根据患者康复情况调整随访时间。随访内容:盆腔检查、阴道脱落细胞学检查、胸片(6 个月至 1 年)。

十一、结果评价

(1)患者能叙述子宫内膜癌治疗和护理的有关知识。

(2)患者睡眠良好,焦虑缓解。

(王　旸)

第十一节　卵　巢　肿　瘤

卵巢肿瘤是女性生殖系统常见肿瘤之一,可发生于任何年龄。由于卵巢位于盆腔深部,卵巢肿瘤早期无症状,又缺乏早期诊断的有效方法,患者就医时,恶性肿瘤多为晚期,预后差。其死亡率已居妇科恶性肿瘤的首位,严重地威胁着妇女生命和健康。

一、分类

卵巢肿瘤的分类方法较多,世界卫生组织(WHO)1973 年制定的卵巢肿瘤组织学分类方法,将卵巢肿瘤分为卵巢上皮性肿瘤、性索间质肿瘤、生殖细胞肿瘤和转移性肿瘤。

二、常见肿瘤及病理特点

(一)卵巢上皮性肿瘤

卵巢上皮性肿瘤是最常见的卵巢肿瘤,占卵巢肿瘤的 2/3,来源于卵巢表面的表面上皮。可分良性、交界性、恶性3种。交界性肿瘤是一种低度潜在恶性肿瘤,无间质浸润,生长缓慢,转移率低,复发迟。

1.浆液性囊腺瘤

约占卵巢良性肿瘤的 25%。多为单侧,分单纯性和乳头状两种。前者中等大小,囊壁光滑。单房,囊内为淡黄色清亮液体,后者多房,囊壁上有乳头状物生长,穿透囊壁可发生腹腔种植。镜下可见囊壁内为单层立方上皮或柱状上皮,间质内见砂粒体。

2.浆液性囊腺癌

最常见的卵巢恶性肿瘤,占 40%~50%。多为双侧,实性或囊实性,表面光滑,或有乳头状生长,有出血坏死。镜下见瘤细胞大小不一,复层,排列紊乱,并向间质浸润。恶性度高,预后差。

3.黏液性囊腺瘤

约占卵巢良性肿瘤的 20%。常为单侧多房,表面光滑,灰白色,囊壁较厚,内为胶冻状黏液,可长成巨大卵巢肿瘤。镜下见囊壁内衬单层柱状上皮,产生黏液,可见杯状细胞和嗜银细胞。如囊壁破裂,瘤细胞可广泛种植于腹膜上,继续生长并分泌黏液,形成结节状,称腹膜黏液瘤。

4.黏液性囊腺癌

约占卵巢恶性肿瘤的 10%,由黏液性囊腺瘤恶变而来,多为单侧,表面光滑,实性或囊实性。镜下见腺体密集,间质较少,瘤细胞复层排列,有间质浸润。预后较好。

(二)卵巢生殖细胞肿瘤

为来源于生殖细胞的一组肿瘤,其发生率仅次于上皮性肿瘤,多见于儿童及青少年。

1.畸胎瘤

通常由 2~3 个胚层组织组成,这些组织可以是成熟的,或不成熟,肿瘤可以是囊性,也可以是实性。其恶性程度与组织分化程度有关。

(1)成熟畸胎瘤:又称皮样囊肿,是最常见的卵巢良性肿瘤。可发生于任何年龄。单侧为主,中等大小,圆形或椭圆形,表面光滑呈灰白色,囊腔内充满油脂及毛发,有时可见牙齿或骨组织。

(2)未成熟畸胎瘤:由分化程度不同的未成熟的胚胎组织组成,多为原始神经组织。多为实性,转移及复发率均较高,预后差。

2.无性细胞瘤

属中度恶性肿瘤。单侧居多,中等大小,实性,表面光滑,切面呈淡棕色。间质中常有淋巴浸润。对放疗极敏感。

3.内胚窦瘤

内胚窦瘤又称卵黄囊瘤,较罕见。瘤体较大,单侧,圆形或卵圆形。切面实性为主,灰黄色,常有出血坏死。瘤细胞可产生甲胎蛋白(AFP)。生长迅速,早期即出现转移,故恶性度极高,预后差。

(三)卵巢性索间质肿瘤

来源于原始性腺中的性索及间质,占卵巢恶性肿瘤的 5%~8%。本组肿瘤多具有内分泌功能,可分泌性激素。

1.颗粒细胞瘤

颗粒细胞瘤占性索间质肿瘤的 80％左右,为低度恶性肿瘤,任何年龄均可发生,45～55 岁常见。多为单侧,圆形或卵圆形,大小不一,表面光滑。切面组织脆而软,伴有出血坏死灶。一般预后良好,5 年生存率达 80％以上。

2.卵泡膜细胞瘤

卵泡膜细胞瘤为实质性的良性肿瘤,单侧,大小不一,呈圆形或卵圆形,切面灰白色,瘤细胞呈短梭形,胞浆中含有脂质,排列呈漩涡状。可分泌雌激素,故有女性化作用。

3.纤维瘤

纤维瘤为良性肿瘤,多发生于中年妇女,常为单侧,中等大小,实性,表面光滑。切面灰白色,质地坚硬,纤维组织呈编织状排列。可伴有胸腔积液或腹水,称为梅格斯综合征,肿瘤切除后,胸腔积液、腹水可自然消退。

4.支持细胞-间质细胞瘤

支持细胞-间质细胞瘤又称睾丸母细胞瘤,是一种能分泌男性激素的肿瘤,为低度恶性,罕见,多发生于 40 岁以下的妇女。单侧,实性、较小,表面光滑,有时呈分叶状,切面灰白色。镜下可见不同程度的支持细胞及间质细胞。患者常有男性化症状。5 年存活率为 70％～90％。

(四)卵巢转移性肿瘤

卵巢转移性肿瘤约占卵巢肿瘤的 5％～10％。身体各部位的肿瘤均可能转移到卵巢,以乳腺、胃肠道、子宫的肿瘤最多见。库肯勃瘤是来自胃肠道的卵巢转移癌,呈双侧性、实性、中等大小、表面光滑。镜下可见印戒细胞。恶性度高,预后极差。

三、恶性肿瘤的分期

采用国际妇产科联盟(FIGO,2000)的手术病理分期(表 5-4)。

表 5-4　原发性卵巢恶性肿瘤的手术病理分期(FIGO,2000)

期别	肿瘤累及范围
I	肿瘤局限于卵巢
Ⅰa	肿瘤局限于一侧卵巢,包膜完整,表面无肿瘤,腹水或腹腔冲洗液中未查见恶性细胞
Ⅰb	肿瘤局限于两侧卵巢,包膜完整。表面无肿瘤。腹水或腹腔冲洗液中未查见恶性细胞
Ⅰc	肿瘤局限于单侧或两侧卵巢,伴有以下任何一项者:包膜破裂、卵巢表面有肿瘤、腹水或腹腔冲洗液中查见恶性细胞
Ⅱ	肿瘤累及一侧或双侧卵巢,伴盆腔内扩散
Ⅱa	蔓延和/或转移到子宫和/或输卵管,腹水或冲洗液中无恶性细胞
Ⅱb	蔓延到其他盆腔组织,腹水或冲洗液中无恶性细胞
Ⅱc	Ⅱa 或Ⅱb 病变,但腹水或冲洗液中查见恶性细胞
Ⅲ	一侧或双侧卵巢肿瘤,镜检证实有盆腔外的腹膜转移和/或区域淋巴结转移,肝表面转移为Ⅲ期
Ⅲa	淋巴结阴性,组织学证实盆腔外腹膜表面有镜下转移
Ⅲb	淋巴结阴性,腹腔转移灶直径≤2 cm
Ⅲc	腹膜转移灶直径>2 cm 和/或腹膜后区域淋巴结阳性
Ⅳ	远处转移(胸腔积液有癌细胞,肝实质转移)

四、临床表现

(一)症状

卵巢肿瘤早期多无自觉症状,常在妇科检查或做 B 超时发现。随着肿瘤的增大,出现腹胀不适、尿频、便秘、心悸、气急等压迫症状,腹部触及肿块。如为恶性肿瘤,腹部肿块短期内迅速增大,出现腹胀、腹水;若肿瘤压迫神经、血管或向周围组织浸润,可引起腹痛、腰痛、下肢疼痛及水肿。晚期可出现恶病质。

(二)体征

妇科检查在子宫一侧或双侧扪及囊性或实质性肿物,良性肿瘤包块多囊性、表面光滑、活动与子宫不相连;恶性肿瘤包块多为双侧、实性、表面高低不平、固定不动,直肠-子宫陷凹可触及大小不等的结节。

(三)卵巢良、恶性肿瘤的鉴别

表 5-5。

表 5-5 卵巢良性肿瘤与恶性肿瘤的鉴别

	卵巢良性肿瘤	卵巢恶性肿瘤
病史	生长缓慢,病程长,多无症状,生育期多见	生长迅速,病程短,幼女、青春期或绝经后妇女多见
体征	多为单侧,囊性,表面光滑,活动,一般无腹水	多为双侧,实性或囊性表面不规则,固定,直肠陷凹可触及结节,常伴腹水,且为血性,可查见癌细胞
一般情况	良好,多无不适	逐渐出现恶病质
B 超	边界清楚,液性暗区,有间隔光带	肿块边界不清,液性暗区,光点杂乱

五、常见并发症

(一)蒂扭转

蒂扭转是卵巢肿瘤最常见的并发症,也是妇科常见的急腹症之一。多见于瘤蒂长,活动度好,中等大小,重心不均的肿瘤,以成熟畸胎瘤最多见。常发生于体位改变或妊娠期、产褥期子宫位置发生变化时。卵巢肿瘤的蒂由骨盆漏斗韧带、卵巢固有韧带及输卵管组成。发生扭转后,因血液循环障碍,瘤体增大、缺血坏死呈紫黑色,可发生破裂或继发感染(图 5-10)。

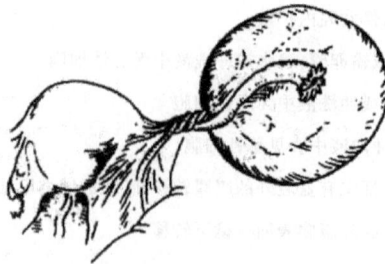

图 5-10 卵巢肿瘤蒂扭转

其主要症状是突然发生的下腹部一侧剧烈疼痛,伴有恶心、呕吐甚至休克,系腹膜牵引绞窄所致。妇科检查子宫一侧扪及肿块,张力较高,压痛以瘤蒂部最明显,并有局限性肌紧张。扭转有时可自然复位,腹痛随之缓解。

蒂扭转一旦确诊,应立即手术切除肿瘤。手术时应先钳夹蒂根部,再切除肿瘤及瘤蒂,钳夹前切不可将扭转复位,以免栓子脱落引起栓塞。

(二)破裂

有外伤性破裂和自发性破裂两种。外伤性破裂可因腹部受到重击、分娩、性交、妇科检查及穿刺引起,自发性破裂则可由肿瘤生长过快所致或恶性肿瘤浸润穿透囊壁。其症状轻重与破口大小、流入腹腔囊液的性质、数量有关。轻者仅有轻度腹痛,重者致剧烈腹痛伴恶心、呕吐,有时导致内出血、腹膜炎。

(三)感染

多继发于蒂扭转或破裂后,也可由邻近器官感染蔓延所致。主要表现为发热、腹痛,肿块压痛、腹肌紧张,白细胞升高。

(四)恶变

恶变早期多无症状,若肿瘤短时间内迅速增大,应疑有恶变。若出现腹水,已属晚期。因此,确诊为卵巢肿瘤者应尽早手术。

六、治疗原则

(一)良性肿瘤

一经确诊,即应手术治疗。可根据患者的年龄、有无生育要求及对侧卵巢情况决定手术范围。年轻、单侧良性肿瘤可行卵巢肿瘤剥出术、卵巢切除术或患侧附件切除术。围绝经期妇女可行全子宫及双附件切除术。

(二)恶性肿瘤

以手术为主,辅以化疗、放疗。

1.手术

手术是恶性卵巢肿瘤的首选方法。首次手术尤为重要。疑为恶性肿瘤者,应尽早剖腹探查。早期患者一般做全子宫、双附件加大网膜切除及盆腔、腹主动脉旁淋巴结清扫术。晚期可行肿瘤细胞减灭术。

2.化疗

化疗为主要的辅助治疗方法。卵巢恶性肿瘤对化疗比较敏感,可用于预防肿瘤复发、消除残留病灶,或已无法施行手术的晚期患者。常用的化疗药物有顺铂、环磷酰胺、多柔比星、氟尿嘧啶、放线菌素 D 等。多采用联合化疗。

3.放疗

放疗常作为手术后的辅助治疗,无性细胞瘤对放疗最敏感;颗粒细胞瘤中度敏感,上皮性癌也有一定的敏感性。

七、护理评估

(一)健康史

卵巢肿瘤病因不清楚,一般认为与遗传和家族史有关,20％～25％卵巢恶性肿瘤患者有家族史;此外,还与饮食习惯(如长期食用高胆固醇食物)及内分泌因素有关。所以需评估患者年龄、生育史、有无其他肿瘤疾病史及卵巢肿瘤的家族史。了解有无相关的内分泌、饮食等高危因素。

(二)身体状况

1.症状

卵巢肿瘤体积较小或发病初期常无症状。产生激素的卵巢肿瘤在发病初期可以引起月经紊乱。随着卵巢肿瘤体积增大,患者会有肿胀感,继续长大可出现尿频、便秘等压迫症状。晚期卵巢肿瘤患者出现消瘦、贫血、恶病质表现。

2.体征

评估患者妇科检查的结果,注意有无腹围增大、有无腹水、卵巢肿瘤的性质、肿瘤的部位及其大小等情况。

(三)心理-社会状况

卵巢肿瘤性质确定之前,患者及家属多表现为紧张不安和焦虑,既想得到确切的结果,又怕诊断为恶性肿瘤。而一旦确诊为恶性,因手术和反复化疗影响其正常生活、疾病可能导致死亡等原因,患者表现为悲观、抑郁甚至绝望的情绪。

(四)辅助检查

1.B超检查

可了解肿块的位置、大小、形态和性质,与子宫的关系,并可鉴别卵巢肿瘤、腹水或结核性包裹性积液。

2.细胞学检查

腹水或腹腔冲洗液找癌细胞,可协助诊断及临床分期。

3.腹腔镜检查

可直接观察肿块的部位、形态、大小、性质,并可行活检或抽取腹腔液进行细胞学检查。

4.肿瘤标志物检查

卵巢上皮性癌患者血清中癌抗原(CA125)水平升高,黏液性卵巢癌时癌胚抗原(CEA)升高,卵巢绒癌时绒毛膜促性腺激素(HCG)升高;甲胎蛋白(AFP)则对内胚窦瘤、未成熟畸胎瘤有诊断意义;颗粒细胞瘤、卵泡膜细胞瘤患者体内雌激素水平升高。睾丸母细胞瘤患者尿中 17-酮、17-羟类固醇升高。

八、护理诊断

(1)疼痛:与卵巢肿瘤蒂扭转或肿瘤压迫有关。

(2)营养失调,低于机体需要量:与恶性肿瘤、治疗不良反应及产生腹水有关。

(3)预感性悲哀:与卵巢癌预后不佳有关

九、护理目标

(1)患者疼痛减轻或消失。

(2)患者营养摄入充足。

(3)患者能正确面对疾病,焦虑程度减轻。

十、护理措施

(一)心理护理

护理人员应有同情心,关心体贴患者,建立良好的护患关系,详细了解患者的疑虑和需求,认真听取患者的诉说,并对患者所提出的各种疑问给予明确答复;鼓励患者尽可能参与护理计划,鼓励家属参与照顾患者,让患者能感受到来自多方面的关爱,尤其是确定肿瘤是良性者,要及时将诊断结果告诉患者,消除其紧张焦虑心理,从而增强战胜疾病的信心。

(二)饮食护理

疾病及化疗通常会使患者营养失调。应鼓励患者进食高蛋白、高维生素、营养素全面且易消化的饮食。进食不足和全身营养状况极差者,遵医嘱静脉补充高营养液及成分输血等,保证治疗效果。

(三)病情观察

术后注意观察切口及阴道残端有无渗血、渗液并及时更换敷料与会阴血垫。对切口疼痛者遵医嘱应用镇痛剂。对行肿瘤细胞减灭术者,术后一般放置腹膜外引流管与腹腔化疗管各1根。对留置的化疗管末端用无菌纱布包扎,固定于腹壁,防止脱落,以备术后腹腔化疗所用。引流管接负压引流袋,固定好,保持引流通畅,记录引流量与引流液性质。

(四)接受各种检查和治疗的护理

1.手术后一般护理

见腹部手术后护理。一般术后第2天血压稳定后取半卧位,利于腹腔及阴道分泌物的引流,减少炎症与腹胀发生。对行肠切除患者应暂禁食,根据医嘱行持续胃肠减压,保持通畅,记录引流量及性质。对未侵及肠管者,于第2天可给流质饮食,同时服用胃肠动力药,促进肠蠕动恢复,3天后根据肠蠕动恢复情况改半流质饮食或普通饮食,保持大便通畅。卧床期间,做好皮肤护理,避免压疮。鼓励床上活动,叩背,及时清除痰液,防止肺部并发症,待病情许可后,协助患者离床活动。

2.腹腔插管化疗的护理

卵巢癌患者术中往往发现盆腹腔各脏器浆膜表面广泛播散粟粒样或较大的植入病灶,经肿瘤减灭术后仍存散在病灶,术后腹腔插管化疗可使化疗药物与病灶直接接触,使局部药物浓度升高,而体循环的药物浓度较低。腹腔化疗能提高疗效并减少因化疗引起的全身反应。化疗方案根据组织学分类而定,多在腹部切口拆除缝线后行第1个疗程,或术中腹腔即放置化疗药,待1个月后再行第2个疗程。腹腔灌注化疗药物时应严格无菌操作,防止感染,注药前先注入少量生理盐水,观察注药管是否通畅,有无外渗。灌注药液量多时,应先将液体适当加温,避免药液过凉,导致患者寒战。灌注完毕,注药管末端包扎,嘱患者翻身活动,使药物在腹腔内均匀分布。

3.并发症观察与护理

同腹部手术后并发症观察与护理。

(五)健康教育

1.预防

30岁以上妇女,应每年进行1次妇科检查。高危人群不论年龄大小,最好每半年接受1次检查,以排除卵巢肿瘤。

2.出院指导

对手术后患者出院前应进行康复指导,对单纯一侧附件切除的患者也可因性激素水平波动而出现停经、潮热等症状。让患者了解这些症状,有一定心理准备,必要时可在医师指导下接受雌激素补充治疗,以缓解症状。对行卵巢癌根治术后患者应根据病理报告的组织学类型、临床分期和组织学分级,告知家属,并讲清后期化疗的必要性,化疗既可用于预防复发,也可用于手术未能全部切除者。化疗多需 8～10 个疗程,一般为每月 1 次,化疗应在医院进行,以便随时进行各系统化疗不良反应的监测,护士应督促、协助患者克服实际困难,正确指导患者减轻化疗反应,顺利完成治疗计划。

3.做好随访

未手术的患者 3～6 个月随访 1 次,观察肿瘤的大小变化情况。良性肿瘤术后按一般腹部手术后 1 个月常规进行复查。恶性肿瘤术后易于复发,应长期随访。术后 1 年每月 1 次;术后第 2 年每 3 个月 1 次;术后 3～5 年每 3～6 个月 1 次;以后可每年 1 次。

十一、结果评价

(1)患者能说出应对疼痛的方法,自述疼痛减轻。

(2)患者合理膳食,能维持体重。

(3)患者能正常与人交往,树立正确自我形象。

(冯金英)

第六章

产科常见疾病护理

第一节 羊水异常

一、概述

(一)定义及发病率

(1)羊水过多:妊娠期间羊水量超过 2 000 mL 者,称为羊水过多。羊水的外观和性状与正常无异样,多数孕妇羊水增多缓慢,在较长时间内形成,称为慢性羊水过多;少数孕妇可在数天内羊水急剧增加,称为急性羊水过多。其发生率为 0.5%~1%。

(2)妊娠晚期羊水量少于 300 mL 称为羊水过少。羊水过少的发病率为 0.4%~4%。羊水过少严重影响胎儿预后,羊水量少于 50 mL,围生儿的死亡率也高达 88%。

(二)主要发病机制

胎儿畸形羊水循环障碍,多胎妊娠血压循环量增加胎儿尿量增加,胎盘病变、妊娠合并症等导致羊水过多或过少。

(三)治疗原则

取决于胎儿有无畸形、孕周大小及孕妇自觉症状的严重程度,羊水过多时在分娩期应警惕脐带脱垂和胎盘早剥的发生。

二、护理评估

(一)健康史

详细询问病史,了解孕妇年龄、有无妊娠合并症、有无先天畸形家族史及生育史。羊水过少同时了解孕妇自觉胎动情况。

(二)生理状况

1.症状体征

(1)羊水过多:①急性羊水过多较少见。多发生于妊娠 20~24 周,由于羊水量急剧增多,在数天内子宫急剧增大,横膈上抬,患者出现呼吸困难,不能平卧,甚至出现发绀,孕妇表情痛苦,腹部因张力过大而感到疼痛,食量减少。由于胀大的子宫压迫下腔静脉,影响静脉回流,导致孕妇下肢及外阴部水肿、静脉曲张。②慢性羊水过多较多见。多发生于妊娠晚期,羊水可在数周内逐渐增多,多数孕妇能适应,常在产前检查时发现。孕妇子宫大于妊娠月份,腹部膨隆,腹壁皮肤发亮、变薄,触诊时感到皮肤张力大,胎位不清,胎心遥远或听不到。羊水过多孕妇容易并发妊娠期高血压疾病、胎位不正、早产等。患者破膜后因子宫骤然缩小,可以引起胎盘早剥。产后因子宫过大可引起子宫收缩乏力而致产后出血。

(2)羊水过少:孕妇于胎动时感觉腹痛,检查时发现宫高、腹围小于同期正常妊娠孕妇,子宫的敏感度较高,轻微的刺激即可引起宫缩,临产后阵痛剧烈,宫缩不协调,宫口扩张缓慢,产程延长。羊水过少若发生在妊娠早期,可以导致胎膜与胎体相连;若发生妊娠中、晚期,子宫周围压力容易对胎儿产生影响,造成胎儿斜颈、曲背、手足畸形等异常。

2.辅助检查

(1)B超:测量单一最大羊水暗区垂直深度(AFV)≥8 cm 即可诊断为羊水过多,其中,若用羊水指数法,羊水指数(AFI)≥25 cm 为羊水过多。测量单一最大羊水暗区垂直深度≤2 cm 即可考虑为羊水过少;≤1 cm 为严重羊水过少;若用羊水指数法,AFI≤5.0 cm 诊断为羊水过少;<8.0 cm 应警惕羊水过少的可能。除羊水测量外,B超还可判断胎儿有无畸形,羊水与胎儿的交界情况等。

(2)神经管缺陷胎儿的检测:此类胎儿可做羊水及母血甲胎蛋白(AFP)测定。若为神经管缺陷胎儿,羊水中的甲胎蛋白均值超过正常妊娠平均值 3 个标准差以上有助于诊断。

(3)电子胎儿监护:可出现胎心变异减速和晚期减速。

(4)胎儿染色体检查:需排除胎儿染色体异常时可做羊水细胞培养,或采集胎儿脐带血细胞培养,做染色体核型分析,荧光定量 PCR 法快速诊断。

(5)羊膜囊造影:用以了解胎儿有无消化道畸形,但应注意造影剂对胎儿有一定损害,还可能引起胎儿早产和宫腔内感染,应慎用。

3.高危因素

胎儿畸形、胎盘功能减退、羊膜病变、双胎、母胎血型不合、糖尿病、母体妊娠期高血压疾病可能导致的胎盘血流减少等。

4.心理-社会因素

孕妇及家属因担心胎儿可能会有某种畸形,会感到紧张、焦虑不安,甚至产生恐惧心理。

三、护理措施

(一)一般护理

向孕妇及其家属介绍羊水过多或过少的原因及注意事项。包括指导孕妇摄取低钠饮食,防止便秘;减少增加腹压的活动以防胎膜早破。改善胎盘血液供应;自觉胎动监测;出生后的胎儿应认真全面评估,识别畸形。

(二)症状护理

观察孕妇的生命体征,定期测量宫高、腹围和体重,判断病情进展,并及时发现并发症。观察胎心、胎动及宫缩,及早发现胎儿宫内窘迫及早产的征象。羊水过多时人工破膜应密切观察胎心和宫缩,及时发现胎盘早剥和脐带脱垂的征象。产后应密切观察子宫收缩及阴道流血情况,防止产后出血。发生羊水过少时,严格 B 超监测羊水量。并注意观察有无胎儿畸形。

（三）孕产期处理

（1）羊水过多：腹腔穿刺放羊水时应防止速度过快、量过多，一次放羊水量不超过 1 500 mL，放羊水后腹部放置沙袋或加腹带包扎以防血压骤降发生休克。腹腔穿刺放羊水注意无菌操作，防止发生感染，同时按医嘱给予抗感染药物。

（2）羊水过少合并有过期妊娠、胎儿生长受限等需及时终止妊娠者，应遵医嘱做好阴道助产或剖宫产的准备。若羊水过少合并胎膜早破或者产程中发现羊水过少，需遵医嘱进行预防性羊膜腔灌注治疗者，应注意严格无菌操作，防止发生感染，同时按医嘱给予抗感染药物。有国外文献报道羊膜腔输液的治疗方法不降低剖宫产和新生儿窒息的发生率，反而可能增加胎粪吸入综合征的发生率，此项治疗手段现已较少应用。

（四）心理护理

让孕妇及家人了解羊水过多或过少的发生发展过程，正确面对羊水过多或过少可能给胎儿带来的不良结局，引导孕产妇减少焦虑，主动配合参与治疗护理过程。

四、健康指导

羊水过多或过少胎儿正常者，母婴健康平安，做好正常分娩及产后的健康指导；羊水过多或过少合并胎儿畸形者，积极进行健康宣教，引导孕产妇正确面对，终止妊娠，顺利度过产褥期。

五、注意事项

腹腔穿刺放羊水时严格操作注意事项；严密观察羊水量、性质、病情等变化。

（冯金英）

第二节 脐带异常

一、概述

（一）定义

脐带异常包括脐带先露或脱垂、脐带缠绕、脐带长度异常、脐带打结、脐带扭转等，可引起胎儿急性或慢性缺氧，甚至胎死宫内。本节以脐带先露与脱垂为例进行讨论。脐带先露是指胎膜未破时脐带位于胎先露部前方或一侧，脐带脱垂是指胎膜破裂后脐带脱出于宫颈口外，降至阴道内甚至露于外阴部。

（二）病因

导致脐带先露与脱垂的主要原因有头盆不称、胎头入盆困难、胎位异常（如臀先露、肩先露、枕后位）、胎儿过小、羊水过多、脐带过长、脐带附着异常及低置胎盘等。

（三）治疗原则

早期发现脐带异常，迅速解除脐带受压，选择正确的分娩方式，保障胎儿安全。

二、护理评估

(一)健康史
详细了解产前检查结果,有无羊水过多、胎儿过小、胎位异常、低置胎盘等。

(二)生理状况

1.症状

若脐带未受压可无明显症状,若脐带受压,产妇自觉胎动异常甚至消失。

2.体征

出现频繁的变异减速,上推胎先露部及抬高臀部后恢复,若胎儿缺氧严重可伴有胎心消失。胎膜已破者,阴道检查可在胎先露旁或其前方触及脐带,甚至脐带脱出于外阴。

3.辅助检查

(1)产科检查:在胎先露旁或其前方触及脐带,甚至脐带脱出于外阴。

(2)胎儿电子监护:伴有频繁的变异减速,甚至胎心音消失。

(3)B超检查:有助于明确诊断。

(三)心理-社会因素
评估孕产妇及家属有无焦虑、恐慌等心理问题,对脐带脱垂的认识程度及家庭支持度。

(四)高危因素

(1)胎儿过小者。

(2)羊水过多者。

(3)脐带过长者。

(4)胎先露部入盆困难者。

(5)胎位异常者,如肩先露、臀先露等。

(6)胎膜早破而胎先露未衔接者。

(7)脐带附着位置低或低置胎盘者。

三、护理措施

(一)一般护理
除产科一般护理外,还需注意协助孕妇取臀高位卧床休息,缓解脐带受压。

(二)分娩方式的选择

1.脐带先露

若为经产妇、胎膜未破、宫缩良好,且胎心持续良好者,可在严密监护下经阴道分娩;若为初产妇或足先露、肩先露者,应行剖宫产术。

2.脐带脱垂

胎心尚好,胎儿存活者,应尽快娩出胎儿。若宫口开全,胎先露部已达坐骨棘水平以下者,还纳脐带后行阴道助产术;若宫口未开全,应立即协助产妇取头低臀高位,将胎先露部上推,还纳脐带,应用宫缩抑制剂,缓解脐带受压,严密监测胎心的同时尽快行剖宫产术。

(三)心理护理

(1)了解孕产妇及家属的心理状态,并予以心理支持,缓解其紧张、焦虑情绪。

(2)讲解脐带脱垂相关知识,以取得其对诊疗护理工作的配合。

四、健康指导

(1)教会孕妇自数胎动,以便早期发现胎动异常。

(2)督促其定期产前检查,妊娠晚期及临产后再次行超声检查。

五、注意事项

脐带脱垂为非常紧急的情况,一旦发现,应立即进行脐带还纳并保持手在阴道内直到胎儿娩出。

（冯金英）

第三节 自 然 流 产

妊娠不足 28 周、胎儿体重不足 1 000 g 而终止者,称为流产。妊娠 12 周前终止者,称为早期流产,妊娠 12 周至不足 28 周终止者,称为晚期流产。流产分为自然流产和人工流产。自然流产占妊娠总数的 10%～15%,其中早期流产占 80% 以上。

一、病因

自然流产病因包括胚胎因素、母体因素、免疫功能异常和环境因素。

(一)胚胎因素

染色体异常是早期流产最常见的原因。半数以上与胚胎染色体异常有关。染色体异常包括数目异常和结构异常。除遗传因素外,感染、药物等因素也可引起胚胎染色体异常。若发生流产,多为空孕囊或已退化的胚胎。少数至妊娠足月可能娩出畸形儿,或有代谢及功能缺陷。

(二)母体因素

1.全身性疾病

孕妇患全身性疾病(如严重感染、高热等疾病)刺激子宫强烈收缩导致流产;引发胎儿缺氧(如严重贫血或心力衰竭)、胎儿死亡(如细菌毒素和某些病毒如巨细胞病毒、单纯疱疹病毒经胎盘进入胎儿血循环)或胎盘梗死(如孕妇患慢性肾炎或高血压)均可导致流产。

2.生殖器官异常

子宫畸形(如子宫发育不良、双子宫、子宫纵隔等)、子宫肿瘤(如黏膜下肌瘤等),均可影响胚胎着床发育而导致流产。宫颈重度裂伤、宫颈内口松弛引发胎膜早破而发生晚期自然流产。

3.内分泌异常

黄体功能不足、甲状腺功能减退、严重糖尿病血糖未能控制等,均可导致流产。

4.强烈应激与不良习惯

妊娠期无论严重的躯体(如手术、直接撞击腹部、性交过频)或心理(过度紧张、焦虑、恐惧、忧伤等精神创伤)的不良刺激均可导致流产。孕妇过量吸烟、酗酒,过量饮咖啡、二醋吗啡(海洛因)等毒品,均有导致流产的报道。

5.免疫功能异常

胚胎及胎儿属于同种异体移植物。母体对胚胎及胎儿的免疫耐受是胎儿在母体内得以生存的基础。若孕妇于妊娠期间对胎儿免疫耐受降低可致流产。

6.环境因素

过多接触放射线和砷、铅、甲醛、苯、氯丁二烯、氧化乙烯等化学物质,都有可能引起流产。

二、病理

孕 8 周前的早期流产,胚胎多先死亡。随后发生底蜕膜出血并与胚胎绒毛分离、出血,已分离的胚胎组织作为异物有可引起子宫收缩,妊娠物多能完全排出。因这时胎盘绒毛发育不成熟,与子宫蜕膜联系尚不牢固,胚胎绒毛易与底蜕膜分离,出血不多。早期流产时胚胎发育异常,一类是全胚发育异常,即生长结构障碍,包括无胚胎、结节状胚、圆柱状胚和发育阻滞胚;另一类是特殊发育缺陷,以神经管畸形、肢体发育缺陷等最常见。孕 8~12 周时胎盘绒毛发育茂盛,与底蜕膜联系较牢固,流产的妊娠物往往不易完整排出,部分妊娠物滞留在宫腔内,影响子宫收缩,导致出血量较多。孕 12 周以后的晚期流产,胎盘已完全形成,流产时先出现腹痛,然后排出胎儿、胎盘。胎儿在宫腔内死亡过久,被血块包围,形成血样胎块而引起出血不止。也可因血红蛋白长久被吸收而形成肉样胎块,或胎儿钙化后形成石胎。其他尚可见压缩胎儿、纸样胎儿、浸软胎儿、脐带异常等病理表现。

三、临床表现

主要为停经后阴道流血和腹痛。

(一)孕 12 周前的早期流产

开始时绒毛与蜕膜剥离,血窦开放,出现阴道流血,剥离的胚胎和血液刺激子宫收缩,排出胚胎或胎儿,产生阵发性下腹部疼痛。胚胎或胎儿及其附属物完全排出后,子宫收缩,血窦闭合,出血停止。

(二)孕 12 周后的晚期流产

晚期流产的临床过程与早产和足月产相似,胎儿娩出后胎盘娩出,出血不多。

由此可见,早期流产的临床全过程表现为先出现阴道流血,而后出现腹痛。晚期流产的临床全过程表现为先出现腹痛(阵发性子宫收缩),而后出现阴道流血。

四、临床类型

按自然流产发展的不同阶段,分为以下临床类型。

(一)先兆流产

先兆流产是指妊娠 28 周前先出现少量阴道流血,常为暗红色或血性白带,无妊娠物排出,随后出现阵发性下腹痛或腰背痛。妇科检查宫颈口未开,胎膜未破,子宫大小与停经周数相符。经休息及治疗后症状消失,可继续妊娠;若阴道流血量增多或下腹痛加剧,可发展为难免流产。

(二)难免流产

难免流产是指流产不可避免。在先兆流产基础上,阴道流血量增多,阵发性下腹痛加剧,或出现阴道流液(胎膜破裂)。产科检查宫颈口已扩张,有时可见胚胎组织或胎囊堵塞于宫颈口内,子宫大小与停经周数基本相符或略小。

（三）不全流产

不全流产是指难免流产继续发展,部分妊娠物排出宫腔,且部分残留于宫腔内或嵌顿于宫颈口处,或胎儿排出后胎盘滞留宫腔或嵌顿于宫颈口,影响子宫收缩,导致大量出血,甚至发生休克。产科检查见宫颈口已扩张,宫颈口有妊娠物堵塞及持续性血液流出,子宫小于停经周数。

（四）完全流产

完全流产是指妊娠物已全部排出,阴道流血逐渐停止,腹痛逐渐消失。产科检查宫颈口已关闭,子宫接近正常大小。

自然流产的临床过程简示如下。

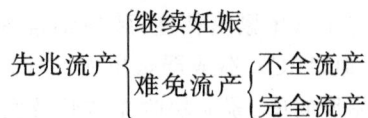

先兆流产 $\begin{cases} 继续妊娠 \\ 难免流产 \begin{cases} 不全流产 \\ 完全流产 \end{cases} \end{cases}$

（五）其他特殊情况

流产有以下 3 种特殊情况。

1.稽留流产

稽留流产又称过期流产。指胚胎或胎儿已死亡滞留宫腔内未能及时自然排出者。典型表现为早孕反应消失,有先兆流产症状或无任何症状,子宫不再增大反而缩小。若已到中期妊娠,孕妇腹部不见增大,胎动消失。产科检查宫颈口未开,子宫较停经周数小,质地不软,未闻及胎心。

2.复发性流产

复发性流产是指连续自然流产 3 次及 3 次以上者。每次流产多发生于同一妊娠月份,其临床经过与一般流产相同。早期流产常见原因为胚胎染色体异常、免疫功能异常、黄体功能不足、甲状腺功能减退症等。晚期流产常见原因为子宫畸形或发育不良、宫颈内口松弛、子宫肌瘤等。宫颈内口松弛常发生于妊娠中期,胎儿长大,羊水增多,宫腔内压力增加,羊膜囊经宫颈内口突出,宫颈管逐渐缩短、扩张。患者常无自觉症状,一旦胎膜破裂,胎儿迅即娩出。

3.流产合并感染

在流产过程中,若阴道流血时间长,有组织残留于宫腔内或非法堕胎。有可能引起宫腔感染,常为厌氧菌及需氧菌混合感染,严重感染可扩展至盆腔、腹腔甚至全身,并发盆腔炎性疾病、腹膜炎、败血症及感染性休克。

五、处理

确诊流产后,应根据自然流产的不同类型进行相应处理。

（一）先兆流产

卧床休息,禁性生活,必要时给予对胎儿危害小的镇静剂。黄体功能不足者可肌内注射黄体酮注射液10～20 mg,每天或隔天一次,也可口服维生素 E 保胎治疗;甲状腺功能减退者可口服小剂量甲状腺片。经治疗 2 周,若阴道流血停止,B 超检查提示胚胎存活,可继续妊娠。若临床症状加重。B 超检查发现胚胎发育不良（β-hCG 持续不升或下降）,表明流产不可避免,应终止妊娠。此外,应重视心理治疗,使其情绪安定,增强信心。

（二）难免流产

一旦确诊,应尽早使胚胎及胎盘组织完全排出。早期流产应及时行刮宫术,对妊娠物应仔细检查,并送病理检查。晚期流产时,子宫较大,出血较多,可用缩宫素 10～20 U 加于 5％葡萄糖注射液 500 mL 中静脉滴注,促进子宫收缩。当胎儿及胎盘排出后检查是否完全,必要时刮宫以清除宫腔内残留的妊娠物,并给予抗生素预防感染。

(三)不全流产

一经确诊,应尽快行刮宫术或钳刮术,清除宫腔内残留组织。阴道大量出血伴休克者,应同时输血输液,并给予抗生素预防感染。

(四)完全流产

流产症状消失,B 超检查证实宫腔内无残留物,若无感染征象,不需特殊处理。

(五)稽留流产

处理较困难,胎盘组织机化,与子宫壁紧密粘连,致使刮宫困难。稽留时间过长可能发生凝血功能障碍,导致弥散性血管内凝血(DIC),造成严重出血。处理前应检查血常规、出凝血时间、血小板计数、血纤维蛋白原、凝血酶原时间、凝血块收缩试验及血浆鱼精蛋白副凝试验(3P 试验)等,并做好输血准备。子宫<12 孕周者,可行刮宫术,术中肌内注射缩宫素,手术应特别小心,避免子宫穿孔,一次不能刮净,于 5～7 天后再次刮宫。子宫>12 孕周者,应静脉滴注缩宫素,促使胎儿、胎盘排出。若出现凝血功能障碍。应尽早使用肝素、纤维蛋白原及输新鲜血、新鲜冷冻血浆等,待凝血功能好转后,再行刮宫。

(六)复发性流产

染色体异常夫妇应于孕前进行遗传咨询。确定是否可以妊娠;女方通过产科检查、子宫输卵管造影及宫腔镜检查明确子宫有无畸形与病变,有无宫颈内口松弛等。宫颈内口松弛者应在妊娠前行宫颈内口修补术,或于孕 14～18 周行宫颈内口环扎术,术后定期随诊,提前住院,待分娩发动前拆除缝线。若环扎术后有流产征象,治疗失败,应及时拆除缝线,以免造成宫颈撕裂。当原因不明的习惯性流产妇女出现妊娠征兆时,应及时补充维生素 E、肌内注射黄体酮注射液10～20 mg,每天 1 次,或肌内注射绒毛膜促性腺激素(HCG)3 000 U,隔天 1 次,用药至孕 12 周时即可停药。应安定患者情绪并嘱卧床休息、禁性生活。有学者对不明原因的复发流产患者行主动免疫治疗,将丈夫的淋巴细胞在女方前臂内侧或臀部做多点皮内注射,妊娠前注射 2～4 次,妊娠早期加强免疫 1～3 次,妊娠成功率达 86% 以上。

(七)流产合并感染

治疗原则为在控制感染的同时尽快清除宫内残留物。若阴道流血不多,先选用广谱抗生素 2～3 天,待感染控制后再行刮宫。若阴道流血量多,静脉滴注抗生素及输血的同时,先用卵网钳将宫腔内残留大块组织夹出,使出血减少,切不可用刮匙全面搔刮宫腔,以免造成感染扩散。术后应继续用广谱抗生素,待感染控制后再行彻底刮宫。若已合并感染性休克者,应积极进行抗休克治疗,病情稳定后再行彻底刮宫。若感染严重或有盆腔脓肿形成,应行手术引流,必要时切除子宫。

六、护理

(一)护理评估

1.病史

停经、阴道流血和腹痛是流产孕妇的主要症状。应详细询问患者停经史、早孕反应情绪;阴道流血的持续时间与阴道流血量;有无腹痛,腹痛的部位、性质及程度。此外,还应了解阴道有无水样排液,排液的色、量和有无臭味,以及有无妊娠产物排出等。对于既往病史,应全面了解孕妇在妊娠期间有无全身性疾病、生殖器官疾病、内分泌功能失调及有无接触有害物质等，以识别发生流产的诱因。

2.身心诊断

流产孕妇可因出血过多而出现休克，或因出血时间过长、宫腔内有残留组织而发生感染。因此，护士应全面评估孕妇的各项生命体征。判断流产类型，尤其须注意与贫血及感染相关的征象（表6-1）。

表 6-1　各型流产的临床表现

类型	病史			妇科检查	
	出血量	下腹痛	组织排出	宫颈口	子宫大小
先兆流产	少	无或轻	无	闭	与妊娠周数相符
难免流产	中～多	加剧	无	扩张	相符或略小
不全流产	少～多	减轻	部分排出	扩张或有物堵塞或闭	小于妊娠周数
完全流产	少～无	无	全部排出	闭	正常或略大

流产孕妇的心理状况以焦虑和恐惧为特征。孕妇面对阴道流血往往会不知所措，甚至有过度严重化情绪，同时对胎儿健康的担忧也会直接影响孕妇的情绪反应，孕妇可能会表现伤心、郁闷、烦躁不安等。

3.诊断检查

（1）产科检查：在消毒条件下进行妇科检查，进一步了解宫颈口是否扩张、羊膜是否破裂、行无妊娠产物堵塞于宫颈口内；子宫大小与停经周数是否相符、有无压痛等，并应检查双侧附件有无肿块、增厚及压痛等。

（2）实验室检查：多采用放射免疫方法对绒毛膜促性腺激素（HCG）、胎盘生乳素（HPL）、雌激素和孕激素等进行定量测定，如测定的结果低于正常值，提示有流产可能。

（3）B超显像：超声显像可显示有无胎囊、胎动、胎心等，从而可诊断并鉴别流产及其类型，指导正确处理。

（二）可能的护理诊断

1.有感染的危险

与阴道出血时间过长、宫腔内有残留组织等因素有关。

2.焦虑

与担心胎儿健康等因素有关。

（三）预期目标

（1）出院时护理对象无感染征象。

（2）先兆流产孕妇能积极配合保胎措施，继续妊娠。

（四）护理措施

对于不同类型的流产孕妇，处理原则不同，其护理措施亦有差异。护理在全面评估孕妇身心状况的基础上，综合病史及诊断检查，明确基本处理原则，认真执行医嘱，积极配合医师为流产孕妇进行诊断，并为之提供相应的护理措施。

1.先兆流产孕妇的护理

先兆流产孕妇需卧床休息，禁止性生活，禁用肥皂水灌肠，以减少各种刺激。护士除了为其提供生活护理外,通常遵医嘱给孕妇适量镇静剂、孕激素等。随时评估孕妇的病情变化,如是否腹痛加重、阴道流血量增多等。此外,由于孕妇的情绪状态也会影响其保胎效果,因此护士还应注意观察孕妇的情绪反应,加强心理护理,从而稳定孕妇情绪,增强保胎信心。护士须向孕妇及家属讲明以上保胎措施的必要性,以取得孕妇及家属的理解和配合。

2.妊娠不能再继续者的护理

护士应积极采取措施,及时采取终止妊娠的措施,协助医师完成手术过程,使妊娠产物完全排出,同时开放静脉,做好输液、输血准备。并严密检测孕妇的体温、血压及脉搏。观察其面色、腹痛、阴道流血及与休克有关的征象。有凝血功能障碍者应予以纠正,然后再行引产或手术。

3.预防感染

护士应检测患者的体温、血象及阴道流血,以及分泌物的性质、颜色、气味等,并严格执行无菌操作规程,加强会阴部的护理。指导孕妇使用消毒会阴垫,保持会阴部清洁,维持良好的卫生习惯。当护士发现感染征象后应及时报告医师,并按医嘱进行抗感染处理。此外,护士还应嘱患者流产后1个月返院复查,确定无禁忌证后,方可开始性生活。

4.协助患者顺利渡过悲伤期

患者由于失去婴儿,往往会出现伤心、悲哀等情绪反应。护士应给予同情和理解,帮助患者及家属接受现实,顺利渡过悲伤期。此外,护士还应与孕妇及家属共同讨论此次流产的原因,并向他们讲解有关流产的相关知识,帮助他们为再次妊娠做好准备。有习惯性流产史的孕妇在下一次妊娠确诊后卧床休息,加强营养,禁止性生活。补充B族维生素、维生素E、维生素C等,治疗期必须超过以往发生流产的妊娠月份。病因明确者,应积极接受对因治疗。黄体功能不足者。按医嘱正确使用黄体酮治疗,以预防流产;子宫畸形者须在妊娠前先进行矫正手术。宫颈内口松弛者应在未妊娠前做宫颈内口松弛修补术。如已妊娠,则可在妊娠14~16周时行子宫内口缝扎术。

(五)护理评价

(1)护理对象体温正常,血红蛋白及白细胞数正常,无出血、感染征象。

(2)先兆流产孕妇配合保胎治疗,继续妊娠。

(冯金英)

第四节 早 产

早产是指妊娠满28周至不足37周(196~258天)间分娩者。此时娩出的新生儿称为早产儿,体重为1 000~2 499 g。各器官发育尚不够健全,出生孕周越小,体重越轻,预后越差。国内早产占分娩总数的5%~15%。约15%早产儿于新生儿期死亡。近年由于早产儿治疗学及监护手段的进步,其生存率明显提高,伤残率下降,国外学者建议将早产定义时间上限提前到妊娠20周。

一、病因

诱发早产的常见原因有:①胎膜早破、绒毛膜羊膜炎最常见,30%~40%早产与此有关;②下生殖道及泌尿道感染,如B族溶血性链球菌、沙眼衣原体、支原体感染、急性肾盂肾炎等;③妊娠并发症与并发症,如妊娠期高血压疾病、妊娠期肝内胆汁淤积症,妊娠合并心脏病、慢性肾炎、病毒性肝炎、急性肾盂肾炎、急性阑尾炎、严重贫血、重度营养不良等;④子宫过度膨胀及胎盘因素,如羊水过多、多胎妊娠、前置胎盘、胎盘早剥、胎盘功能减退等;⑤子宫畸形,如纵隔子宫、双角子宫等;⑥宫颈内口松弛;⑦每天吸烟>10支,酗酒。

二、临床表现

早产的主要临床表现是子宫收缩,最初为不规则宫缩,常伴有少许阴道流血或血性分泌物,以后可发展为规则宫缩,其过程与足月临产相似,胎膜早破较足月临产多见。宫颈管先逐渐消退,然后扩张。妊娠满 28 周至不足 37 周出现至少 10 分钟一次的规则宫缩,伴宫颈管缩短,可诊断先兆早产。妊娠满 28 周至不足 37 周出现规则宫缩(20 分钟≥4 次,或 60 分钟≥8 次,持续>30 秒),伴宫颈缩短≥80%,宫颈扩张1 cm以上。诊断为早产临产。部分患者可伴有少量阴道流血或阴道流液。以往有晚期流产、早产史及产伤史的孕妇容易发生早产。诊断早产一般并不困难,但应与妊娠晚期出现的生理性子宫收缩相区别。生理性子宫收缩一般不规则、无痛感,且不伴有宫颈管消退和宫口扩张等改变。

三、处理原则

若胎膜未破,胎儿存活、无胎儿窘迫,无严重妊娠并发症及并发症时,应设法抑制宫缩,尽可能延长孕周;若胎膜已破,早产不可避免时,应设法提高早产儿存活率。

四、护理

(一)护理评估

1.病史

详细评估可致早产的高危因素,如孕妇以往有流产、早产史或本次妊娠期有阴道流血史,则发生早产的可能性大,应详细询问并记录患者既往出现的症状及接受治疗的情况。

2.身心诊断

妊娠晚期者子宫收缩规律(20 分钟≥4 次),伴以宫颈管消退≥75%,以及进行性宫颈扩张2 cm以上时,可诊断为早产者临产。

早产已不可避免时,孕妇常会不自觉地把一些相关的事情与早产联系起来而产生自责感;由于孕妇对结果的不可预知,恐惧、焦虑、猜测也是早产孕妇常见的情绪反应。

3.辅助检查

通过全身检查及产科检查,结合阴道分泌物的生化指标检测,核实孕周,评估胎儿成熟度、胎方位等;观察产程进展,确定早产的进程。

(二)可能的护理诊断

1.有新生儿受伤的危险

与早产儿发育不成熟有关。

2.焦虑

与担心早产儿预后有关。

(三)预期目标

(1)新生儿不存在因护理不当而产生的并发症。

(2)患者能平静地面对事实,接受治疗及护理。

(四)护理措施

1.预防早产

孕妇良好的身心状况可减少早产的发生,突发的精神创伤亦可诱发早产。因此,应做好孕期保健工作,指导孕妇加强营养,保持平静心情。避免诱发宫缩的活动,如抬举重物、性生活等。高危孕妇必须多卧床休息,以左侧卧位为宜,以增加子宫血循环,改善胎儿供氧,慎做肛查和引导检查等,积极治疗并发症。宫颈内口松弛者应于孕 14～18 周或更早些时间做预防性宫颈环扎术,防止早产的产生。

2.药物治疗的护理

先兆早产的主要治疗为抑制宫缩,与此同时,还要积极控制感染治疗并发症和并发症。护理人员应能明确具体药物的作用和用法,并能识别药物的不良反应,以避免毒性作用的发生,同时,应对患者做相应的健康教育。常用抑制宫缩的药物有以下几类。

(1)β 肾上腺素受体激动素:其作用为激动子宫平滑肌 β 受体,从而抑制宫缩。此类药物的不良反应为心跳加快、血压下降、血糖增高、血钾降低、恶心、出汗、头痛等。常用药物有:利托君、沙丁胺醇等。

(2)硫酸镁:镁离子直接作用于肌细胞,使平滑肌松弛,抑制子宫收缩。一般采用 25% 硫酸镁 20 mL 加于 5% 葡萄糖液 100～250 mL 中,在 30～60 分钟内缓慢静脉滴注,然后用 25% 硫酸镁 20～10 mL 加于 5% 葡萄糖液 100～250 mL 中,以每小时 1～2 g 的速度缓慢静脉滴注,直至宫缩停止。

(3)钙通道阻滞剂:阻滞钙离子进入细胞而抑制宫缩。常刚硝苯地平 5～10 mg,舌下含服,每天 3 次。用药时必须密切注意孕妇及血压的变化,若合并使用硫酸镁时更应慎重。

(4)前列腺素合成酶抑制剂:前列腺素有刺激子宫收缩和软化宫颈的作用,其抑制剂则有减少前列腺素合成的作用,从而抑制宫缩。常用药物有吲哚美辛及阿司匹林等。但此类药物可抑制胎儿前列腺素的合成和释放,使胎儿体内前列腺素减少,而前列腺素有药物可通过胎盘抑制胎儿前列腺素的合成和释放,使胎儿体内前列腺素减少,而前列腺素有维持胎儿动脉导管开放的作用,缺乏时导管可能过早关闭而致胎儿血循环障碍。因此,临床已较少应用,必要时仅能短期(不超过 1 周)服用。

3.预防新生儿并发症的发生

在保胎过程中,应每天行胎心监护,教会患者自数胎动,有异常时及时采用应对措施。在分娩前按医嘱给孕妇糖皮质激素如地塞米松、倍他米松等,可促胎肺成熟,是避免发生新生儿呼吸窘迫综合征的有效步骤。

4.为分娩做准备

如早产已不可避免,应尽早决定合理分娩的方式,如臀位、横位,估计胎儿成熟度低:而产程又需较长时间者,可选用剖宫产术结束分娩;经阴道分娩者,应考虑使用产钳和会阴切开术以缩短产程,从而减少分娩过程中对胎头的压迫。同时,充分做好早产儿保暖和复苏的准备,临产后慎用镇静剂,避免发生新生儿呼吸抑制的情况;产程中应给孕妇吸氧;新生儿出生后,立即结扎脐带,防止过多母血进入胎儿循环,造成循环系统负荷过载。

5.为孕妇提供心理支持

安排时间与孕妇进行开放式的讨论,让患者了解早产的发生并非她的过错,有时甚至是无缘由的。也要避免为减轻孕妇的负疚感而给予过于乐观的保证。由于早产是出乎意料的,孕妇多没有精神和物质准备,对产程的孤独无助感尤为敏感,因此,丈夫、家人和护士在身旁提供支持较足月分娩更显重要,并能帮助孕妇重建自尊,以良好的心态承担早产儿母亲的角色。

(五)护理评价

(1)患者能积极配合医护措施。

(2)母婴顺利经历全过程。

(冯金英)

第五节 异 位 妊 娠

受精卵在于子宫体腔以外着床称为异位妊娠,习称宫外孕。异位妊娠依受精卵在子宫体腔外种植部位不同分为输卵管妊娠、卵巢妊娠、腹腔妊娠、阔韧带妊娠和宫颈妊娠(图 6-1)。

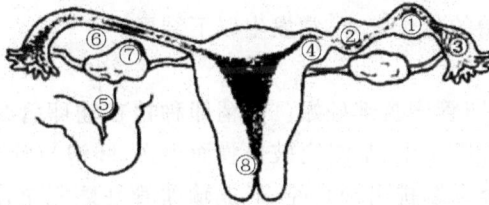

①输卵管壶腹部妊娠;②输卵管峡部妊娠;③输卵管伞部妊娠;④输卵管间质部妊娠;⑤腹腔妊娠;⑥阔韧带妊娠;⑦卵巢妊娠;⑧宫颈妊娠

图 6-1 异位妊娠的发生部位

异位妊娠是妇产科常见的急腹症,发病率约 1%,是孕产妇的主要死亡原因之一。以输卵管妊娠最常见。输卵管妊娠占异位妊娠 95% 左右,其中壶腹部妊娠最多见,约占 78%,其次为峡部、伞部、间质部妊娠较少见。

一、病因

(一)输卵管炎症

此是异位妊娠的主要病因。可分为输卵管黏膜炎和输卵管周围炎。输卵管黏膜炎轻者可发生黏膜皱褶粘连、管腔变窄。或使纤毛功能受损,从而导致受精卵在输卵管内运行受阻并于该处着床;输卵管周围炎病变主要在输卵管浆膜层或浆肌层,常造成输卵管周围粘连、输卵管扭曲、管腔狭窄、蠕动减弱而影响受精卵运行。

(二)输卵管手术史输卵管绝育史及手术史者

输卵管妊娠的发生率为 10%~20%。尤其是腹腔镜下电凝输卵管及硅胶环套术绝育,可因输卵管瘘或再通而导致输卵管妊娠。曾经接受输卵管粘连分离术、输卵管成形术(输卵管吻合术或输卵管造口术)者,在再次妊娠时输卵管妊娠的可能性亦增加。

(三)输卵管发育不良或功能异常

输卵管过长、肌层发育差、黏膜纤毛缺乏、双输卵管、输卵管憩室或有输卵管副伞等,均可造成输卵管妊娠。输卵管功能(包括蠕动、纤毛活动以及上皮细胞分泌)受雌、孕激素调节。若调节失败,可影响受精卵正常运行。

(四)辅助生殖技术

近年,由于辅助生育技术的应用,使输卵管妊娠发生率增加,既往少见的异位妊娠,如卵巢妊娠、宫颈妊娠、腹腔妊娠的发生率增加。1998年,美国报道因助孕技术应用所致输卵管妊娠的发生率为 2.8%。

(五)避孕失败

宫内节育器避孕失败,发生异位妊娠的机会较大。

(六)其他

子宫肌瘤或卵巢肿瘤压迫输卵管,影响输卵管管腔通畅,使受精卵运行受阻。输卵管子宫内膜异位可增加受精卵着床于输卵管的可能性。

二、病理

(一)输卵管妊娠的特点

输卵管管腔狭小,管壁薄且缺乏黏膜下组织,其肌层远不如子宫肌壁厚与坚韧,妊娠时不能形成完好的蜕膜,不利于胚胎的生长发育,常发生以下结局。

1.输卵管妊娠流产

多见于妊娠 8~12 周输卵管壶腹部妊娠。受精卵种植在输卵管黏膜皱襞内,由于蜕膜形成不完整,发育中的胚泡常向管腔突出,最终突破包膜而出血,胚泡与管壁分离,若整个胚泡剥离落入管腔,刺激输卵管逆蠕动经伞端排出到腹腔,形成输卵管妊娠完全流产,出血一般不多。若胚泡剥离不完整,妊娠产物部分排出到腹腔,部分尚附着于输卵管壁,形成输卵管妊娠不全流产,滋养细胞继续侵蚀输卵管壁,导致反复出血,形成输卵管血肿或输卵管周围血肿,血液不断流出并积聚在直肠子宫陷窝形成盆腔血肿,量多时甚至流入腹腔。

2.输卵管妊娠破裂

多见于妊娠 6 周左右输卵管峡部妊娠。受精卵着床于输卵管黏膜皱襞间,胚泡生长发育时绒毛向管壁方向侵蚀肌层及浆膜,最终穿破浆膜,形成输卵管妊娠破裂。输卵管肌层血管丰富。短期内可发生大量腹腔内出血,使患者出现休克。其出血量远较输卵管妊娠流产多,腹痛剧烈;也可反复出血,在盆腔与腹腔内形成血肿。孕囊可自破裂口排出,种植于任何部位。若胚泡较小则可被吸收;若过大则可在直肠-子宫陷凹内形成包块或钙化为石胎。

输卵管间质部妊娠虽少见,但后果严重,其结局几乎均为输卵管妊娠破裂。由于输卵管间质部管腔周围肌层较厚、血运丰富,因此破裂常发生于孕 12~16 周。其破裂犹如子宫破裂,症状较严重,往往在短时间内出现低血容量休克症状。

3.陈旧性宫外孕

输卵管妊娠流产或破裂,若长期反复内出血形成的盆腔血肿不消散,血肿机化变硬并与周围组织粘连,临床上称为陈旧性宫外孕。

4.继发性腹腔妊娠

无论输卵管妊娠流产或破裂,胚胎从输卵管排入腹腔内或阔韧带内,多数死亡,偶尔也有存活者。若存活胚胎的绒毛组织附着于原位或排至腹腔后重新种植而获得营养,可继续生长发育,形成继发性腹腔妊娠。

(二)子宫的变化

输卵管妊娠和正常妊娠一样,合体滋养细胞产生 HCG 维持黄体生长,使类固醇激素分泌增加,致使月经停止来潮、子宫增大变软、子宫内膜出现蜕膜反应。若胚胎受损或死亡,滋养细胞活力消失,蜕膜自宫壁剥离而发生阴道流血。有时蜕膜可完整剥离,随阴道流血排出三角形蜕膜管型;有时呈碎片排出。排出的组织见不到绒毛,组织学检查无滋养细胞,此时血 β-HCG 下降。子宫内膜形态学改变呈多样性,若胚胎死亡已久,内膜可呈增生期改变,有时可见 Arias-Stella(A-S)反应,镜检见内膜腺体上皮细胞增生、增大,细胞边界不清,腺细胞排列成团突入腺腔,细胞极性消失,细胞核肥大、深染,细胞质有空泡。这种子宫内膜过度增生和分泌反应,可能为类固醇激素过度刺激所引起;若胚胎死亡后部分深入肌层的绒毛仍存活,黄体退化迟缓,内膜仍可呈分泌反应。

三、临床表现

输卵管妊娠的临床表现与受精卵着床部位、有无流产或破裂,以及出血量多少与时间长短等有关。

(一)症状

典型症状为停经后腹痛与阴道流血。

1.停经

除输卵管间质部妊娠停经时间较长外,多有 6～8 周停经史。有 20％～30％患者无停经史,将异位妊娠时出现的不规则阴道流血误认为月经。或由于月经过期仅数天而不认为是停经。

2.腹痛

腹痛是输卵管妊娠患者的主要症状。在输卵管妊娠发生流产或破裂之前,由于胚胎在输卵管内逐渐增大,常表现为一侧下腹部隐痛或酸胀感。当发生输卵管妊娠流产或破裂时,突感一侧下腹部撕裂样疼痛,常伴有恶心、呕吐。若血液局限于病变区,主要表现为下腹部疼痛,当血液积聚于直肠-子宫陷凹时,可出现肛门坠胀感。随着血液由下腹部流向全腹,疼痛可由下腹部向全腹部扩散,血液刺激膈肌,可引起肩胛部放射性疼痛及胸部疼痛。

3.阴道流血

胚胎死亡后。常有不规则阴道流血,色暗红或深褐,量少呈点滴状,一般不超过月经量,少数患者阴道流血量较多,类似月经。阴道流血可伴有蜕膜管型或蜕膜碎片排出,系子宫蜕膜剥离所致。阴道流血一般常在病灶去除后方能停止。

4.晕厥与休克

由于腹腔内出血及剧烈腹痛,轻者出现晕厥,严重者出现失血性休克。出血量越多越快,症状出现越迅速越严重,但与阴道流血量不成正比。

5.腹部包块

输卵管妊娠流产或破裂时所形成的血肿时间较久者,由于血液凝同并与周围组织或器官(如子宫、输卵管、卵巢、肠管或大网膜等)发生粘连形成包块,包块较大或位置较高者,腹部可扪及。

(二)体征

根据患者内出血的情况,患者可呈贫血貌。腹部检查:下腹压痛、反跳痛明显,出血多时,叩诊有移动性浊音。

四、处理原则

处理原则以手术治疗为主,其次是药物治疗。

(一)药物治疗

1.化学药物治疗

主要适用于早期输卵管妊娠、要求保存生育能力的年轻患者。符合下列条件可采用此法:①无药物治疗的禁忌证;②输卵管妊娠未发生破裂或流产;③输卵管妊娠包块直径≤4 cm;④血β-HCG<2 000 U/L;⑤无明显内出血,常用甲氨蝶呤(MTX),治疗机制是抑制滋养细胞增生,破坏绒毛,使胚胎组织坏死、脱落、吸收。但在治疗中若病情无改善,甚至发生急性腹痛或输卵管破裂症状,则应立即进行手术治疗。

2.中医药治疗

中医学认为本病属血瘀少腹,不通则痛的实证。以活血化瘀、消癥为治则,但应严格掌握指征。

(二)手术治疗

手术治疗分为保守手术和根治手术。保守手术为保留患侧输卵管,根治手术为切除患侧输卵管。手术治疗适用于:①生命体征不稳定或有腹腔内出血征象者;②诊断不明确者;③异位妊娠有进展者(如血β-HCG处于高水平,附件区大包块等);④随诊不可靠者;⑤药物治疗禁忌证者或无效者。

1.保守手术

此适用于有生育要求的年轻妇女,特别是对侧输卵管已切除或有明显病变者。

2.根治手术

此适用于无生育要求的输卵管妊娠内出血并发休克的急症患者。

3.腹腔镜手术

这是近年治疗异位妊娠的主要方法。

五、护理

(一)护理评估

1.病史

应仔细询问月经史,以准确推断停经时间。注意不要将不规则阴道流血误认为末次月经,或由于月经仅过期几天,不认为是停经。此外,对不孕、放置宫内节育器、绝育术、输卵管复通术、盆腔炎性疾病等与发病相关的高危因素应予高度重视。

2.身心状况

输卵管妊娠发生流产或破裂前,症状及体征不明显。当患者腹腔内出血较多时呈贫血貌,严重者可出现面色苍白,四肢湿冷,脉快、弱、细,血压下降等休克症状。体温一般正常,出现休克时体温略低,腹腔内血液吸收时体温略升高,但不超过 38 ℃。下腹有明显压痛、反跳痛,尤以患侧为重,肌紧张不明显,叩诊有移动性浊音。血凝后下腹可触及包块。

由于输卵管妊娠流产或破裂后,腹腔内急性大量出血及剧烈腹痛,以及妊娠终止的现实都将是孕妇出现较为激烈的情绪反应。可表现为哭泣、自责、无助、抑郁和恐惧等行为。

3.诊断检查

(1)腹部检查:输卵管妊娠流产或破裂者,下腹部有明显压痛或反跳痛,尤以患侧为甚,轻度腹肌紧张;出血多时,叩诊有移动性浊音;如出血时间较长,形成血凝块,在下腹可触及软性肿块。

(2)盆腔检查:输卵管妊娠未发生流产或破裂者,除子宫略大较软外,仔细检查可能触及胀大的输卵管并有轻度压痛。输卵管妊娠流产或破裂者,阴道后穹隆饱满,有触痛。将宫颈轻轻上抬或左右摇动时引起剧烈疼痛,称为宫颈抬举痛或摇摆痛,是输卵管妊娠的主要体征之一。子宫稍大而软,腹腔内出血多时子宫检查呈漂浮感。

(3)阴道后穹隆穿刺:是一种简单、可靠的诊断方法,适用于疑有腹腔内出血的患者。由于腹腔内血液易积聚于直肠-子宫陷凹,抽出暗红色不凝血为阳性,说明存在血腹症。无内出血、内出血量少、血肿位置较高或直肠-子宫陷凹有粘连者,可能抽不出血液,因而穿刺阴性不能排除输卵管妊娠存在。如有移动性浊音,可做腹腔穿刺。

(4)妊娠试验:放射免疫法测血中 HCG,尤其是 β-HCG 阳性有助诊断。虽然此方法灵敏度高,异位妊娠的阳性率一般可达 $80\%\sim90\%$,但 β-HCG 阴性者仍不能完全排除异位妊娠。

(5)血清孕酮测定:对判断正常妊娠胚胎的发育情况有帮助,血清孕酮值<5 ng/mL 应考虑宫内妊娠流产或异位妊娠。

(6)超声检查:B 超显像有助于诊断异位妊娠。阴道 B 超检查较腹部 B 超检查准确性高。诊断早期异位妊娠。单凭 B 超现象有时可能会误诊。若能结合临床表现及 β-HCG 测定等,对诊断的帮助很大。

(7)腹腔镜检查:适用于输卵管妊娠尚未流产或破裂的早期患者和诊断有困难的患者,腹腔内有大量出血或伴有休克者,禁做腹腔镜检查。在早期异位妊娠患者,腹腔镜可见一侧输卵管肿大,表面紫蓝色,腹腔内无出血或有少量出血。

(8)子宫内膜病理检查:诊刮仅适用于阴道流血量较多的患者,目的在于排除宫内妊娠流产。将宫腔排出物或刮出物做病理检查,切片中见到绒毛,可诊断为宫内妊娠,仅见蜕膜未见绒毛者有助于诊断异位妊娠。现已经很少依靠诊断性刮宫协助诊断。

(二)护理诊断

1.潜在并发症

出血性休克。

2.恐惧

与担心手术失败有关。

(三)预期目标

(1)患者休克症状得以及时发现并缓解。

(2)患者能以正常心态接受此次妊娠失败的事实。

(四)护理措施

1.接受手术治疗患者的护理

(1)护士在严密监测患者生命体征的同时,配合医师积极纠正患者休克症状,做好术前准备。手术治疗是输卵管异位妊娠的主要处理原则。对于严重内出血并发休克的患者,护士应立即开放静脉,交叉配血,做好输血输液的准备。以便配合医师积极纠正休克,补充血容量,并按急症手术要求迅速做好手术准备。

(2)加强心理护理:护士于术前简洁明了地向患者及家属讲明手术的必要性,并以亲切的态度和切实的行动赢得患者及家属的信任,保持周围环境的安静、有序,减少和消除患者的紧张、恐惧心理,协助患者接受手术治疗方案。术后,护士应帮助患者以正常的心态接受此次妊娠失败的现实,向她们讲述异位妊娠的有关知识,一方面可以减少因害怕再次发生移位妊娠而抵触妊娠的不良情绪,另一方面也可以增加和提高患者的自我保健意识。

2.接受非手术治疗患者的护理

对于接受非手术治疗方案的患者,护士应从以下几方面加强护理。

(1)护士需密切观察患者的一般情况、生命体征,并重视患者的主诉,尤应注意阴道流血量与腹腔内出血量不成比例,当阴道流血量不多时,不要误认为腹腔内出血量亦很少。

(2)护士应告诉患者病情发展的一些指征,如出血增多、腹痛加剧、肛门坠胀感明显等,以便当患者病情发展时,医患均能及时发现,给予相应处理。

(3)患者应卧床休息,避免腹部压力增大,从而减少异位妊娠破裂的机会。在患者卧床期间,护士需提供相应的生活护理。

(4)护士应协助正确留取血标本,以检测治疗效果。

(5)护士应指导患者摄取足够的营养物质,尤其是富含铁蛋白的食物,如动物肝脏、肉类、豆类、绿叶蔬菜以及黑木耳等,以促进血红蛋白的增加,增强患者的抵抗力。

3.出院指导

输卵管妊娠的预后在于防治输卵管的损伤和感染,因此护士应做好妇女的健康保健工作,防止发生盆腔感染。教育患者保持良好的卫生习惯,勤洗浴、勤换衣,性伴侣稳定。发生盆腔炎性疾病后须立即彻底治疗,以免延误病情。另外,由于输卵管妊娠者中约有10%的再发生率和50%～60%的不孕率。因此,护士需诚告患者,下次妊娠时要及时就医,并且不宜轻易终止妊娠。

(五)护理评价

(1)患者的休克症状得以及时发现并纠正。

(2)患者消除了恐惧心理.愿意接受手术治疗。

(冯金英)

第六节　过　期　妊　娠

平时月经周期规则,妊娠达到或超过42周(>294天)尚未分娩者,称为过期妊娠。其发生率占妊娠总数的3%～15%。过期妊娠使胎儿窘迫、胎粪吸入综合征、过熟综合征、新生儿窒息、围生儿死亡、巨大儿,以及难产等不良结局发生率增高,并随妊娠期延长而增加。

一、病因

过期妊娠可能与下列因素有关。

(一)雌、孕激素比例失调

内源性前列腺素和雌二醇分泌不足而孕酮水平增高,导致孕激素优势.抑制前列腺素和缩宫素的作用,延迟分娩发动。导致过期妊娠。

(二)头盆不称

部分过期妊娠胎儿较大,导致头盆不称和胎位异常,使胎先露部不能紧贴子宫下段及宫颈内口,反射性子宫收缩减少,容易发生过期妊娠。

(三)胎儿畸形

如无脑儿,由于无下丘脑,垂体肾上腺轴发育不良或缺如,促肾上腺皮质激素产生不足,胎儿肾上腺皮质萎缩,使雌激素的前身物质 16α-羟基硫酸脱氢表雄酮不足,从而雌激素分泌减少;小而不规则的胎儿不能紧贴子宫下段及宫颈内口诱发宫缩,导致过期妊娠。

(四)遗传因素

某家族、某个体常反复发生过期妊娠,提示过期妊娠可能与遗传因素有关。胎盘硫酸酯酶缺乏症是一种罕见的伴性隐性遗传病,可导致过期妊娠。其发生机制是因胎盘缺乏硫酸酯酶,胎儿肾上腺与肝脏产生的 16α-羟基硫酸脱氢表雄酮不能脱去硫酸根转变为雌二醇及雌三醇,从而使血雌二醇及雌三醇明显减少,降低子宫对缩宫素的敏感性,使分娩难以启动。

二、临床表现

(一)胎盘

过期妊娠的胎盘病理有两种类型:一种是胎盘功能正常,除重量略有增加外。胎盘外观和镜检均与妊娠足月胎盘相似;另一种是胎盘功能减退,肉眼观察胎盘母体面呈片状或多灶性梗死及钙化,胎儿面及胎膜常被胎粪污染,呈黄绿色。

(二)羊水

正常妊娠 38 周后,羊水量随妊娠推延逐渐减少,妊娠 42 周后羊水减少迅速,约 30% 减至 300 mL 以下;羊水粪染率明显增高,是足月妊娠的 $2\sim3$ 倍,若同时伴有羊水过少,羊水粪染率达 71%。

(三)胎儿

过期妊娠胎儿生长模式与胎盘功能有关,可分以下 3 种。

1.正常生长及巨大儿

胎盘功能正常者,能维持胎儿继续生长,约 25% 成为巨大儿,其中 1.4% 胎儿出生体重>4 500 g。

2.胎儿成熟障碍

10%~20% 过期妊娠并发胎儿成熟障碍。胎盘功能减退与胎盘血流灌注不足、胎儿缺氧及营养缺乏等有关。由于胎盘合成、代谢、运输及交换等功能障碍,胎儿不易再继续生长发育。临床分为3期:第Ⅰ期为过度成熟期,表现为胎脂消失、皮下脂肪减少、皮肤干燥松弛多皱褶,头发浓密,指(趾)甲长,身体瘦长,容貌似"小老人"。第Ⅱ期为胎儿缺氧期,肛门括约肌松弛,有胎粪排出,羊水及胎儿皮肤黄染,羊膜和脐带绿染,同胎儿患病率及围生儿死亡率最高。第Ⅲ期为胎儿全身因粪染历时较长广泛黄染,指(趾)甲和皮肤呈黄色,脐带和胎膜呈黄绿色,此期胎儿已经历和渡过第Ⅱ期危险阶段,其预后反较第Ⅱ期好。

3.胎儿生长受限

小样儿可与过期妊娠共存,后者更增加胎儿的危险性,约 1/3 过期妊娠死产儿为生长受限小样儿。

三、处理原则

应根据胎盘功能、胎儿大小、宫颈成熟度综合分析,以确诊过期妊娠,并选择恰当的分娩方式终止妊娠,在产程中密切观察羊水情况、胎心监护,出现胎儿窘迫征象,行剖宫产尽快结束分娩。

四、护理

(一)护理评估

1.病史

准确核实孕周,确定胎盘功能是否正常是关键。诊断过期妊娠之前必须准确核实孕周。

2.身心诊断

平时月经周期规则,妊娠达到或超过 42 周(>294 天)未分娩者,可诊断为过期妊娠。由于孕妇结果的不可预知、恐惧、焦虑、猜测是过期妊娠孕妇常见的情绪反应。

3.诊断检查

实验室检查:①根据 B 超检查确定孕周,妊娠 20 周内,B 超检查对确定孕周有重要意义。妊娠 5~12 周内以胎儿顶臀径推算孕周较准确,妊娠 12~20 周以内以胎儿双顶径、股骨长度推算预产期较好。②根据妊娠初期血、尿 HCG 增高的时间推算孕周。

(二)可能的护理诊断

1.有新生儿受伤的危险

与过期胎儿生长受限有关。

2.焦虑

与担心分娩方式、过期胎儿预后有关。

(三)预期目标

(1)新生儿不存在因护理不当而产生的并发症。

(2)患者能平静地面对事实,接受治疗和护理。

(四)护理措施

1.预防过期妊娠

(1)加强孕期宣教,使孕妇及家属认识过期妊娠的危害性。

(2)定期进行产前检查,适时结束妊娠。

2.加强监测,判断胎儿在宫内情况

(1)教会孕妇进行胎动计数:妊娠超过 40 周的孕妇,通过计数胎动进行自我监测尤为重要。胎动计数>30 次/12 小时为正常,<10 次/12 小时或逐日下降,超过 50%,应视为胎盘功能减退,提示胎儿宫内缺氧。

(2)胎儿电子监护仪检测:无应激试验(NST)每周 2 次,胎动减少时应增加检测次数;住院后需每天1 次监测胎心变化。NST 无反应型需进一步做缩宫素激惹试验(OCT),若多次反复相互现胎心晚期减速,提示胎盘功能减退、胎儿明显缺氧。因 NST 存在较高假阳性率,需结合 B 超检查,估计胎儿安危。

3.终止妊娠应根据胎盘功能、胎儿大小、宫颈成熟度综合分析,选择恰当的分娩方式

(1)终止妊娠的指征:已确诊过期妊娠,严格掌握终止妊娠的指征有:①宫颈条件成熟;②胎儿体重>4 000 g 或胎儿生长受限;③12 小时内胎动<10 次或 NST 为无反应型,OCT 可疑;④尿E/C 比值持续低值;⑤羊水过少(羊水暗区<3 cm)和/或羊水粪染;⑥并发重度子痫前期或子痫。终止妊娠的方法应酌情而定。

(2)引产:宫颈条件成熟、Bishop 评分>7 分者,应予引产;胎头已衔接者,通常采用人工破

膜,破膜时羊水多而清者,可静脉滴注缩宫素。在严密监视下经阴道分娩。对羊水Ⅱ度污染者,若阴道分娩,要求在胎肩娩出前用负压吸管或吸痰管吸净胎儿鼻咽部黏液。

(3)剖宫产:出现胎盘功能减退或胎儿窘迫征象,不论宫颈条件成熟与否,均应行剖宫产尽快结束分娩。过期妊娠时,胎儿虽有足够储备力,但临产后宫缩应激力的显著增加超过其储备力,出现隐性胎儿窘迫,对此应有足够认识。最好应用胎儿监护仪,及时发现问题,采取应急措施,适时选择剖宫产挽救胎儿。进入产程后,应鼓励产妇左侧卧位、吸氧。产程中最好连续监测胎心,注意羊水性状,必要时取胎儿头皮血测 pH,及早发现胎儿窘迫,并及时处理。过期妊娠时,常伴有胎儿窘迫、羊水粪染,分娩时应做相应准备。胎儿娩出后立即在直接喉镜指引下行气管插管吸出气管内容物,以减少胎粪吸入综合征的发生。过期儿患病率和死亡率均增高,应及时发现和处理新生儿窒息、脱水、低血容量及代谢性酸中毒等并发症。

(五)护理评价

(1)患者能积极配合医护措施。

(2)新生儿未发生窒息。

(冯金英)

第七节 妊娠剧吐

少数孕妇早孕反应严重,频繁恶心呕吐,不能进食,以致发生体液失衡及新陈代谢障碍,甚至危及孕妇生命,称为妊娠剧吐。发病率 0.35%～0.47%。

一、临床表现

恶心呕吐,头晕,厌食,甚则食入即吐,或恶闻食气,不食也吐。体格检查见精神萎靡消瘦,严重者可见血压下降,体温升高,黄疸,嗜睡和昏迷。

二、治疗

对妊娠剧吐者,应给予安慰,注意其精神状态,了解其思想情绪,解除顾虑。通常应住院治疗。应先禁食 2～3 天,每天静脉滴注葡萄糖液及葡萄糖盐水共 3 000 mL。输液中加入氯化钾、维生素 C 及维生素 B_6,同时肌内注射维生素 B_1。合并有代谢性酸中毒者,应根据血二氧化碳结合力值或血气分析结果,静脉滴注碳酸氢钠溶液。每天尿量至少应达到 1 000 mL。一般经上述治疗 2～3 天后,病情多迅速好转。呕吐停止后,可以试进饮食。若进食量不足,应适当补液,经上述治疗,若病情不见好转,体温增高达 38 ℃以上,心率每分钟超过 120 次或出现黄疸时,应考虑终止妊娠。

三、护理

(一)护理措施

1.心理护理

了解患者的心理状态,充分调动患者的主动性,帮患者分析病情,使患者了解妊娠剧吐是一种常见的生理现象,经过治疗和护理是可以预防和治愈的,消除不必要的思想顾虑,克服妊娠剧吐带来的不适,树立妊娠的信心,提高心理舒适度。

2.输液护理

考虑患者的感受,输液前做好解释工作,操作时做到沉着、稳健、熟练、一针见血,尽可能减少穿刺中的疼痛,经常巡视输液情况,观察输液是否通畅,针头是否脱出,输液管有无扭曲、受压,注射部位有无液体外溢、疼痛等。

3.饮食护理

妊娠剧吐往往与孕妇自主神经系统稳定性、精神状态、生活环境有密切关系,患者在精神紧张下,呕吐更加频繁,引起水及电解质紊乱,由于呕吐后怕进食,长期饥饿热量摄入不足,故在治疗同时应注意患者的心理因素,予以解释安慰,妊娠剧吐患者见到食物往往有种恐惧心理,胃纳差,因此,呕吐时禁食,使胃肠得到休息。但呕吐停止后应适当进食,饮食以清淡、易消化为主,还应含丰富蛋白质和碳水化合物,可少量多餐,对患者进行营养与胎儿发育指导,把进餐当成轻松愉快的享受而不是负担,使胎儿有足够的营养,顺利度过早孕反应期。

4.家庭护理

(1)少吃多餐,选择能被孕妇接受的食物,以流质为主,避免油腻、异味。吐后应继续再吃,若食后仍吐,多次进食补充,仍可保持身体营养的需要,同时避免过冷过热的食物。必要时饮口服补液盐。

(2)卧床休息,环境安静,通风,减少在视线范围内引起不愉快的情景和异味。呕吐时作深呼吸和吞咽动作即大口喘气,呕吐后要及时漱口,注意口腔卫生。另外要保持外阴的清洁,床铺的整洁。

(3)关心、体贴孕妇,解除不必要的顾虑,孕妇保持心情愉快,避免急躁和情绪激动。

(4)若呕吐导致体温上升,脉搏增快,眼眶凹陷,皮肤无弹性,精神异常,要立即送医院。

5.健康教育

(1)保持情绪的安定与舒畅。呕吐严重者,须卧床休息。

(2)居室尽量布置得清洁、安静、舒适。避免异味的刺激。呕吐后应立即清除呕吐物,以避免恶性刺激,并用温开水漱口,保持口腔清洁。呕吐较剧者,可在食前口中含生姜1片,以达到暂时止呕的目的。

(3)注意饮食卫生,饮食宜营养价值稍高且易消化为主。可采取少吃多餐的方法。为防止脱水,应保持每天的液体摄入量,平时宜多吃一些西瓜、生梨、甘蔗等水果。

(4)保持大便的通畅。

(二)护理效果评估

(1)患者呕吐减轻,水电解质平衡。

(2)患者情绪稳定。

(冯金英)

第八节 产后出血

产后出血是指胎儿娩出后 24 小时内出血量超过 500 mL 者。产后出血是分娩期的严重并发症,是产妇死亡的重要原因之一,在我国居产妇死亡原因首位。

一、病因

(1)子宫收缩乏力:是产后出血最常见的原因。
(2)胎盘因素:分为胎盘滞留、胎盘粘连、胎盘部分残留。
(3)软产道裂伤:分娩过程中软产道裂伤。
(4)凝血机制障碍:任何原因的凝血功能异常均可引起产后出血。

二、临床表现

(一)阴道多量流血
胎儿娩出后立即发生阴道流血,色鲜红,应考虑软产道裂伤;胎儿娩出后数分钟出现阴道流血,色暗红,应考虑胎盘因素;胎儿娩出后阴道流血较多,应考虑子宫收缩乏力或胎盘、胎膜残留;胎儿娩出后阴道持续流血且血液不凝,应考虑凝血功能障碍。

(二)休克症状
患者出现面色苍白、出冷汗,心慌、头晕、怕冷、寒战、打哈欠、表情淡漠、呼吸急促甚至烦躁不安。

(三)出血量评估
正确评估出血量,常采用的方法包括称重法、面积法、容积法。

三、辅助检查

(1)血常规:了解患者红细胞和血红蛋白情况。
(2)DIC 监测:判断出、凝血时间,凝血酶原时间及纤维蛋白原测定等结果。

四、治疗

针对出血原因,迅速止血,补充血容量,纠正失血性休克,防治感染。

五、护理措施

(一)预防分娩期产后出血
1.第一产程
密切关注产程进展、防止产程延长,保证产妇基本需要,避免产妇衰竭状态,保证休息。
2.第二产程
应严格无菌操作,指导患者正确使用腹压,并适时适度地会阴侧切,胎头胎肩娩出要慢,胎肩娩出后立即肌内注射或静脉滴注缩宫素,以加强子宫收缩,减少产后出血。

3.第三产程

避免用力牵拉脐带、按摩、挤压子宫,胎盘娩出后应检查胎盘胎膜是否完整,检查胎盘母体面和胎儿面,判别有无缺损,检查软产道包括宫颈、阴道、外阴等部位有无损伤。

(二)产褥期的护理

1.观察病情

观察生命体征变化,重点观察血压与脉搏变化。评估产妇阴道流血情况,正确评估出血量。触摸子宫硬度及宫底高度,判断子宫收缩状态,检查周身皮肤有无出血倾向,及时反馈医师,并做好护理记录。产后密切观察两小时,嘱患者及时排空膀胱,尽早哺乳。

2.抢救休克

准备抢救所需物品、药品、器械;针对不同原因出血给予相应措施;保持静脉通路的畅通,做好输血、急救准备工作;注意保持患者平卧、吸氧、保暖,严密观察并记录;监测生命体征变化,观察尿量及色;观察子宫收缩情况,有无压痛等;遵医嘱应用抗生素。失血量较多体液不足时,应遵医嘱给予补液、输血,补充血容量。合理调整输液速度,纠正休克状态。

3.处理不同原因产后出血

子宫收缩不良,导尿排空膀胱后可使用宫缩剂、按摩子宫、宫内填塞纱布条或结扎盆腔血管等方法达到止血目的;胎盘因素,应采取及时取出,必要时做好刮宫准备,胎盘粘连应行钳刮术和清宫术,若剥离困难疑有胎盘植入,切忌强行剥离并做好子宫切除术前准备;软产道损伤,应逐层缝合裂伤处,彻底止血,软产道血肿应切开血肿后缝合,同时注意止血并补充血容量;凝血功能异常,应尽快补充新鲜血、血小板和凝血酶原复合物。

4.提供健康知识

做好饮食指导,进营养丰富易消化,含铁蛋白丰富的食物,少量多餐;指导产妇适量活动的自我保健技巧;明确产后复查时间、目的和意义,使产妇能按时接受检查,及时发现问题,调整产后指导方案使产妇尽快恢复健康;进行避孕指导,合理避孕,产后42天,禁止盆浴和性生活。

5.预防感染

密切关注体温变化,评估患者恶露颜色、气味、量,会阴护理每天两次,保持外阴清洁。定时观察子宫复旧情况,并及时做好记录。

(冯金英)

第九节　产褥期感染

产褥期感染是指分娩时及产褥期生殖道受病原体感染,引起局部和全身的炎性变化。发病率为1%~7.2%,是产妇死亡的四大原因之一。产褥病率是指分娩24小时以后的10天内用口表每天测量4次,体温有2次达到或超过38℃。可见产褥期感染与产褥病率的含义不同。虽然造成产褥病率的原因以产褥期感染为主,但也包括产后生殖道以外的其他感染与发热,如泌尿系统感染、乳腺炎、上呼吸道感染等。

一、病因

(一)感染来源

1.自身感染

正常孕妇生殖道或其他部位的病原体,当出现感染诱因时使机体抵抗力低下而致病。孕妇生殖道病原体不仅可以导致产褥期感染,而且在孕期即可通过胎盘、胎膜、羊水间接感染胎儿,并导致流产、早产、死胎、IUGR、胎膜早破等。有些病原体造成的感染,在孕期只表现出阴道炎、宫颈炎等局部症状,常常不被患者重视,而在产后机体抵抗力低下时发病。

2.外来感染

由被污染的衣物、用具、各种手术器械、物品等接触患者后引起感染,常常与无菌操作不严格有关。产后住院期间探视者、陪伴者的不洁护理和接触,是引起产褥期感染极其重要的来源,也是极容易被疏忽的感染因素,应引起产科医师、医院管理者的高度重视。

(二)感染病原体

引起产褥期感染的病原体种类较多,较常见者有链球菌、大肠埃希菌、厌氧菌等,其中内源性需氧菌和厌氧菌混合感染的发生有逐渐增高的趋势。需氧性链球菌是外源性感染的主要致病菌,有极强的致病力、毒力和播散力,可致严重的产褥期感染。大肠埃希菌属包括大肠埃希菌及其相关的革兰阴性杆菌、变形杆菌等,亦为外源性感染的主要致病菌之一,也是菌血症和感染性休克最常见的病原体。在阴道、尿道、会阴周围均有寄生,平常不致病,产褥期机体抵抗力低下时可迅速增生而发病。厌氧性链球菌存在于正常阴道中,当产道损伤、机体抵抗力下降,可迅速大量繁殖,并与大肠埃希菌混合感染,其分泌物异常恶臭。

(三)感染诱因

1.一般诱因

机体对入侵的病原体的反应,取决于病原体的种类、数量、毒力以及机体自身的免疫力。女性生殖器官具有一定的防御功能,任何削弱产妇生殖道和全身防御功能的因素均有利于病原体的入侵与繁殖,如贫血、营养不良,和各种慢性疾病,如肝功能不良、妊娠合并心脏病、糖尿病等,以及临近预产期前性交、羊膜腔感染。

2.与分娩相关的诱因

(1)胎膜早破:完整的胎膜对病原体的入侵起着有效的屏障作用,胎膜破裂导致阴道内病原体上行性感染。是病原体进入宫腔并进一步入侵输卵管、盆腔、腹腔的主要原因。

(2)产程延长、滞产、多次反复的肛查和阴道检查增加了病原体入侵机会。

(3)剖宫产操作中无菌措施不严格、子宫切口缝合不当,导致子宫内膜炎的发生率为阴道分娩的20倍,并伴随严重的腹壁切口感染,尤以分枝杆菌所致者为甚。

(4)产程中宫内仪器使用不当或使用次数过多、使用时间过长,如宫内胎儿心电监护、胎儿头皮血采集等,将阴道及宫颈的病原体直接带入宫腔而感染。宫内监护超过8小时者,产褥病率可达71%。

(5)各种产科手术操作(产钳助产、胎头吸引术、臀牵引等),以及产道损伤、产前产后出血、宫腔填塞纱布、产道异物、胎盘残留等,均为产褥期感染的诱因。

二、分型及临床表现

发热、腹痛和异常恶露是最主要的临床表现。由于机体抵抗力不同,炎症反应程度、范围和部位的不同,临床表现有所不同。根据感染发生的部位可将产褥期感染分为以下几种类型。

(一)急性外阴、阴道、宫颈炎

此常由于分娩时会阴损伤或手术产、孕前有外阴阴道炎者而诱发,表现为局部灼热、坠痛、肿胀,炎性分泌物刺激尿道可出现尿痛、尿频、尿急。会阴切口或裂伤处缝线嵌入肿胀组织内,针孔流脓。阴道与宫颈感染者其黏膜充血、水肿、溃疡、化脓,日久可致阴道粘连甚至闭锁。病变局限者,一般体温不超过38 ℃,病情发展可向上或宫旁组织,导致盆腔结缔组织炎。

(二)剖宫产腹部切口、子宫切口感染

剖宫产术后腹部切口的感染多发生于术后3~5天,局部红肿、触痛。组织侵入有明显硬结,并有混浊液体渗出,伴有脂肪液化者其渗出液可呈黄色浮油状,严重患者组织坏死,切口部分或全层裂开,伴有体温明显升高,超过 38 ℃。Soper 报道剖宫产术后的持续发热主要为腹部切口的感染,尤其是普通抗生素治疗无效者。

据报道,3.97%的剖宫产术患者有切口感染、愈合不良,常见的原因有合并糖尿病、妊娠期高血压疾病、贫血等。剖宫产术后子宫切口感染者则表现为持续发热,早期低热多见,伴有阴道出血增多,甚至晚期产后大出血,子宫切口缝合过紧过密是其因素之一。妇检子宫复旧不良、子宫切口处压痛明显,B超检查显示子宫切口处隆起呈混合性包块,边界模糊,可伴有宫腔积液(血),彩色多普勒超声检查显示有子宫动脉血流阻力异常。

(三)急性子宫内膜炎、子宫肌炎

此为产褥期感染最常见的类型,由病原体经胎盘剥离而侵犯至蜕膜所致者为子宫内膜炎,侵及子宫肌层者为子宫肌炎,两者常互相伴随。临床表现为产后 3~4 天开始出现低热,下腹疼痛及压痛,恶露增多且有异味,如早期不能控制,病情加重,出现寒战、高热、头痛、心率加快、白细胞及中性粒细胞增高,有时因下腹部压痛不明显及恶露不一定多而容易误诊。Figucroa 报道急性子宫内膜炎的患者 100%有发热,61.6%其恶露有恶臭,60%的患者子宫压痛明显。最常培养分离出的病原体主要有溶血性葡萄球菌、大肠埃希菌、链球菌等。当炎症波及子宫肌壁时,恶露反而减少,异味亦明显减轻,容易误认为病情好转。感染逐渐发展可于肌壁间形成多发性小脓肿,B超检查显示子宫增大复旧不良、肌层回声不均,并可见小液性暗区,边界不清。如继续发展。可导致败血症甚至死亡。

(四)急性盆腔结缔组织炎、急性输卵管炎

此多继发于子宫内膜炎或宫颈深度裂伤,病原体通过淋巴道或血行侵及宫旁组织,并延及输卵管及其系膜。临床表现主要为一侧或双侧下腹持续性剧痛,妇检或肛查可触及宫旁组织增厚或有边界不清的实质性包块,压痛明显,常常伴有寒战和高热。炎症可在子宫直肠聚积聚形成盆腔脓肿,如脓肿破溃则向上播散至腹腔。如侵及整个盆腔,使整个盆腔增厚呈巨大包块状,不能辨别其内各器官,整个盆腔似乎被冻结,称为"冰冻骨盆"。

(五)急性盆腔腹膜炎、弥漫性腹膜炎

炎症扩散至子宫浆膜层。形成盆腔腹膜炎,继续发展为弥漫性腹膜炎,出现全身中毒症状:高热、寒战、恶心、呕吐、腹胀、下腹剧痛,体检时下腹明显压痛、反跳痛。产妇因产后腹壁松弛,腹肌紧张多不明显。腹膜炎性渗出及纤维素沉积可引起肠粘连,常在直肠-子宫陷凹形成局限性脓肿,刺激肠管和膀胱导致腹泻、里急后重及排尿异常。病情不能彻底控制者可发展为慢性盆腔炎性疾病。

(六)血栓性静脉炎

细菌分泌肝素酶分解肝素导致高凝状态,加之炎症造成的血流淤滞静脉脉壁损伤,尤其是厌

氧菌和类杆菌造成的感染极易导致血栓性静脉炎。可累及卵巢静脉、子宫静脉、髂内静脉、髂总静脉及下腔静脉,病变常为单侧性,患者多在产后1~2周,继子宫内膜炎之后出现寒战、高热、反复发作,持续数周,不易与盆腔结缔组织炎鉴别。下肢血栓性静脉炎者:病变多位于一侧股静脉和腘静脉及大隐静脉,表现为弛张热、下肢持续性疼痛、局部静脉压痛或触及硬索状包块,血液循环受阻,下肢水肿,皮肤发白,称为股白肿。可通过彩色多普勒超声血流显像检测确诊。

(七)脓毒血症及败血症

病情加剧则细菌进入血液循环引起脓毒血症、败血症,尤其是当感染血栓脱落时,可致肺、脑、肾脓肿或栓塞死亡。

三、治疗

治疗原则是抗感染。辅以整体护理、局部病灶处理、手术或中医中药治疗。

(一)支持疗法

纠正贫血与电解质紊乱,增强免疫力。半卧位以利脓液流于陶氏腔,使之局限化。进食高蛋白、易消化的食物,多饮水,补充维生素,纠正贫血和水、电解质紊乱。发热者以物理退热方法为主,高热者酌情给予50~100 mg双氯芬酸栓塞肛门退热,一般不使用安替比林退热,以免体温不升。重症患者应少量多次输新鲜血或血浆、清蛋白,以提高机体免疫力。

(二)清除宫腔残留物

有宫腔残留者应予以清宫,对外阴或腹壁切口感染者可采用物理治疗,如红外线或超短波局部照射,有脓肿者应切开引流,盆腔脓肿者行阴道后穹隆穿刺或切肿引流,并取分泌物培养及药物敏感试验。严重的子宫感染,经积极的抗感染治疗无效,病情继续扩展恶化者,尤其是出现败血症、脓毒血症者,应果断及时地行子宫全切术或子宫次全切除术,以清除感染源,拯救患者的生命。

(三)抗生素的应用

应注意需氧菌与厌氧菌以及耐药菌株的问题。感染严重者,首选广谱高效抗生素,如青霉素、氨苄阿林、头孢类或喹诺酮类抗生素等,必要时进行细菌培养及药物敏感试验,并应用相应的有效抗生素。可短期加用肾上腺糖皮质激素,提高机体应激能力。

(四)活血化瘀

血栓性静脉炎者产后在抗感染同时,加用肝素48~72小时,即肝素50 mg加5%葡萄糖溶液静脉滴注,6~8小时一次,体温下降后改为每天2次,维持4~7天,并口服双香豆素、双嘧达莫(潘生丁)等。也可用活血化瘀中药及溶栓类药物治疗。若化脓性血栓不断扩散,可考虑结扎卵巢静脉、髂内静脉等,或切开病变静脉直接取栓。

四、护理

(一)护理评估

1.病史

认真进行全身及局部体检,注意有无引起感染的诱因,排除可致产褥病率的其他因素或切口感染等,查血尿常规、C反应蛋白(CRP)、红细胞沉降率(ESR)则有助于早期诊断。

2.身心状况

通过全身检查,三合诊或双合诊检查,有时可触到增粗的输卵管或盆腔脓肿包块,辅助检查如B超、彩色超声多普勒、CT、磁共振等检测手段能对产褥期感染形成的炎性包块、脓肿以及静脉血栓做出定位及定性诊断。

3.辅助检查

病原体的鉴定对产褥期感染诊断与治疗非常重要,方法有以下几点。

(1)病原体培养:常规消毒阴道与宫颈后,用棉拭子通过宫颈管。取宫腔分泌物或脓液进行需氧菌和厌氧菌的双重培养。

(2)分泌物涂片检查:若需氧培养结果为阴性,而涂片中出现大量细菌,应疑厌氧菌感染。

(3)病原体抗原和特异抗体检查:已有许多商品药盒问世,可快速检测。

(二)护理诊断

(1)疼痛:与产褥期感染有关。

(2)体温过高:与伤口、宫内等感染有关。

(3)焦虑:与自身疾病有关。

(三)护理目标

(1)产妇疼痛减轻,体温正常。

(2)产妇感染得到控制,舒适感增加。

(3)产妇焦虑减轻或消失,能积极配合治疗。

(四)护理措施

(1)卧床休息:取半卧位,有利于恶露的排出及炎症的局限。

(2)注意观察子宫复旧情况:给予宫缩剂即缩宫素,促使子宫收缩,及时排出恶露。

(3)饮食:增强营养,提高机体抵抗力,高热量、高蛋白、高维生素、易消化饮食。产后3天内不能吃过于油腻、汤太多的食物。饮食中必须含足量的蛋白质、矿物质及维生素。少食或不食辛辣刺激性食物。保持精神愉快,心情舒畅,避免精神刺激。

(4)体温升高的护理:严密观察体温、脉搏,每4小时测量1次,体温在39℃以上者,可采取物理降温(冰帽、温水、酒精擦洗),鼓励患者多饮水。

(5)食欲缺乏者:可静脉补液,注意纠正酸中毒,纠正电解质紊乱,必要时输血。

(6)保持会阴部清洁、干燥:每天消毒、擦洗外阴2次;会阴水肿严重者,可用50%硫酸镁湿热敷;会阴伤口感染扩创引流者每天用消毒液换药或酌情坐浴;盆腔脓肿切开者,注意引流通畅。

(7)抗感染治疗:使用大剂量的抗生素。应用抗生素的原则是早用、快速、足量;对于严重的病例要采取联合用药(氨苄霉素、庆大霉素、卡那霉素、甲硝唑等);必要时取分泌物做药敏试验。

(8)下肢血栓性静脉炎:卧床休息,局部保暖并给予热敷,以促进血液循环而减轻肿胀,注意抬高患肢,防栓子脱落栓塞肺部。急性期过后,指导和帮助患者逐渐增加活动。

(9)做好患者的口腔、乳房护理感染患者实施床边隔离,尤其是患者使用的便盆要严格隔离,防止交叉感染;及时消毒患者用物,产妇出院后应严格消毒所用物品。

(五)护理评价

(1)产妇疼痛减轻,体温正常。

(2)产妇感染得到控制,舒适感增加。

(3)产妇焦虑减轻或消失,积极配合治疗。

(冯金英)

第七章

新生儿科常见疾病护理

第一节 早产儿的护理

一、疾病概述

(一)概念

早产儿是指胎龄满 28 周至不足 37 周出生的新生儿。早产儿在宫内生活时间短,发育不成熟,对子宫外的适应能力差;出生后吸吮能力差,常有营养不良及代谢紊乱及免疫功能低下。因此,早产儿死亡率明显高于足月产儿。

(二)早产儿的特点

1.外观特点

早产儿皮肤薄嫩,胎毛多,胎脂少,皮下脂肪少,皱纹多,头发细而卷,乱如毛线头,耳郭软,紧贴颅部,耳舟不清。头相对较大,多有颅骨软化。指(趾)骨软,指甲多未超过指端,足底纹少且浅或无。乳腺无结节,外生殖器发育差,女婴大阴唇不能遮盖小阴唇,男婴阴囊皱襞少,睾丸未降入。

2.呼吸系统

早产儿呼吸中枢及呼吸肌发育不完善,常出现呼吸浅快、不规则、暂停或吮奶后暂时发绀。肺泡表面活性物质缺乏,易患呼吸窘迫综合征。另外,咳嗽及吞咽反射均弱。

3.循环系统

早产儿心率快,血压较足月儿低,在败血症或心功能不全等情况下,易出现血容量不足、低血压。同时因毛细血管脆弱,缺氧时易发生出血。

4.消化系统

早产儿吸吮能力差,吞咽反射弱,易呛奶;各种消化酶不足,特别是对脂肪的消化、吸收能力差,在缺氧、缺血、喂养不当情况下易发生坏死性小肠结肠炎。此外,由于早产儿胎粪形成较少和肠蠕动乏力,易发生胎粪延迟排出。肝功能不完善,葡萄糖醛酸转移酶不足,故黄疸持续时间长;蛋白合成不足,肝糖原转化为葡萄糖的能力差,易发生低血症和低蛋白血症;肝内维生素 K 依赖凝血因子不足,易发生出血性疾病。

5.血液系统

血小板不足,贫血较常见;维生素 K 依赖凝血因子不足,易发生肺出血、颅内出血。

6.泌尿系统

肾脏功能不成熟,易发生水肿、低钠血症、代谢性酸中毒等电解质紊乱。

7.神经系统

与胎龄有关,胎龄越小,功能越差,原始反射不易引出。易发生缺氧缺血性脑病、颅内出血。

8.体温调节

皮下脂肪薄,棕色脂肪少,保温能力差;体表面积相对较大容易散热;基础代谢低,产能量少;汗腺发育不成熟;中枢调节能力差,均导致体温不稳定,易随环境变化而变化,易发生硬肿症。

9.免疫系统

早产儿的免疫功能比足月儿差,感染性疾病发病率高,预后较差。

二、疾病护理

(一)护理评估

1.健康史

(1)母体因素:有急慢性疾病合并症;生殖器官异常,如双子宫、宫颈口松弛;既往曾有早产史。

(2)胎儿-胎盘因素:前置胎盘、胎盘早剥、胎膜早破、胎盘功能不全、多胎妊娠。

(3)创伤:腹部手术,腹部受撞击,孕期过劳、性交及严重的精神创伤等。

2.身体评估

重点评估早产儿的外观特点;有无青紫、呼吸困难、呼吸暂停;体温调节情况有无低体温或发热;有无腹泻、腹胀、呕吐症状,大小便情况;黄疸出现时间及程度;有无皮肤硬肿;体重增长情况,吃奶情况;精神状态、肌张力及有无惊厥;有无皮肤、黏膜及其他部位的出血。

(二)护理诊断

1.有体温改变的危险

早产儿体温调节能力与产热能力低下有关。

2.营养失调

低于机体需要量与早产儿摄入能力不足、消化吸收功能差有关。

3.有窒息的危险

危险与早产儿呼吸中枢及呼吸系统不成熟、呼吸道分泌物未能及时清除有关。

4.有感染的危险

危险与早产儿免疫能力低下有关。

(三)护理目标

(1)呼吸功能正常。

(2)未发生窒息。

(3)体温能保持正常、稳定。

(4)没有出现感染征象。

(5)早产儿体重能如期增加。

(四)护理措施

1.维持体温恒定

早产儿大多需要保暖。①早产儿室温稳定,以 24～26 ℃为宜;晨间护理时,室温应在27～28 ℃,相对湿度为 55%～65%。②早产儿出生后迅速擦干,迅速保暖,并加强体温监测。

2.维持呼吸

(1)严密观察早产儿呼吸频率、节律,特别注意吃奶后有无缺氧,必要时在哺乳前后给氧数分钟。给氧原则是:间断、低浓度吸氧,氧浓度为 30%～40%。

(2)呼吸暂停的预防及护理:保持侧卧位,每 30 分钟更换一次体位,注意颈部不要过度弯曲,保持呼吸道通畅,观察早产儿的呼吸形态,当其深睡时要触动身体使其觉醒。喂奶后应避免呕吐造成窒息。发现呼吸暂停应立即清理呼吸道,刺激呼吸。刺激呼吸的方法有人工托背法,也可通过弹足底、针刺人中、捏耳垂等使其啼哭,以助恢复呼吸;同时给氧,可用气管插管、面罩或鼻导管给氧。

3.合理喂养

(1)开始喂养时间:目前认为早产儿体内储存的能源少,应及早喂奶。生后根据胎龄、出生时的体重及状况决定是否可实行早吸吮,并于生后 2～4 小时内开始正式喂奶。

(2)喂养方式:以母乳喂养最好。体重 1 500 g 以上,有吸吮能力的早产儿可直接母乳喂养,体重＜1 500 g 或无吸吮、吞咽能力者可用滴管、胃管喂母乳。

(3)喂养原则:人工喂养奶浓度由稀到稠,奶量由少到多。

4.预防感染

早产儿抵抗力比足月儿更低,尤应注意消毒隔离措施。早产儿所处的环境和所接触的物品应定期消毒,护理人员应着清洁工作服、口罩及帽子,接触新生儿前应洗手,感染者应及时隔离。加强口腔、皮肤和脐部的护理。注意及时清除呼吸道分泌物,保持呼吸道通畅,预防肺炎的发生。

5.密切观察病情

早产儿各器官功能不成熟,应密切观察病情变化,若出现面色发绀或苍白、呼吸不规则或呼气呻吟、体温异常、黄疸程度重、烦躁不安等异常情况,应及时报告医师,详细记录并协助处理。

(五)健康教育

(1)向家长讲解早产儿的有关生理表现及护理知识,教会正确的喂养、保暖、沐浴及皮肤护理等方法。

(2)嘱定期来医院检查,了解早产儿的生长发育情况以及智力发育、有无视力及听力异常等。

（李海红）

第二节　新生儿窒息与复苏

新生儿窒息是指生后 1 分钟内,无自主呼吸或未能建立规律呼吸而导致低氧血症和混合性酸中毒。凡能造成胎儿或新生儿缺氧的因素均可引起窒息。本病是引起新生儿伤残和死亡的重要原因之一,需要争分夺秒抢救。

一、临床特点

(一)胎动、胎心率改变

缺氧早期胎动增加,胎心率加快≥160次/分;晚期为胎动减少或消失,胎心率减慢(<100次/分)或消失。

(二)羊水呈黄绿或墨绿色

缺氧胎儿肛门括约肌松弛,排出胎粪污染羊水所致。

(三)Apgar评分降低

0~3分为重度窒息,4~7分为轻度窒息,8~10分为正常。如出生1分钟评分8~10分,5分钟后复评降到7分及以下亦属窒息。窒息患儿5分钟再评分仍低于6分,神经系统损伤较大,预后较差(表7-1)。

表7-1　Apgar评分标准

体征	0分	1分	2分
心率	无	<100次/分	>100次/分
呼吸	无	浅慢、哭声弱	正常、哭声响
肌张力	松弛	四肢稍屈曲	四肢动作好
刺激反应	无反应	少有动作,皱眉	咳嗽、喷嚏、哭
皮肤颜色	青紫或苍白	躯干红,四肢青紫	全身红

(四)部分患儿复苏后可出现各系统受损及并发症

1.呼吸系统

羊水、胎粪吸入性肺炎,肺透明膜病、呼吸暂停。

2.神经系统

颅内出血、缺氧缺血性脑病。

3.血液系统

出血倾向及DIC。

4.消化系统

应激性溃疡、坏死性小肠结肠炎、肝功能损害。

5.泌尿系统

尿少、蛋白尿及管型,重者可发生急性肾小管坏死,有血尿素氮及肌酐增高、高钾血症等。

6.循环系统

心肌受损、三尖瓣闭锁不全、心力衰竭、心源性休克或肺动脉高压。

7.代谢紊乱

低血钙、低血糖或高血糖、酸中毒。

(五)辅助检查

1.血气分析

动脉血氧分压降低、二氧化碳分压增高、pH下降。

2.血生化

血糖升高或降低、血钙降低、高血钾、心肌酶谱增高、血肌酐及尿素氮增高。

3.心电图

可有心肌受损改变。

4.胸部 X 线检查

可有肺气肿、肺不张等。

5.头颅 B 超或 CT

缺氧缺血性脑病或颅内出血改变。

二、护理评估

(一)健康史

详细询问妊娠期孕母身体状况,产前的胎心和胎动以及破膜时间、胎盘脐带情况、胎位、产程长短、羊水情况等。

(二)症状、体征

评估皮肤颜色、呼吸情况、心率、四肢肌张力及对刺激的反应;观察皮肤、指甲有无胎粪污染;评估有无各系统受损表现。

(三)社会、心理

了解家长对小儿治疗预后的担忧和焦虑,对后遗症康复护理知识与方法的了解程度。

(四)辅助检查

了解血气分析电解质检查结果,尤其注意酸中毒程度及新生儿窒息时二氧化碳分压情况;了解血生化检查值及胸部 X 线摄片、头颅 B 超或 CT 检查结果。

三、常见护理问题

(一)不能进行有效呼吸

与肺动脉收缩、肺血管阻力增加、肺血流减少、羊水胎粪吸入、中枢神经系统受损有关。

(二)心排血量减少

与肺水肿、肺动脉收缩、液体转移到组织间隙、心肌受损有关。

(三)组织灌注改变

与低血容量、缺血有关。

(四)体温异常

与缺氧、体温调节中枢受损有关。

(五)有感染危险

与免疫功能低下、污染的羊水吸入有关。

(六)焦虑(家长)

与病情危重及担心预后有关。

四、护理措施

(一)早期预测

估计胎儿娩出后有窒息危险时应事先做好复苏准备。复苏必备物品:婴儿辐射保暖台(事先预热)、负压吸引器、吸引管(5Fr、6Fr、8Fr)、复苏皮囊及面罩、供氧系统、新生儿喉镜、气管插管(2.5 mm、3 mm、3.5 mm、4 mm)、胃管、脐静脉插管包、各种型号注射器、手套、胶布、听诊器、心电监护仪、氧饱和度监护仪等。复苏药品：1：10 000肾上腺素、生理盐水、10％葡萄糖、5％碳酸氢钠、注射用水、多巴胺、纳洛酮、5％清蛋白等。

(二)正确复苏

熟练掌握复苏程序。新生儿娩出后立即对是否足月妊娠、羊水清否、有无呼吸及哭声、肌张力情况作快速评估，如果4个问题中有一个答案是"否"，则通常认为这个婴儿需要按顺序进行ABCD下列4种措施中的一种或多种。新生儿复苏过程中每隔30秒评估一次，并根据呼吸、心率、肤色同步评估决定是否需要进行下一步措施。

A(最初复苏步骤)：新生儿出生后快速评估新生儿羊水情况、呼吸及哭声、肌张力、是否足月，如回答有"否"，立即将婴儿置于已预热好辐射保暖台上或用预热的毯子裹住以减少热量散失。摆正体位，将头摆成"鼻吸位"(新生儿仰卧或侧卧，颈部轻度伸仰到吸气位置)，为使新生儿保持正确体位，仰卧时可在其肩胛下垫一折叠的毛巾(垫高2～3 cm)。迅速清理呼吸道，先吸口腔后吸鼻腔(因鼻腔较敏感，吸引鼻腔时比吸口腔时更容易受刺激而引发呼吸运动，易造成口腔咽部的黏液、羊水在清理之前被吸入肺内)，过度用力吸引可能导致喉痉挛和迷走神经性的心动过缓并使自主呼吸出现延迟，因此应限制吸管插入的深度和吸引时间(<10秒/次)，吸引器的负压不超过13.3 kPa(100 mmHg)。用温热干毛巾快速擦干全身。重新摆正头部，使颈部轻微伸仰保持气道最佳开放状态。如患儿仍无呼吸，可拍打或弹足底2次或沿身体长轴快速摩擦腰背皮肤1～2次来促使呼吸出现。如出现正常呼吸、心率>100次/分、肤色红润，做好观察。如出现正常心率，呼吸，但有中心性发绀则予常压吸氧。如这些努力无效则需要正压通气。

B(正压通气)：如经上述处理仍无规律呼吸建立，出现持续呼吸暂停或喘息或心率<100次/分或婴儿经100％浓度常压给氧仍持续中心性发绀，应进行正压通气。正压通气可使用气流充气式气囊、自动充气式气囊等设备。通气频率一般为40～60次/分(胸外按压时为30次/分)。最初的几次正压呼吸需要2.9～3.9 kPa(30～40 cmH_2O)[早产儿2.0～2.5 kPa(20～25 cmH_2O)]，以后维持在2.0 kPa(20 cmH_2O)，如无法监测压力应该使用能使心率增加的最小压力。充分的人工呼吸应显示双肺扩张，可由胸廓起伏、呼吸音、心率及肤色来评价，如胸廓扩张不良可能与密闭不良、气道阻塞或压力不足有关，应重新调整面罩位置(面罩应正好封住口鼻)或纠正患儿头部位置或检查并清除气道分泌物或增大压力，必要时气管插管。在新生儿复苏过程中应用气管插管术有以下几个指征：需要气管内吸引胎粪；复苏囊面罩通气无效或需长时间使用；需要胸外按压；需要气管内给药。正压通气30秒后如有自主呼吸，且心率>100次/分、肤色红润可停止正压通气。如自主呼吸不充分，或心率<100次/分，须继续正压人工呼吸。如心率<60次/分，继续正压人工呼吸并开始胸外按压。持续气囊面罩人工呼吸>2分钟可产生胃充盈，应常规插入8Fr胃管，用注射器抽气和在空气中敞开端口来缓解。

C(胸外按压)：100％氧充分正压通气30秒后如心率<60次/分，开始胸外按压，并继续正压通气。胸外按压的部位位于胸骨下1/3处(两乳头连线下方，剑突之上)。按压深度为胸廓前后径的1/3，产生可触及的脉搏为有效。按压有2种方法：双拇指重叠或并列按压，其余手指环抱胸廓支撑背部(双拇指-环抱术)；或以右手食、中指指尖放在胸骨上按压，另一手支撑背部(双指法)。因为双拇指-环抱术比双指法可产生更高的收缩期峰值和冠状动脉灌注压，所以建议采用前者。然而当需要进行脐插管术时，双指法也许更合适。胸外按压下压时间稍短于放松时间，这样的按压比率在理论上可以提供更多的血流，同时胸外按压与通气应该协调一致，避免同时施行。在放松时，胸壁应被完全扩张，但复苏者的拇指不应离开胸壁。胸外按压与通气应达到

3：1,即每分钟 120 次动作中给予 90 次胸外按压和 30 次通气,约 1/2 秒的时间完成每次动作,2 秒完成一个循环(做 3 次胸外按压和 1 次正压通气)。30 秒后再次评估心率,协调的胸外按压与通气应持续到自主心率>60 次/分。如心率仍<60 次/分,除继续胸外按压外,考虑使用肾上腺素。

D(用药):在新生儿复苏时,很少需要用药。但如果 30 秒 100%氧正压通气和胸外按压后心率仍持续<60 次/分,则需要使用肾上腺素。①1：10 000 肾上腺素 0.1～0.3 mL/kg,过去的指南推荐通过气管插管给予初始剂量的肾上腺素,然而动物实验研究表明使用该推荐剂量插管内给药无效,插管内给予肾上腺素其剂量需较现在的推荐剂量高出很多,而高浓度、大剂量肾上腺素可导致新生儿高血压、心肌功能下降和神经功能受损。因此现在主张通过静脉给药。需要时 3～5 分钟重复 1 次(心率>100 次/分停止给药)。②扩容剂:当怀疑新生儿有失血或出现休克症状(皮肤苍白、低灌注、脉搏弱)和对复苏措施无明显反应时,应考虑使用扩容剂。等张晶体液较清蛋白好,推荐用生理盐水,剂量为 10 mL/kg,静脉缓慢推入(>10 分钟),必要时可重复给予。当复苏早产儿时避免扩容剂输注太快,因为快速输注大量溶液可导致脑室内出血。③碳酸氢钠:在一般的心肺复苏过程中不鼓励使用碳酸氢钠,但在对其他治疗无反应时或严重代谢性酸中毒时可使用。剂量为 2 mmol/kg,用 5%(0.6 mmol/mL)碳酸氢钠溶液 3.3 mL/kg,用等量 5%～10%葡萄糖溶液稀释后经脐静脉或外周静脉缓慢注射(>5 分钟)。注意碳酸氢钠的高渗透性和产生 CO_2 的特性可对心肌和大脑功能有害,应在建立充分的人工呼吸和血液灌注后应用。④纳洛酮:不推荐在产房新生儿呼吸抑制的初步复苏过程中使用纳洛酮。如果需要使用纳洛酮,心率和肤色必须首先被通气支持纠正。首选的途径是静脉或肌内注射。推荐剂量为 0.1 mg/kg。有报告提示吸毒母亲出生的婴儿给予纳洛酮后导致癫痫发作,因此纳洛酮应避免应用于那些长期暴露于阿片类物质母亲出生的新生儿身上。纳洛酮较母源性阿片类物质的半衰期更短,因此应严密监测新生儿,如反复呼吸暂停或通气不足,应给予后续剂量的纳洛酮。

(三)复苏后护理

1.加强监护

复苏后的新生儿不应将其视同正常新生儿对待,而必须给予密切观察监护,监护内容有以下几种。

(1)生命体征:包括呼吸、心率、血压、氧饱和度,呼吸是监护的重点,应密切观察呼吸的频率、节律的变化,注意有无呼吸困难。若复苏后患儿呼吸已正常 2 天后又加快者,常是继发肺炎的征兆。

(2)重要脏器受损的表现:观察患儿反应是否灵敏,有无两眼凝视、四肢抖动、肌张力改变、颅内压增高等神经系统表现;记录出入液量尤其注意小便的次数、量以及颜色,了解肾功能情况;注意观察有无腹胀、呕吐咖啡色物等应激性溃疡表现及腹胀、胃潴留、便血等坏死性小肠结肠炎表现等。

(3)皮肤颜色:如有发绀应仔细查找原因,及时处理。

(4)监测各种实验室检查结果:血气分析、血钾、血氯、血钠值;血糖、血胆红素、心肌酶谱、肌酐、尿素氮值等。

2.保证营养

维持血糖正常,严防低血糖造成神经系统损伤。如无并发症生后半小时可吸吮母亲乳头;重度窒息儿复苏恢复欠佳者,适当延迟开奶时间,并防止呕吐物吸入再次引起窒息,如果喂养不能保证营养者予静脉补液。

3.预防感染

曾气管插管,疑有感染者用抗生素预防感染,加强新生儿口腔、皮肤、脐部护理,工作人员应严格执行无菌操作技术,接触患儿前洗手。

(四)维持合适体温

有缺氧缺血损伤的婴儿应避免体温过高。必要时应用人工低温疗法如适度的全身低温(34～34.5 ℃)或选择性脑部低温(34～35 ℃),但目前尚无足够的证据常规推荐使用。

(五)安慰家长

耐心细致地解答病情,取得家长的理解,减轻家长的恐惧心理,得到家长最佳的配合。

(李海红)

第三节　新生儿颅内出血

新生儿颅内出血(intracranial hemorrhage of the newborn,ICHN)是主要由缺氧或产伤引起的严重脑损伤性疾病,主要表现为神经系统的兴奋或抑制症状。早产儿多见,病死率高,存活者常留有神经系统后遗症。

一、概述

新生儿颅内出血主要由缺氧和产伤引起。

(一)缺氧

凡能引起缺氧的因素均可导致颅内出血,以早产儿多见。如宫内窘迫、产时及产后窒息缺氧,导致脑血管壁通透性增加,血液外渗,出现脑室管膜下、蛛网膜下腔、脑实质出血。

(二)产伤

产伤以足月儿、巨大儿多见。如胎头过大、头盆不称、急产、臀位产、高位产钳、负压吸引助产等,使胎儿头部受挤压、牵引导致大脑镰、小脑幕撕裂,引起硬脑膜下出血,脑表面静脉撕裂常伴有蛛网膜下腔出血。

(三)其他

快速输入高渗液体、机械通气不当、血压波动过大、颅内先天性血管畸形或全身出血性疾病等也可引起。

二、护理评估

(一)健康史

评估患儿有无窒息缺氧及产伤史;评估患儿惊厥发作的次数、部位、程度、持续时间及意识障碍、发绀、脑性尖叫等症状。

(二)身体状况

临床表现主要与出血部位和出血量有关,多于生后1～2天内出现。

(1)意识改变:激惹、过度兴奋或表情淡漠、嗜睡、昏迷等。

(2)颅内压增高表现：脑性尖叫、惊厥、前囟隆起、颅缝增宽等。

(3)眼部症状：凝视、斜视、眼球固定、眼震颤，并发脑疝时可出现两侧瞳孔大小不等、对光反射迟钝或消失。

(4)呼吸改变：增快或减慢、不规则或暂停等。

(5)肌张力及原始反射改变：肌张力早期增高以后减低，原始反射减弱或消失。

(6)其他表现：黄疸和贫血。

(7)后遗症：脑积水、智力低下、癫痫、脑瘫等。

(三)心理-社会状况

多数家长对本病的严重性、预后缺乏认识；因担心孩子致残，家长可出现焦虑、恐惧、内疚、悲伤等反应。应重点评估家长对本病的认知态度及心理、经济承受能力。

(四)辅助检查

头颅 B 超、CT 检查可提供出血部位和范围，有助于确诊和判断预后；腰穿脑脊液检查为均匀血性，镜下有皱缩红细胞，有助于脑室内及蛛网膜下腔出血的诊断，但病情重者不宜行腰穿检查。

(五)治疗原则及主要措施

(1)镇静止惊：选用苯巴比妥钠、地西泮等。

(2)止血：选用维生素 K_1、酚磺乙胺、卡巴克络、巴曲酶等，必要时输新鲜血、血浆。

(3)降低颅内压：选用呋塞米静脉注射，并发脑疝时应用小剂量 20%甘露醇静脉注射。

(4)给氧：呼吸困难、发绀者吸氧。

三、常见护理诊断/问题

(1)潜在并发症：颅内压增高。

(2)低效性呼吸形态：与呼吸中枢受损有关。

(3)有窒息的危险：与惊厥、昏迷有关。

(4)营养失调：低于机体需要量与摄入不足及呕吐有关。

(5)体温调节无效：与体温调节中枢受损有关。

(6)焦虑、恐惧(家长)：与患儿病情危重及预后差有关。

四、护理措施

(一)降低颅内压

(1)减少刺激，保持安静：所有护理操作与治疗尽量集中进行，动作要轻、稳、准，尽量减少移动和刺激患儿，静脉穿刺选用留置针，减少反复穿刺，以免加重颅内出血。

(2)护理体位：抬高头肩部 15°～30°，侧卧位或头偏向一侧。

(3)严密观察病情：观察患儿生命体征、神志、瞳孔、囟门、神经反射及肌张力等变化，及时发现颅内高压。

(4)遵医嘱降颅压：有颅内压增高时选用呋塞米降颅压；当出现两侧瞳孔大小不等、对光反射迟钝或消失、呼吸节律不规则等应考虑并发脑疝，选用 20%甘露醇降颅压。

(二)防止窒息,改善呼吸功能

及时清除呼吸道分泌物,保持呼吸道通畅,防止窒息;合理用氧,改善呼吸功能,呼吸衰竭或严重呼吸暂停者需气管插管、机械通气。

(三)保证营养和能量供给

不能进食者,应给予鼻饲,遵医嘱静脉输液,每天液体量为 60～80 mL/kg,速度宜慢,于24 小时内均匀输入,以保证患儿营养和能量的供给。

(四)维持体温稳定

体温过高时给予物理降温,体温过低时采用远红外辐射保温床、暖箱或热水袋保暖。

(李海红)

第四节　新生儿化脓性脑膜炎

一、概述

新生儿化脓性脑膜炎是新生儿期由各种化脓性细菌引起的中枢神经系统感染性疾病。本病常继发于败血症,临床症状不典型,颅内压增高出现较晚,一般认为败血症患者凡有以下任何表现:如意识障碍、眼部异常、可疑颅内压增高征或惊厥,均应立即做脑脊液检查确诊。

二、病情观察与评估

(一)生命体征

监测生命体征,观察有无体温不升或发热、呼吸暂停、血压波动及脉压变化。

(二)症状体征

(1)观察感染病灶,如脐部、皮肤、呼吸道等感染。

(2)观察神经系统症状,如有无嗜睡、易激惹、惊跳、尖叫等;有无双眼凝视、落日眼、眼球震颤或斜视、瞳孔对光反射迟钝或大小不等;有无前囟紧张、饱满、骨缝进行性增宽等颅内压增高征;有无眼睑抽动或面肌小抽动、阵发性面色发绀等惊厥发作表现。

(三)安全评估

(1)评估有无因惊厥导致窒息的危险。

(2)评估有无因抽搐导致外伤的危险。

三、护理措施

(一)环境与休息

保持环境安静,减少刺激,护理操作集中进行,不随意搬动头部。

(二)气道护理

保持呼吸道通畅,应少量多餐,避免呕吐,呕吐时及时清除鼻咽部分泌物及呕吐物,以防窒息。

(三)体温护理

高热者给予温水浴、合理下调暖箱温度、松解包被等物理降温方式,不宜药物降温、乙醇擦浴。

(四)急救护理

(1)床旁备齐急救用物,如吸氧、吸痰、气管插管用物,镇静药物等。

(2)发生惊厥、昏迷等病情骤变时,及时报告医师并进行相应处理。

四、健康指导

(一)住院期

(1)告知家属化脓性脑膜炎发生的原因、治疗过程与进展,缓解家属的恐惧感。

(2)告知家属腰穿对疾病诊断及治疗至关重要,取得家属理解及配合。

(二)居家期

(1)保持室内空气新鲜,每天开窗通风 2 次,每次 15~30 分钟。减少来访人员,预防感染。

(2)教会家属正确皮肤护理、脐部护理方法,避免发生感染等。

(3)指导有功能障碍患者家属坚持进行康复锻炼,定期随访。

(李海红)

第五节　新生儿肺炎

新生儿肺炎是一种常见病。按病因不同可分为吸入性肺炎和感染性肺炎两大类。

一、临床特点

(一)吸入性肺炎

主要指胎儿或新生儿吸入羊水、胎粪、乳汁等引起的肺部炎症。胎儿在宫内或娩出时吸入羊水所致肺炎称羊水吸入性肺炎;吸入被胎粪污染的羊水引起的肺炎称胎粪吸入性肺炎;出生后因喂养不当、吞咽功能不全、反流或呕吐、食管闭锁和唇裂、腭裂等引起乳汁吸入而致肺炎称乳汁吸入性肺炎。其中以胎粪吸入性肺炎最为严重,病死率最高。

1.羊水、胎粪吸入者

羊水、胎粪吸入者多有宫内窘迫和/或产时的窒息史。

(1)羊水吸入量少者可无症状或仅轻度呼吸困难,吸入量多者常在窒息复苏后出现呼吸窘迫、青紫,口腔流出液体或泡沫,肺部可闻及粗湿啰音。

(2)胎粪吸入者症状常较重,分娩时可见羊水混胎粪,患儿皮肤、脐窝、指(趾)甲胎粪污染,口鼻腔、气管内吸引物中含胎粪。窒息复苏后很快出现呼吸急促、鼻翼翕动、三凹征、呼气呻吟及发绀,甚至呼吸衰竭。双肺可闻及干湿啰音。可并发肺不张、肺气肿、纵隔气肿或气胸、持续肺动脉高压、ARDS 等。

2.乳汁吸入者

乳汁吸入者常有喂奶时或喂奶后呛咳,乳汁从口、鼻腔流出或涌出。症状与吸入程度有关。患儿可有咳嗽、喘憋、气促、发绀、肺部湿啰音等。严重者可导致窒息。

3.辅助检查

(1)血气分析:常有低氧血症或高碳酸血症,pH 降低。

（2）胸部 X 线检查：双肺纹理增粗，常伴肺气肿或肺不张，可见结节状阴影或不规则斑片状影。胎粪吸入性肺炎双肺可有广泛粗颗粒阴影或斑片状云絮影，常伴气漏。

（二）感染性肺炎

感染性肺炎是指出生前、出生时或出生后感染细菌、病毒、原虫等微生物引起的肺炎。宫内和分娩过程中感染以大肠埃希菌、B 族链球菌、巨细胞病毒为主；出生后感染以金黄色葡萄球菌、大肠埃希菌为主，近年来条件致病菌如克雷伯菌、表皮葡萄球菌、厌氧菌、真菌等亦可引起。新生儿感染性肺炎多数为产后感染性肺炎，可由上呼吸道炎症向下蔓延引起，也可为败血症并发。

宫内、产时感染发病早，产后感染发病较晚。

1.症状与体征

主要有发绀、呻吟、口吐泡沫、呼吸急促、鼻翼翕动、点头样呼吸、三凹征、体温异常、反应差、吃奶差。早产儿可见呼吸暂停，日龄大的新生儿可有咳嗽。双肺可闻及干湿啰音。严重者可出现呼吸衰竭、心力衰竭。金黄色葡萄球菌肺炎易并发气胸、脓胸、脓气胸，病情常较严重。

2.辅助检查

（1）外周血象：白细胞总数细菌感染大多增高；病毒感染正常或降低。

（2）宫内感染脐血或出生早期血 IgM＞200 mg/L。

（3）血气分析和电解质测定：常有低氧血症或高碳酸血症，pH 降低，可伴有电解质紊乱。

（4）病原学检查：采集深部气道分泌物或支气管肺泡灌洗液做细菌培养，必要时做病毒学及支原体、衣原体、解脲脲原体检测可呈阳性。

（5）胸部 X 线摄片：产前感染者常以肺间质病变为主；产时 B 族链球菌感染，胸片与肺透明膜病相似，后期呈大片毛玻璃影；产后感染者多见两肺散在斑片状阴影，可伴大片融合或肺不张、肺气肿等。

二、护理评估

（一）健康史

询问母亲孕期尤其是孕后期有无感染病史如巨细胞病毒或弓形体等感染；有无羊膜早破；询问羊水颜色、性质，有无宫内窘迫或产时窒息；了解 Apgar 评分；了解生后新生儿有无脐部或皮肤等感染病史及呼吸道感染性疾病接触史；有无长期住院、气管插管等医源性感染的因素。

（二）症状、体征

注意评估患儿是否反应差、发热或体温不升，注意呼吸频率、节律、深浅度，观察有无发绀、呻吟、口吐白沫、呼吸急促、吸气性三凹征、胸腹式呼吸、咳嗽、呼吸暂停等。

（三）社会、心理

新生儿肺炎多数预后良好，痊愈出院。少数早产儿肺炎、胎粪吸入性肺炎、呼吸机肺炎等病情较重、病死率高或病程迁延者应注意评估家长有无焦虑与恐惧。

（四）辅助检查

了解痰、血化验，胸部 X 线片检查结果，尤其应注意了解血气分析结果，以指导氧疗。

三、常见护理问题

（一）不能有效清理呼吸道

与炎症使呼吸道分泌物增多、咳嗽无力等有关。

(二)气体交换功能受损

与吸入羊水、胎粪、奶汁及肺部炎症有关。

(三)喂养困难

与呼吸困难、反应差、拒奶、呛奶等有关。

(四)体温异常

与肺部感染有关。

(五)合作性问题

心力衰竭、气胸、脓胸或纵隔气肿。

四、护理措施

(一)保持呼吸道畅通,改善肺部血液循环,改善通气和换气功能

(1)胎头娩出后立即吸尽口、咽、鼻黏液,无呼吸及疑有分泌物堵塞气道者,立即进行气管插管,并通过气管内导管将黏液吸出,再吸氧或人工呼吸。

(2)室内空气宜新鲜,保持相对湿度在60%左右。分泌物黏稠者可行雾化吸入,湿化气道分泌物,使之易排出。雾化液可用生理盐水,也可加入抗感染、平喘、化痰药物,雾化吸入每次不超过15分钟,以免引起肺水肿。

(3)胸部物理疗法促进血液循环,利于肺部炎症吸收。①头高位或半卧位以利呼吸,肺不张者取健侧卧位。经常翻身、有条件多怀抱。②拍背:由下而上,由外周向肺门用弓状手掌拍击,使小气道分泌物松动易于进入大气道。③吸痰:吸痰负压 $10.00 \sim 13.33$ kPa($75 \sim 100$ mmHg)。有下呼吸道分泌物黏稠,造成局部阻塞引起肺不张、肺气肿者可用纤维支气管镜术吸痰。④根据病情和胸片中病变的部位选用适当的体位引流,以利呼吸道分泌物或胎粪的清除。⑤病程迁延者可行胸部超短波或红外线理疗。

保持安静减少氧耗,避免剧烈哭闹,必要时遵医嘱使用镇静剂。

(二)合理用氧

轻、中度缺氧采用鼻导管给氧,氧流量为 $0.5 \sim 1$ L/min 或面罩给氧,氧流量为 $2 \sim 3$ L/min。重度缺氧可用头罩给氧,氧流量为 $5 \sim 8$ L/min。并根据动脉血氧分压及时调节吸入氧浓度,使 PaO_2 维持在 $6.67 \sim 10.67$ kPa($50 \sim 80$ mmHg)至青紫消失为止。如青紫无改善,PaO_2 持续低于 6.67 kPa(50 mmHg)或 $PaCO_2$ 持续高于 8.00 kPa(60 mmHg),并发生呼吸衰竭时,可气管内插管进行机械通气。给氧浓度不宜过高,时间不宜太长,以免发生早产儿视网膜病、支气管肺发育不良等并发症。

(三)维持正常体温

置患儿于中性环境温度中。患新生儿肺炎时,体温可能升高也可能降低,应根据病情不同,采取相应方法维持正常体温。

(四)耐心喂养,保证营养供给

患儿易呛奶,能喂奶时应将头部抬高或抱起,并少量多餐耐心间隙喂奶,不宜过饱,以免影响呼吸和引起呕吐、吸入。呛奶严重或呼吸困难明显者可行鼻饲。进食少者根据不同日龄、体重、对液量的具体要求给予静脉补液,重症肺炎补液时适当控制输液速度避免诱发心力衰竭。

(五)密切观察病情,及时发现异常并积极处理

监测体温、心率、呼吸、血压、经皮氧饱和度、动脉血气,记录出入液量。并注意观察以下

几点。

(1)呼吸系统表现是否改善,如青紫、呼吸困难、咳嗽有无改善。

(2)全身症状是否好转如反应、体温、进奶量等。

(3)观察有无并发症,如面色苍白或发绀加重、烦躁、短期内呼吸明显加快,心率加快,肝脏增大,提示并发心力衰竭,应配合做好给氧、镇静、强心、利尿等处理。如烦躁不安、突然呼吸困难伴青紫加重、一侧胸廓饱满及呼吸音降低可能合并气胸,应立即做好胸腔穿刺或胸腔闭锁引流准备。如出现烦躁、前囟隆起、惊厥、昏迷,则可能并发中毒性脑病,遵医嘱止痉、脱水等治疗。如腹胀明显,可能存在中毒性肠麻痹或低血钾,予禁食、胃肠减压、肛管排气,低血钾根据血钾报告补钾。

五、出院指导

(一)孩子出院后的环境

选择阳光充足、空气流通的朝南房间为佳。室温要求在 22~24 ℃,夏冬季可借助空调或取暖器调节。相对湿度 55%~65% 为宜,气候干燥时可在室内放一盆水。保持室内空气新鲜,无层流或新风系统病室应定时通风,冬天可每天通风 2 次,每次 30 分钟,避免对流风。

(二)用药

病愈出院后,一般不需要用药。如需服用药物要根据医嘱,不可随意增减。请勿在小儿哭闹时喂药,以免误吸入气管。

(三)喂养

喂养要有耐心,以少量多餐为宜。奶头孔大小要适宜。喂好后将小儿竖直,头伏于母亲肩上,轻拍其背以排出咽下的空气避免溢乳和呕吐,待打嗝后再取右侧卧位数分钟。容易吐奶的小儿可同时抬高肩背部,以促进胃排空减少吐奶的发生。当小儿发生呕吐时,迅速将小儿的头侧向一边,轻拍其背部,并及时清除口鼻腔内的奶汁防止奶汁吸入。

(四)日常护理

多怀抱小儿,如肺炎未愈出院或肺炎恢复期可在脊柱两侧由下而上,由外向内用弓状手掌拍其背部。经常检查鼻孔是否通畅,清除鼻孔内的分泌物。卧位一般取右侧卧位,如仰卧时要避免颈部前屈或过度后伸。洗澡时,要求室温 26~30 ℃,水温 38~40 ℃,关好门窗,动作轻快,及时擦干,注意保暖避免着凉。根据季节及气候及时增减衣服,防止过热或着凉,衣着以小儿的手足温暖而不出汗为宜。少去公共场所,减少探视,避免接触呼吸道感染者。

(李海红)

第六节　新生儿肺出血

新生儿肺出血是指两叶以上融合出血,不包括散在、局灶性出血者。它是新生儿死亡最重要原因之一,其发病机制尚未明了。

一、护理关键

(1)协助患儿侧卧位。

（2）注意保暖；合理喂养；做好口腔、皮肤护理。

（3）保持呼吸道通畅，间断或持续给氧，必要时使用呼吸机。

（4）快速建立静脉通道，注意滴速及用药反应。

二、一般护理

（1）有条件的患儿应置于单人抢救室或心血管监护室，给予床边心电、呼吸、血压的监测，室内应配备必要的抢救设备和用物，如氧气装置、吸引装置、人工呼吸机、急救车，各种抢救机械包及药品等。

（2）卧床休息。协助患儿侧卧位，有利于呼吸。

（3）给予吸氧，根据血氧采取不同方式和流量。准确测量体温、呼吸。认真填写抢救过程中的治疗和用药及护理、交接班记录等。

（4）建立好静脉通道，严格掌握好输液速度及输液量，了解药物药理作用及可能出现的不良反应。

（5）急性期做好生活护理，保持皮肤和口腔的清洁。

三、症状护理

（1）加强心电监护，密切观察 24 小时心电图、血压、呼吸，必要时进行血流动力学监测，注意尿量、意识等情况。

（2）气体交换受损，使用呼吸机的护理要点如下：①保持气管的通畅，要及时吸痰，注意无菌操作，床头铺一无菌治疗盘（内放已消毒的弯盘、钳子 2 把，治疗碗 1 个内装呋喃西林溶液、无菌手套 1 盒）待吸痰时使用，每次吸完痰后用呋喃西林溶液冲洗吸痰管，用完后并把吸痰管弃掉，关闭吸痰装置后把吸痰管接头端放到无菌盘内的治疗碗中。从而减少感染的发生。②注意气道的湿化，一般 24 小时内气管滴入 50 mL 左右生理盐水，痰液黏稠时用 α-糜蛋白酶稀释，为预防和治疗呼吸道炎症可在雾化液内加入抗生素，如庆大霉素等。③注意呼吸频率、节律及血氧饱和度的观察，发现问题通知医师处理；并做好各项抢救措施。④患者出现高热，体温为 38～39 ℃，考虑为肺部感染，应给予物理降温、头部冰敷及药物降温，并每天 4 次测体温，按医嘱应用抗生素；密切注意体温的变化，注意保暖。

（3）合并心力衰竭的护理，按心力衰竭护理常规执行。

（4）密切观察生命体征变化，预防并发症。

四、并发症护理

（一）感染

遵医嘱给予抗感染治疗，严格执行无菌操作及保护性措施。

（二）酸碱平衡失调

做好病情观察及给药护理。

五、心理护理

让家属了解治疗过程，取得最佳配合，排除思想顾虑，安慰患儿家长，使其配合治疗，增强治疗信心，保持乐观的情绪。

六、健康指导

(1)积极治疗原发疾病。

(2)合理调整饮食,适当控制进食量,少食多餐。

(3)避免各种诱发因素,如上呼吸道感染。

(4)指导家属当病情突然变化时应采取简易应急措施。

(李海红)

第七节　新生儿坏死性小肠结肠炎

一、疾病概述

新生儿坏死性小肠结肠炎(necrotizing enterocolitis of newborn,NEC)是一种严重威胁新生儿的胃肠道急症,发病率为1‰～5‰,多发于早产儿,且病死率高。新生儿坏死性小肠结肠炎临床以腹胀、呕吐、腹泻、便血为主要临床表现;起病急,可危及生命。

(一)病情进展分期

贝尔分期修正标准:包括临床表现、实验室检查及治疗。详见表7-2。

(二)症状和体征

详见图7-1。

(三)相关检查指标

1.X线腹部平片

示肠壁积气、肠管扩张、肠腔多个液平面特征性表现时可确诊是否为NEC。详见图7-2。

表7-2　新生儿坏死性小肠结肠炎的贝尔分期修正标准

分期	全身症状	肠道症状	X线表现	治疗
ⅠA:疑似NEC	体温不稳定,呼吸暂停、心动过缓、倦怠	鼻饲残留增加、轻度腹胀、呕吐、便血阳性	正常或肠管扩张、轻度梗阻	禁食、抗生素3天
ⅠB:疑似NEC	同上	直肠出鲜红血	同上	同上
ⅡA:确诊NEC 轻度病变	同上	上述＋肠鸣音减弱或消失、有或无腹肌紧张	肠管扩张、梗阻、积气	禁食;如检查在24～48小时内正常,抗生素9～10天
ⅡB:确诊NEC 中度病变	上述＋轻度代酸和轻度血小板减少症	上述＋明确的腹肌紧张、有或无蜂窝织炎或右下腹包块,肠鸣音消失;同ⅡA有或无门静脉积气、有或无腹水	同上	禁食、抗生素14天、碳酸氢钠纠正酸中毒

续表

分期	全身症状	肠道症状	X线表现	治疗
ⅢA:进展 NEC 严重病变 肠壁未穿孔	同ⅡB,+低血压、心动过缓、严重呼吸暂停、混合型呼吸和代谢性酸中毒、播散性血管内凝血、中性粒细胞减少症、无尿症	上述+弥漫性腹膜炎、明显的腹肌紧张、腹胀、腹壁红斑	同ⅡB、明显腹水	同上+补液200 mL(kg·d)、新鲜冰冻血浆、正性肌力药、气管插管通气治疗、穿刺术、如患者药物治疗24~48小时无改善则外科干预
ⅢB:进展 NEC 严重病变 肠壁穿孔	同Ⅲ期	同Ⅲ期	同上述ⅡB+气腹	同上+外科干预

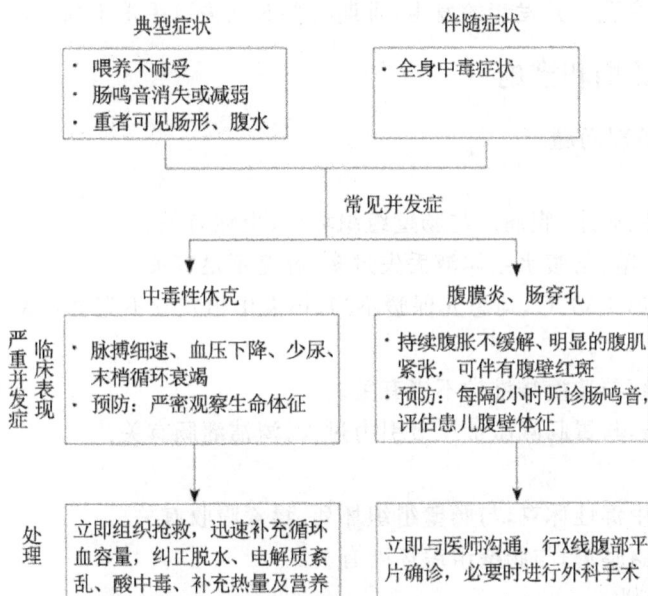

图 7-1　NEC 临床症状

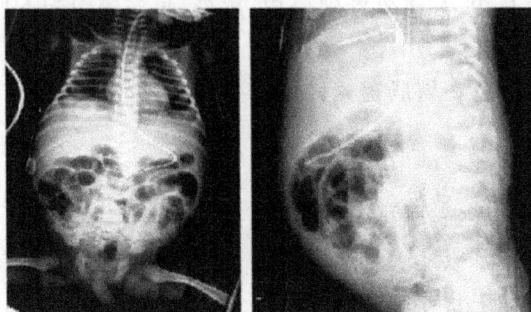

图 7-2　X线腹部平片

2.血常规、CRP

须结合临床症状考虑有无细菌感染。

3.血培养

确诊感染细菌的种类。

4.粪隐血试验(+)、动态 HGB

提示有无消化道潜在或大量出血情况。

5.血气分析、电解质、肝肾功能

对于长期禁食患儿且全身感染,了解内环境是否稳定。

二、治疗概述

病情进展可根据贝尔分期修正标准分为3期。Ⅰ期、Ⅱ期时以内科保守治疗为主:须密切观察腹胀情况,定时量腹围;及时纠正酸中毒。对于确诊患儿应禁食、胃肠减压并同时予以营养支持;积极预防休克、肠穿孔等并发症的发生,Ⅲ期必要时须采取手术干预。

三、护理评估、诊断和措施

(一)NEC 常见护理问题

1.症状相关

(1)舒适度的改变:腹胀、腹痛。与肠壁组织坏死、炎症有关。

(2)体液不足的危险:与腹水致体液丢失过多、补充不足有关。

(3)体温过低:体温≤36 ℃,与患儿保暖不当、体温中枢发育不完善有关。

2.治疗相关

(1)有感染的危险:与造瘘袋维护不当有关。

(2)有受伤的危险:与胃肠减压负压吸引力过大、清洁灌肠有关。

3.并发症相关

(1)潜在并发症:中毒性休克,与肠壁组织坏死、毒素吸收有关。

(2)潜在并发症:腹膜炎,与肠壁组织坏死有关。

(二)家庭基本资料

1.早产儿

个人病史:患儿有无窒息史、高渗乳汁喂养史、感染、早产等引起 NEC 的危险因素。

2.感染

胃肠道功能不完善,细菌易在胃肠道繁殖并产生炎症反应。致肠道缺乏分泌型 IgA、细菌分泌内毒素,入侵肠黏膜。

3.缺血后再灌注损伤

血液重新分布,肠系膜血管强烈收缩,致缺血,甚至坏死。

4.高渗乳汁喂养不当

可损伤肠黏膜,高渗乳汁中营养物质利于细菌生长。

(三)健康管理

1.体液不足的风险

患儿腹泻、呕吐为 NEC 患儿的术前的典型症状,此阶段的患儿不能耐受经肠道喂养,若未给予足够的肠外营养支持,可发生休克、低血糖。

(1)相关因素:腹泻、呕吐、静脉补液不足。

(2)护理诊断:体液不足的危险、有血糖不稳定的危险。

(3)护理措施:①严密观察患儿生命体征变化;每班评估患儿的神志、皮肤弹性、口唇黏膜、囟门及眼眶凹陷。②开放静脉,遵医嘱给予扩容、肠外营养支持。③观察呕吐色、性质、量;观察腹泻色、性质、量;每天测体重、记录24小时尿量。④暖床可在床表面覆盖保鲜膜,减少隐性失水;暖床/暖箱每班加水,保持相对湿度50%～60%。

2.有受伤的危险

腹胀为NEC患儿的首发临床症状。保守治疗或术前的患儿须行胃肠减压或清洁灌肠。在治疗过程中,可能存在肠黏膜受损的风险,当胃肠减压压力过大时可致胃肠黏膜出血;清洁灌肠操作不当严重时可致肠穿孔。

(1)相关因素:胃肠减压、清洁灌肠压力过大。

(2)护理诊断:有受伤的危险。

(3)护理措施:新生儿胃肠减压压力为8.0～13.3 kPa(60～100 mmHg);清洁灌肠须量出为入。严格遵循新生儿护理常规。

胃肠减压护理:①确认患儿信息,并协助患儿摆舒适体位。②插胃管,调节吸引装置负压,用固定装置将引流管固定于床单。③胃肠减压开始后30分钟检查整个系统,确定在有效吸引中,每2小时巡视一次。④告知患儿家长留置胃管减压期间的注意事项:禁止饮水和进食,保持口腔清洁,使患儿舒适,用清水清洁鼻腔每天两次或需要时口腔护理。⑤协助患儿取舒适体位,整理床单位。清理用物。

新生儿清洁灌肠:①确认患儿身份,协助患儿摆正确体位,取左侧卧位,膝屈曲,臀部移至床沿,垫一次性中单于臀下,盖被保暖;如患儿肛门外括约肌失去控制能力,可取仰卧位,臀下垫便盆。②暴露肛门,灌肠筒挂于输液架上,液面距肛门40～60 cm,弯盘置臀边,润滑肛管前端,排出肛管内空气和冷溶液,夹紧橡胶管,暴露肛门,嘱患儿张口呼吸,放松腹部。③插入肛管:将肛管轻轻插入直肠,固定肛管,松开夹子,使溶液缓缓注入。④拔出肛管:待溶液将完时,夹住橡胶管,卫生纸包住肛管,拔出放于弯盘内,擦净肛门,嘱患儿平卧,尽可能保留5～10分钟,以便粪便软化。⑤排便。

3.有感染的风险

NEC患儿术后手术伤口尚未闭合、造瘘袋维护不当,排便污染手术切口可致术后感染。

(1)相关因素:手术伤口感染、造瘘口污染、抵抗力弱。

(2)护理诊断:有感染的危险。

(3)护理措施:患儿体温≤38 ℃;未发生手术伤口感染、造瘘口渗液等感染征象。①手术后,护理人员应保持手术伤口、造瘘口清洁;及时更换伤口敷料;避免造瘘口粪便污染手术伤口。②重点监测:每隔4小时监测体温,观察有无手术伤口感染、造瘘口渗液等。③洗手:接触患者前后、操作前后、戴脱手套前后均需洗手,使用六步法。④操作时严格遵守无菌消毒技术。

(四)营养与代谢

营养不良(风险)NEC患儿以肠道功能紊乱为主要临床症状,临床上常以腹胀为首发症状,重者可见肠型,并伴有肠鸣音减弱或消失。早期NEC肠道症状表现为呕吐胆汁样胃液,后转为咖啡渣样,且量逐渐增加;故患儿在肠功能恢复前需要长期禁食,从而加大营养不良的风险,而营养不良又可增加感染危险。

1.相关因素

呕吐、腹泻、肠道功能紊乱。

2.护理诊断

营养失调的危险:低于机体需要量。

3.护理措施

早产儿体重增长≥15 g/d;足月儿体重增长 18～20 g/d。

(1)持续营养状况评估:入院、每周或有营养失调可能时使用 STAMP 量表进行营养风险评估;每天测量患儿的体重,每周测头围;血清清蛋白、转铁蛋白等生化试验对一些患儿也是有帮助的;每天监测患儿的 24 小时出入量。此外,应评估患儿喂养史。

(2)支持性营养治疗:对 NEC 术前、术后患儿应较早安排 PICC 置管,早日建立长效静脉通路以保证肠道外营养(TPN)的使用;必要时遵医嘱予以丙球、输血质品。

(3)当患儿可进行肠内营养时,应耐心喂养,保证每顿奶量完成;每次喂养前须评估患儿腹部体征,有无喂养不耐受;经鼻饲管喂养,每次喂养前须评估有无潴留。

(4)定时训练吸吮吞咽功能,鼓励经口喂养。

(五)排泄

NEC 可致腹泻,临床表现为排血便;腹泻可导致脱水,电解质紊乱或肛周黏膜破损,严重时可导致中毒性休克。

1.相关因素

肠道炎症、坏死。

2.护理诊断

腹泻。

3.护理措施

排便≤3 次/天,肛周黏膜完整。

(1)观察大便次数、颜色、性状、量;测血压,密切观察生命体征的变化及有无脱水现象;当有休克的早期表现时应及时与医师沟通,配合扩容等急救处理。

(2)每天记录出入量,每天称体重;评估液体及饮食摄入量,评估肛周皮肤的完整性,保持肛周皮肤的清洁,预防红臀。

(3)评估腹泻的原因:如术前肠道感染造成的腹泻护理人员应立即禁食,防止奶液加重肠道感染、加重腹泻;如术后喂养不耐受导致的腹泻,应与医师沟通,遵医嘱给予治敏奶喂养等。

(李海红)

第八节　新生儿溶血病

新生儿溶血病是因母婴血型不合引起的同种免疫性溶血,治疗不及时将导致严重的贫血、心力衰竭,或留有神经系统后遗症,甚至危及患儿生命。新生儿溶血病以 ABO 溶血病和 Rh 溶血病最为常见。

一、护理关键

(1)观察患儿皮肤黄染的部位和范围,估计血清胆红素,判断其发展速度。

(2)协助患儿绝对卧床休息。

(3)做好家属心理护理,避免精神紧张,积极配合治疗。

(4)预防并发症。

二、一般护理

(1)频繁哺乳促进患儿康复:对溶血病患儿,应当坚持早期、足量母乳喂养,每天可哺乳 8～12 次。频繁有效的哺乳可减少患儿体内胆红素的肠肝循环。特别在患儿出生后的最初 3～4 天,做到频繁有效的吸吮,可有效干预高胆红素血症的发生。

(2)为患儿营造温暖、清洁的环境:患儿体温过低不利于血清胆红素的降低,因此,室温以 22～24 ℃为宜,相对湿度以 50％～60％为宜。为患儿换衣服、换尿布、洗澡等操作应尽量集中进行,动作快速、轻柔,避免患儿受凉。要保持居室清洁,应用湿布擦灰,以防灰尘扬起。室内每天可用紫外线灯消毒 1 次,用消毒液拖地 1 次。室内严禁吸烟,尽量减少亲友探视,不要让宠物入内,以免患儿发生感染。此外,患儿的各类用品可用水煮、日晒、消毒液浸泡等方法消毒。

(3)患儿基础护理。①脐部护理:观察脐部有无渗血渗液、红肿、脓性分泌物等现象,如感染可用络合碘不定时涂抹,并把尿裤敞开,避免摩擦。②眼睛护理:观察双眼是否有分泌物增多、发炎等现象,如有感染,可涂红霉素眼膏。③皮肤护理:做到四勤,勤翻身、勤换尿布、勤沐浴、勤换衣,保证患儿的皮肤清洁舒适。

(4)还应密切观察是否有潜在的并发症,有无惊厥及抽搐,如双眼凝视、上翻、四肢抽动等现象。

三、症状护理

(一)监测体温和箱温变化

光疗时应每 2～4 小时测体温 1 次或根据病情、体温情况随时测量,使体温保持在 36～37 ℃为宜,根据体温调节箱温。光疗最好在空调病室中进行。冬天要特别注意保暖,夏天则要防止过热,若光疗时体温上升超过 38.5 ℃时,要暂停光疗,经处理体温恢复正常后再继续治疗。

(二)保证水分及营养供给

光疗过程中,应按医嘱静脉输液,按需喂奶,因光疗时患儿不显性失水比正常小儿高 2～3 倍,故应在奶间喂水,观察出入量。

(三)严密观察病情

光疗前后及期间要监测血清胆红素变化,以判断疗效。光疗过程要观察患儿精神反应及生命体征;注意黄疸的部位、程度及其变化;大小便颜色与性状;皮肤有无发红、干燥、皮疹;有无呼吸暂停、烦躁、嗜睡、发热、腹胀、呕吐、惊厥等;注意吸吮能力、哭声变化。若有异常须及时与医师联系,以便检查原因,及时进行处理。

一般采用光照 12～24 小时才能使血清胆红素下降,光疗总时间按医嘱执行,一般情况下,血清胆红素低于171 μmol/L时可停止光疗。出箱时给患儿穿好衣服,除去眼罩,抱回病床,并做好各项记录。

四、并发症护理

(一)黄疸
做好病情观察、实施光照和换血疗法,并做好相应护理。

(二)胆红素脑病
做好病情观察及给药护理。

(三)溶血性贫血
做好病情观察及给药护理,加强营养。

五、心理护理

患儿患溶血病时,父母常表现出忧虑和恐慌,这种情绪会感染患儿,不利于患儿的康复。爸爸妈妈应消除紧张、焦虑的心理,用笑脸来面对患儿,和患儿一起积极地战胜疾病。

六、健康指导

(1)使家长了解病情,取得家长的配合。

(2)对于新生儿溶血症,做好产前咨询及孕妇预防性服药。

(3)发生胆红素脑病者,注意后遗症的出现,给予康复治疗和护理。

(4)若为母乳性黄疸,可继续母乳喂养,如吃母乳后仍出现黄疸,可改为隔次母乳喂养逐步过渡到正常母乳喂养。若黄疸严重,患儿一般情况差,可考虑暂停母乳喂养,黄疸消退后再恢复母乳喂养。

(5)若为红细胞 G-6-PD 缺陷者,需忌食蚕豆及其制品,患儿衣物保管时勿放樟脑丸,并注意药物的选用,以免诱发溶血。

(李海红)

第九节 新生儿败血症

新生儿败血症是病原体侵入新生儿血液循环并在其中生长繁殖,产生毒素所造成的全身性感染。常见病原体为细菌,也可为真菌、病毒或其他病原体。细菌感染以葡萄球菌、大肠埃希菌为主。近年来,条件致病菌引起败血症有增多趋势。

一、临床特点

(一)产前、产时感染
一般在出生后 3 天内出现症状,而产后感染一般在出生 3 天后出现症状。

(二)临床表现
无特异性,表现为全身中毒症状,可累及多个系统。

(1)体温不稳定,可表现为发热或体温不升。面色苍白或青灰。

(2)神经系统:精神萎靡、嗜睡、反应低下、少哭少动、重者不哭不动。并发化脓性脑膜炎时则有激惹、凝视、颈部抵抗、前囟饱满、抽搐等。

（3）消化系统：少吃、不吃、呕吐、腹胀、腹泻、体重不增，严重患儿出现中毒性肠麻痹（腹胀、肠鸣音消失）和坏死性小肠结肠炎（吃奶量减少、胃潴留、腹胀、呕吐、腹泻、血便等）。

（4）呼吸系统：气促、发绀、呼吸暂停。

（5）循环系统：心率加快、脉搏细速、皮肤花纹、四肢末端凉或冷。重者出现毛细血管充盈时间延长、血压下降、酸碱平衡紊乱、出血、弥散性血管内凝血等循环衰竭表现。

（6）黄疸常加重，持续不退或退而复现，可伴肝脾大。

（7）硬肿。

（8）迁徙性病灶：脓毒败血症时可出现局部蜂窝织炎、脓气胸、骨髓炎、肝脓肿等。

（9）发病前可有脐炎、脓皮病、甲沟炎等。

（三）辅助检查

（1）血常规：白细胞总数低于 $5.0 \times 10^9/L$ 或超过 $20 \times 10^9/L$，中性粒细胞比例升高，血小板计数$<100 \times 10^9/L$。

（2）末梢血 C-反应蛋白增高，>8 mg/L。

（3）末梢血中性粒细胞杆状核细胞所占比例$\geqslant 0.20$。

（4）血培养阳性。

二、护理评估

（一）健康史

询问患儿有无宫内、产时和产后感染史，如母亲产前有无发热、胎膜早破、产程延长、羊水混浊发臭；是否为早产；患儿出生时有无复苏抢救史，是否接受过损伤性操作；近期有无皮肤黏膜破损，有无脐炎、脓疱疹等。

（二）症状、体征

注意体重增长情况。评估患儿的面色及肤色、反应、哭声、吃奶、体温情况；有无感染性病灶，特别是脐部和皮肤有无破损或化脓；有无腹胀、呼吸暂停、黄疸和肝脾大、硬肿、出血倾向及休克等；有无神经系统阳性体征。

（三）社会、心理

评估家长有无焦虑及家长对该病的认识程度、护理新生儿知识和技能的掌握程度、家庭的卫生习惯和居住环境等。

（四）辅助检查

注意白细胞总数、血小板值，有无中毒颗粒和核左移。了解血培养结果（但血培养阳性率低，约 10%。阳性可确诊，阴性而症状和体征非常明显者仍不能排除败血症，尤其是在应用抗生素之后做血培养者）。了解 C-反应蛋白是否升高。

三、常见护理问题

（一）体温失调

体温失调与感染有关。

（二）皮肤黏膜完整性受损

皮肤黏膜完整性受损与皮肤破损或化脓性感染有关。

(三)营养失调

营养失调与食欲缺乏、摄入量不足及疾病消耗增加有关。

(四)有血管损伤的可能

有血管损伤的可能与败血症疗程长、需反复静脉穿刺有关。

(五)合作性问题

感染性休克、化脓性脑膜炎、骨髓炎等。

(六)知识缺乏

家长缺乏护理新生儿知识和技能。

四、护理措施

(一)血培养采集

应在抗生素使用之前抽血以提高血培养阳性率,抽血时严格无菌操作避免杂菌污染,取血量至少1 mL,采血后即送细菌室培养。必要时同时做双部位采血,分别培养。

(二)保证有效静脉用药

(1)抗生素现配现用,遵医嘱准时分次使用,以维持抗生素有效血浓度。熟悉所用抗生素的药理作用、用法、不良反应及配伍禁忌。

(2)遵医嘱正确静脉输入免疫球蛋白:部分患儿输注免疫球蛋白1小时内可出现头痛、哭闹、心率加快、恶心。因此最初半小时以5 mL/h速度输入,如无不良反应再加快速度。血管活性药物应尽可能使用上肢近心端静脉,以较快发挥效果。纠正酸中毒用碳酸氢钠一般稀释至1.4%,30~60分钟内输完。

(3)本病治疗疗程长且需每12小时一次或每8小时一次用药,加上部分抗生素如万古霉素等药物静脉刺激性强,因此静脉损伤大。应注意保护静脉,如采用外周静脉置管,应从远端到近端有计划地使用静脉,提高静脉穿刺成功率,尽量做到一针见血。肘部静脉暂时保留以备必要时中心静脉置管用。对于血培养持续阳性或并发化脓性脑膜炎、脓胸、骨髓炎等估计抗生素使用达2周以上者应及早行中心静脉置管。

(三)清除局部病灶

脐部感染时先用3%过氧化氢溶液清洗,再涂5%聚维酮碘溶液,必要时用抗生素溶液湿敷;脓疱疹可用无菌针头刺破后涂5%聚维酮碘溶液或抗生素软膏;鹅口疮在吃奶后或两餐奶间涂制霉菌素甘油;皮肤破损者局部涂5%聚维酮碘溶液,创面大者必要时给予保温箱暴露疗法。

(四)维持正常体温

提供中性环境温度。体温偏低或体温不升时,及时予以加盖包被、热水袋或保温箱保温;体温过高时给予松解包被、洗温水澡、多喂水,新生儿一般不用药物降温以免体温过度下降。

(五)耐心喂养,保证营养供给

不能进食时可行鼻饲或通过静脉补充能量和水分,必要时输注鲜血或血浆。

(六)密切观察病情,发现异常及时处理

1.症状体征的观察

监测体温,观察面色、精神反应、哭声、吃奶、黄疸情况。注意有无出血倾向如皮肤黏膜出血,重症出血时可口吐咖啡色液体,应及时吸引清除防止窒息,并给予吸氧和止血药物。注意有无腹胀、潴留、呕吐、黏液血便等坏死性小肠结肠炎表现,必要时禁食,腹胀明显者给予胃肠减压、肛管

排气。注意观察有无迁徙性病灶。

2.并发症的观察

如患儿出现持续发热、激惹、面色青灰、颈部抵抗、呕吐、前囟饱满、两眼凝视、呼吸暂停提示有化脓性脑膜炎可能;如患儿面色青灰、脉搏细速、毛细血管充盈时间延长、皮肤花纹、四肢厥冷、皮肤有出血点等应考虑感染性休克;黄疸突然加重伴拒食、嗜睡、肌张力减退提示胆红素脑病可能。出现以上情况应及早与医师联系,积极处理。

3.观察药物疗效和毒副反应

抗生素应用后如病情无改善、反复或恶化,应及时与医师联系,以便适当调整抗生素。头孢类抗生素可引起二重感染和凝血功能障碍。万古霉素可造成听力、肾脏损害,输液速度宜慢,保证输注 1 小时以上,并监测尿常规,及时做听力检查。

接触患儿前洗手,保持患儿皮肤黏膜清洁、干燥、完整,做好脐部护理等,以防止院内继发感染。

五、出院指导

(1)出院后用药:新生儿败血症的抗菌治疗必须用足疗程。病情治愈出院者,出院后不必再用药,用药疗程未足而自动出院者,可遵医嘱带口服抗生素直至用足疗程,具体用药种类、剂量与方法必须遵照医嘱。口服药物一般在新生儿两餐奶间服用,服药时,将药物置于奶瓶中用适量的温开水溶化后套上奶嘴喂入,喂后再喂少许温开水,以冲尽奶瓶、奶嘴及口腔内的残余药液。

(2)出院时新生儿如存在某些问题,应告之家长做相应处理。脓疱疹每天 2 次在脓疱部位涂擦聚维酮碘溶液少许,勿用手挤压脓疱;脐炎者每天 2 次先用 3%过氧化氢溶液清洗脐部,再涂 5%聚维酮碘溶液至脐部完全愈合。

(3)家庭观察,需要引起警惕的异常症状:精神食欲欠佳、嗜睡、哭声减弱、体温改变、脐轮红肿、脐部有脓性渗液等。危险征兆:面色苍白或青灰、肢端厥冷、皮肤花斑等休克表现;并发化脓性脑膜炎时主要症状有发热、拒乳、呕吐、烦躁、颈部抵抗、尖叫、双眼发直、抽搐等。出现以上情况请立即就诊。

(4)做好日常护理,预防感染:保持婴儿皮肤黏膜、臀部及脐部的清洁干燥。勿用不洁布等揩洗新生儿口腔,不能针刺、艾灸、挑割和擦伤婴儿的皮肤黏膜。勤换尿布,每次大便后洗净臀部,预防尿布疹。避免尿液污染未愈合的脐部,包裹脐带的敷料必须无菌。接触婴儿前洗手,护理时动作应轻柔。减少探视,避免患病者护理婴儿。根据气候变化及时添减衣被,避免过冷或过热。

(李海红)

第十节　新生儿高胆红素血症

一、疾病概述

(一)分类

新生儿高胆红素血症又称新生儿黄疸,是由于胆红素在体内积聚而引起。它可分为生理性黄疸及病理性黄疸。新生儿溶血病为临床最常见的病理性黄疸,其发病率为 11.9%,当血中未结合胆红素增高,通过血-脑脊液屏障,可引起胆红素脑病(核黄疸),严重时可致死亡,幸存者易留后遗症。可根据临床表现分为生理性黄疸与病理性黄疸,详见表 7-3。

表 7-3　生理性黄疸与病理性黄疸的区别

	生理性黄疸	病理性黄疸
黄疸出现的时间	出生后 2~3 天出现黄疸 出生后 4~5 天达到高峰	出生后 24 小时内
黄疸持续时间及特点	两周内消退	足月儿大于两周,早产儿大于四周;退而复现或进行性加重
血清胆红素	足月儿<205 $\mu mol/L$ 早产儿<257 $\mu mol/L$	足月儿>205 $\mu mol/L$ 早产儿>257 $\mu mol/L$ 血清结合胆红素>26 $\mu mol/L$
伴随症状	无	感染等,常与病因相关

注:当出现以上任何一种病理性黄疸的特征表现时均应考虑为病理性黄疸。

(二)症状和体征

皮肤黏膜黄染、贫血、肝大等。新生儿红细胞破坏,可是胆红素释放入血,加重黄疸的程度;严重时可致贫血、肝脾功能亢进,从而造成贫血、肝脾增大。详见图 7-3。

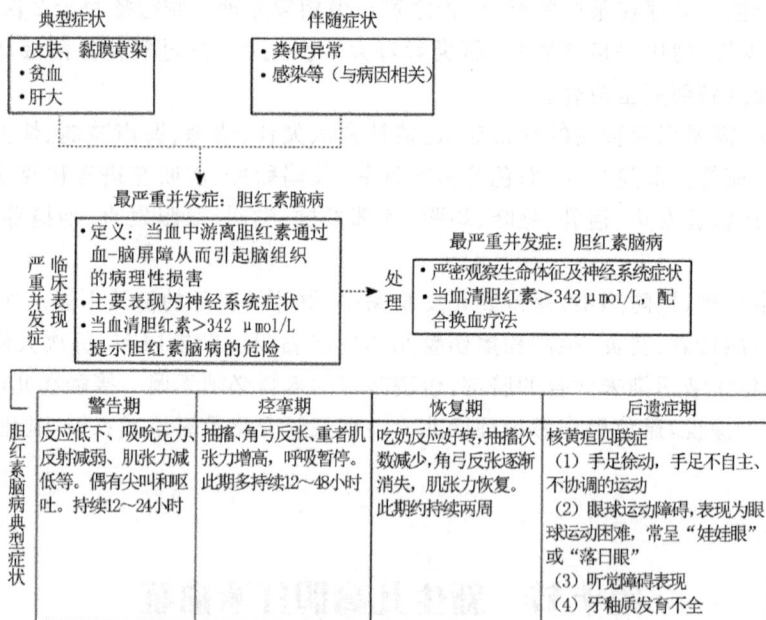

图 7-3　新生儿黄疸临床症状

1.判断生理性/病理性黄疸

首先根据黄疸发生发展的特点来区分属生理性还是病理性;病理性黄疸常伴有其他症状,且与其病因相关。

2.黄疸的程度

从黄染的部位和范围来估计血清胆红素,了解患儿病情进展。详见图 7-4 及表 7-4。

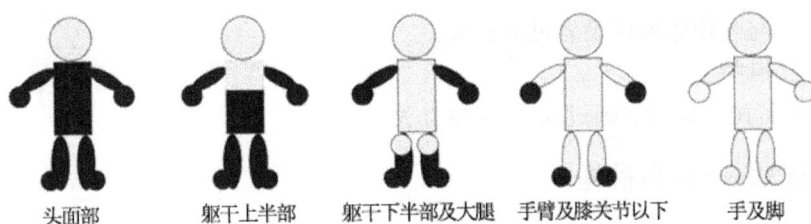

头面部　　躯干上半部　　躯干下半部及大腿　　手臂及膝关节以下　　手及脚

图 7-4　皮肤黄染示意图

表 7-4　皮肤黄疸分布与血清胆红素浓度的关系

黄疸出现的部位	血清胆红素 $\mu mol/L$ 值	血清胆红素 $\mu mol/L$ 值
头面部	100.9 ± 5.1	$73.5\sim135.1$
躯干上半部	152.2 ± 29.1	$92.3\sim208.6$
躯干下半部及大腿	201.8 ± 30.8	$138.5\sim282.2$
手臂及膝关节以下	256.5 ± 29.1	$189.8\sim312.9$
手及脚	>256.5	

(三)相关检查指标

1.血液检查

总胆红素测定及直接胆红素测定、红细胞计数、网织红细胞计数。

2.血型鉴定

检查母婴血型可协助诊断是否为新生儿溶血病。

3.抗体测定

溶血病三项试验可确诊是否为新生儿溶血病。

二、治疗概述

应首先区分生理性黄疸或病理性黄疸,生理性黄疸一般无须治疗两周内可消退,病理性黄疸需要临床治疗及干预,应尽快找出病因,治疗原发病的同时,积极对症治疗。对症治疗包括光照疗法、换血治疗、纠正贫血及输清蛋白,纠正酸中毒等。新生儿黄疸常见护理问题表现如下。

(一)症状相关

1.排便异常

便秘或排绿糊便与肝肠循环增加有关。

2.活动无耐力

$HGB\leqslant140\ g/L$ 与红细胞大量破坏,引起贫血有关。

(二)治疗相关

1.有受伤的危险

视网膜、会阴部损伤与光疗中的眼罩、尿布脱落有关。

2.皮肤完整性受损

光疗后出现皮疹、出血点与光疗不良反应有关。

3.体温过高

体温≥38 ℃与光疗箱温度设置过高有关。

(三)并发症相关

胆红素脑病与血清胆红素通过血-脑屏障有关。

三、护理评估、诊断和措施

(一)常见护理问题

1.生理性黄疸常见病因

(1)红细胞破坏胆红素释放入血。

(2)肝功能发育不完善,肝脏转化、排泄胆红素能力差。

(3)母乳性黄疸:母乳中含有较多脂肪酶及β-葡萄糖醛酰苷酶,可抑制肝脏酶的活性,增加肝肠循环。母乳性黄疸是最常见的生理性黄疸。①特点:母乳喂养后4～5天出现黄疸,2～3周达高峰,4～12周后降至正常。②处理:停止母乳喂养24～72小时后,黄疸即下降。

2.病理性黄疸常见病因

(1)胆红素排泄障碍:肝炎、先天性胆道闭锁。

(2)胆红素结合障碍:糖尿病母亲的婴儿、先天性非溶性高胆红素血症。

(3)胆红素产生过多:新生儿溶血病、感染、肝肠循环增加、G-6-PD缺陷病。

(4)新生儿溶血病:临床最常见病理性黄疸。指母婴血型不合,母血中血型抗体通过胎盘进入胎儿循环,发生同种免疫反应导致胎儿、新生儿红细胞破坏而引起的溶血。①ABO溶血:母亲O型,胎儿A或B型。ABO溶血是最常见的溶血类型,约50%在第一胎发病。②Rh溶血:母亲Rh阴性,胎儿Rh阳性。

(二)家庭基本资料

个人病史:评估患儿与母亲的血型,以确定是否为新生儿溶血症可能;有无感染史、母乳喂养史、胆道闭锁等相关可能导致新生儿黄疸的常见病因。

(三)健康管理

1.有受伤的危险

长期蓝光照射会损伤患儿视网膜、会阴部的功能。因此在光疗中须做好眼部、会阴部位的保护。

(1)相关因素:光照疗法中眼罩、尿布脱落。

(2)护理诊断:有受伤的危险。

(3)护理措施:在光疗过程中未发生眼罩、尿布脱落,无光疗引起的视网膜、会阴部损伤。妥善固定眼罩、尿布覆盖保护会阴部;光疗过程中每小时巡视。

2.有皮肤完整性受损的危险

由于蓝光照射对患儿皮肤的刺激,光疗后患儿皮肤可能出现皮疹、出血点等,一般无须干预,光疗停止后可自行消退。

(1)相关因素:光疗不良反应。

(2)护理诊断:皮肤完整性受损。

（3）护理措施：光疗后皮疹、出血点消退。①评估皮疹、出血点发生的原因,若为疾病原因引起的出血点应及时与医师沟通。②皮疹、出血点为光疗后的常见并发症,一般光疗后可自行消退;光疗中每小时巡视光疗箱的温度,可减少皮疹的发生。

（四）排泄

粪便形态的改变。经肠道排泄是胆红素的重要排泄途径。当患儿便秘时,可加重肠肝循环,导致体内胆红素的积聚过多,进而加重黄疸的程度;而光照疗法的原理是促进患儿胆红素经肠道排出体外,粪便中伴有胆红素排泄时可呈现绿糊便,故护理人员可通过每天观察黄疸患儿的排便情况,以评估胆红素的代谢情况。

1.相关因素和临床表现

见图 7-5。

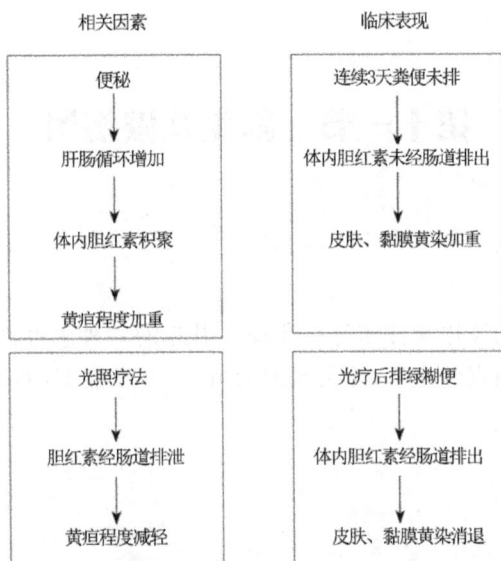

图 7-5　粪便形态改变的相关因素和临床表现

2.护理诊断

有便秘的危险。

3.护理措施

黄疸患儿每天排便。

（1）每天评估患儿有无排便及粪便的性状。

（2）每天按摩腹部,促进肠蠕动恢复。

（3）对于新生儿黄疸的患儿,可遵医嘱予助排便开塞露灌肠。

（五）活动和运动

新生儿出生后体缺氧或感染可使体内红细胞大量破坏,严重时可致贫血,临床表现为精神萎靡、喂奶时吸吮无力、皮肤黏膜苍白;同时,红细胞破坏使大量胆红素释放入血,加重黄疸程度。

1.相关因素

新生儿出生后缺氧、感染、患儿与母亲血型不合造成溶血性黄疸时可导致红细胞大量破坏。

2.护理诊断

活动无耐力。

3.护理措施

患儿静脉 HGB≥140 g/L,毛细血管 HGB≥145 g/L。

(1)保证环境安静,集中治疗护理操作,保证患儿充足睡眠。

(2)沐浴方式选用床边擦浴,减少能量消耗。

(3)耐心喂养,保证患儿每次奶量完成。

(4)监测生命体征,了解患儿 HGB 的动态变化;护理人员应评估导致 HGB 破坏的原因(主要为感染、溶血、缺氧);溶血性黄疸是导致新生儿黄疸患儿中贫血发生的首要病因,对于此类患儿,护理人员应及时配合确诊病因,遵医嘱给予静脉输血、丙球、清蛋白。

(李海红)

第十一节　新生儿破伤风

一、概述

新生儿破伤风是因破伤风梭状杆菌经脐部侵入引起的一种急性严重感染,常在七天左右发病。临床上以全身骨骼肌强直性痉挛、牙关紧闭为特征,并发症多,病死率高,多与不规范接生方式有关。

二、病情观察与评估

(一)生命体征

监测生命体征,观察患者抽搐时有无心率、心律变化;有无呼吸频率、节律、深浅度变化,有无呼吸暂停。

(二)症状体征

(1)观察抽搐部位、强度、持续时间、间隔时间,有无角弓反张等惊厥表现。

(2)观察脐周有无红肿及分泌物。

(三)安全评估

(1)评估有无因惊厥导致窒息的危险。

(2)评估有无因惊厥导致外伤的危险。

三、护理措施

(一)控制惊厥

1.环境

单间隔离、专人看护,病室隔音、避光,避免诱发惊厥。

2.减少刺激

患者戴避光眼罩,操作在使用止痉剂后有序集中进行,必要时置 PICC 导管,既能解决无法经口喂养造成的能量营养不足,同时也避免因反复外周静脉穿刺诱发惊厥。

3.药物止惊

惊厥发作时遵医嘱尽快使用镇静剂,如地西泮。使用镇静剂过程中,速度应缓慢,避免引起呼吸抑制。

(二)气道护理

缺氧、发绀者给予间歇吸氧,抽搐者予呼吸气囊加压给氧。必要时床旁备气管切开包。

(三)脐部护理

保持脐部清洁干燥,遵医嘱用3%过氧化氢或1:4 000高锰酸钾液清洗后涂以碘伏,必要时予破伤风抗毒素做脐周封闭。

(四)饮食护理

急性期禁食,以免误吸,静脉供给充足营养和热卡。病情允许时,从鼻饲喂养过渡至经口喂养。

四、健康指导

(一)住院期

(1)告知家属破伤风发生原因、治疗过程及预后。

(2)告知家属安静环境对本病恢复的重要性,以及保护性约束的必要性,取得家属理解及配合。

(二)居家期

(1)告知家属新生儿护理和患者个性化护理要点,树立照护信心。

(2)告知家属此病多与生产时无菌技术不严格有关,如再次生育,应至规范医疗机构生产。

(李海红)

第八章

骨科常见疾病护理

第一节 锁骨骨折

一、基础知识

(一)解剖生理

锁骨又名"锁子骨""缺盆骨",位于胸廓前上部两侧,全骨浅居皮下,桥架于胸骨与肩峰之间,是联系肩胛带与躯干的唯一支架。其骨干较细,内侧 2/3 呈三棱棒形,凸向前,有胸锁乳突肌和胸大肌附着,中外 1/3 交界处是骨折的好发部位。锁骨的功能是支持肩胛骨,使上肢骨与胸廓之间保持一定的距离,从而保证上肢的灵活运动。骨折后,近折端受胸锁乳突肌的牵拉而向上向后移位,远折端因上肢本身重量牵拉而向下移位,又因胸大肌、斜方肌、背阔肌的牵拉而向前向内移位,造成断端重叠(图 8-1)。锁骨骨折可发生于各种年龄,但多见于儿童及青壮年,约有 2/3 为儿童患者,又以幼儿多见。

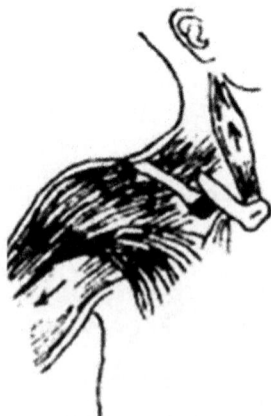

图 8-1 锁骨骨折

(二)病因

直接暴力和间接暴力均可造成锁骨骨折,但多为间接暴力所致。

（三）分类

1.横断骨折

跌倒时肩部外侧或手掌先着地,向上传导的外力经肩锁关节传至锁骨而发生骨折,以斜形或横断骨折为多。除有重叠移位,内侧段因胸锁乳突肌的牵拉向后上方移位,外侧段则由于上肢的重力和胸大肌、斜方肌、三角肌的牵拉而向前下方移位。

2.青枝骨折

幼儿骨质柔嫩而富有韧性,多发生青枝骨折。

3.粉碎骨折

直接暴力所致者,多因棒打、撞击等外力直接作用于锁骨而造成横断或粉碎骨折。粉碎骨折若严重移位,骨折片向下、向内移位时刺破胸膜或肺尖,可造成气胸、血胸。

（四）临床表现

骨折后局部疼痛、肿胀明显,锁骨上、下窝变浅或消失,骨折处异常隆起,出现功能障碍,患肩下垂并向前、内倾斜。患者常以健手托着患侧肘部,以减轻上肢重力牵拉而引起的疼痛。幼儿如不愿活动上肢,穿衣伸袖时哭闹,提示有锁骨骨折。X线检查,可了解骨折和移位情况。

二、治疗原则

（1）幼儿青枝骨折用三角巾悬吊即可,有移位骨折用"8"字绷带固定1～2周。

（2）少年或成年人有移位骨折,手法复位"8"字石膏固定。手法复位可在局麻下进行。患者坐在木凳上,双手叉腰,肩部外旋后伸挺胸,医师站于背后,一脚踏在凳上,顶在患者肩胛间区,双手握住两肩向后、向外、向上牵拉纠正移位。复位后用纱布棉垫保护腋窝,用绷带缠绕两肩在背后交叉呈"8"字形,然后用石膏绷带同样固定,使两肩固定在高度后伸、外旋和轻度外展位置。固定后即可练习握拳、伸屈肘关节及双手叉腰后伸,卧木板床休息,肩胛区可稍垫高,保持肩部后伸。3～4周后拆除。锁骨骨折复位并不难,但不易保持位置,愈合后上肢功能无影响,所以临床不强求解剖复位。

（3）锁骨骨折合并神经、血管压迫症状,畸形愈合影响功能,不愈合或少数要求解剖复位者,可切开复位内固定。

三、护理

（一）护理要点

（1）手法复位固定患者,要经常检查固定情况,既保持有效固定,又不能压迫腋窝。若发现患肢有麻木、发凉、运动障碍时,说明固定过紧,压迫血管神经,应及时调整固定。

（2）对粉碎性骨折,不必强行按压碎片使之复位,以防其刺伤肺尖及臂丛神经。对此种类型患者要严密观察呼吸及患肢运动情况,以便及时发现有无气、血胸及神经症状。

（3）术后患者要严密观察伤口渗血及末梢血循、感觉、运动情况,发现问题及时记录并处理。

（4）保持正常固定姿势。复位后,站立时保持挺胸提肩,卧位时应去枕仰卧于硬板床上。两肩胛间垫一窄枕,以使两肩后伸、外展,维持良好的复位位置。局部未加固定的患者,不可随便更换卧位。

（二）护理问题

有肩关节强直的可能。

(三)护理措施

(1)向患者解释功能锻炼的目的是促进气血运行,防止患肢肿胀,避免肩关节僵直,以取得患者配合。

(2)正确适时指导患者功能锻炼。

(四)出院指导

(1)锁骨骨折复位固定后,极少发生骨折不愈合,即使复位稍差,骨折畸形愈合,也不影响上肢功能,应先向患者及家属说明情况。

(2)复位固定后即出院的患者,应告诉其保持正确姿势,早期禁止做肩前屈动作,防止骨折移位;解除外固定出院的患者,应告诉其全面练习肩关节活动的要求:首先分别练习肩关节每个方向的动作,重点练习薄弱方面如肩前屈,活动范围由小到大,次数由少到多,然后进行各方面动作的综合练习,如肩关节环转活动,两臂做"箭步云手"等。不可过于急躁,活动幅度不可过大,力量不可过猛,以免造成软组织损伤。

(3)按时用药,患者出院时将药的名称、剂量、时间、用法、注意事项,向患者介绍清楚。

(4)饮食调养,骨折早期宜进清淡可口、易消化的半流食或软食;骨折中后期,饮食宜富有营养,增加钙质、胶质和滋补肝肾食品。

(5)注意休息,保持心情愉快,勿急躁。

(李欢欢)

第二节 脊髓损伤

一、疾病概述

(一)概念

脊髓损伤是脊柱骨折最严重的并发症,由于椎体的移位或碎骨片突出于椎管内,是脊髓或马尾神经产生不同程度的损伤,多发生于颈椎下部和胸腰段。

(二)相关病理生理

按脊髓损伤和马尾损伤的程度可有不同的病理生理变化。

1.脊髓震荡

脊髓震荡属最轻微的脊髓损伤,损伤后脊髓有暂时性功能抑制,呈弛缓性瘫痪,损伤平面以下的感觉、运动、反射及括约肌功能全部丧失,常在数分钟或数小时内逐渐恢复,最后可完全恢复。无组织形态学病理变化。

2.脊髓挫伤和出血

脊髓挫伤和出血为脊髓的实质性破坏,脊髓外观完整,但内部可有出血、水肿、神经细胞破坏和神经传导纤维束的中断。脊髓挫伤的程度很大,轻者少量点状出血、水肿,重者有成片脊髓挫伤和出血,导致脊髓软化及瘢痕形成,预后差。

3.脊髓断裂

脊髓的连续性中断可为完全性或不完全性。不完全性常伴挫伤,又称挫裂伤,脊髓断裂者预后极差。

4.脊髓受压

骨折移位或破碎的椎间盘和碎骨片挤入椎管可直接压迫脊髓,而后方皱褶的黄韧带与血肿便可压迫脊髓,产生一系列病理变化,若能及时解除脊髓压迫,脊髓功能可望得到部分或完全恢复;若压迫时间过久可发生脊髓软化,萎缩或瘢痕形成,瘫痪难以恢复。

5.马尾神经损伤

马尾神经起自 L_2 的骶脊髓,一般终止于 S_1 下缘。L_2 以下的骨折脱位可引起马尾神经损伤,受伤平面以下出现弛缓性瘫痪。

除上述各种病理生理变化外,在各种较重的脊髓损伤后均可立即发生损伤平面以下的弛缓性瘫痪,属失去高级中枢控制的一种病理生理现象,称之为脊髓休克。2～4 周后,随脊髓实质性损伤程度不同而发生损伤平面以下不同程度的痉挛性瘫痪。

(三)病因与诱因

常见于各种外伤(如交通事故、高空坠落等)所致的椎体移位或碎骨片突出于椎管内,使脊髓或马尾神经产生不同程度的损伤。

(四)临床表现

脊髓损伤可因损伤部位和程度不同而有不同表现。

1.脊髓损伤

其主要表现为受伤平面以下单侧或双侧感觉、运动、反射的全部或部分丧失,可出现随意运动功能丧失。因膀胱平滑肌麻痹和排尿反射消失,可有尿潴留或充盈性尿失禁。C_8 以上水平损伤者可出现四肢瘫,C_8 以下水平损伤可出现截瘫。弛缓性瘫痪患者为肌张力降低和反射减弱;痉挛性瘫痪患者为肌张力增强和反射亢进,瘫痪的早期呈弛缓性瘫痪,胸髓及颈髓损伤患者常在伤后 3～6 周逐渐转变为痉挛性瘫痪。

2.脊髓半横切损伤时

损伤平面以下同侧肢体的运动和深感觉消失,对侧肢体的痛觉和温觉消失;称脊髓半切征。

3.脊髓圆锥损伤

L_1 骨折可造成脊髓圆锥损伤。表现为会阴部皮肤鞍状感觉缺失,括约肌功能丧失,大小便不能控制,性功能障碍。两下肢的感觉、运动正常。

4.马尾神经损伤

L_2 以下骨折脱位可马尾神经损伤,表现为受伤平面以下弛缓性瘫痪,感觉和运动障碍,括约肌功能丧失,腱反射消失。

(五)辅助检查

参见脊柱骨折部分相关内容。

(六)治疗原则

1.非手术治疗

(1)固定和制动:一般先采用枕颌带牵引或持续颅骨牵引,以防因损伤部位移位而产生脊髓再损伤。

(2)减轻脊髓水肿和继发性损害。①激素治疗:地塞米松 10～20 mg 静脉滴注,连续 5～7 天后,改为口服,每次 0.75 mg,3 次/天,维持 2 周左右。②脱水:20% 甘露醇 250 mL 静脉滴注,2 次/天,连续 5～7 天。③甲泼尼龙冲击治疗:只适用于受伤 8 小时内者。每公斤体重 30 mg 剂量 1 次给药,15 分钟内静脉注射完毕,休息 45 分钟,在以后 23 小时内以 5.4 mg/(kg·h)剂量持续静脉滴注。④高压氧治疗:一般在伤后 4～6 小时内应用。

2.手术治疗

目前在于尽早解除对脊髓的压迫和稳定脊柱,手术方式和途径需视骨折的类型和受压部位而定。手术指征包括以下 4 种:①脊柱骨折-脱位有关节交锁者。②脊柱骨折复位后不满意或仍有不稳定因素存在者。③影像学显示有碎骨片突至椎管内压迫脊髓者。④截瘫平面不断上升,提示椎管内有活动性出血者。

二、护理评估

(一)一般评估

1.健康史

(1)一般情况:了解患者的年龄、职业特点、运动爱好、日常饮食结构、有无酗酒等。

(2)受伤情况:了解患者受伤的原因、部位和时间,受伤时的体位、症状和体征,搬运方式、现场及急诊室急救情况,有无昏迷史和其他部位复合伤等。

(3)既往史与服药史:有无脊柱受伤或手术史,近期是否因其他疾病而服用激素类药物,以及应用的剂量、时间和疗程。

2.生命体征(T、P、R、BP)与意识

评估患者的呼吸、血压、脉搏、体温及意识情况。其包括呼吸形态、节律、频率、深浅,呼吸道是否通畅,患者能否有效咳嗽和排除分泌物;有无心动过缓和低血压;有无出汗,患者皮肤的颜色、温度;有无体温调节障碍。对伴有颅脑损伤的患者,可用格拉斯昏迷量表评估患者的意识情况。排尿和排便情况:患者有无尿潴留或充盈性尿失禁;尿液颜色、量和比重;有无便秘或大便失禁。

3.患者主诉

受伤的时间、原因和部位,受伤时的体位、症状和体征、搬运方式、现场及急诊室急救的情况,有无昏迷史和其他部位的合并伤。

4.相关记录

疼痛评分、全身皮肤及其他外伤情况。

(二)身体评估

1.视诊

受伤部位有无皮肤组织破损,局部肤色和温度,有无活动性出血及其他复合性损伤的迹象。

2.触诊

评估感觉和运动情况:患者的痛、温、触觉及位置觉的丧失平面及程度。

3.叩诊

患肢神经反射是否正常。

4.动诊

肢体感觉,活动和肌力的变化,双侧有无差异,有无腹胀和麻痹性肠梗阻征象。

5.神经系统检查

躯体痛觉、温度觉、触觉及位置觉的丧失平面及程度,肢体运动、反射和括约肌功能损伤情况。

脊髓功能丧失程度评估:可以用截瘫指数来表示。"0"代表功能完全或接近正常;"1"代表功能部分丧失;"2"代表完全或者接近完全瘫痪。一般记录肢体的自主运动,感觉及两便的三项功能情况,相加即为该患者的截瘫指数,范围为0~6。

(三)心理-社会评估

评估患者有无恐惧、紧张心理;评估患者和亲属对疾病的心理承受能力和对相关康复知识的认知程度,家庭及社会支持情况。

(四)辅助检查阳性结果评估

评估患者的影像学检查和实验室检查结果有无异常,以帮助判断病情和预后。

(五)治疗效果的评估

(1)患者躯体感觉、运动和各项生理功能康复情况。

(2)患者有无呼吸系统或泌尿系统功能障碍、压疮等并发症发生。

(3)患者是否按计划进行功能锻炼,有无活动障碍引起的并发症。

三、护理诊断(问题)

(一)低效性呼吸形态

其与脊髓损伤、呼吸肌无力、呼吸道分泌物存留有关。

(二)体温过高或体温过低

其与脊髓损伤、自主神经系统功能紊乱有关。

(三)尿潴留

其与脊髓损伤、逼尿肌无力有关。

(四)便秘

其与脊髓神经损伤、液体摄入不足、饮食和活动受限有关。

(五)有皮肤完整性受损的危险

其与肢体感觉及活动障碍有关。

(六)体象紊乱

其与受伤后躯体运动障碍或肢体萎缩变形有关。

四、主要护理措施

(一)甲泼尼龙冲击治疗的护理

1.适应证

只适用于受伤8小时内者。

2.用法及用量

每公斤体重30 mg剂量,一次给药,15分钟内静脉注射完毕,休息45分钟,在以后23小时内以5.4 mg/(kg·h)剂量持续静脉滴注。

3.注意事项

严格遵医嘱按要求输液,同时必须使用心电监护仪和输液泵,密切观察患者的生命体征变化,同时观察患者有无消化道出血、心律失常等并发症。

(二)术后护理

1.体位

瘫痪肢体保持关节于功能位,防止关节屈曲、过伸或过展。用矫正鞋或支足板固定足部,以防足下垂。

2.观察感觉与运动功能

脊髓受手术刺激易出现水肿反应,术后严密观察躯体及肢体感觉、运动情况,当出现瘫痪平面上升、肢体麻木、肌力减弱或不能活动时,应立即通知医师,及时处理。

3.引流管护理

观察引流量与引流液颜色,保持引流通畅,以防积血压迫脊髓。

4.活动

对于瘫痪肢体每天被动的全范围关节活动和肌肉按摩,以防止肌萎缩和关节僵硬,减少截瘫后并发症。对于未瘫痪部位,可以通过举哑铃和拉拉力器等方法增强上肢力量,通过挺胸和俯卧撑等增加背部力量,为今后的自理活动准备,增强患者的信心和对生活的热爱。

(三)并发症的预防与护理

1.呼吸衰竭与呼吸道感染

(1)病情观察:观察患者的呼吸功能,如呼吸频率、节律、深浅,有无异常呼吸音、呼吸困难等。若患者呼吸>22次/分、鼻翼翕动、摇头挣扎、嘴唇发绀等,则立即吸氧,寻找和解除原因,必要时协助医师气管插管、气管切开或呼吸机辅助呼吸等。

(2)给氧:给予氧气吸入,根据血气分析结果调整给氧浓度、流量和持续时间,改善机体的缺氧状态。及时处理肠胀气、便秘,不用沉棉被压盖胸腹,以免影响患者呼吸。

(3)减轻脊髓水肿:遵医嘱给予地塞米松、甘露醇、甲泼尼龙等治疗,以避免因进一步脊髓损伤而抑制呼吸功能。

(4)保持呼吸道通畅:预防因气道分泌物阻塞而并发坠积性肺炎和肺不张。指导患者深呼吸和咳嗽咳痰,每2小时协助翻身叩背1次,遵医嘱雾化吸入,经常做深呼吸和上肢外展运动,以促进肺膨胀和有效排痰。对不能自行咳嗽咳痰或有肺不张者及时吸痰。对气管插管或气管切开者做好相应护理。

(5)控制感染:已经发生肺部感染者应遵医嘱选用合适的抗生素,注意保暖。

2.高热和低温

颈脊髓损伤后,自主神经系统功能紊乱,受伤平面以下毛细血管网舒张而无法收缩,皮肤不能出汗,对气温的变化丧失了调解和适应能力。室温>32 ℃时,闭汗使患者容易出现高热(>40 ℃);若未有效保暖,大量散热也可使患者出现低温(<35 ℃),这些都是病情危险的征兆。

患者体温升高时,以物理降温为主,如冰敷、酒精或温水擦浴、冰盐水灌肠等,必要时予输液和冬眠药物。夏季将患者安置在阴凉或设有空调的房间。对低温患者以物理复温为主,如使用电热毯、热水袋或电烤架等逐渐复温,但要防止烫伤,同时注意保暖。

3.泌尿系统感染和结石

(1)留置导尿管或间歇导尿管:在脊髓休克期间应留置导尿管,持续引流尿液并记录尿量,以防膀胱过度膨胀。2~3周后改为每4~6小时开放1次尿管,或白天每4小时导尿1次,晚间6小时导尿1次,以防膀胱萎缩。

(2)排尿训练:根据脊髓损伤部位和程度不同,3周后部分患者排尿功能可逐渐恢复,但是脊髓完全损伤者则需要进行排尿功能训练。当膀胱胀满时,鼓励患者增加腹压,用右手由外向内按摩下腹部,待膀胱缩成球状,紧按膀胱底向前下方挤压,在膀胱排尿后用左手按在右手背上加压,待尿不再排出时,可松手再加压1次,待尿排尽,训练自主性膀胱排尿,争取早日拔去导尿管,这种方法对马尾神经损伤者特别有效。同时,根据患者病情训练膀胱的反射排尿功能。

(3)预防感染:鼓励患者每天饮水量最好达3 000 mL以上,以稀释尿液;尽量排尽尿液,减少残余尿;每天清洁会阴部;根据需要更换尿袋及导尿管;必要时做膀胱冲洗,以冲出膀胱中积存的沉渣;定期检查残余尿量、尿常规和中段尿培养,及时发现泌尿系统感染征象。一旦发生感染,抬高床头,增加饮水或输液量,持续开放导尿管,遵医嘱使用广谱抗生素。需长期留置尿管而又无法控制泌尿系统感染者,教会患者遵循无菌操作方法进行间歇导尿,也可做永久性耻骨上膀胱造瘘术。

4.便秘

指导患者多食富含膳食纤维的食物、新鲜水果和蔬菜,多饮水。在餐后30分钟做腹部按摩,从左到右,沿大肠行走的方向,以刺激肠蠕动。对顽固性便秘者可遵医嘱给予灌肠或缓泻剂。部分患者通过持续的训练可逐渐建立起反射性排便,方法为用手指按压肛门周围或者扩张肛门,刺激括约肌,反射性引起肠蠕动。当反射建立后用手指按压肛门时即可有大便排出。

(四)心理护理

帮助患者掌握正确的应对技巧,提高其自我护理能力,发挥其最大潜能。家庭成员和医护人员相信并认真倾听患者的诉说。可让患者和家属参与制订护理计划,帮助患者建立有效的社会支持系统,包括家庭成员、亲属、朋友、医护人员和同事等。

(五)健康教育

(1)指导患者出院后继续康复锻炼,并预防并发症的发生。

(2)指导患者练习床上坐起,使用轮椅、拐杖或助行器等移动工具,练习上下床和行走方法。

(3)指导患者和家属应用清洁导尿术进行间歇导尿,预防长期留置导尿管而引起泌尿系统感染。

(4)告知患者需定期返院检查,进行理疗有助于刺激肌肉收缩和功能恢复。

五、护理效果评估

(1)患者能否保持呼吸道通畅,维持正常呼吸功能。

(2)患者的体温能否维持在正常范围。

(3)患者是否能有效排尿或建立膀胱的反射性排尿功能。

(4)患者是否能有效排便。

(5)患者的皮肤是否清洁、完整,未发生压疮。

(6)患者是否能接受身体及生活改变的现实。

(李欢欢)

第三节　颈　椎　病

一、疾病概述

(一)概念

颈椎病指因颈椎间盘退行性变及其继发性改变,刺激或压迫相邻脊髓、神经、血管和食管组

织,并引起相应症状和体征。颈椎病是 50 岁以上人群的常见病,男性居多,好发部位依次为
$C_{5\sim6}$,$C_{6\sim7}$。

(二)相关病理生理

颈椎病的发生和发展必须具备以下条件:一是以颈椎间盘为主的退行性变;二是退变的组织
和结构必须对颈部脊髓或血管或神经或气管等器官或组织构成压迫或刺激,从而引起临床症状。
椎间盘是无血运的组织,由于软骨板营养代谢的改变,致使髓核、纤维环发生退变。一方面退变
的髓核后突,穿过破裂的纤维环直接压迫脊髓;另一方面髓核脱水使椎间隙高度降低,椎体间松
动,刺激椎体后缘骨赘形成;而且椎节的松动还使钩椎关节、后方小关节突以及黄韧带增生。

从病理角度看,颈椎病是一个连续的病理反应过程,可将其分为 3 个阶段:椎间盘变性阶段、
骨刺形成阶段和脊髓损害阶段。

(三)病因与分类

1.病因

(1)颈椎间盘退行性变:是颈椎病发生和发展的最基本原因。颈椎活动度大,随年龄增长,椎
间盘逐渐发生退行性变,使椎间隙狭窄,关节囊、韧带松弛,脊柱活动时稳定性下降,进一步发展
引起椎体、椎间关节及其周围韧带发生变性、增生、钙化,最后致相邻脊髓、神经、血管受到刺激或
压迫。

(2)先天性颈椎管狭窄:颈椎管的矢状内径对颈椎病的发病有密切关系。椎管矢状内径<正
常(14~16 mm)时,即使退行性变比较轻,也可产生临床症状和体征。

(3)损伤:急性损伤可使原已退变的椎体、椎间盘和椎间关节损害加重而诱发颈椎病;慢性损
伤可加速其退行性变的过程。

2.分型

根据受压部位的临床表现不同,一般分为 4 类。但有些患者以某型为主,同时伴有其他型的
部分表现,称为复合型颈椎病。

(1)神经根型颈椎病:在颈椎病中发病率占 50%~60%,是由于椎间盘向后外侧突出,致钩
椎关节或椎间关节增生、肥大,刺激或压迫单侧或双侧神经根所致。

(2)脊髓型颈椎病:占颈椎病的 10%~15%。由于后突的髓核、椎体后缘的骨赘、增生肥厚
的黄韧带及钙化的后纵韧带等压迫或刺激脊髓所致。

(3)椎动脉型颈椎病:由于颈椎横突孔增生狭窄、颈椎稳定性下降、椎间关节活动移位等直接
压迫或刺激椎动脉,使椎动脉狭窄或痉挛,造成椎-基底动脉供血不足所致。

(4)交感神经型颈椎病:由于颈椎各种结构病变的刺激或压迫颈椎旁的交感神经节后纤维
所致。

(四)临床表现

根据颈椎病的类型可有不同表现。

1.神经根型颈椎病

(1)症状:患者常先有颈痛及颈部僵硬,短期内加重并向肩部及上肢放射。用力咳嗽、打喷嚏
及颈部活动时疼痛加剧。皮肤可有麻木、过敏等感觉改变;上肢肌力减退、肌萎缩,以大小鱼际肌
和骨间肌最为明显,手指动作不灵活。

(2)体征:颈部肌痉挛,颈肩部有压痛,颈部和肩关节活动有不同程度受限。上肢肌腱反射减
弱或消失,上肢牵拉试验阳性。

2.脊髓型颈椎病

(1)症状:手部麻木,运动不灵活,特别是精细活动失调、握力减退、下肢无力、步态不稳、有踩棉花样的感觉、躯干有紧束感等;后期出现大小便功能障碍,表现为尿频或排尿、排便困难。

(2)体征:肌力减退,四肢腱反射活跃或亢进,腹部反射、提睾反射和肛门反射减弱或消失。Hoffmann 征、髌阵挛及 Babinski 征等阳性。

3.椎动脉型颈椎病

(1)症状:①眩晕,最常见,多伴有复视、耳鸣、耳聋、恶心呕吐等症状,头颈部活动或姿势改变可诱发或加重眩晕。②猝倒,本型特有的症状,表现为四肢麻木、软弱无力而跌倒,多在头部突然活动后姿势改变时发生,倒地后再站立起来可继续正常活动。③头痛,表现为发作性胀痛,以枕部、顶部为主,发作时可有恶心、呕吐、出汗、流涎、心慌、憋气以及血压改变等自主神经功能紊乱症状。

(2)体征:颈部疼痛,活动受限。

4.交感神经型颈椎病

表现为一系列交感神经症状。①交感神经兴奋症状:如头痛或偏头痛、视物模糊、眼球胀痛、耳鸣、听力下降、心前区疼痛、心律失常、血压升高等。②交感神经抑制症状,如畏光、流泪、头晕、眼花、血压下降等。

(五)辅助检查

1.影像学检查

(1)X 线检查:神经根型颈椎病患者和脊髓型颈椎病患者,X 线正侧位摄片可显示颈椎生理前凸减小、消失或反常,椎间隙变窄,椎体后缘骨赘形成,椎间孔狭窄。

(2)脊髓造影、CT、MRI:可显示颈椎间盘突出,颈椎管矢状径变小,脊髓受压情况。

2.实验室检查

脑脊液动力学试验:脊髓型颈椎病患者显示椎管有梗阻现象。

(六)治疗原则

神经根型、椎动脉型和交感型颈椎病以非手术治疗为主;脊髓型颈椎病由于疾病自然史逐渐发展使症状加重,故确诊后应及时行手术治疗。

1.非手术治疗

原则是去除压迫因素,消炎止痛,恢复颈椎稳定性。

(1)颌枕带牵引:取坐位或卧位,头前屈 10°左右,牵引重量 2～6 kg,每天 2 次,每次 1～1.5 小时,也可做持续牵引,每天 6～8 小时,2 周为 1 个疗程。脊髓型颈椎病一般不宜做此牵引。

(2)颈托或颈领:限制颈椎过度活动。如充气型颈托除可固定颈椎,还有牵张作用。

(3)推拿按摩:可减轻肌痉挛,改善局部血液循环。脊髓型颈椎病不宜采用此疗法。

(4)理疗:采用热疗、磁疗、超声疗法等,可改善颈部血液循环,促进局部水肿消退和肌肉松弛。

(5)药物治疗:目前无治疗颈椎病的特效药物,所用药物皆属对症治疗,如非甾体抗炎药、肌松弛剂及镇静剂等。

2.手术治疗

手术治疗适用于诊断明确,且出现以下情况时考虑手术。①保守治疗半年无效或影响正常生活和工作。②神经根性剧烈疼痛,保守治疗无效。③上肢某些肌肉尤其手内在肌无力、萎缩,经保守治疗 4～6 周后仍有发展趋势。

手术的目的是通过切除对脊髓、神经造成压迫的组织、骨赘、椎间盘和韧带,或椎管扩大成形,使脊髓和神经得到充分减压;或通过植骨,内固定行颈椎融合,获得颈椎稳定性。手术可分前路、前外侧和后路手术。常用的术式有颈椎间盘摘除、椎间植骨融合术、前路侧方减压术、颈椎半椎板切除减压或全椎板切除术、椎管成形术等。

二、护理评估

(一)术前评估

1.健康史

(1)一般情况:了解患者的性别、年龄、职业、营养状况、生活自理能力、大小便情况等。

(2)既往史:有无颈肩部急慢性损伤和肩部长期固定史,以往的治疗方法和效果。以往是否有高血压,以及病糖尿病等病史。

(3)家族史:家中有无类似病史。

2.生命体征(T、P、R、BP)

按护理常规监测生命体征。

3.患者主诉

有无颈肩痛,肢体麻木、无力,大、小便障碍等症状。

4.相关记录

疼痛部位及程度,疼痛与活动、体位有无明显关系,有无颈部活动受限,四肢感觉运动情况等。有无眩晕、头痛、视物模糊、耳鸣、心跳加速或猝倒等,导致症状加重或减轻的因素。

(二)身体评估

1.术前评估

(1)视诊:观察步态有无跛行、摇摆步态等;椎旁皮肤有无红肿、破损;脊柱有无畸形。

(2)触诊:棘突、椎旁有无压痛,评估患者躯干、四肢感觉功能。

(3)叩诊:局部有无叩击痛,肢体腱反射。

(4)动诊:颈椎及肢体活动度、肌力、肌张力情况,观察对比双侧有无差异。

(5)特殊试验:臂丛牵拉试验、压颈试验、椎间孔挤压、分离试验,病理征(Hoffmann 征、Babinski 征等)。

2.术后评估

(1)视诊:手术切口、步态。

(2)触诊:评估患者躯干、四肢感觉功能。

(3)叩诊:四肢腱反射。

(4)动诊:肢体肌力、肌张力情况。

(三)心理-社会评估

患者及家属对该病的认识、心理状态,有无焦虑及焦虑的原因,家庭及社会对患者的支持程度。

(四)辅助检查阳性结果评估

X 线片显示颈椎曲度改变、椎间隙变窄、椎间孔狭窄等。CT、MRI 显示椎间盘突出的部位、程度及与有无神经根受压。

(五)治疗效果的评估

1.非手术治疗评估要点

(1)病史评估:了解与患者相关的情况,例如职业、有无外伤、发病时间、治疗经过等。

(2)影像资料评估:查看 CT、MRI,了解椎管形态、观察颈椎间盘突出、颈椎管狭窄、脊髓受压情况。

2.手术治疗评估要点

(1)心理评估:向患者介绍与疾病相关的知识,说明手术的重要性,解释手术的方式、术前术后的配合事项及目的,耐心解答问题,消除不良心理,使其增加战胜疾病的信心,积极配合治疗。

(2)既往史:了解患者全身的情况,是否有心脏病、高血压、糖尿病等,如有异常积极治疗,减少术后并发症的发生。

(3)疼痛评估:评估患者疼痛诱发因素、部位、性质、程度和持续时间,并进行疼痛评分。

(4)神经功能评估:严密观察四肢感觉运动及会阴部神经功能情况,并进行术前术后对比,可了解神经受压症状有无改善或加重。

三、护理诊断(问题)

(一)低效型呼吸形态

其与颈髓水肿、植骨块脱落或术后颈部水肿有关。

(二)有受伤害的危险

其与肢体无力及眩晕有关。

(三)潜在并发症

术后出血、脊髓神经损伤。

(四)躯体活动障碍

其与颈肩痛及活动受限有关。

四、主要护理措施

(一)术前护理

1.心理护理

向患者解释病情,告知其治疗的周期较长,术后恢复可能需要数月甚至更长时间,让患者做好充分的思想准备。对患者焦虑的心情表示理解,向患者介绍治疗方案及手术的必要性、手术目的及优点、目前医院的医疗护理情况和技术水平,使其产生安全感,愉快地、充满信心的接受手术。重视社会支持系统的影响,尤其是亲人的关怀和鼓励。

2.术前训练

(1)呼吸功能训练:术前指导患者练习深呼吸、行吹气泡或吹气球等训练,以增加肺的通气功能。

(2)气管食管推移训练:适用于颈椎前路手术患者。指导患者用自己的 2～4 指插入切口侧的内脏鞘与血管神经鞘间隙处,持续将气管、食管向非手术侧推移。用力要缓和,如出现头晕、恶心、呕吐等不适,可休息后再继续。

(3)俯卧位训练:适用于后路手术的患者,以适应术中长时间俯卧位并预防呼吸受阻。开始每次 30～40 分钟,每天 3 次;以后逐渐增至每次 3～4 小时,每天 1 次。

3.安全护理

患者存在肌力下降致四肢无力时,应防烫伤和跌倒,指导患者不要自行倒开水,穿防滑鞋,在干燥地面、有人陪同的情况下行走。

(二)术后护理

1.密切监测生命体征

注意呼吸频率、深度的改变,脉搏节律、速率的改变,保持呼吸道通畅,低流量给氧。呼吸困难是前路手术最危急的并发症,多发生在术后1～3天内。因此,颈椎手术患者床旁应常规准备气管切开包。

2.体位护理

行内固定植骨融合的患者,加强颈部制动。患者取平卧位,颈部稍前屈,两侧颈肩部置沙袋以固定头部,侧卧位时枕与肩宽同高,在搬动或翻身时,保持头、颈和躯干在同一平面上,维持颈部相对稳定。下床活动时,需行头颈胸支架固定颈部。

3.并发症的观察与护理

(1)术后出血:注意观察生命体征、伤口敷料及引流液。如24小时出血量超过200 mL,检查是否有活动性出血;若引流量多且呈淡红色,考虑脑脊液漏发生,及时报告医师处理。注意观察颈部情况,检查颈部软组织张力。若发现患者颈部明显肿胀,并出现呼吸困难、烦躁、发绀等表现时,报告并协助医师剪开缝线、清除血肿。若血肿清除后,呼吸仍不改善应实施气管切开术。

(2)脊髓神经损伤:手术牵拉和周围血肿压迫均可损伤脊髓及神经,患者出现声嘶、四肢感觉运动障碍以及大小便功能障碍。手术牵拉所致的神经损伤为可逆的,一般在术后1～2天内明显好转或消失;血肿压迫所致的损伤为渐进的,术后应注意观察,以便及时发现问题并处理。

(3)植骨块脱落、移位:多发生在术后5～7天内,系颈椎活动不当时椎体与植骨块间产生界面间的剪切力使骨块移位、脱落。所以,颈椎术后应重视体位护理。

4.功能训练

指导肢体能活动的患者做主动运动,以增强肢体肌肉力量;肢体不能活动者,病情许可时,协助并指导其做各关节的被动运动,以防肌肉萎缩和关节僵硬。一般术后第1天,开始进行各关节的主被动功能锻炼;术后3～5天,引流管拔出后,可戴支架下地活动,坐位和站立位平稳训练及日常生活能力的训练。

(三)健康教育

1.纠正不良姿势

在日常生活、工作、休息时注意纠正不良姿势,保持颈部平直,以保护头、颈、肩部。

2.保持良好睡眠体位

理想的睡眠体位应该是使头颈部保持自然仰伸位、胸部及腰部保持自然曲度、双髋及双膝略呈屈曲,使全身肌肉、韧带及关节获得最大限度的放松和休息。

3.选择合适枕头

以中间低两端高、透气性好、长度超过肩宽16 cm、高度以颈部压下一拳头高为宜。

4.避免外伤

行走或劳动时注意避免损伤颈肩部。一旦发生损伤,尽早诊治。

5.加强功能锻炼

长期伏案工作者,宜定期远视,以缓解颈部肌肉的慢性劳损。

五、护理效果评估

(1)患者维持正常、有效的呼吸。

(2)患者安全,未发生眩晕和意外伤害、能陈述预防受伤的方法。

(3)患者术后未发生相关并发症,或并发症发生后得到及时的治疗处理。

(4)患者肢体感觉和活动能力逐渐恢复正常。

（李欢欢）

第四节　腰椎间盘突出症

一、疾病概述

(一)概念

腰椎间盘突出症是腰椎间盘变性,纤维环破裂,髓核突出刺激或压迫神经根、马尾神经所表现的一种综合征,是腰腿疼痛最常见的原因之一。腰椎间盘突出中以 $L_{4\sim5}$、$L_5\sim S_1$ 间隙发病率高,占90%~96%,多个椎间隙同时发病者占 5%~22%。

(二)分型及病理

腰椎间盘突出症的分型方法较多,各有其根据及侧重面。从病理变化及 CT、MRI 发现,结合治疗方法可做如下分型。

1.膨隆型

纤维环有部分破裂,而表层完整,此时髓核因压力而向椎管局限性隆起,但表面光滑。这一类型经保守治疗大多数可缓解或治愈。

2.突出型

纤维环完全破裂,髓核突向椎管,但有后纵韧带或一层纤维膜覆盖,表面高低不平或呈菜花状。常需手术治疗。

3.脱垂游离型

破裂突出的椎间盘组织或碎块脱入椎管内或完全游离。此型不单可引起神经根症状,还易压迫马尾神经。非手术治疗往往无效。

4.Schmorl 结节及经骨突出型

前者是指髓核经上、下软骨终板的发育性或后天性裂隙突入椎体松质骨内;后者是髓核沿椎体软骨终板和椎体之间的血管通道向前纵韧带方向突出,形成椎体前缘的游离骨块。这两型临床上仅出现腰痛,而无神经根症状,无须手术治疗。

(三)病因

1.椎间盘退行性变

椎间盘退行性变是椎间盘突出的基本病因。随年龄增长,纤维环和髓核含水量逐渐减少,使髓核张力下降,椎间盘变薄。同时,透明质酸钠及角化硫酸盐减少,低分子量糖蛋白增加,原纤维变性及胶原纤维沉积增加,髓核失去弹性,椎间盘结构松弛、软骨板囊性变。

2.损伤

积累伤力是椎间盘变性的主要原因,也是椎间盘突出的诱因。积累伤力中,反复弯腰、扭转动作最易引起椎间盘损伤,故本症与某些职业、工种有密切关系,例如,驾驶员、举重运动员和从事重体力劳动者。

3.遗传因素

有色人种本症发病率较低;<20岁的青少年患者中约32%有阳性家族史。

4.妊娠

妊娠期盆腔、下腰部组织充血明显,各种结构相对松弛,而腰骶部又承受较平时更大的重力,这样就增加了椎间盘损害的机会。

5.其他

如遗传、吸烟以及糖尿病等诸多因素。

上腰段椎间盘症少见,其发生多存在下列因素:①脊柱滑脱症。②病变间隙原有异常。③过去有脊柱骨折或脊柱融合术病史。

(四)临床表现

腰椎间盘突出症常见于20～50岁患者,男女之比为4～6:1。20岁以内占6%左右,老人发病率最低。患者多有弯腰劳动或长期坐位工作室,首次发病常是半弯腰持重或突然扭腰动作过程中,其症状、体征如下所述。

1.症状

(1)腰痛:是大多数本症患者最先出现的症状,发生率约91%。由于纤维环外层及后纵韧带受到突出髓核刺激,经窦椎神经而产生的下腰部感应痛,有时亦影响到臀部。

(2)坐骨神经痛:虽然高位腰椎间盘突出($L_{2～3}$,$L_{3～4}$)可引起股神经痛,但其发病率不足5%。绝大多数患者是$L_{4～5}$、$L_5～S_1$间隙突出,故坐骨神经痛最为多见,发生率达97%左右。典型坐骨神经痛是从下腰部向臀部、大腿后方、小腿外侧直到足部的放射痛。约60%患者在喷嚏或咳嗽时由于增加腹压而使疼痛加剧。早期为痛觉过敏,病情较重者出现感觉迟钝或麻木。少数患者可有双侧坐骨神经痛。

(3)马尾神经受压:向正后方突出的髓核或脱垂、游离椎间盘组织可压迫马尾神经,出现大小便障碍、鞍区感觉异常。发生率占0.8%～24.4%。

2.体征

(1)腰椎侧凸:是一种为减轻疼痛的姿势性代偿畸形,具有辅助诊断价值。如髓核突出在神经根外侧,上身向健侧弯曲,腰椎侧凸向患侧可松弛受压的神经根;当突出的髓核在神经根内侧时,上身向患侧弯曲,腰椎凸向健侧可缓解疼痛。如神经根与脱出的髓核已有粘连,则无论腰椎凸向何侧均不能缓解疼痛。

(2)腰部活动受限:几乎全部患者都有不同程度的腰部活动受限。其中以前屈受限最明显,是由于前屈位时进一步促使髓核向后移位并增加对受压神经根的牵张之故。

(3)压痛及骶棘肌痉挛:89%患者在病变间隙的棘突间有压痛,其旁侧1cm处压之有沿坐骨神经的放射痛。约1/3患者有腰部骶棘肌痉挛,使部固定于强迫体位。

(4)直腿抬高试验及加强试验:患者仰卧、伸膝、被动抬高患肢。正常人下肢抬高到60°～70°始感腘窝不适。本症患者神经根受压或粘连,下肢抬高在60°以内即可出现坐骨神经痛,成为直腿抬高试验阳性。其阳性率约90%。在直腿抬高试验阳性时,缓慢降低患肢高度,待放射痛消失,这时再被动背屈患肢踝关节以牵拉坐骨神经,如又出现放射痛成为加强试验阳性。有时因突出髓核较大,抬高健侧下肢也可因牵拉硬脊膜而累及患侧诱发患侧坐骨神经发生放射痛。

(五)辅助检查

1.X线平片

单纯 X 线平片不能直接反应是否存在椎间盘突出。片上所见脊柱侧凸,椎体边缘增生及椎间隙变窄等均提示退行性变。如发现腰骶椎结构异常(移行椎、椎弓根崩裂、脊椎滑脱等),说明相邻椎间盘将会由于应力增加而加快变性,增加突出的机会。

2.CT 和 MRI 检查

CT 可显示骨性椎管形态,黄韧带是否增厚及椎间盘突出的大小、方向等,对本病有较大诊断价值,目前已普遍采用。MRI 可全面地观察各腰椎间盘是否病变,也可在矢状面上了解髓核突出的程度和位置,并鉴别是否存在椎管内其他占位性病变。

3.其他检查

电生理检查(肌电图、神经传导速度及诱发电位)可协助确定神经损害的范围及程度,观察治疗效果。

(六)治疗原则

1.非手术治疗

腰椎间盘突出症中多数患者可经非手术疗法缓解或治愈。其目的是使椎间盘突出部分和受到刺激的神经根的炎性水肿加速消退,从而减轻或解除对神经根的刺激或压迫。非手术治疗主要适用于:①年轻、初次发作或病程较短者。②休息后症状可自行缓解者。③X 线检查无椎管狭窄。方法包括:绝对卧床休息,持续牵引,理疗、推拿、按摩,封闭,髓核化学溶解法等。

2.经皮髓核切吸术

经皮髓核切吸术是通过椎间盘镜或特殊器械在 X 线监视下直接进入椎间隙,将部分髓核搅碎吸出,从而减轻了椎间盘内压力达到缓解症状的目的。主要适用于膨出或轻度突出型的患者,且不合并侧隐窝狭窄者。对明显突出或髓核已脱入椎管者仍不能回纳。与本方法原理和适应证类似的尚有髓核激光气化术。

3.手术治疗

已确诊的腰椎间盘突出症患者,经严格非手术治疗无效,马尾神经受压者或伴有椎管狭窄者可考虑行髓核摘除术。手术治疗有可能发生椎间盘感染、血管或神经根损伤,以及术后粘连症状复发等并发症,故应严格掌握手术指征及提高手术技巧。

近年来采用微创外科技术使手术损伤减小,取得良好效果。

(七)预防

由于腰椎间盘突出症是在退行性变基础上受到积累伤力所致,而积累伤又是加速退变的重要因素,故减少积累伤就显得非常重要。长期坐位工作者需注意桌、椅高度,定时改变姿势。职业工作中常弯腰劳动者,应定时伸腰、挺胸活动,并使用宽腰带。治疗后患者在一定期间内佩戴腰围,但应同时加强腰背肌训练,增加脊柱的内在稳定性。长期使用腰围而不锻炼腰背肌,反可因失用性肌萎缩带来不良后果。如需弯腰取物,最好采用屈髋、屈膝下蹲方式,减少对椎间盘后方的压力。

二、护理评估

(一)一般评估

1.健康史

(1)一般情况：了解患者的性别、年龄、职业、营养状况、生活自理能力等。

(2)既往史：是否有先天性的椎间盘疾病、既往有无腰部外伤、慢性损伤史，是否做过腰部手术。

(3)外伤史：评估患者有无急性腰扭伤或损伤史。询问受伤时患者的体位、外来撞击的着力点，受伤后的症状和腰痛的特点和程度、致腰痛加剧或减轻的相关因素、有无采取制动和治疗措施。

(4)家族史：家中有无类似病史。

2.生命体征(T、P、R、BP)

按护理常规监测生命体征。

3.患者主诉

有无腰背痛、下肢痛、麻木、大小便障碍等症状。

4.相关记录

疼痛部位及程度，疼痛与腹压、活动、体位有无明显关系，有无跛行、脊柱畸形及活动受限，有无压痛、反射痛，双下肢肢体感觉运动情况等。

(二)身体评估

1.术前评估

(1)视诊：观察步态有无跛行、摇摆步态等；椎旁皮肤有无破损，肢体有无肿胀或肌萎缩；脊柱有无畸形。

(2)触诊：棘突、椎旁有无压痛，下肢、肛周感觉有无减退，肛门括约肌功能等。

(3)动诊：腰椎活动范围，腰部有无叩击痛，双下肢的运动功能、肌力、肌张力的变化，对比双侧有无差异等。

(4)量诊：肢体长度测量、肢体周径测量及腰椎活动度测量。

(5)特殊检查试验：直腿抬高试验、股神经牵拉试验、肛门反射等。

2.术后评估

(1)视诊：患者手术切口、步态、肢体有无肿胀或肌萎缩等。

(2)触诊：切口周围皮温有无增高，下肢有无肌肉萎缩，下肢、肛周感觉情况。

(3)动诊：双下肢的运动功能、肌力的变化，双侧有无差异，腰椎活动范围。

(4)量诊：肢体长度测量、肢体周径测量。

(5)特殊检查试验：直腿抬高试验、股神经牵拉试验、肛门反射等。

(三)心理-社会评估

观察患者的情绪变化，了解其对疾病的认知程度及对手术的了解程度，有无紧张、恐惧心理；评估患者的家庭及支持系统对患者的支持帮助能力等。

(四)辅助检查阳性结果评估

X线片显示腰椎生理曲度消失，侧突畸形、椎间隙变窄及椎体边缘骨质增生等。CT、MRI显示椎间盘突出的部位、程度及与有无神经根受压。

(五)治疗效果的评估

1.非手术治疗评估要点

(1)病史评估:了解与患者相关的情况,例如职业、有无外伤、发病时间、治疗经过等。

(2)影像资料评估:查看 CT、MRI,了解椎管形态、观察腰椎间盘髓核突出的程度和位置等,分析是否需要手术治疗。

2.手术治疗评估要点

(1)心理评估:向患者介绍与疾病相关的知识,说明手术的重要性,解释手术的方式、术前术后的配合事项及目的,耐心解答问题,消除不良心理,使其增加战胜疾病的信心,积极配合治疗。

(2)既往史:了解患者全身的情况,是否有心脏病、高血压、糖尿病等,如有异常,积极治疗,减少术后并发症的发生。

(3)疼痛评估:评估患者疼痛诱发因素、部位、性质、程度和持续时间,并进行疼痛评分。

(4)神经功能评估:严密观察双下肢感觉运动及会阴部神经功能情况,并进行术前术后对比,可了解神经受压症状有无改善或加重。

三、护理诊断(问题)

(一)疼痛

其与髓核受压水肿、神经根受压及肌痉挛有关。

(二)躯体移动障碍

其与椎间盘突出或手术有关。

(三)便秘

其与马尾神经受压或长期卧床有关。

(四)知识缺乏

其与对疾病的认识有关。

(五)潜在并发症

脑脊液漏、椎间隙感染。

四、主要护理措施

(一)减轻疼痛

1.休息

长时间站立或坐立使腰椎负荷增加,神经根受压症状加重,故减轻腰椎负荷的方法就是卧床休息,卧硬板床,采取舒适、腰背肌放松体位。翻身时保持脊柱成一直线。

2.心理护理

指导患者放松心情,可让患者听音乐、看电视或与人聊天,分散其注意力。

3.药物镇痛

根据医嘱使用镇痛药或非类固醇消炎止痛药。

(二)患者活动能力改善、舒适度增加

(1)体位护理:术后平卧 2 小时后即可协助患者轴线翻身,四肢成舒适体位摆放。

(2)按摩受压部位,避免压疮发生,更换床单时避免拖、拉、推等动作。指导患者进行功能锻炼。

(3)协助患者做好生活护理。

(三)预防便秘

1.排便训练

多数患者不习惯床上排便而导致便秘,应指导患者床上使用便盆,指导床上排便。

2.饮食指导

指导患者多饮水,给予富含膳食纤维的易消化饮食,多食新鲜蔬菜、水果。

3.药物通便

根据医嘱使用开塞露、麻仁软胶囊等通便药物。

4.适宜环境及心理疏导

可在患者排便时挡上屏风,尽可能减少病房人员,并给患者予心理支持,给其提供适宜的环境和时间。

(四)功能锻炼

向患者说明术后功能锻炼对预防深静脉血栓、防止神经根粘连及恢复腰背肌功能的重要性。功能锻炼的原则:幅度由小到大、次数由少到多,以身体无明显不适为宜。

1.术后第 1 天

(1)踝泵运动:全范围地伸屈踝关节或 360°旋转踝关节,在能承受的范围内尽可能多做,200~300 次/天,以促进血液循环,防止深静脉血栓的形成。

(2)股四头肌舒缩运动:主动收缩和放松大腿肌肉,每次持续 5~10 秒,如此反复进行,100~200 次/天,锻炼下肢肌力。

2.术后第 2 天

(1)直腿抬高运动:患者平卧于床上,伸直膝关节并收缩股四头肌后抬高患肢,抬到最高点时停留10~15 秒,再缓慢放下,双下肢交替进行,每天 3~4 次,每次 20 分钟。

(2)屈膝屈髋运动:患者平卧于床上,下肢屈曲,双手抱住膝关节,使其尽可能向胸前靠近。

3.术后 1 周

腰背肌锻炼:采用 5 点支撑法,患者仰卧,屈肘伸肩,然后屈膝伸髋,以双脚双肘及头部为支点,使腰部离开床面,每天坚持数十次。

(五)并发症的护理

1.脑脊液漏

表现为恶心、呕吐和头痛等,伤口引流量大、色淡。给予去枕平卧、头低脚高位,伤口局部用沙袋压迫,同时放松引流负压,将引流瓶放置于床沿水平,遵医嘱补充大量液体。必要时探查伤口,行裂口缝合或修补硬膜。

2.椎间隙感染

椎间隙感染是椎节深部的感染,表现为腰背部疼痛和肌肉痉挛,并伴有体温升高。一般采用抗生素治疗。

(六)用药护理

遵医嘱按时、按量口服止痛药、神经营养药物。

(七)健康教育

1.起卧方法

术后坐位或下床时需戴腰围,起床时先平卧戴好腰围,然后侧卧,用双上肢慢慢撑起身体坐立。禁止平卧位突然起床的动作。由坐位改为卧位时先双手支撑慢慢侧卧,然后平卧,松开腰围。

2.维持正常体重

因肥胖会加重腰椎的负荷,超重或肥胖者必要时应控制饮食和减轻体重。

3.休息

术后注意劳逸结合,避免长时间坐位或站立,三个月内避免弯腰负重、提重物等活动,戴腰围6～8周。

五、护理效果评估

(1)患者舒适度增加,疼痛症状减轻或消失。

(2)患者躯体活动能力改善。

(3)患者下肢肌力增强。

(4)患者无并发症发生,或发生后得到及时处理。

(李欢欢)

第五节　腰椎椎管狭窄症

一、概述

凡造成腰椎椎管、神经根管及椎间孔变形或狭窄而引起马尾神经或神经根受压、并产生相应的临床症状者,称为腰椎椎管狭窄症。它是由先天性或后天性等各种原因使椎管前后、左右内径缩小或断面形状异常,而使腰椎椎管狭窄。这种狭窄可能使骨的变化,如腰椎骨质增生,小关节突肥大等,也可能是软组织的改变,如腰椎间盘后突,黄韧带肥厚所引起。患者的主要症状是腰、腿疼痛和间歇性跛行,腰痛的特点多显于站立位或走路过久时,若躺下或蹲位以及骑自行车时,疼痛多能缓解或自行消失,腿疼是一侧、双侧或双下肢交替出现,鞍区麻木、肢体感觉减退。X线、CT、MRI检查能进一步确定并定性。

二、治疗原则

(一)非手术治疗

骨盆牵引,推拿按摩,手法复位,骶管注射。

(二)手术治疗

全椎板切除术、椎管扩大成形术及植骨内固定术。

三、护理措施

(一)心理护理

患者病情重,病程长,容易出现焦虑悲观情绪,多与患者交谈,给患者以安慰和必要的解释。介绍治疗成功的病例,增强其战胜疾病的信心。

（二）牵引护理

嘱患者仰卧于硬板床上行胸腰对抗牵引，牵引带松紧适宜，以不影响患者呼吸为度，髋部的牵引带应在髂前上棘稍上的位置，以患者能忍受不滑脱为度，牵引过程中要加强巡视，保持有效牵引，询问患者有无疼痛加重，给予及时处理，牵引后嘱患者卧床休息 10～20 分钟。

（三）骶管注射护理

简单介绍骶疗的过程，解除紧张不安心理，血糖控制在正常范围内。骶管注射过程询问患者有无特殊不适，如双下肢感觉、运动等情况。骶管注射后嘱患者卧床休息 30～60 分钟，观察小便及双下肢感觉运动，针眼处保持干燥清洁，避免感染。

（四）腰部中药熏蒸护理

熏蒸时应巡视患者情况，调节适宜的温度，防止烫伤。如年老患者合并心脏病、高血压病，熏蒸时有头晕、心慌、乏力等不适，应及时处理。熏蒸完毕，用干毛巾擦干，并用衣物围腰，局部保暖，防止受凉感冒，忌用凉水或凉性药物外洗及外敷。

（五）手法复位前后患者护理

(1)复位前嘱患者在床上练习大小便。

(2)腰椎复位后，嘱其绝对卧床制动 72 小时，协助其直线翻身，平卧时腰部加垫厚约 2 cm。

(3)观察大小便及双下肢感觉运动情况。

(4)做好皮肤护理，防止压伤。

(5)指导行双下肢肌肉等长收缩锻炼，每天 2 次，每次 10～20 分钟。

(6)初次由医护人员指导佩戴腰围下床，观察是否有头晕等不适，并及时处理。

（六）术前训练

指导患者床上练习大小便，进行四肢的各项锻炼及俯卧位训练，坚持每次 30 分钟，循序渐进至俯卧位 2 小时，使其适应手术。

（七）饮食护理

手术前，尊重患者的饮食习惯，进食高蛋白，高维生素，高纤维素易消化的食物，每天饮鲜牛奶 250～500 mL。准备手术的患者应在麻醉前 6～8 小时禁食，4～6 小时禁水。手术当天根据麻醉方式选择进食的时间，硬膜外麻醉禁食 4～6 小时后进流食，全麻手术 6 小时后无胃肠道反应者可先进流食，逐渐改为半流食或普食。术后第 2 天可根据患者的食欲习惯，宜食清淡高维生素的易消化食物，如新鲜蔬菜，香蕉，稀饭，面条等；忌食生冷、辛辣、油腻、煎炸食物。以后可指导其进食高蛋白，高营养的食物，如牛奶、鸡蛋、瘦肉、骨头汤等，节制饮食，鼓励少食多餐，防止腹胀、便秘。

（八）体位护理

手术后患处制动，搬动时平抬平放，保持脊柱平直，避免腰部扭曲。指导正确的翻身方法，防止发生畸形或进一步损伤，滚动式翻身，每 2 小时翻身 1 次。

（九）病情观察

手术后，严密观察患者的肢体感觉运动情况，注意大小便情况，并与术前相比较，发现异常，通知医师处理。观察伤口渗血情况，引流管是否通畅以及引流量和颜色，如果刀口处渗血较多，通知医师及时更换敷料，若 24 小时引流量超过 300 mL 且色淡呈血清样，伴有恶心，呕吐，可能有脑脊液漏，应报告医师关闭或拔除引流管，抬高床尾，俯卧与侧卧位交替，局部加压，并注意观察神志、瞳孔、生命体征及是否有颈项强直等症状出现。

(十)预防并发症

1.尿潴留

尿潴留者给予局部热敷、刺激、按摩、诱导，必要时留置导尿管，引流袋不能高于膀胱水平，勿用力挤压，同时注意关闭开关，定时放尿，引流袋应放置妥当，固定牢靠，避免引流管弯曲受压，保持通畅。保持会阴部清洁干燥，尿道外口及接近尿道口段的导尿管应每天用0.5%碘伏擦拭消毒2遍；若有大便污染或女性月经期时，应及时清洗消毒，保持干燥；告知患者禁饮浓茶和咖啡等，多饮水，每天2 500～3 000 mL，以便有足够的尿液自然冲洗尿道。

2.坠积性肺炎

卧床患者协助进行翻身拍背，鼓励主动排痰，咳嗽，指导进行深呼吸和吹气球锻炼，鼓励患者早期进行主动活动，经常改变体位，病房内定时通风。

3.血栓性静脉炎

术后6小时协助患者做下肢伸屈运动，改善肢体及足趾的血运，协助患者翻身，鼓励在床上做肢体活动；活动不便者，应做肢体被动活动或按摩；对于手术大、时间长，或有下肢静脉曲张者，应密切观察病情，早发现及时治疗；如发生血栓性静脉炎时，应绝对卧床休息，避免肢体活动忌按摩，保持患肢抬高，以利于静脉回流。

4.压疮

卧床患者保持床铺平整、松软、清洁、干燥，保持皮肤的清洁；条件允许的情况下，最好每天用温水擦浴，使局部皮肤血液循环得到改善，定时翻身，防止局部长期受压。在为患者翻身、按摩、床上使用大小便器时，应注意不要推、拉、拖，以免损伤局部皮肤，增加营养，多食富含高蛋白，脂肪，维生素等营养食物，增强机体抵抗能力。必要时卧气垫床。

5.便秘

术后应指导患者保证足够的饮水量，注意饮食搭配，在保证营养摄入的基础上，进食新鲜的水果和富含纤维素的蔬菜，如芹菜，韭菜，青菜等；还可嘱患者可服适量的蜂蜜，养成定时排便的习惯，在不影响病情的条件下，改变体位，以利通便。卧床时间较长的患者，进行腹部按摩，以一手示、中、无名指放于患者右下腹，另一手三指重叠于上，按顺时针方向，沿升结肠、横结肠、降结肠方向依次按摩，促进肠管蠕动，必要时可使用药物或灌肠等方法解除便秘。

四、功能锻炼

手术当天做踝关节的背伸跖屈旋转，上肢的伸屈外展、抓举等活动，术后第1天主动加被动直腿抬高以及双下肢各关节活动，每天2～3次，每次5～10分钟，以后逐渐增加次数，以不疲劳为度。根据病情术后2～3周，指导进行腰背肌功能锻炼，每天2～3次，每次5～10分钟，逐渐增加次数，以不疲劳为度，坚持1年以上。

五、出院指导

(1)慎起居，避风寒，腰部注意保暖。保持日常生活的正确站姿、坐姿及行走姿势，避免久坐久站，弯腰扭腰。

(2)加强营养，增加机体抵抗能力，根据不同体质进行饮食调护，如肾阳虚者多食温补之品，如羊肉，猪肉，桂圆等；肝肾阴虚者，多食清补之品，如山药、鸭肉、牛肉、百合、枸杞等；一般患者可食胡桃、瘦肉、骨头汤、黑芝麻等补肝肾强筋骨的食物。

(3)继续佩戴腰围 1～3 个月。

(4)继续进行双下肢及腰背肌功能锻炼,进行倒走锻炼,3 个月内避免弯腰,拾取低处物品应先下蹲,6 个月内避免挑抬重物。宜多躺,不宜久坐,经常变换姿势,适当卧床休息。保持正确的站姿,坐姿及行走姿势。

(5)定期复查。

(李欢欢)

第六节　关　节　脱　位

一、肩关节脱位

(一)疾病概述

1.概念

肩关节脱位最常见,占全身关节脱位的 45%,多发生于青壮年,男性多于女性。肩关节由肩胛骨的关节盂和肱骨头构成,属球窝关节,关节盂面积小而浅,肱骨头相对大而呈球形,其面积为关节盂的 4 倍,关节囊薄而松弛,周围韧带较薄弱,关节结构不稳定,运动范围大,故易于发生脱位。

2.相关病理生理

创伤性关节脱位后,主要表现为构成关节的骨端移位、关节囊破裂、关节腔周围积血。血肿机化后,形成肉芽组织,继而发展成为纤维组织,与关节周围组织粘连。脱位可伴关节附近韧带、肌和肌腱损伤,也可伴撕脱性骨折及周围血管、神经损伤。

3.病因和分类

创伤是肩关节脱位的主要原因,多由间接暴力引起。当身体侧位跌倒时,手掌撑地,肩关节呈外展外旋位,肱骨头在外力作用下突破关节囊前壁,滑出肩胛盂而致脱位;也可由于上臂过度外展外旋后伸时,肱骨颈或肱骨大结节抵触于肩峰时构成杠杆支点,使肱骨头向盂下滑出发生脱位。直接暴力可致肩关节后方直接受到撞伤,使肱骨头向前脱位。

肩关节脱位分为前脱位、后脱位、下脱位和盂上脱位。由于肩关节前下方组织薄弱,因此以前脱位多见。因脱位后肱骨头所在的位置不同,前脱位又分为喙突下脱位、盂下脱位和锁骨下脱位。脱位后常合并肱骨大结节骨折和肩袖的撕裂,严重者可合并肱骨外科颈骨折及臂丛神经损伤。

4.临床表现

(1)症状:肩关节脱位后,患肩肿胀、疼痛、主动和被动活动受限。患肢呈弹性固定于轻度外展内旋位,肘关节屈曲,患肢较对侧长,常以健侧手托住患侧前臂、头和躯干向患侧倾斜。

(2)体征:肩关节脱位后,关节盂空虚,肩峰突出,肩部失去原有圆隆曲线,呈方肩畸形;肩胛盂处有空虚感;在腋窝、喙突下或锁骨下可触及移位的肱骨头;搭肩试验(Dugas)阳性,即肩关节脱位后,患侧手掌搭到健侧肩部时,患肘部不能贴近胸壁;患侧肘部紧贴胸部时,患侧手掌不能搭到健肩。

5.辅助检查

X线检查可明确脱位的类型、移位方向、有无合并肱骨大结节撕脱性及肱骨外科颈骨折。对怀疑有肱骨头骨折者可行CT扫描。

6.治疗原则

(1)非手术治疗:①手法复位,脱位后要尽快复位,选择臂丛神经麻醉或全身麻醉,使肌肉松弛,在无痛下进行复位。常用手牵足蹬法(Hippocrates法)和悬垂法(Stimson法)。②固定,单纯肩关节前脱位,复位后腋窝处垫棉垫,用三角巾悬吊上肢,保持肘关节屈曲90°;关节囊破损明显或仍有肩关节半脱位者,应将患侧手置于对侧肩上,上肢贴靠胸壁,腋下垫棉垫,用绷带将患肢固定于胸壁前,固定于内收内旋位。肩关节后脱位,复位后用人字石膏或外展架固定在外展、后伸、外旋位。一般固定3~4周,合并大结节骨折者适当延长1~2周;40岁以上的患者,固定时间可相应缩短,因为年长患者关节制动时间越长,越容易发生关节僵硬。有习惯性脱位病史的年轻人适当延长固定期。③功能锻炼,固定期间活动腕部和手指,并做上臂、前臂肩关节肌群的收缩运动;疼痛肿胀缓解后,可指导患者用健侧手缓慢推动患肢外展与内收活动,活动范围以不引起患侧肩部疼痛为限;3周后,指导患者进行弯腰、垂臂、甩肩锻炼。具体方法:患者弯腰90°,患肢自然下垂,以肩为顶点作圆锥形环转,范围由小到大;4周后,指导患者做手指爬墙外展、爬墙上举、滑车带臂上举、举手摸顶锻炼,使肩关节功能完全恢复。

(2)手术治疗:手术切开复位术适用于肩关节新鲜脱位合并肱骨颈、肱骨干骨折,或肩盂骨折块嵌入关节内,或肱二头肌长头嵌于关节间,或合并血管、神经损伤的患者;习惯性肩关节脱位;儿童及青年人的陈旧性脱位等。

(二)护理评估

1.一般评估

(1)健康史:一般情况,如年龄、出生时情况、对运动的喜好等;外伤史:评估患者有无突发外伤史、受伤后的症状和疼痛的特点、受伤后的处理方法;既往史:患者以前有无类似外伤病史、有无关节脱位习惯、既往脱位后的治疗及恢复情况等。

(2)生命体征(T、P、R、BP):创伤性脱位合并血管损伤时,可能导致血压下降等,观察有无休克。

(3)患者主诉:脱位原因、时间;有无外伤史;导致脱位的外力方式、性质;脱位后处理措施;疼痛性质及程度。

(4)相关记录:疼痛评分、全身皮肤及其他部位外伤情况。

2.身体评估

(1)术前评估。①视诊:患者有无被迫性体位;脱位关节有无肿胀、皮下瘀斑、畸形;有无血管及神经受压的表现、皮肤有无受损。②触诊:有无压痛、是否触及脱出的关节头及空虚的关节盂、患肢动脉搏动的情况、有无感觉异常。③叩诊:患肢神经反射是否正常。④动诊:脱位关节活动能力,患肢肌力。⑤量诊:患肢有无短缩、双侧肢体周径大小、关节活动度。⑥特殊检查:Dugas征(肩关节脱位)。

术前准备评估:术前实验室检查结果评估如血常规及血生化、胸片、心电图等;术区皮肤、饮食、肠道、用药准备;评估患者对手术过程的了解程度,有无过度焦虑或者担忧;对预后的期望值等。

(2)术后评估:了解麻醉和手术方法、手术经过是否顺利、术中出血情况;了解术后生命体征、切口及引流情况等;观察有无并发血管、神经损伤。①视诊:手术切口有无红肿;术区敷料有无渗血、渗液;患肢的颜色及有无肿胀。②触诊:患肢动脉搏动是否可扪及;患肢感觉有无异常。③动诊:观察患肢关节主动活动及被动活动情况,有无关节僵硬。④量诊:使用疼痛评分尺进行疼痛评分;使用皮尺及量角器分别测量患肢肿胀度及关节活动度。

(3)心理-社会评估:评估患者的心理状况,了解患者及家属对疾病、治疗及预后的认知程度,家庭的经济承受能力,对患者的支持态度及其他社会支持系统情况。

(4)辅助检查阳性结果评估:X线检查结果,确定脱位类型及骨折情况。

(5)治疗效果评估:①非手术治疗效果评估要点包括评估外固定是否有效,松紧度是否适宜,患肩是否固定于关节功能位,有无相关并发症,如皮肤压疮、关节僵硬等;评估患肢末梢血运感觉、患肢动脉搏动是否可扪及;肢端活动是否正常;皮温是否正常;有无异常感觉,如麻木等;评估患者功能锻炼情况,如肌力、关节活动范围等,锻炼进程有无按计划进行。②手术治疗效果评估要点包括生命体征的评估:是否能维持生命体征的平稳;体位评估:是否采取正确的体位,以保持关节功能位及舒适为标准;手术切口评估:敷料是否干洁、固定,弹性绷带包扎松紧是否适宜;术肢末梢血运评估:术肢桡动脉搏动是否可扪及;手指活动是否正常;术肢皮温是否正常;有无异常感觉,如麻木等;功能锻炼程度评估:患者是否按计划进行康复训练,效果如何;相关并发症评估:关节僵硬、臂丛神经损伤(肩关节脱位)等。

(三)护理诊断(问题)

1.疼痛

疼痛与关节脱位引起局部组织损伤及神经受压有关。

2.躯体活动障碍

躯体活动障碍与关节脱位、疼痛、制动有关。

3.知识缺乏

知识缺乏与缺乏有关复位后继续治疗及正确功能锻炼的知识有关。

4.焦虑

焦虑与担忧预后有关。

5.潜在并发症

(1)关节僵硬:与关节脱位后复位需固定关节有关。

(2)血管、神经受损。

(四)主要护理措施

1.术前护理

(1)休息与体位:急性期患者应适当休息、抬高患肢,促进局部血液回流和减轻肿胀;保持患肩于功能位,以预防关节畸形及病理性脱位;关节脱位复位后外固定时间一般为3~4周,合并骨折者适当延长外固定时间。

(2)饮食:易消化食物,多进含蛋白质、维生素、钙、铁丰富的食物;预防便秘者选用富含植物纤维食物,如粗粮、蔬菜、水果等;多饮水,每天饮水量大于 3 000 mL,防止粪便干燥;多食酸奶,以促进肠蠕动;避免食用刺激性食物,如辣椒等。

(3)用药护理:遵医嘱及时用药,观察药效及不良反应,及时记录及处理。

(4)专科护理。①疼痛的护理:评估患者疼痛程度,及时合理给予非药物止痛,如早期局部冷疗、心理疗法等,疼痛评分为 4 分以上者,按需予药物止痛。及时评估用药后的疼痛缓解情况。

②肿胀的护理：早期冷敷，减轻损伤部位的出血和水肿；24小时后热敷，以减轻肌肉的痉挛；后期理疗，改善血液循环，促进渗出液的吸收。③外固定的护理：密切观察固定位置有无移动，保持有效固定；有无局部压迫症状及皮肤情况；让患者了解固定时限。④患肢末梢血运观察：注意观察肢端末梢血运、运动、感觉情况。如发现肢体远端苍白、厥冷、发绀、疼痛、感觉减退及麻木等异常情况，应及时通知医师妥善处理。

2.术后护理

(1)生命体征的测量：术后24小时内，密切观察生命体征的变化，进行床边心电监护，每30分钟至1小时记录1次，观察有无因术中出血、麻醉等引起血压下降。

(2)体位的护理：全身麻醉术后应去枕平卧6小时，6小时后可予适当摇高床头或取半卧位，术后1～2天可根据患者情况考虑起床活动；术后患肢用三角巾悬吊于胸前，保持肘关节屈曲90°。

(3)切口的观察：保持切口敷料清洁干燥，一旦被血液渗透应及时更换，以防止切口感染。

(4)患肢肢端血液循环的观察：密切观察患肢桡动脉搏动及手指的感觉活动情况，注意有无血管神经的损伤，出现异常时及时通知医师处理。

3.术后并发症护理

(1)肩关节僵硬的护理：循序渐进进行康复训练。固定期间行肌肉等长缩，如前臂肌肉收缩、股四头肌收缩训练；远端关节早期活动，如手指抓捏、握拳活动、前臂伸展运动等，促进血液循环，去除外固定后，练习脱位关节的活动及关节周围肌力训练，以主动锻炼为主，以不引起剧烈疼痛为度，切忌粗暴进行被动活动。

(2)血管、神经受损的护理：肩关节脱位或术后发生神经损伤并不多见，但如果出现患肢无力，肩外展功能丧失，要考虑有臂丛神经损伤，应及时通知医师，予神经营养药物，局部理疗，加强手指各关节及腕关节的主、被动活动，防止肌肉萎缩和关节僵硬。一般采用非手术治疗可恢复，观察3个月，如无恢复迹象应行手术探查。

4.心理护理

关节脱位多由意外事故造成，患者常焦虑、恐惧以及自信心不足等，在生活上给予帮助，加强沟通，耐心开导，使之心情舒畅，从而愉快地接受配合治疗及康复。

5.健康教育

向患者及家属讲解肩关节脱位治疗和康复的知识。说明复位后固定的目的、方法、重要意义及注意事项，使其充分了解固定的重要性、必要性及复位后必须固定的时限。讲述功能锻炼的重要性和必要性，并指导其进行康复锻炼，使患者能自觉按计划实施。固定期间进行肌肉舒缩活动及邻近关节主动活动，切忌被动运动；固定拆除后，逐步进行肢体的全范围功能锻炼，防止关节粘连和肌萎缩。习惯性反复脱位者，须保持有效固定并严格遵医嘱坚持功能锻炼，避免各种导致再脱位的原因。

(五)护理效果评估

(1)患者疼痛是否得到有效控制，疼痛主诉减少。

(2)患者是否掌握关节功能康复训练相关知识，关节功能恢复程度，能否满足日常活动需要。

(3)有无血管、神经损伤或发生时能否及时发现和护理。

(4)手术切口能否保持清洁干燥，有无切口感染的发生。

(5)有无相关并发症发生。

二、髋关节脱位

(一)疾病概述

1.概念

髋关节由股骨头和髋臼构成,是杵臼关节。髋臼为半球形,深而大,周围有坚韧带与肌群,结构相当稳定,故往往只有强大暴力才能导致髋关节脱位;约50%髋关节脱位同时合并有骨折。

2.相关病理生理

创伤性关节脱位后,主要表现为构成关节的骨端移位,关节囊破裂,关节腔周围积血。血肿机化后,形成肉芽组织,继而发展成为纤维组织,与关节周围组织粘连。脱位可伴关节附近韧带、肌和肌腱损伤,也可伴撕脱性骨折及周围血管、神经损伤。

3.病因和分类

髋关节脱位根据股骨头的位置可分为以下3种脱位。

(1)髋关节后脱位:髋关节于屈曲、内收位时,股骨头顶在髋臼后上缘,若暴力由前向后冲击膝部,并经股骨干纵轴传递到股骨头,使股骨头冲破关节囊后上部分而发生脱位。如撞车、高处坠落或弯腰姿势时重物打于腰背部时。

(2)髋关节前脱位:髋关节处于过度外展外旋位时,遭到外展暴力使大转子顶端与髋臼上缘相撞击,使股骨头冲破前方关节囊而脱出到闭孔或耻骨处,也称闭孔部脱位或耻骨部脱位。

(3)髋关节中心脱位:当暴力作用于大转子外侧时,使股骨头冲击髋臼底部,引起髋臼底部骨折,如外力继续作用,股骨头连同髋臼骨折片一齐向盆腔内移位时,为中心脱位。

后脱位最常见,占全部髋关节脱位的85%~90%。脱位时常造成关节囊撕裂、髋臼后缘或股骨头骨折。有时合并坐骨神经挫伤或牵拉伤。

4.临床表现

(1)症状:患侧髋关节疼痛,主动活动功能丧失,被动活动时引起剧烈疼痛。

(2)体征:①髋关节后脱位时,患肢呈屈曲、内收、内旋或缩短畸形。臀部可触及脱出的股骨头,大粗隆上移。髋部疼痛、关节功能障碍明显,肿胀不明显;可合并坐骨神经损伤,大多为挫伤,主要原因为股骨头压迫。表现为大腿后侧、小腿后侧及外侧和足部全部感觉消失,膝关节的屈肌,小腿和足部全部肌瘫痪,足部出现神经营养性改变。②髋关节前脱位时,患肢呈轻度屈髋、过度外展、外旋畸形。耻骨脱位时患肢极度外旋90°畸形,髋外侧较平,患肢屈髋15°~20°外展畸形,腹股沟区可触及股骨头;会阴部脱位时在会阴部可触及股骨头。③髋关节中心脱位时,如股骨头移位不多者只有局部疼痛、肿胀及活动障碍,无特殊体位畸形;股骨头移位严重者患肢有轻度缩短畸形,大转子因内移而不易摸到。

5.辅助检查

X线检查可了解脱位的类型及有无合并髋臼或股骨头骨折。

6.治疗原则

(1)非手术治疗:①手法复位,髋关节脱位后宜尽早复位,最好在24小时内,超过24小时后再复位,十分困难。髋关节前脱位,常用的复位方法为提拉法(Allis)。②固定,复位后,用持续皮牵引或穿丁字鞋固定患肢,保持患肢于伸直、外展位,防止髋关节屈曲、内收、内旋,禁止患者坐起。一般固定2~3周。③功能锻炼,固定期间患者可进行股四头股收缩锻炼,患肢距小腿关节的活动及其余未固定关节的活动;3周后开始活动关节;4周后,去除皮牵引,指导患者扶双拐下地活动;3个月内,患肢不负重,以免发生股骨头缺血性坏死或因受压而变形;3个月后,经X线检查证实股骨头血液供应良好者,可尝试去拐步行,进行步态训练。

(2)手术治疗:对手法复位失败者或髋臼后上缘有大块骨片复位不良或不稳者,应选择早期髋关节切开复位内固定术。

(二)护理评估

1.一般评估

(1)健康史:评估患者受伤的原因、时间;受伤的姿势;外力的方式、性质;脱位的轻重程度;评估患者受伤时的身体状况及病情发展情况;了解伤后急救处理措施。

(2)生命体征(T、P、R、BP):评估意识等,观察有无休克。

(3)患者主诉:外伤史及脱位的原因、时间;疼痛的程度。

(4)相关记录:疼痛评分、全身皮肤及其他部位外伤情况。

2.身体评估

(1)术前评估。①视诊:患者有无被迫性体位;患肢有无短缩、屈曲、内收内旋或外展外旋畸形;脱位关节有无肿胀、皮下瘀斑;有无血管及神经受压的表现、皮肤有无受损。②触诊:有无压痛、是否触及脱出的关节头;患肢足背动脉搏动的情况、有无感觉异常。③叩诊:患肢神经反射是否正常。④动诊:脱位关节活动能力,患肢肌力。⑤量诊:患肢有无短缩、双侧肢体周径大小、关节活动度。术前准备评估:术前实验室检查结果评估:血常规及血生化、胸片、心电图等;术区皮肤、饮食、肠道、用药准备;评估患者对手术过程的了解程度,有无过度焦虑或者担忧;对预后的期望值等。

(2)术后评估:了解麻醉和手术方法、手术经过是否顺利、术中出血情况;了解术后生命体征、切口及引流情况等;观察有无并发血管神经损伤。①视诊:手术切口有无红肿;术区敷料有无渗血、渗液;患肢的颜色及有无肿胀。②触诊:患肢动脉搏动是否可扪及;患肢感觉有无异常。③动诊:观察患肢关节主动活动及被动活动情况,有无关节僵硬。④量诊:使用疼痛评分尺进行疼痛评分;使用皮尺及量角器分别测量患肢肿胀度及关节活动度。

3.心理-社会评估

评估患者的心理状况,了解患者及家属对疾病、治疗及预后的认知程度,家庭的经济承受能力,对患者的支持态度及其他社会支持系统情况。

4.辅助检查阳性结果评估

X线检查结果,确定脱位类型及骨折情况,并与股骨颈骨折鉴别。

5.治疗效果评估

(1)非手术治疗效果评估要点:①评估外固定是否有效,松紧度是否适宜,患髋是否固定于关节功能位,有无相关并发症,如皮肤压疮、下肢深静脉血栓形成等。②评估患肢末梢血运感觉,患肢动脉搏动是否可扪及;肢端活动是否正常;皮温是否正常;有无异常感觉,如麻木、感觉消退等。③评估患者功能锻炼情况,如肌力、关节活动范围等,锻炼进程有无按计划进行。

(2)手术治疗效果评估要点。①生命体征的评估:是否能维持生命体征的平稳,有无发生出血性休克等。②体位评估:是否采取正确的体位,以保持关节功能位及舒适为标准。③手术切口评估:敷料是否干洁固定,弹性绷带包扎松紧是否适宜。④术肢末梢血运评估:术肢桡动脉搏动是否可扪及;足趾活动是否正常;术肢有无肿胀,皮温是否正常;有无异常感觉,如麻木、感觉消退等。⑤功能锻炼程度评估:患者是否按计划进行康复训练,效果如何。⑥相关并发症评估:便秘、压疮、下肢深静脉血栓形成、坠积性肺炎等。

(三)护理诊断(问题)

1.疼痛

疼痛与关节脱位引起局部组织损伤及神经受压有关。

2.身体活动障碍

身体活动障碍与关节脱位、疼痛、制动有关。

3.知识缺乏

知识缺乏与缺乏有关复位后继续治疗及正确功能锻炼的知识有关。

4.焦虑

焦虑与担忧预后有关。

5.潜在并发症

便秘、压疮、下肢深静脉血栓形成、坠积性肺炎、血管神经受损。

(四)主要护理措施

1.术前护理

(1)体位:髋关节后脱位患者固定于轻度外展,前脱位固定于内收、内旋、伸直位,中心脱位固定于外展位。抬高患肢并保持患肢于关节功能位,以利静脉回流,减轻肿胀。

(2)缓解疼痛:①局部冷热敷,受伤 24 小时内局部冷敷,达到消肿止痛的目的;受伤 24 小时后,局部热敷以减轻肌肉痉挛引起的疼痛。②避免加重疼痛的因素,进行护理操作或移动患者时,托住患肢,动作轻柔,避免不适活动加重疼痛。③镇痛,应用心理暗示、转移注意力或松弛疗法等非药物镇痛方法缓解疼痛,必要时遵医嘱应用镇痛剂。

(3)外固定护理:使用石膏固定或牵引的患者,密切观察固定是否有效,固定物压迫处皮肤有无受损;患肢末梢血运感觉情况。

(4)皮肤护理:髋关节脱位固定后需长期卧床的患者,鼓励其经常更换体位,保持床单整洁,预防压疮产生。对于皮肤感觉功能障碍的肢体,防止烫伤和冻伤。

2.术后护理

(1)生命体征的测量:术后 24 小时内,密切观察生命体征的变化,进行床边心电监护,每 30 分钟～1 小时记录 1 次,观察有无因术中出血、麻醉等引起血压下降。

(2)体位的护理:全身麻醉术后应去枕平卧 6 小时,6 小时后可予适当摇高床头或取半卧位,保持患肢外展中立位。

(3)切口的观察:保持切口敷料清洁干燥,一旦被血液渗透应及时更换,以防止切口感染。

(4)患肢肢端血液循环的观察:密切观察患肢足背动脉搏动及足趾的感觉活动情况,注意有无血管神经的损伤,出现异常时及时通知医师处理。

3.术后并发症护理

(1)便秘:重建正常排便形态:定时排便,注意便意,食用促进排泄的食物,如粗粮、蔬菜、水果、豆类及其他粗糙食物;摄取充足水分,进行力所能及的活动等;必要时使用甘油栓、开塞露等塞肛或进行灌肠。

(2)压疮。①预防压疮:原则是防止组织长时间受压,改善营养及血液循环情况;重视局部护理;加强观察,对发生压疮危险度高的患者进行预防。②护理措施:采用 Braden 评分法来评估发生压疮的危险程度,评分值越小,说明器官功能越差,发生压疮的危险性越高;间歇性解除压迫,卧床患者每2～3小时翻身1次,有条件者可使用减压贴、气垫床等;保持皮肤清洁和完整;加强营养,补充丰富蛋白质、足量热量、维生素C和维生素A及矿物质。③发生压疮后,评估压疮分期,进行对应处理。

(3)下肢深静脉血栓。①评估危险因素:手术种类、创伤程度、手术时间及术后卧床时间;年龄,年龄越大,发病率明显升高;制动时间,固定姿势;既往史,既往有静脉血栓形成史者的发病率为无既往史者的5倍;恶性肿瘤;其他,如肥胖、血管内插管等。②预防措施:活动,卧床者至少每2～3小时翻身1次;手术患者术后抬高患肢高于心脏水平,利于静脉回流;鼓励尽早床上行踝泵运动、股四头肌舒缩运动等;鼓励早期下床活动;穿弹力长袜或弹性绷带包扎,可减少静脉瘀滞和增加回流,降低末端腓肠静脉血栓;使用间歇外部回压装置,增加血流速度;尽量避免下肢血管穿刺;遵医嘱使用抗凝药物,如低分子肝素钙、利伐沙班片等。③下肢深静脉血栓形成后处理:绝对卧床休息,抬高患肢20°～30°;床上活动时避免动作过大,禁止患肢按摩,避免用力排便,以防血栓脱落而致肺栓塞;观察患肢肿胀程度、末梢循环等变化;遵医嘱使用抗凝、溶栓药物,并观察有无出血倾向,监测凝血功能;警惕肺栓塞的形成,临床无症状肺栓塞多见,一般在血栓形成1～2周内发生,且多发生在久卧开始活动时,当下肢深静脉血栓患者出现气促、咳嗽、呼吸困难、咯血样泡沫痰等症状时应及时处理。

(4)坠积性肺炎:鼓励患者有效咳嗽及咳痰;翻身叩击背部每2小时1次;痰液黏稠不易咯出时行雾化吸入,以稀释痰液,利于引流;指导行深呼吸训练等。

4.心理护理

关节脱位多由意外事故造成,患者常焦虑、恐惧以及自信心不足等,在生活上给予帮助,加强沟通,耐心开导,使之心情舒畅,从而愉快地接受配合治疗及康复。

5.健康教育

向患者及家属讲解髋关节脱位治疗和康复的知识。说明复位后固定的目的、方法、重要意义及注意事项,使其充分了解固定的重要性、必要性及复位后必须固定的时限。讲述功能锻炼的重要性和必要性,并指导其进行康复锻炼,使患者能自觉按计划实施。固定期间进行肌肉舒缩活动及邻近关节主动活动,切忌被动运动;固定拆除后,逐步进行肢体的全范围功能锻炼,防止关节粘连和肌萎缩。

(五)护理效果评价

(1)患者疼痛是否得到有效控制,疼痛主诉减少。

(2)患者是否掌握关节功能康复训练相关知识,关节功能恢复程度,能否满足日常活动需要。

(3)患者有无发生血管神经损伤,能否得到及时发现及处理。

(4)手术切口能否保持清洁干燥,有无感染的发生。

(5)有无发生相关并发症。

三、肘关节脱位

(一)疾病概述

1.概念

肘关节脱位发病率仅次于肩关节,多发生于10～20岁青少年,男性多于女性,多为运动损伤。

2.相关病理生理

脱位后局部肿胀明显,如不及时复位,易导致前臂缺血性痉挛。

3.病因和分类

脱位多由间接暴力引起。根据脱位的方向可分为后脱位、前脱位、侧方脱位。后脱位为最常见的肘关节脱位,当肘关节处于伸直位,前臂旋后位跌倒时,暴力经前臂传递至尺、桡骨上端,在尺骨鹰嘴处产生杠杆作用,导致前方关节囊撕裂,使尺、桡骨近端同时脱向肱骨远端的后方,发生肘关节后脱位;当肘关节处于内翻或外翻位时遭受暴力,可发生尺侧或桡侧侧方脱位;当肘关节处于屈曲位时,肘后方受到直接暴力作用,可产生尺骨鹰嘴骨折和肘关节前脱位,此类相对少见。

4.临床表现

(1)症状:肘关节局部疼痛、肿胀、弹性固定,功能受限。肘关节处于半屈近于伸直位,患者以健手支托患肢前臂。

(2)体征:脱位后,肘部变粗后突,前臂短缩,肘后凹陷,鹰嘴后突显著,肘后三角关系失常。鹰嘴突高出内外髁,可触及肱骨下端。若局部明显肿胀,则可能出现正中神经或尺神经损伤,亦可出现动脉受压的临床表现。

(3)后脱位时,可合并正中神经或尺神经损伤,偶尔可损伤肱动脉。

正中神经损伤表现为拇指、示指、中指的感觉迟钝或消失,不能屈曲,拇指不能外展和对掌,形成典型的"猿手"畸形。

尺神经损伤主要表现为手部尺侧皮肤感觉消失、小鱼际肌及骨间肌萎缩、掌指关节过伸、拇指不能内收、其他四指不能外展及内收、呈"爪状手"畸形。

动脉受压可出现患肢血液循环障碍,主要表现为患肢苍白、发冷、大动脉搏动减弱或消失等。

5.辅助检查

X线检查可明确脱位的类型、移位情况及有无合并骨折。对于陈旧性关节脱位,能明确有无骨化性肌炎或缺血性骨坏死。

6.治疗原则

(1)非手术治疗方法。①复位:一般情况下,通过闭合方法可完成脱位关节的复位。复位方法为助手配合沿畸形关节方向行前臂和上臂牵引和反牵引,术者从肘后用双手握住肘关节,以指推压尺骨鹰嘴向前下,同时矫正侧方移位,助手在复位过程中维持牵引并逐渐屈肘,出现弹跳感表示复位成功。②固定:复位后,用超过关节夹板或长臂石膏托固定于屈肘 90°位,再用三角巾悬吊于胸前,一般固定2～3周。③功能锻炼:固定期间,可做伸掌、握拳、手指屈伸等活动,同时在外固定保护下做肩、腕关节、手指活动。去除固定后,练习肘关节的屈伸、前臂旋转活动及锻炼肘关节周围肌力,通常需要3～6个月方可恢复。

(2)手术治疗方法:手法复位失败时,不可强行复位,应采取手术复位。合并有神经损伤者,手术时先探查神经,在保护神经的前提下进行手术复位。

(二)护理评估

1.一般评估

(1)健康史:评估患者的一般情况,如年龄、性别;评估患者受伤的原因、时间;受伤的姿势;外力方式、性质;评估患者受伤时的身体状况及病情发展情况;了解伤后急救处理措施。

(2)生命体征(T、P、R、BP):创伤性脱位合并血管损伤时,可能导致血压下降等,观察有无休克。

（3）患者主诉：脱位原因、时间；有无外伤史；导致脱位的外力方式、性质；脱位后处理措施；疼痛性质及程度。

（4）相关记录：疼痛评分、全身皮肤及其他外伤情况。

2.身体评估

（1）术前评估。①视诊：患肢局部情况，脱位关节有无肿胀、皮下瘀斑、畸形。②触诊：有无压痛、是否触及脱出的关节头及空虚的关节盂、患肢动脉搏动的情况、有无感觉异常。③叩诊：患肢神经反射是否正常。④动诊：脱位关节活动能力，患肢肌力。⑤量诊：患肢有无短缩、双侧肢体周径大小、关节活动度。

术前准备评估：术前实验室检查结果评估：血常规及血生化、胸片、心电图等；术前术区皮肤、饮食、肠道、用药准备。患者准备：评估患者对手术过程的了解程度，有无过度焦虑或者担忧；对预后的期望值等。

（2）术后评估：了解麻醉和手术方法、手术经过是否顺利、术中出血情况；了解术后生命体征、切口及引流情况等；观察有无并发血管神经损伤。①视诊：手术切口有无红肿；术区敷料有无渗血、渗液；患肢的颜色及有无肿胀。②触诊：患肢动脉搏动是否可扪及；患肢感觉有无异常。③动诊：观察患肢关节主动活动及被动活动情况，有无关节僵硬。④量诊：使用疼痛评分尺进行疼痛评分；使用皮尺及量角器分别测量患肢肿胀度及关节活动度。

3.心理-社会评估

评估患者有无恐惧、紧张心理；家庭及社会支持情况；患者对预后的认知程度等，引导患者正确配合疾病的治疗与护理。

4.辅助检查阳性结果评估

X线检查结果，确定脱位类型及骨折情况。

5.治疗效果的评估

（1）非手术治疗效果评估要点：①评估外固定（夹板、石膏）是否有效，松紧度是否适宜，有无相关并发症，如皮肤压疮、前臂缺血性坏死、关节僵硬等。②评估患肢末梢血运感觉，患肢桡动脉搏动是否可扪及；肢端活动是否正常；皮温是否正常；有无异常感觉，如麻木等。③评估患者功能锻炼情况，如肌力、关节活动范围等，锻炼进程有无按计划进行。

（2）手术治疗评估要点。①生命体征的评估：能否维持生命体征平稳。②术区切口评估：敷料是否干洁固定，弹性绷带包扎松紧是否适宜。③术肢末梢血运评估：术肢桡动脉搏动是否可扪及；手指活动是否正常；术肢皮温是否正常；有无异常感觉，如麻木等。④体位评估：是否采取正确的体位，以保持关节功能位及舒适为标准。⑤功能锻炼程度评估：患者是否按计划进行康复训练，效果如何。⑥相关并发症评估：关节僵硬、前臂缺血性坏死等。

（三）护理诊断（问题）

1.疼痛

疼痛与关节脱位引起局部组织损伤及神经受压有关。

2.躯体活动障碍

躯体活动障碍与关节脱位、疼痛，制动有关。

3.知识缺乏

知识缺乏与缺乏有关复位后继续治疗及正确功能锻炼的知识有关。

4.焦虑

焦虑与担忧预后有关。

5.潜在并发症

(1)前臂缺血性坏死:与肘关节脱位外固定装置压迫血管、神经等有关。

(2)关节僵硬:与关节脱位后复位需固定关节有关。

(四)主要护理措施

1.术前护理

(1)休息:急性期患者应适当休息、抬高患肢,促进局部血液回流和减轻肿胀;保持患肢于功能位,以预防关节畸形及病理性脱位。

(2)饮食:易消化食物,多进含蛋白质、维生素、钙、铁丰富的食物。

(3)体位:肘关节脱位复位后肘关节固定于 90°,前臂固定于旋前、旋后中间位,用三角巾或前臂吊带固定患侧肩,避免前臂下垂。

(4)用药护理:遵医嘱及时用药,观察药效及不良反应,及时记录及处理。

(5)专科护理。①疼痛的护理:评估患者疼痛程度,及时合理给予非药物止痛如早期局部冷疗、心理疗法等,疼痛评分为 4 分以上者,按需予药物止痛。及时评估用药后的疼痛缓解情况。②肿胀的护理:早期冷敷,减轻损伤部位的出血和水肿;24 小时后热敷,以减轻肌肉的痉挛;后期理疗,改善血液循环,促进渗出液的吸收。③外固定的护理:根据外固定方式(夹板、石膏等)进行对应护理;密切观察固定位置有无移动,保持有效固定;有无局部压迫症状及皮肤情况;让患者了解固定时限(一般为 4 周,如合并骨折可适当延长时间),若固定时间过长易发生关节僵硬,过短,损伤的关节囊、韧带得不到充分修复,易发生再脱位。④患肢末梢血运观察:注意观察肢端末梢血运、运动、感觉情况。如发现肢体远端苍白、厥冷、发绀、疼痛、感觉减退及麻木等异常情况,应及时通知医师妥善处理。

2.术后护理

(1)生命体征的测量:术后 24 小时内,密切观察生命体征的变化,进行床边心电监护,每 30 分钟～1 小时记录 1 次,观察有无因术中出血、麻醉等引起血压下降。

(2)体位的护理:全身麻醉术后应去枕平卧 6 小时,6 小时后可予适当摇高床头或取半卧位,保持患肢抬高位,利于血液回流,减轻肿胀。

(3)切口的观察:保持切口敷料清洁干燥,一旦被血液渗透予及时更换,以防止切口感染。

(4)患肢肢端血液循环的观察:密切观察患肢桡动脉搏动及手指的感觉活动情况,注意有无血管神经的损伤,出现异常时及时通知医师处理。

3.术后并发症护理

(1)前臂缺血性坏死的护理:密切观察外固定装置的松紧度,随时调整,避免前臂血管、神经受压;密切观察手的感觉、运动和循环情况,出现麻木、疼痛、皮温凉时,及时报告医师处理。

(2)关节僵硬的护理:循序渐进进行康复训练。固定期间行肌肉等长收缩,如前臂肌肉收缩;远端关节早期活动,如手指抓捏、握拳活动、前臂伸展运动等,促进血液循环;去除外固定后,练习脱位关节的活动及关节周围肌力训练,以主动锻炼为主,以不引起剧烈疼痛为度,切忌粗暴进行被动活动,以免引起骨化性肌炎而加重肘关节僵硬。

4.心理护理

关节脱位多由意外事故造成,患者常焦虑、恐惧以及自信心不足等,在生活上给予帮助,加强沟通,耐心开导,使之心情舒畅,从而愉快地接受配合治疗及康复。

5.健康教育

向患者及家属讲解肘关节脱位治疗和康复的知识。说明复位后固定的目的、方法、重要意义及注意事项,使其充分了解固定的重要性、必要性及复位后必须固定的时限。讲述功能锻炼的重要性和必要性,并指导其进行康复锻炼,使患者能自觉按计划实施。固定期间进行肌肉舒缩活动及邻近关节主动活动,切忌被动运动;固定拆除后,逐步进行肢体的全范围功能锻炼,防止关节粘连和肌萎缩。

（李欢欢）

第九章
神经外科常见疾病护理

第一节　颅内压增高症

颅内压增高症是由于颅内任何一种主要内容物(血液、脑脊液、脑组织)容积增加或者有占位性病变时,其所增加的容积超过代偿限度所致。正常人侧卧位时,测定颅内压(ICP)为 $0.8\sim 1.8$ kPa$(6\sim 13.5$ mmHg$)$,>2.0 kPa$(15$ mmHg$)$为颅内压增高,$2.0\sim 2.6$ kPa$(15\sim 20$ mmHg$)$为轻度增高,$2.6\sim 5.3$ kPa$(20\sim 40$ mmHg$)$为中度增高,>5.3 kPa$(>40$ mmHg$)$为重度增高。

一、病因与发病机制

引起颅内压增高的疾病很多,但发生颅内压增高的主要因素如下。

(一)脑脊液增多

(1)分泌过多,如脉络丛乳头状瘤。

(2)吸收减少:如交通性脑积水,蛛网膜下腔出血后引起蛛网膜粘连。

(3)循环交通受阻:如脑室及脑中线部位的肿瘤引起的梗阻性脑积水或先天性脑畸形。

(二)脑血液增多

(1)脑外伤后<24 小时的脑血管扩张、充血,以及呼吸道梗阻,呼吸中枢衰竭引起的二氧化碳蓄积,高碳酸血症和丘脑下部、鞍区或脑干部位手术,使自主神经中枢或血管运动中枢受刺激引起的脑血管扩张充血。

(2)颅内静脉回流受阻。

(3)出血。

(三)脑容积增加

正常情况下颅内容积除颅内容物体积外约有 $8\%\sim 10\%$ 的缓冲体积即代偿容积。因此颅内容积很大,但代偿调节作用很小。常见脑水肿如下。①血管源性脑水肿:多见于颅脑损伤、脑肿瘤、脑手术后。②细胞毒性脑水肿:多见于低氧血症,高碳酸血症,脑缺血和缺氧。③渗透性脑水肿:常见于严重电解质紊乱$(Na^+$ 丢失)渗透压降低,水中毒。

(四)颅内占位病变

常见于颅内血肿,颅内肿瘤,脑脓肿和脑寄生虫等。

二、临床表现

(一)头痛

头痛是颅内压增高最常见的症状,有时是唯一的症状。可呈持续性或间歇性,当用力、咳嗽、负重,早晨清醒时和较剧烈活动时加重,其原因是颅内压增高使脑膜、血管或神经受挤压、牵扯或炎症变化的刺激所致。急性和重度的颅内压增高可引起剧烈的头痛并常伴喷射性呕吐。

(二)恶心呕吐

多数颅内压增高患者都伴有恶心、不思饮食,重度颅内压增高可引起喷射性呕吐,呕吐之后头痛随之缓解,小儿较成人多见,其原因是迷走神经中枢和神经受刺激所引起。

(三)视力障碍和眼底变化

长期颅内压增高,使视神经受压,眼底静脉回流受阻。引起视神经萎缩造成视力下降、模糊和复视,眼底视盘水肿,严重者出现失明和眼底出血。

头痛、恶心呕吐、视盘水肿为颅内压增高的三大主要症状。

(四)意识障碍

意识障碍是反映脑受压的可靠及敏感指标,当大脑皮质、脑干网状结构广泛受压和损害即可出现意识障碍。颅内压增高早期患者可出现烦躁、嗜睡和定向障碍等意识不清的表现,晚期则出现朦胧和昏迷。末期出现深昏迷。梗阻性脑积水所引起的颅内压增高一般无意识障碍。

(五)瞳孔变化

由于颅内压不断增高而引起脑移位,中脑和脑干移位压迫和牵拉动眼神经可引起瞳孔对光反射迟钝。瞳孔不圆,瞳孔忽大忽小,一侧瞳孔逐渐散大,光反射消失;末期出现双侧瞳孔散大、固定。

(六)生命体征变化

颅内压增高,早期一般不会出现生命体征变化,急性或重度的颅内压增高可引起血压增高,脉压增大,呼吸、脉搏减慢综合征。随时有呼吸骤停及生命危险。常见于急性脑损伤患者,而脑肿瘤患者则很少出现血压升高。

(七)癫痫发作

约有 20% 的颅内压增高患者发生癫痫,为局限性癫痫小发作,如口角、单侧上、下肢抽搐,或癫痫大发作,大发作时可引起呼吸道梗阻,加重脑缺氧、脑水肿而加剧颅内压增高。

(八)颅内高压危象(脑疝形成)

1.颞叶钩回疝

即幕上肿瘤、水肿、血肿引起急剧的颅内压力增高,挤压颞叶向小脑幕裂孔或下方移位,同时压迫动眼神经、大脑后动脉和中脑,使脑干移位,产生剧烈的头痛、呕吐,血压升高,呼吸、脉搏减慢、不规则。很快进入昏迷,一侧瞳孔散大,光反射消失,对侧肢体偏瘫,去脑强直。此时如未进行及时的降颅压处理则会出现呼吸停止,双侧瞳孔散大、固定、血压下降、心跳停止。

2.枕骨大孔疝

枕骨大孔疝又称小脑扁桃体疝,主要是幕下肿瘤、血肿、水肿致颅内压力增高,挤压小脑扁桃体进入压力偏低的枕骨大孔,压迫延脑和 $C_{1\sim2}$ 颈髓,患者出现剧烈头痛、呕吐、呼吸不规则、血压升高、心跳缓慢,随之很快出现昏迷、瞳孔缩小或散大、固定、呼吸停止。

三、护理

(一)护理目标

(1)了解引起颅内压增高的原因,及时对症处理。

(2)通过监测及早发现病情变化,避免意识障碍发生。

(3)颅内压得到控制,脑疝危象得以解除。

(4)患者主诉头痛减轻,自觉舒适,头脑清醒,睡眠改善。

(5)体液恢复平衡,尿比重在正常范围,无脱水症状和体征。

(二)护理措施

(1)观察神志、瞳孔变化1次/小时。如出现神志不清及瞳孔改变,预示颅内压力增高,需及时报告医师进行降颅内压处理。

(2)观察头痛的程度,有无伴随呕吐对剧烈头痛应及时对症降颅压处理。

(3)监测血压、脉搏、呼吸1次/1~2小时,观察有无呼吸、脉搏慢,血压高即"两慢一高"征。

(4)保持呼吸道通畅:呼吸道梗阻时,因患者呼吸困难,可致胸腔内压力增高、$PaCO_2$增高致脑血管扩张、脑血流量增多进而使颅内压增高。护理时应及时清除呼吸道分泌物和呕吐物。抬高床头15°~30°,持续或间断吸氧,改善脑缺氧,减轻脑水肿。

(5)如脱水治疗的护理:应用高渗性脱水剂,使脑组织间的水分通过渗透作用进入血循环再由肾脏排出,可达到降低颅内压的目的。常用20%甘露醇250 mL,15~30分钟内滴完,2~4次/日;呋塞米20~40 mg,静脉或肌内注射,2~4次/日。脱水治疗期间,应准确记录24小时出入液量,观察尿量、色,监测尿素氮和肌酐含量,注意有无水电解质紊乱和肝肾功能损害。脱水药物应严格按医嘱执行,并根据病情及时调整脱水药物的用量。

(6)激素治疗的护理:肾上腺皮质激素通过稳定血-脑屏障,预防和缓解脑水肿,改善患者症状。常用地塞米松5~10 mg,静脉注射;或氢化可的松100 mg静脉注射,1~2次/天;由于激素有引起消化道应激性溃疡出血、增加感染机会等不良反应,故用药的同时应加强观察,预防感染,避免发生并发症。

(7)颅内压监护。①监护方法:颅内压监护有植入法和导管法两种。植入法:将微型传感器植入颅内,传感器直接与颅内组织(硬脑膜外、硬脑膜下、蛛网膜下腔、脑实质等)接触而测压。导管法:以引流出的脑脊液或生理盐水充填导管,将传感器(体外传感器)与导管相连接,借导管内的液体与传感器接触而测压。两种方法的测压原理均是利用压力传感器将压力转换为与颅内压力大小成正比的电信号,再经信号处理装置将信号放大后记录下来。植入法中的硬脑膜外法及导管法中的脑室法优点较多,使用较广泛。②颅内压监护的注意事项:监护的零点参照点一般位于外耳道的位置,患者需平卧或头抬高10°~15°;监护前注意记录仪与传感器的零点核正,并注意大气压改变而引起的"零点飘移";脑室法时在脑脊液引流期间每4~6小时关闭引流管测压,了解颅内压真实情况;避免非颅内情况而引起的颅内压增高,如出现呼吸不畅、躁动、高热或体位不舒适、尿潴留时应及时对症处理;监护过程严格无菌操作,监护时间以72~96小时为宜,防止颅内感染。③颅内压监护的优点:颅内压增高早期,由于颅内容积代偿作用,患者无明显颅内压增高的临床表现,而颅内压监护时可发现颅内压提高和基线不平衡;较重的颅内压升高[ICP>5.3 kPa(40 mmHg)]时,颅内压监护基线水平与临床症状出现及其严重程度一致;有些患者临床症状好转,但颅内压逐渐上升,预示迟发性(继发性)颅内血肿的形成;根据颅内压监护使用脱水剂,可以避免盲目使用脱水剂及减少脱水剂的用量,减少急性肾衰竭及电解质紊乱等并发症的发生。

(8)降低耗氧量:对严重脑挫裂伤、轴索损伤、脑干损伤的患者进行头部降温,降低脑耗氧量。有条件者行冬眠低温治疗。①冬眠低温的目的:降低脑耗氧量,维持脑血流和脑细胞能量代谢,减轻乳酸堆积,降低颅内压;保护血-脑屏障功能,抑制白三烯 B_4 生成及内源性有害因子的生成,减轻脑水肿反应;调节脑损伤后钙调蛋白酶Ⅱ活性和蛋白激酶活力,保护脑功能;当体温降至30 ℃,脑的耗氧量约为正常的 55%,颅内压力较降温前低 56%。②降温方法:根据医嘱首先给予足量冬眠药物,如冬眠Ⅰ号合剂(包括氯丙嗪、异丙嗪及哌替啶)或冬眠Ⅱ号合剂(哌替啶、异丙嗪、双氢麦角碱),待自主神经充分阻滞,御寒反应消失,进入昏睡状态后,方可加用物理降温措施。物理降温方法可采用头部戴冰帽,在颈动脉、腋动脉、肱动脉、股动脉等主干动脉表浅部放置冰袋,此外还可采用降低室温、减少被盖、体表覆盖冰毯等方法。降温速度以每小时下降 1 ℃为宜,体温降至肛温 33~34 ℃,腋温 31~33 ℃较为理想。体温过低易诱发心律失常、低血压、凝血障碍等并发症;体温>35 ℃,则疗效不佳。③缓慢复温:冬眠低温治疗一般为 3~5 天,复温应先停物理降温,再逐步减少药物剂量或延长相同剂量的药物维持时间直至停用;加盖被毯,必要时用热水袋复温,严防烫伤;复温不可过快,以免出现颅内压"反跳"、体温过高或中毒等。④预防并发症:定时翻身拍背、吸痰、雾化吸入,防止肺部感染;低温使心排血量减少,冬眠药物使外周血管阻力降低,在搬动患者或为其翻身时,动作应轻稳,以防发生直立性低血压;观察皮肤及肢体末端,冰袋外加用布套,并定时更换部位,定时局部按摩,以防冻伤。

(9)防止颅内压骤然升高:对烦躁不安的患者查明原因,对症处理,必要时给予镇静剂,避免剧烈咳嗽和用力排便;控制液体摄入量,成人每天补液量<2 000 mL,输液速度应控制在 30~40 滴/分;保持病室安静,避免情绪紧张,以免血压骤升而增加颅内压。

(陈　晨)

第二节　脑　疝

当颅腔内某分腔有占位性病变时,该分腔的压力大于邻近分腔,脑组织由高压力区向低压力区移位,致脑组织、血管及脑神经等结构受压或移位,出现相应的临床表现,称为脑疝。脑疝是颅内压增高的危象和死亡的主要原因。治疗脑疝的关键在于及时发现和处理。处理原则包括快速降低颅内压和手术去除病因。

一、脑疝的解剖学基础

颅腔内部空间被硬脑膜形成的大脑镰及小脑幕分隔成幕上左右两个腔及幕下一个腔;幕上左右两个腔容纳左右大脑半球,幕下的腔容纳脑桥、延髓及小脑。大脑镰下的镰下孔容纳着联结左右大脑的胼胝体等结构,左右大脑半球活动度较大;中脑在小脑幕切迹裂孔中通过,外侧面有颞叶的钩回、海马回紧邻包绕环抱。发自大脑脚内侧的动眼神经环绕着大脑脚外侧向后沿着小脑幕切迹走行进入海绵窦的外侧壁经眶上裂出颅。颅腔与脊髓腔经后颅窝的枕骨大孔相通,延髓下端通过枕骨大孔与椎管中的脊髓相连。小脑蚓椎体下部两侧的小脑扁桃体位于延髓下端的背面，下缘与枕骨大孔后缘紧密相邻。

二、脑疝的名词解释

颅内病变所致的颅内压增高达到一定程度时，可使一部分脑组织移位，通过颅内硬脑膜结构或颅腔骨性结构形成的结构间隙，如大脑镰下缘、小脑幕切迹边缘、枕骨大孔，移位的脑组织被挤压到压力较低的位置，即为脑疝。脑疝是颅脑损伤、颅内占位性病变或脑积水等伤、病发展过程中的一种紧急而严重的情况，疝出的脑组织压迫脑干等重要结构或生命中枢，如发现不及时或救治不力，往往导致严重后果，临床必须给予足够重视。

根据脑疝发生的部位及所疝出的脑组织部位不同，脑疝可分为小脑幕切迹疝（又名颞叶钩回疝）、枕骨大孔疝（又名小脑扁桃体疝）、大脑镰（下）疝（又名扣带回疝）、小脑幕切迹上疝（小脑蚓疝）。上述脑疝可以单独发生，也可以同时或相继发生。

三、小脑幕切迹疝

(一)病因及发病机制

当幕上一侧占位性病变不断增长引起颅内压增高时，脑干和患侧大脑半球向对侧移位；半球上部由于有大脑镰限制导致其移位较轻，而半球底部近中线结构如颞叶的海马沟回等则移位较明显，可疝入脚间池，形成小脑幕切迹疝，使患侧的动眼神经、脑干、后交通动脉及大脑后动脉受到挤压和牵拉。

(二)病理

1.动眼神经损害

受损的情形有 4 种：①颞叶钩回疝入脚间池内，直接压迫动眼神经及其营养血管。②颞叶钩回先压迫位于动眼神经上方的大脑后动脉，再使夹在大脑后动脉与小脑上动脉之间的动眼神经受压。③脑干受压下移时，动眼神经受牵拉。④脑干受压，动眼神经核和邻近部位发生缺血、水肿或出血。

2.脑干变化

小脑幕切迹疝使中脑直接受压，脑干下移引起供血障碍，向上累积下丘脑，向下影响脑桥乃至延髓。

(1)中脑受颞叶钩回疝挤压时，前后径变长，横径变短，疝出的脑组织首先挤压同侧大脑脚，导致临床症状和体征发生在同侧（患侧）。继续发展则可累及整个中脑。脑干下移时使脑干纵行变形，严重时发生扭曲。如果是脑内出血性疾病，因为出血的速度快、出血量大则可导致疝出的脑组织首先挤压对侧大脑脚，导致临床症状和体征发生在对侧（健侧）。

(2)小脑幕切迹疝引起脑干缺血或出血的原因可能有 2 种：①脑干受压，静脉回流不畅、瘀滞，以致破裂出血。②因基底动脉受大脑后动脉、后交通动脉和颈内动脉牵拉固定作用，导致脑干下移程度远较基底动脉下移为甚，造成中脑和脑桥上部旁中区的动脉受到牵拉，引起血管痉挛或脑干内的小动脉破裂出血，导致脑干出血，并继发水肿和软化。

3.脑脊液循环障碍

中脑周围的脑池是脑脊液循环的必经之路，小脑幕切迹疝可以使该部位脑池阻塞，导致脑脊液向幕上回流障碍。脑干受压、变形、扭曲时，可引起中脑导水管梗阻，使被阻塞导水管以上的脑室系统扩大,形成脑积水,颅内压进一步增高。

4.疝出的脑组织的改变

疝出的脑组织如不能及时还纳,可因血液回流障碍而发生充血、水肿甚至嵌顿,跟严重的压迫脑干。

5.枕叶梗死

后交通动脉或大脑后动脉直接受压、牵张,可引起枕叶脑梗死。

(三)临床表现

1.颅内压增高

表现为头痛剧烈并逐渐加重,与进食无关频繁喷射性呕吐,随着头痛进行性加重伴有躁动不安,提示病情加重;急性脑疝患者视盘水肿可有可无。

2.意识障碍

随着病情进展,患者逐渐出现意识障碍,由嗜睡、朦胧到浅昏迷、昏迷,对外界的刺激反应迟钝或消失,系脑干网状结构上行激活系统受累的结果。

3.瞳孔变化

最初由于动眼神经受刺激可有时间短暂的患侧瞳孔变小,对光反应迟钝,但多不易被发现。以后随着动眼神经麻痹,该侧瞳孔逐渐散大,对光反射迟钝、消失,并有患侧上睑下垂,眼球斜视,说明动眼神经背侧部的副交感神经纤维已经受损。晚期如果脑疝进行性恶化,影响脑干血供时,由于脑干内动眼神经核功能丧失,则双侧瞳孔散大,直接和间接对光反应均消失,眼球固定不动,此时患者多处于濒死状态。

4.锥体束征

由于患侧大脑脚受压,出现对侧肢体力弱或瘫痪,肌张力增高,腱反射亢进,病理反射阳性。有时患侧快速出血性疾病导致脑干被推向对侧,在患侧脑干尚未受压前导致健侧大脑脚与小脑幕切迹游离缘相挤压,造成脑疝同侧的锥体束征,需引起注意,避免导致病变定侧定位错误。脑疝进展时可致双侧肢体自主活动消失,严重时可出现去脑强直发作,这是脑干严重受损的信号。

5.生命体征改变

表现为血压升高,脉搏有力,呼吸深慢,体温上升。到晚期,由于脑干受压,生命中枢功能紊乱而逐渐衰竭,呼吸不规则,出现潮式或叹息样病理呼吸,脉弱,血压忽高忽低,大汗淋漓或汗闭,面色潮红或苍白;体温可高达 41 ℃以上,体温不升或体温下降;最后呼吸循环衰竭致呼吸停止,血压下降,继而心跳也停止,患者临床死亡。

(四)辅助检查

1.CT 检查

头部 CT 扫描在小脑幕切迹疝诊断上中线移位程度及小脑幕切迹附近结构改变有助于病情判断。

2.MRI 检查

对神经组织结构显像优于 CT,有助于病情判断。

(五)诊断及鉴别诊断

根据临床表现及 CT 或 MRI 影像资料进行定位及定性诊断和鉴别诊断。

(六)治疗及预后

根据典型的临床表现,小脑幕切迹疝的诊断较容易,但临床上因发现不及时或处理不当而酿成严重后果甚至死亡的病例并不鲜见,尤其是瞳孔变化初期不易被发现,医护人员应该予以关注。

脑疝的紧急处理措施:①维持呼吸道通畅。②立即经静脉推注20%甘露醇250~500 mL。③病变性质和部位明确者,立即手术切除病变;尚不明确者,尽快检查头部CT确诊后手术或做姑息性减压术,如颞肌下减压术,单侧或双侧去大骨瓣减压术,部分脑叶切除内减压术等。④对有脑积水的患者,立即穿刺侧脑室做脑脊液外引流,待病情缓解后再开颅切除病变或做脑室-腹腔分流术。

经上述处理后,疝出的脑组织多可自行还纳,表现为散大的瞳孔逐渐回缩,患者意识好转。但也有少数患者症状不改善,估计疝出的脑组织已经嵌顿,术中可用脑压板将颞叶底面轻轻上抬或切开小脑幕,使嵌顿的脑组织得到解放,并解除其对脑干的压迫。

脑疝早期如经及时抢救大多数预后良好,晚期预后较差形成植物生存状态甚或死亡。

四、枕骨大孔疝

(一)病因及发病机制

颅内压增高时,因后颅窝出现压力梯度,颅内脑脊液经枕骨大孔向椎管内移动,颅内蛛网膜下腔和脑池体积逐渐缩小,导致两侧小脑扁桃体及邻近小脑组织也逐步下移,随脑脊液的移动经枕骨大孔疝入颈椎椎管内,称为枕骨大孔疝或小脑扁桃体疝。多发生于后颅窝占位性病变,也见于小脑幕切迹疝晚期。

枕骨大孔疝又可分为慢性和急性疝出两种:前者见于长期颅内压增高或后颅窝占位病变的患者,症状较轻;后者多突然发生,或在慢性疝出的基础上因某些诱因,如腰穿、排便用力使疝出程度加重,延髓生命中枢遭受急性压迫而功能衰竭,患者常迅速死亡。

(二)病理

枕骨大孔疝的病理改变:①慢性延髓受压,患者可无明显症状或症状轻微;急性延髓受压常很快引起生命中枢衰竭,危及生命。②脑脊液循环障碍,由于第四脑室正中孔梗阻引起脑积水和小脑延髓池阻塞所致的脑脊液循环障碍,均可使颅内压进一步升高,脑疝程度加重。③疝出的脑组织,即小脑扁桃体发生充血、水肿或出血,使延髓和颈髓上端受压加重。④慢性疝出的扁桃体可与周围结构粘连。

(三)临床表现

1.枕下疼痛、项强或强迫头位

疝出的脑组织压迫牵拉颈上部神经根,或因枕骨大孔区脑膜或血管壁的敏感神经末梢受牵拉,可引起枕下部疼痛,颈硬及局部压痛。为避免延髓受压加重,机体发生保护性或反射性颈肌痉挛,患者保持头部固定维持在适当位置而呈强迫头位。

2.颅内压增高

表现为剧烈头痛、频繁呕吐、慢性脑疝患者多有视盘水肿。

3.后组颅神经受累

由于脑干下移,后组颅神经受牵拉,或因脑干受压,出现眩晕、听力减退、轻度吞咽困难、饮食呛咳等症状。

4.生命体征改变

慢性脑疝者生命体征变化不明显;急性脑疝者生命体征改变显著,迅速出现呼吸和循环功能障碍,先呼吸减慢、脉搏细速、血压下降,很快出现潮式呼吸和呼吸停止,如不采取措施,不久心跳也停止。与小脑幕切迹疝相比,枕骨大孔疝的特点是生命体征变化出现较早,瞳孔改变和意识障碍出现较晚,患者常可突然呼吸停止,昏迷而死亡。

5.其他

部分病例可出现眼震及小脑体征;锥体束征多数阳性;意识保持不变,很少有瞳孔变化。

(四)辅助检查

同小脑幕切迹疝。

(五)诊断及鉴别诊断

同小脑幕切迹疝。

(六)治疗及预后

枕骨大孔疝治疗原则与小脑幕切迹疝基本相同。凡有枕骨大孔疝症状而诊断已经明确者,应尽早手术切除责任病变;症状明显且有脑积水的应及时做脑室穿刺并给予脱水剂,然后手术切除病变;对呼吸骤停的患者,立即做气管插管呼吸机辅助呼吸,同时行脑室穿刺外引流脑脊液,静脉推注脱水剂,并紧急开颅清除原发责任病灶;术中将枕骨大孔后缘和寰椎后弓切除,硬脑膜敞开或扩大修补,以解除小脑扁桃体疝的压迫。若扁桃体与周围结构粘连,可试行粘连松解;必要时可在软膜下切除水肿、出血的小脑扁桃体,亦可电凝烧灼小脑扁桃体软膜下极使之向上段收缩,以减轻对延髓和颈髓上段的压迫及疏通脑脊液循环通路。

五、常见护理诊断/问题

(一)有脑组织灌注无效的危险

危险与颅内压增高、脑疝有关。

(二)潜在并发症

呼吸、心搏骤停。

六、护理措施

脑疝确诊后应立即采取降低颅内压的措施,为紧急手术争取时间。

(一)快速降低颅内压

一旦出现脑疝,应立即给予脱水治疗,以缓解病情,争取时间。遵医嘱快速静脉输注甘露醇、甘油果糖、呋塞米、地塞米松等药物,并观察脱水治疗的效果。

(二)保持呼吸道通畅

立即给予氧气吸入,并保持呼吸道通畅。对呼吸功能障碍者,配合医师行气管插管和人工气囊辅助呼吸。

(三)观察病情

密切观察意识、生命体征、瞳孔及肢体活动等变化。

(四)紧急术前准备

协助医师尽快完善有关术前检查,做好急诊手术准备,尽快手术去除原发病。

(1)若难以确诊或虽确诊但病变无法切除,可通过脑脊液分流术、侧脑室外引流术或病变侧颞肌下、枕肌下减压术等降低颅内压,挽救生命。

(2)对于呼吸骤停的枕骨大孔疝,应立即做好钻颅术准备,进行脑室穿刺,缓慢放出脑脊液,使颅内压慢慢降低,然后行脑室引流,同时静脉滴注高渗脱水剂,以达到迅速降低颅内压的目的。

(五)心搏骤停的急救

若病情恶化并出现心搏骤停时,应即刻心肺复苏。

七、健康教育

指导患者避免颅内压增高的因素,如情绪剧烈波动、便秘、剧烈咳嗽、发热、呼吸道梗阻及癫痫发作。

八、关键点

(1)密切观察患者的生命体征、瞳孔、意识状态、神经系统症状和体征是早期发现脑疝的关键护理措施。

(2)颅内压增高者禁忌高压灌肠,避免诱发脑疝。

(3)有明显颅内压增高者,禁做腰椎穿刺,避免引发脑疝。

（晏　璐）

第三节　颅 脑 损 伤

颅脑损伤分为头皮损伤、颅骨损伤与脑损伤,三者可单独或合并存在。其发生率仅次于四肢损伤,占全身损伤的 15％～20％,常与身体其他部位的损伤复合存在,其致残率及致死率均居首位。常见于交通、工矿等事故,自然灾害、爆炸、火器伤、坠落、跌倒及各种锐器、钝器对头部的伤害。颅脑损伤对预后起决定性作用的是脑损伤的程度及其处理效果。

一、头皮损伤

(一)解剖生理概要

头皮分为 5 层(图 9-1):由外及里依次为皮肤、皮下组织、帽状腱膜、帽状腱膜下层、骨膜层。其中浅部三层紧密连接,不易分离,深部两层之间连接疏松,较易分离。各层解剖特点如下。

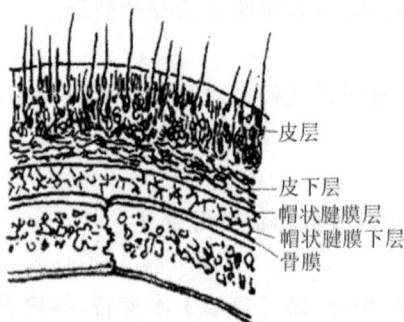

图 9-1　头皮解剖

1.皮肤层

皮肤层厚而致密,内含大量汗腺、皮脂腺、毛囊,具有丰富的血管,外伤时易致出血。

2.皮下组织层

皮下组织层由致密的结缔组织和脂肪组织构成,前者交织成网状,内有血管、神经穿行。

3.帽状腱膜层

帽状腱膜层前连额肌,后连枕肌,两侧达颞肌筋膜,坚韧、富有张力。

4.帽状腱膜下层

帽状腱膜下层是位于帽状腱膜与骨膜之间的疏松结缔组织层,范围较广,前至眶上缘,后达上项线,其间隙内的静脉经导静脉与颅内静脉窦相通,是颅内感染和静脉窦栓塞的途径之一。

5.骨膜层

骨膜层是由致密结缔组织构成的,骨膜在颅缝处贴附紧密,其余部位贴附疏松,故骨膜下血肿易被局限。

头皮血液供应丰富,且动、静脉伴行,由颈内、外动脉的分支供血,左右各五支在颅顶汇集,各分支间有广泛的吻合支,其抗感染及愈合能力较强。

(二)分类与特点

头皮损伤是颅脑损伤中最常见的损伤,严重程度差别较大,可能是单纯损伤,也可能是合并颅骨及脑损伤。

1.头皮血肿

头皮血肿大多由钝器伤所致,按照血肿出现在头皮的层次分为以下三种。

(1)皮下血肿:血肿位于皮肤表层与帽状腱膜之间,因受皮下纤维隔限制,血肿体积小、张力高、压痛明显,有时因周围组织肿胀隆起,中央反而凹陷,易被误认为凹陷性颅骨骨折,需用颅骨X线摄片作鉴别。

(2)帽状腱膜下血肿:头部受到斜向暴力,头皮发生了剧烈滑动,撕裂该层间的导血管所致。由于该层组织疏松,出血易于扩散,严重时血肿边界可与帽状腱膜附着缘一致,覆盖整个穹隆部,蔓延至全头部,似戴一顶有波动的帽子。小儿及体弱者,可导致休克或贫血。

(3)骨膜下血肿:血肿因受到骨缝处骨膜牢固粘连的限制,多局限于某一颅骨范围内,多由颅骨骨折引起。

较小的头皮血肿,一般1~2周可自行吸收,无须特殊处理,早期可给予加压冷敷以减少出血和疼痛,24~48小时后改用热敷以促进血肿吸收,切忌用力揉搓。若血肿较大,则应在严格皮肤准备和消毒下,分次穿刺抽吸后加压包扎。处理头皮血肿同时,应警惕合并颅骨损伤及脑损伤的可能。

2.头皮裂伤

头皮裂伤多为锐器或钝器打击所致,是常见的开放性头皮损伤,由于头皮血管丰富,出血较多,可引起失血性休克。处理时须着重检查有无颅骨和脑损伤。头皮裂伤较浅时,因断裂血管受头皮纤维隔的牵拉,断端不能收缩,出血量反较帽状腱膜全层裂伤者多。现场急救可局部压迫止血,争取在24小时之内实施清创缝合。缝合前要检查伤口有无骨碎片及有无脑脊液或脑组织外溢。缝合前应剃净伤处头发,冲洗消毒伤口,实施清创缝合后,注射破伤风抗毒素。

3.头皮撕脱伤

头皮撕脱伤多因发辫受机械力牵拉,使大块头皮自帽状腱膜下层或连同骨膜一起被撕脱所致。可导致失血性或疼痛性休克。急救时,除加压包扎止血、防止休克外,应保留撕脱的头皮,避免污染,用无菌敷料包裹、隔水放置于有冰块的容器内,随伤员一同送往医院。手术应争取在伤后 6～8 小时内进行,清创植皮后,应保护植皮片不受压、不滑动,利于皮瓣成活。对于骨膜已撕脱者,在颅骨外板上多处钻孔达板障,待骨孔内肉芽组织生成后再行植皮。

二、颅骨损伤

颅骨骨折指颅骨受暴力作用致颅骨结构改变。颅骨骨折提示伤者受暴力较重,合并脑损伤概率较高。颅骨骨折不一定合并严重的脑损伤,没有骨折也可能合并脑损伤,其临床意义不在于骨折本身。颅骨骨折按骨折部位分为颅盖骨折和颅底骨折。按骨折形态分为线性骨折和凹陷性骨折。按骨折是否与外界相通分为开放性骨折与闭合性骨折。

(一)解剖生理概要

颅骨由颅盖和颅底构成,颅盖、颅底均有左右对称的骨质增厚部分,形成颅腔的坚强支架。

颅盖骨质坚实,由内、外骨板和板障构成。外板厚,内板较薄,内、外骨板表面均有骨膜覆盖,内骨膜也是硬脑膜外层,在颅骨的穹隆部,内骨膜与颅骨板结合不紧密,故颅顶部骨折时容易形成硬脑膜外血肿。

颅底骨面凹凸不平,厚薄不一,有两侧对称、大小不等的骨孔和裂隙,脑神经及血管由此出入颅腔。颅底被蝶骨嵴和岩骨嵴分为颅前窝、颅中窝和颅后窝。颅骨的气窦,如额窦、筛窦、蝶窦及乳突气房等均贴近颅底,气窦内壁与颅脑膜紧贴,颅底骨折越过气窦时,相邻硬脑膜常被撕裂,形成脑脊液外漏,易发生颅内感染。

(二)病因与发病机制

颅腔近似球体,颅骨有一定的弹性,有相当的抗压缩和抗牵张能力。颅骨受到暴力打击时,着力点局部可下陷变形,颅腔也可随之变形。当暴力强度大、受力面积小,颅骨多以局部变形为主,当受力点呈锥形内陷时,内板首先受到较大牵张力而折裂。此时若外力作用终止,则外板可弹回复位保持完整,仅造成内板骨折,骨折片可穿破硬脑膜造成局限性脑挫裂伤。如果外力继续存在,则外板也将随之折裂,形成凹陷性骨折或粉碎性骨折。当外力引起颅骨整体变形较重,受力面积又较大时,可不发生凹陷性骨折,而在较为薄弱的颞骨鳞部或颅底引发线性骨折,局部骨折线往往沿暴力作用的方向和颅骨脆弱部分延伸。当暴力直接打击在颅底平面上或暴力由脊柱上传时常引起颅底骨折。颅前窝损伤时可能累及的脑神经有嗅神经、视神经,颅中窝损伤可累及面神经、听神经,颅后窝少见。

(三)临床表现

1.颅盖骨折

(1)线性骨折:发生率最高,局部有压痛、肿胀。经颅骨 X 线摄片确诊。单纯线性骨折本身不需要特殊处理,但应警惕合并脑损伤或颅内出血,尤其是硬脑膜外血肿,有时可伴发局部骨膜下血肿。

(2)凹陷性骨折:局部可扪及局限性下陷区。若凹陷骨折位于脑重要功能区浅面,可出现偏瘫、失语、癫痫等病症。X 线摄片可见骨折片陷入颅内的深度,CT 扫描有助于骨折情况和合并脑损伤的诊断。

2.颅底骨折

多为强烈的间接暴力作用于颅底或颅盖骨折延伸到颅底所致,常为线性骨折。依骨折的部位不同可分为颅前窝、颅中窝和颅后窝骨折,临床表现各异。

(1)颅前窝骨折:骨折累及眶顶和筛骨,可有鼻出血、眶周("熊猫眼"征)及球结膜下瘀血斑。若脑膜、骨膜均破裂,则合并脑脊液鼻漏,即脑脊液经额窦或筛窦由鼻孔流出。若筛板或视神经管骨折,可合并嗅神经或视神经损伤。

(2)颅中窝骨折:骨折累及蝶骨,也可有鼻出血或合并脑脊液鼻漏。若累及颞骨岩部,且脑膜、骨膜及鼓膜均破裂时,则合并脑脊液耳漏,即脑脊液经中耳由外耳道流出;若鼓膜完整,脑脊液则经咽鼓管流向鼻咽部,常被误认为是鼻漏。颅中窝骨折常合并第Ⅶ、Ⅷ对脑神经损伤。若累及蝶骨和颞骨的内侧部,还可能损伤垂体或第Ⅱ、Ⅲ、Ⅳ、Ⅴ、Ⅵ对脑神经。若骨折伤及颈动脉海绵窦段,可因动静脉瘘的形成而出现搏动性突眼及颅内杂音。破裂孔或颈内动脉管处的破裂,可发生致命性的鼻出血或耳出血。

(3)颅后窝骨折:骨折累及颞骨岩部后外侧时,一般在伤后1～2天出现乳突部皮下瘀血斑(Battle 征)。若累及枕骨基底部,可在伤后数小时出现枕下部肿胀及皮下瘀血斑;枕骨大孔或岩尖后缘附近的骨折,可合并后组脑神经(第Ⅸ～Ⅻ对脑神经)损伤。

(四)辅助检查

1.X 线片

X 线片可显示颅内积气,但仅 30％～50％病例能显示骨折线。

2.CT 检查

CT 检查有助于眼眶及视神经管骨折的诊断,且显示有无脑损伤。

3.尿糖试纸测定

鉴别是否为脑脊液。

(五)诊断要点

外伤史、临床表现和颅骨 X 线摄片、CT 检查基本可以明确诊断和定位,对脑脊液外漏有疑问时,可收集流出液做葡萄糖定量来测定。

(六)治疗要点

1.颅盖骨折

(1)单纯线性骨折:无须特殊处理,仅需卧床休息,对症治疗,如止痛、镇静等。但须注意有无继发颅内血肿等并发症。

(2)凹陷性骨折:若凹陷性骨折位于脑重要功能区表面,有脑受压症状或大面积骨折片下陷,直径大于 5 cm,深度超过 1 cm 时,应手术整复或摘除碎骨片。

2.颅底骨折

颅底骨折无须特殊治疗,主要观察有无脑损伤及处理脑脊液外漏、脑神经损伤等并发症。一旦出现脑脊液外漏即属开放性损伤,应使用 TAT 及抗生素预防感染,大部分漏口在伤后1～2周自愈。若 4 周以上仍未自愈,可行硬脑膜修补术。若骨折片压迫视神经,应尽早手术减压。

(七)护理评估

1.健康史

了解受伤过程,如暴力大小、方向、受伤时有无意识障碍及口鼻出血情况,初步判断是否伴有脑损伤。同时了解患者有无合并其他疾病。

2.目前身体状况

(1)症状和体征:了解患者目前的症状和体征可判断受伤程度和定位,观察患者有无"熊猫眼"征、Battle 征,明确有无脑脊液外漏。鉴别血性脑脊液外漏与耳鼻损伤出血时,可将流出的血性液体滴于白色滤纸上,如见血迹外围有月晕样淡红色浸润圈,可判断为脑脊液外漏。有时颅底骨折虽伤及颞骨,且骨膜及脑膜均已破裂但鼓膜尚完整时,脑脊液可经咽鼓管流至咽部而被患者咽下,故应询问患者是否有腥味液体流至咽部。

(2)辅助检查:颅骨 X 线及 CT 检查结果,确定骨折的部位和性质。

3.心理-社会状况

了解患者可因头部外伤而出现的焦虑、害怕、恐惧等心理反应,以及对骨折能否恢复正常的担心程度。同时也应了解家属对疾病的认识及心理反应。

(八)常见护理诊断/问题

1.疼痛

疼痛与损伤有关。

2.有感染的危险

感染与脑脊液外漏有关。

3.感知的改变

感知的改变与脑神经损伤有关。

4.知识缺乏

缺乏有关预防脑脊液外漏逆行感染的相关知识。

5.潜在并发症

潜在并发症为颅内出血、颅内压增高、颅内低压综合征。

(九)护理目标

(1)患者疼痛与不适程度减轻。

(2)患者生命体征平稳,无颅内感染发生。

(3)颅神经损伤症状减轻。

(4)患者能够叙述预防脑脊液外漏逆行感染的注意事项。

(5)患者病情变化能够被及时发现和处理。

(十)护理措施

1.脑脊液外漏的护理

(1)保持外耳道、鼻腔和口腔清洁,清洁时注意棉球不可过湿,以免液体逆流入颅。

(2)在鼻前庭或外耳道口松松地放置干棉球,随湿随换,同时记录 24 小时浸湿的棉球数,以估计脑脊液外漏量。

(3)避免用力咳嗽、打喷嚏、擤鼻涕及用力排便,以免颅内压骤然升降导致脑脊液逆流。

(4)脑脊液鼻漏者不可经鼻腔吸痰或放置胃管,禁止耳、鼻滴药、冲洗和堵塞,禁忌做腰穿。

(5)取头高位及患侧卧位休息,将头抬高 15°至漏液停止后 3~5 天,借重力作用使脑组织移至颅底硬脑膜裂缝处,促使局部粘连而封闭漏口。

(6)密切观察有无颅内感染迹象,根据医嘱预防性应用抗生素及破伤风抗毒素。

2.病情观察

观察有无颅内继发性损伤,如脑组织、脑膜、血管损伤引起的癫痫、颅内出血、继发性脑水肿、颅内压增高等。脑脊液外漏可推迟颅内压增高症状的出现,应严密观察意识、生命体征、瞳孔及肢体活动等情况,及时发现颅内压增高及脑疝的早期迹象。注意颅内低压综合征,若脑脊液外漏多,可使颅内压过低而导致颅内血管扩张,出现剧烈头痛、眩晕、呕吐、厌食、反应迟钝、脉搏细弱、血压偏低等。

(十一)护理评价

(1)患者疼痛是否缓解。

(2)患者有无颅内感染发生,脑脊液外漏是否如期愈合,护理措施是否得当。

(3)脑神经损伤症状是否减轻。

(4)患者能否叙述预防脑脊液外漏逆行感染的注意事项,遵医行为如何。

(5)患者病情变化是否被及时发现,并发症是否得到及时控制与预防和处理。

(十二)健康指导

对于颅底骨折合并脑脊液外漏者,主要是预防颅内感染,要劝告患者勿挖外耳道、抠鼻孔和擤鼻;注意预防感冒,以免咳嗽、打喷嚏;同时合理饮食,防止便秘,避免屏气、用力排便。

三、脑损伤

脑的被膜自外向内依次为硬脑膜、蛛网膜和软脑膜。硬脑膜坚韧且有光泽,由两层合成,外层兼具颅骨内膜的作用,内层较坚厚,两层之间有丰富的血管和神经。蛛网膜薄而透明,缺乏血管和神经,与硬脑膜之间有硬膜下腔,与软脑膜之间有蛛网膜下腔,充满脑脊液。脑脊液为无色透明液体,内含各种浓度不等的无机盐、葡萄糖、微量蛋白和淋巴细胞,对中枢神经系统起缓冲、保护、运输代谢产物及调节颅内压等作用。软脑膜薄且富有血管,覆盖于脑的表面并深入沟裂内。

脑损伤是指由于暴力作用使脑膜、脑组织、脑血管及脑神经的损伤。根据伤后脑组织与外界是否相通,将脑损伤分为开放性和闭合性两类,前者多由锐器或火器直接造成,有头皮裂伤、颅骨骨折和硬脑膜破裂,常伴有脑脊液外漏;后者由头部接触较钝物体或间接暴力造成,脑膜完整,无脑脊液外漏。根据脑损伤机制及病理改变分为原发性脑损伤和继发性脑损伤,前者指暴力作用于头部时立即发生的脑损伤,且不再继续加重,主要有脑震荡、脑挫裂伤及原发性脑干损伤等;后者指受伤一定时间后出现的脑受损病变,主要有脑水肿和颅内血肿,颅内血肿往往需要开颅手术。

(一)病因与发病机制

颅脑损伤的程度和类型多种多样。引起脑损伤的外力除可直接导致颅骨变形外,也可使头颅产生加速或减速运动,致使脑组织受到压迫、牵张、滑动或负压吸附等多种应力。由于暴力作用部位不同,脑在颅腔内产生的超常运动也各异,其运动方式可以是直线性也可以是旋转性。如人体坠落时,运动的头颅撞击于地面,受伤瞬间头部产生减速运动,脑组织会因惯性力作用撞击于受力侧的颅腔内壁,造成减速性损伤(图9-2)。大而钝的物体向静止的头部撞击时,引起头部的加速运动而产生惯性力。当暴力过大并伴有旋转力时,可使脑组织在颅腔内产生旋转运动,不仅使脑组织表面在颅腔内摩擦、撞击引起损伤,而且在脑组织内不同结构间产生剪应力,引起更为严重的损伤。惯性力引起的脑损伤分散且广泛,常有早期昏迷的表现。由于颅前窝和颅中窝的凹凸不平,各种不同部位和方式的头部损伤,均易在额极、颞极及其底面发生惯性力的脑损伤。

(二)临床表现

1.脑震荡

脑震荡是最常见的轻度原发性脑损伤,为受伤后立即出现短暂的意识障碍,可为神志不清或完全昏迷,持续数秒或数分钟,一般不超过 30 分钟,较重者出现皮肤苍白、出汗、血压下降、心动徐缓、呼吸微弱、肌张力减低、各种生理反射迟钝或消失。清醒后大多不能回忆受伤当时乃至伤前一段时间内的情况,临床称为逆行性遗忘。可能会伴有头痛、头昏、恶心、呕吐等症状,短期内可自行好转。神经系统检查无阳性体征,显微镜下可见神经组织结构紊乱。

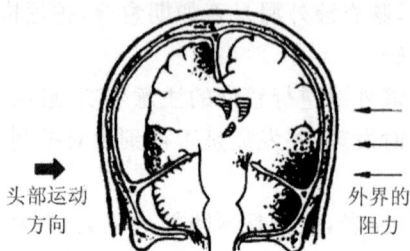

图 9-2　头部作减速运动时的脑损伤机制

2.脑挫裂伤

脑挫裂伤是常见的原发性脑损伤,包括脑挫伤及脑裂伤,前者指脑组织遭受破坏较轻,软脑膜尚完整;后者指软脑膜、血管和脑组织同时有破裂,伴有外伤性蛛网膜下腔出血。两者常同时存在,临床上又不易区别,合称为脑挫裂伤。脑挫裂伤可单发,也可多发,好发于额极、颞极及其基底。临床表现如下。

(1)意识障碍:是脑挫裂伤最突出的临床表现。伤后立即出现,其程度和持续时间与脑挫裂伤程度、范围直接相关。多数患者在半小时以上,严重者可长期持续昏迷。

(2)局灶症状和体征:受伤当时立即出现与伤灶区功能相应的神经功能障碍或体征,如运动区损伤出现锥体束征、肢体抽搐、偏瘫等;若仅伤及"哑区",可无神经系统缺损的表现。

(3)头痛、恶心、呕吐:与颅内压增高、自主神经功能紊乱或外伤性蛛网膜下腔出血有关。后者还可出现脑膜刺激征,腰穿脑脊液检查有红细胞。

(4)颅内压增高与脑疝:因继发颅内血肿或脑水肿所致,使早期的意识障碍或偏瘫程度加重,或意识障碍好转后又加重,同时有血压升高、心率减慢、瞳孔不等大及锥体束征等表现。

3.原发性脑干损伤

原发性脑干损伤其症状与体征在受伤当时即已出现。单独的原发性脑干损伤较少,常与弥漫性损伤共存。患者常因脑干网状结构受损、上行激活系统功能障碍而持久昏迷,昏迷程度较深。伤后早期常出现严重生命体征变化,表现为呼吸节律紊乱,心率及血压波动明显。双侧瞳孔时大时小,对光反射无常,眼球位置歪斜或同向凝视。出现病理反射、肌张力增高、去皮质强直等。

4.弥散性轴索损伤

弥散性轴索损伤属于惯性力所致的弥散性脑损伤,由于脑的扭曲变形,脑内产生剪切或牵拉作用,造成脑白质广泛性轴索损伤。病变可分布于大脑半球、胼胝体、小脑或脑干。显微镜下所见为轴突断裂结构改变。可与脑挫裂伤合并存在或继发脑水肿,使病情加重。主要表现为受伤当时立即出现的较长时间昏迷。是由广泛的轴索损害,皮层与皮层下中枢失去联系所致。若累及脑干,患者出现一侧或双侧瞳孔散大,对光反应消失,或同向凝视等。神志好转后,可因继发脑水肿而再次昏迷。

5.颅内血肿

颅内血肿是颅脑损伤中最多见、最危险、却又是可逆的继发性病变。其严重性在于引起颅内压增高导致脑疝危及生命,早期发现和及时处理可改善预后。根据血肿的来源和部位可分为硬脑膜外血肿、硬脑膜下血肿和脑内血肿。根据血肿引起颅内压增高及早期脑疝症状所需时间分为3型。①急性型:72小时内出现症状。②亚急性型:3天至3周出现症状。③慢性型:3周以上才出现症状。

(1)硬脑膜外血肿:是指出血积聚于颅骨与硬脑膜之间。与颅骨损伤有密切关系,症状取决于血肿的部位及扩展的速度。①意识障碍:可以是原发性脑损伤直接导致,也可由血肿本身导致颅内压增高、脑疝引起,前者较轻,最初的昏迷时间很短,与脑疝引起昏迷之间有一段意识清醒时间。后者常发生于伤后数小时至2天。经过中间清醒期,再度出现意识障碍,并渐次加重。如果原发性脑损伤较严重或血肿形成较迅速,也可不出现中间清醒期。少数患者可无原发性昏迷,而在血肿形成后出现昏迷。②颅内压增高及脑疝表现:出现头痛、恶心、呕吐剧烈、烦躁不安、淡漠、嗜睡、定向不准等症状。一般成人幕上血肿大于20 mL,幕下血肿大于10 mL,即可引起颅内压增高症状。幕上血肿者大多先经历小脑幕切迹疝,然后合并枕骨大孔疝,故严重的呼吸循环障碍常发生在意识障碍和瞳孔改变之后。幕下血肿者可直接发生枕骨大孔疝,瞳孔改变、呼吸骤停几乎同时发生。

(2)硬脑膜下血肿:硬脑膜下血肿是指出血积聚在硬脑膜下腔,是最常见的颅内血肿。急性硬脑膜下血肿症状类似硬脑膜外血肿,脑实质损伤较重,原发性昏迷时间长,中间清醒期不明显,颅内压增高与脑疝的其他征象多在伤后1~3天内进行性加重。由于病情发展急重,一经确诊应尽早手术治疗。慢性硬脑膜下血肿好发于老年人,大多有轻微头部外伤史,有的患者伴有脑萎缩、血管性或出血性疾病。由于致伤外力小,出血缓慢,患者可有慢性颅内压增高表现,如头痛、恶心、呕吐和视盘水肿等;血肿压迫症状,如偏瘫、失语和局限性癫痫等;有时可有智力下降、记忆力减退和精神失常。

(3)脑内血肿:有两种类型。①浅部血肿,出血均来自脑挫裂伤灶,少数与颅骨凹陷性骨折部位相应,好发于额叶和颞叶,常与硬脑膜下和硬膜外血肿并存。②深部血肿,多见于老年人,血肿位于白质深部,脑表面可无明显挫伤。临床表现以进行性意识障碍为主,若血肿累及重要脑功能区,可出现偏瘫、失语、癫痫等局灶症状。

(三)辅助检查

一般采用CT、MRI检查。脑震荡无阳性发现,可显示脑挫裂伤的部位、范围、脑水肿的程度及有无脑室受压及中线结构移位等;弥散性轴索损伤CT扫描可见大脑皮质与髓质交界处、胼胝体、脑干、内囊区域或第三脑室周围有多个点状或小片状出血灶;MRI能提高小出血灶的检出率;硬脑膜外血肿CT检查表现为颅骨内板与脑表面之间有双凸镜形或弓形密度增高影,常伴颅骨骨折和颅内积气;硬脑膜下血肿CT检查示颅骨内板下低密度的新月形、半月形或双凸镜形影;脑内血肿CT检查在脑挫裂伤灶附近或脑深部白质内见到圆形或不规则高密度血肿影,周围有低密度水肿区。

(四)诊断要点

患者外伤史、意识改变、瞳孔的变化、锥体束征,以及CT、MRI检查可明确诊断。

1.非手术治疗

(1)脑震荡:通常无须特殊治疗。一般卧床休息1~2周,可完全恢复。适当给予镇痛、镇静等对症处理,禁用吗啡及哌替啶。

(2)脑挫裂伤:以非手术治疗为主。①一般处理:静卧、休息,床头抬高,宜取侧卧位;保持呼吸道通畅;维持水、电解质、酸碱平衡;应用抗生素预防感染;对症处理;严密观察病情变化。②防治脑水肿:是治疗脑挫裂伤的关键。可采用脱水、激素或过度换气等治疗对抗脑水肿、降低颅内压;吸氧、限制液体入量;冬眠低温疗法降低脑代谢率等。③促进脑功能恢复:应用营养神经药物,如 ATP、辅酶 A、细胞色素 C 等,以供应能量,改善细胞代谢,促进脑细胞功能恢复。

2.手术治疗

(1)重度脑挫裂伤:经非手术治疗无效,颅内压增高明显甚至出现脑疝迹象时,应做脑减压术或局部病灶清除术。

(2)硬脑膜外血肿:一经确诊,立即手术,清除血肿。

(3)硬脑膜下血肿:多采用颅骨钻孔冲洗引流术,术后引流 48~72 小时。

(4)脑内血肿:一般经手术清除血肿。

(5)常见手术方式:开颅血肿清除术、去骨瓣减压术、钻孔探查术、脑室引流术、钻孔引流术。

(五)护理评估

1.健康史

详细了解受伤过程,如暴力大小、方向、性质、速度、患者当时有无意识障碍,其程度及持续时间,有无中间清醒期、逆行性遗忘,受伤当时有无口鼻、外耳道出血或脑脊液外漏发生,是否出现头痛、恶心、呕吐等情况;初步判断是颅伤、脑伤或是复合损伤;同时应了解现场急救情况;了解患者既往健康状况。

2.目前身体状况

评估患者的症状和体征,了解有无神经系统病征及颅内压增高征象;根据观察患者意识、瞳孔、生命体征及神经系统体征的动态变化,区分脑损伤是原发的还是继发的;结合 X 线、CT 及MRI 检查结果判断损伤的严重程度。

3.心理-社会状况

了解患者及家属对颅脑损伤及其术后功能恢复的心理反应,常见心理反应有焦虑、恐惧等;了解家属对患者的支持能力和程度。

(六)常见护理诊断/问题

1.清理呼吸道无效

清理呼吸道无效与脑损伤后意识障碍有关。

2.疼痛

疼痛与颅内压增高和手术切口有关。

3.营养失调/低于机体需要量

其与脑损伤后高代谢、呕吐、高热、不能进食等有关。

4.体温过高

体温过高与脑干损伤有关。

5.潜在并发症

潜在并发症为颅内压增高、脑疝及癫痫发作。

(七)护理目标

(1)患者意识逐渐恢复,生命体征平稳,呼吸道通畅。

(2)患者的疼痛减轻,舒适感增加。

(3)患者营养状态能够维持或接近正常水平。

（4）患者体温维持正常。

（5）患者颅内压增高、脑疝的早期迹象及癫痫发作能够得到及时预防、发现和处理。

（八）护理措施

1.现场急救

及时而有效的现场急救,在缓解致命性危险因素的同时(如窒息、大出血、休克等)为进一步治疗创造了有利条件,如预防或减少感染机会,提供确切的受伤经过。

（1）维持呼吸道通畅:颅脑损伤患者常有不同程度的意识障碍,失去正常的咳嗽反射和吞咽功能,呼吸道分泌物不能有效排除,舌根后坠可引起严重呼吸道梗阻。应及时清除口咽部分泌物、呕吐物,将患者侧卧或放置口咽通气道,必要时行气管切开,保持呼吸道畅通。

（2）伤口处理:单纯头皮出血,清创后加压包扎止血;开放性颅脑损伤应剪短伤口周围头发,伤口局部不冲洗、不用药;外露的脑组织周围可用消毒纱布卷保护,外加干纱布适当包扎,避免局部受压。若伤情许可宜将头部抬高以减少出血。尽早进行全身抗感染治疗及破伤风预防注射。

（3）防治休克:有休克征象者,应查明有无颅外部位损伤,如多发性骨折、内脏破裂等。患者平卧,注意保暖,及时补充血容量。

（4）做好护理记录:准确记录受伤经过、初期检查发现、急救处理经过及生命体征、意识、瞳孔、肢体活动等病情,为进一步处理提供依据。

2.病情观察

动态的病情观察是鉴别原发性与继发性脑损伤的重要手段。观察内容包括意识、瞳孔、生命体征、神经系统体征等。

（1）意识状态:意识障碍是脑损伤患者最常见的变化之一。通过意识障碍的程度可判断颅脑损伤的轻重;意识障碍出现的迟早和有无继续加重,可作为区别原发性和继发性脑损伤的重要依据。

传统意识分法:分为清醒、模糊、浅昏迷、昏迷和深昏迷五级。①意识清醒:正确回答问题,判断力和定向力正确。②意识模糊:为最轻或最早出现的意识障碍,因而也是最需要关注的,能简单回答问题,但不确切,判断力和定向力差,呈嗜睡状。③浅昏迷:意识丧失,对疼痛刺激有反应,角膜、吞咽反射和病理反射尚存,重的意识模糊与浅昏迷的区别仅在于前者尚能保持呼之能应或呼之能睁眼这种最低限度的合作;④昏迷:指痛觉反应已经迟钝、随意运动已完全丧失的意识障碍阶段,可有鼾声、尿潴留等表现,瞳孔对光反应与角膜反射尚存。⑤深昏迷:对痛刺激无反应,各种反射消失,呈去皮质强直状态。

Glasgow 昏迷评分法:评定睁眼、语言及运动反应,以三者积分表示意识障碍程度,最高15分,表示意识清醒,8分以下为昏迷,最低3分(表9-1)。

表 9-1　Glasgow 昏迷评分法

睁眼反应		语言反应		运动反应	
能自行睁眼	4	回答正确	5	遵嘱活动	6
呼之能睁眼	3	回答错误	4	刺痛定位	5
刺痛能睁眼	2	语无伦次	3	躲避刺痛	4
不能睁眼	1	只能发声	2	刺痛肢屈	3
		不能发声	1	刺痛肢伸	2
				无反应	1

(2)生命体征：生命体征紊乱是脑干受损征象。为避免患者躁动影响准确性，应先测呼吸，再测脉搏，最后测血压。颅脑损伤患者以呼吸变化最为敏感和多变，注意节律、深浅。若伤后血压上升，脉搏缓慢有力，呼吸深慢，提示颅内压升高，应警惕颅内血肿或脑疝发生；伤后，与意识障碍和瞳孔变化同时出现心率减慢和血压升高，为小脑幕切迹疝；枕骨大孔疝患者可未经明显的意识障碍和瞳孔变化阶段而突然发生呼吸停止。伤后早期，由于组织创伤反应，可出现中等程度发热；若累及间脑或脑干可导致体温调节紊乱，出现体温不升或中枢性高热。

(3)瞳孔变化：可因动眼神经、视神经及脑干部位的损伤引起。正常瞳孔等大、圆形，在自然光线下直径 3～4 mm，直接、间接对光反应灵敏。伤后一侧瞳孔进行性散大，对侧肢体瘫痪伴意识障碍加重，提示脑受压或脑疝；伤侧瞳孔先短暂缩小继之散大，伴对侧肢体运动障碍，提示伤侧颅内血肿；双侧瞳孔散大、对光反应消失、眼球固定伴深昏迷或去皮质强直，多为原发性脑干损伤或临终表现。观察瞳孔时应排除某些药物、剧痛、惊骇等对瞳孔变化的影响。

(4)其他：观察有无脑脊液外漏、呕吐，有无剧烈头痛或烦躁不安等颅内压增高的表现或脑疝先兆。注意 CT 和 MRI 扫描结果及颅内压监测情况。

3.一般护理

(1)体位：抬高床头 15°～30°，以利脑静脉回流，减轻脑水肿。深昏迷患者取侧卧位或侧俯卧位，以利于口腔内分泌物排出。保持头与脊柱在同一直线上，头部过伸或过屈均会影响呼吸道通畅及颈静脉回流，不利于降低颅内压。氧气吸入，做好气管插管、气管切开准备。

(2)营养与补液：及时、有效补充能量和蛋白质以减轻机体损耗。不能进食者在伤后 48 小时后可行全胃肠外营养。评估患者营养状况，如体重、氮平衡、血浆蛋白、血糖、血电解质等，以便及时调整营养素供给量和配方。

(3)卧床患者基础护理：加强皮肤护理、口腔护理、排尿排便等生活护理，尤其是意识不清昏迷患者预防各种并发症的发生。

(4)根据病情做好康复护理：重型颅脑损伤患者生命体征平稳后要及早进行功能锻炼，可减少日后的并发症和后遗症，主要通过姿势治疗、按摩、被动运动、主动运动等。

4.高热患者的护理

高热可造成脑组织相对缺氧，加重脑损害，故须采取积极降温措施。常用物理降温法有冰帽，或头、颈、腋、腹股沟等处放置冰袋或冰水毛巾等。如体温过高物理降温无效或引起寒战时，需采用冬眠疗法。常用氯丙嗪、异丙嗪各 25 mg 或 50 mg 肌内注射或静脉滴注，用药 20 分钟后开始物理降温。降温速度以每小时下降 1 ℃为宜，降至肛温为 32～34 ℃较为理想。可每 4～6 小时重复用药，一般维持 3～5 天。低温期间应密切观察生命体征并记录，若收缩压低于 13.3 kPa(100 mmHg)，呼吸次数减少或不规则时，应及时通知医师停止冬眠疗法或更换冬眠药物。观察局部皮肤、肢体末端和耳郭处血液循环情况，以免冻伤，并防止肺炎、压疮的发生。停用冬眠疗法时，应先停物理降温，再逐渐停冬眠药物。

5.颅内压增高的护理

见相关章节。

6.脑室引流管的护理

对有脑室引流管患者护理时应注意：①应严格无菌操作。②引流袋最高处距侧脑室的距离为10～15 cm。③注意引流速度，禁忌流速过快，避免颅内压骤降造成危险。④控制脑脊液引流量，每天不超过500 mL为宜。⑤注意观察脑脊液性状，若有大量鲜血提示脑室内出血，若为混浊则提示有感染。

(九)护理评价

(1)患者意识状态是否逐渐恢复,患者呼吸是否平稳,有无误吸发生。

(2)患者疼痛是否减轻。

(3)患者的营养状态如何,营养素供给是否得到保证。

(4)患者体温是否恢复正常。

(5)患者是否出现颅内压增高、脑疝及癫痫发作等并发症,若出现是否得到及时发现和处理。

(十)健康指导

(1)康复训练:根据脑损伤遗留的语言、运动或智力障碍程度,制订康复训练计划,以改善患者生活自理能力及社会适应能力。

(2)外伤性癫痫患者应定期服用抗癫痫药物,不能单独外出,以防发生意外。

(3)骨瓣去除患者应做好自我保护,防止因重物或尖锐物品碰撞患处而发生意外,尽可能取健侧卧位以防止膨出的脑组织受到压迫。3～6个月后视情况可做颅骨修补术。

(赵玉焕)

第四节　脑　出　血

脑出血是指原发于脑实质内的出血,主要发生于高血压和动脉硬化的患者。脑出血多发生于55岁以上的老年人,多数患者有高血压史。常在情绪激动或活动用力时突然发病,出现头痛、呕吐、偏瘫及不同程度昏迷等。

一、护理措施

(一)术前护理

(1)密切监测病情变化,包括意识、瞳孔、生命体征变化及肢体活动情况,定时监测呼吸、体温、脉搏、血压等,发现异常(瞳孔不等大、呼吸不规则、血压高、脉搏缓慢),及时报告医师立即抢救。

(2)绝对卧床休息,取头高位,15°～30°,头置冰袋可控制脑水肿,降低颅内压,利于静脉回流。吸氧可改善脑缺氧,减轻脑水肿。翻身时动作要轻,尽量减少搬动,加床档以防坠床。

(3)神志清楚的患者谢绝探视,以免情绪激动。

(4)脑出血昏迷的患者24～48小时内禁食,以防止呕吐物反流至气管造成窒息或吸入性肺炎,以后按医嘱进行鼻饲。

(5)加强排泄护理:若患者有尿潴留或不能自行排尿,应进行导尿,并留置尿管,定时更换尿袋,注意无菌操作,每天会阴冲洗1～2次,便秘时定期给予通便药或食用一些粗纤维的食物,嘱患者排便时勿用力过猛,以防再出血。

(6)遵医嘱静脉快速输注脱水药物,降低颅内压,适当使用降压药,使血压保持在正常水平,防止高血压引起再出血。

(7)预防并发症:①加强皮肤护理,每天小擦澡1～2次,定时翻身,每2小时翻身1次,床铺干净平整,对骨隆突处的皮肤要经常检查和按摩,防止发生压力性损伤。②加强呼吸道管理,保持口腔清洁,口腔护理每天 1～2 次;患者有咳痰困难,要勤吸痰,保持呼吸道通畅;若患者呕吐,应使其头偏向一侧,以防发生误吸。③急性期应保持偏瘫肢体的生理功能位。恢复期应鼓励患者早期进行被动活动和按摩,每天2～3 次,防止瘫痪肢体的挛缩畸形和关节的强直疼痛,以促进神经功能的恢复,对失语的患者应进行语言方面的锻炼。

(二)术后护理

1.卧位

患者清醒后抬高床头 15°～30°,以利于静脉回流,减轻脑水肿,降低颅内压。

2.病情观察

严密监测生命体征,特别是意识及瞳孔的变化。术后 24 小时内易再次脑出血,如患者意识障碍继续加重、同时脉搏缓慢、血压升高,要考虑再次脑出血可能,应及时通知医师。

3.应用脱水剂的注意事项

临床常用的脱水剂一般是 20%甘露醇,滴注时注意速度,一般 20%甘露醇 250 mL 应在20～30 分钟内输完,防止药液渗漏于血管外,以免造成皮下组织坏死;不可与其他药液混用;血压过低时禁止使用。

4.血肿腔引流的护理

注意引流液量的变化,若引流量突然增多,应考虑再次脑出血。

5.保持出入量平衡

术后注意补液速度不宜过快,根据出量补充入量,以免入量过多,加重脑水肿。

6.功能锻炼

术后患者常出现偏瘫和失语,加强患者的肢体功能锻炼和语言训练。协助患者进行肢体的被动活动,进行肌肉按摩,防止肌肉萎缩。

(三)健康指导

1.清醒患者

(1)应避免情绪激动,去除不安、恐惧、愤怒、忧虑等不利因素,保持心情舒畅。

(2)饮食清淡,多吃含水分、含纤维素多的食物;多食蔬菜、水果。忌烟、酒及辛辣、刺激性强的食物。

(3)定期测量血压,复查病情,及时治疗可能并存的动脉粥样硬化、高脂血症、冠心病等。

(4)康复活动。

应规律生活,避免劳累、熬夜、暴饮暴食等不利因素,保持心情舒畅,注意劳逸结合。

坚持适当锻炼。康复训练过程艰苦而漫长(一般为 1～3 年,长者需终生训练),需要信心、耐心、恒心,在康复医师指导下,循序渐进、持之以恒。

2.昏迷患者

(1)昏迷患者注意保持皮肤清洁、干燥,每天床上擦浴,定时翻身,防止压力性损伤形成。

(2)每天坚持被动活动,保持肢体功能位置。

(3)防止气管切开患者出现呼吸道感染。

(4)不能经口进食者,应注意营养液的温度、保质期及每天的出入量是否平衡。

(5)保持大小便通畅。

(6)定期高压氧治疗。

二、主要护理问题

(1)疼痛:与颅内血肿压迫有关。

(2)生活自理能力缺陷:与长期卧床有关。

(3)脑组织灌注异常:与术后脑水肿有关。

(4)有皮肤完整性受损的危险:与昏迷、术后长期卧床有关。

(5)躯体移动障碍:与出血所致脑损伤有关。

(6)清理呼吸道无效:与长期卧床所致的机体抵抗力下降有关。

(7)有受伤的危险:与术后癫痫发作有关。

（朱枣兰）

第五节　脑　脓　肿

一、疾病的基本概论

脑脓肿为颅内严重感染性疾病,是以化脓性细菌侵入颅内引起。常见的致病菌包括金黄色葡萄球菌、溶血性链球菌及厌氧链球菌,有时也可由产气荚膜杆菌的感染引起。外伤性脑脓肿早期表现为头疼、发热、颅内压增高及局限性神经功能障碍等症状,脓肿形成之后,临床表现为颅内高压,头痛、嗜睡等症状,或伴有癫痫发作外。如果脓肿位于重要脑功能区,则常伴有局部神经缺损体征,有助于脓肿位置定位。

脑脓肿是一种严重的颅内感染,会造成头痛、嗜睡、颅内高压等症状,同时伴有颅内压增高。

(一)发病机制

(1)外伤后,伤口处理不当,头皮污垢引起感染,通过导血管侵入颅内,引起脑脓肿发生。头皮缺损,颅骨外漏、骨膜下血肿感染等,若感染没有及时控制也会通过导血管侵入颅内或者直接侵入颅内造成感染。

(2)开放性损伤或火器性外伤后,清创不及时、不彻底,有异物或碎骨片存留与脑内,一段时间(多数为数周内,少数可达到几年甚至更长)后形成脓肿。

(3)颅腔与感染区或污染区(如鼻窦、中耳)沟通。

(4)脑膨出直接感染引起。

(二)临床病理生理

脑脓肿形成主要分为 3 个阶段。

1.急性脑膜炎阶段

细菌侵入脑实质后发生急性局限性炎症,病灶可存在炎性细胞浸润,局部脑组织产生液化坏死,引起大范围水肿等病理变化。持续 1 周左右。

2.化脓阶段

脑实质坏死灶液化形成脓液,继而扩大形成脓腔。根据病灶个数分为单发脓腔和多发脓腔。

3.脓肿包裹形成阶段

脓液周围纤维组织、网状内皮细胞,以及星形细胞构成脓肿包膜,包膜开始于感染后2～3周,包膜形成时间与细菌种类、对抗生素敏感程度、机体抵抗力等有关。一般包膜形成时间越长,包膜越厚。完整包膜分为三层,内层为化脓性渗出物、肉芽组织和增生的胶质细胞等,中层为纤维结缔组织,外层为病灶周围脑组织反应区。

(三)危险因素

脓肿侵犯脑组织,出现头痛、呕吐、颅内压增高等症状,常伴有局部神经缺损体征,严重时甚至出现脑疝及脓肿破裂。

二、临床表现

(一)全身感染症状

患者多有全身不适、发热、头痛、呕吐等急性脑炎或脑膜炎表现。表现一般在2～3周内症状减轻,少数可持续2～3月。当脓肿包膜形成后,患者体温大多正常或低热,但患者颅内压增高或脑功能缺损症状逐渐加重。脑脓肿进入局限阶段。临床上可出现一个潜伏期,潜伏期长短可由数天到数月甚至数年。在潜伏期内患者可有头痛、消瘦等症状。由于大剂量抗生素的使用,潜伏期往往比较长。

(二)颅内压增高症状

症状贯穿脑脓肿始终,患者常伴有不同程度的头痛,疼痛可为持续性并阵发性加剧,多清晨较重或用力时加重,可出现呕吐,尤其是小脑脓肿患者多呈喷射性呕吐。患者可伴有不同程度的精神和意识障碍,烦躁、嗜睡甚至昏迷,昏迷多见于危重患者。多数患者出现视盘水肿。颅内压增高常引起生命体征的改变,呈库欣反应。

(三)脑局灶定位症状和体征

常在外伤所致的脑功能障碍的基础上,使已有的症状逐渐加重或出现新的症状和体征。若为额叶脓肿时变现为精神症状和人格改变。幕上脓肿可表现为不同形式的癫痫发作。颞叶脓肿表现为中枢性面瘫,同向偏盲。左侧表现为感觉性失语,顶叶脓肿可有深浅感觉等。顶枕区和左颞顶脓肿可出现命令性失语。颅后窝脓肿可出现眼球震颤、吞咽困难等。

(四)脑疝形成或脓肿破溃

脑疝形成或脓肿破溃是脑脓肿患者两大严重危象。颅压增高导致脑疝形成,与其他颅内占位性病变(如颅内血肿)所致的脑疝相似,脓肿溃破为脓肿内压力骤然升高导致,脓液流入蛛网膜下腔或脑室内引起急性化脓性脑膜炎或脑室炎,患者突然出现高热、昏迷、抽搐、外周血白细胞剧增,脑脊液常呈脓汁样,若抢救不及时,会常致患者死亡。

三、相关检查

(一)实验室检查

1.腰椎穿刺与脑脊液检查

脓肿时腰椎穿刺表现为脑脊液压力增高。脑脓肿早期的颅内压常稍高,脑脊液中白细胞数增多,一般在$(5\sim10)\times10^8$/L范围。脑脊液蛋白含量大多增加至2～4 g/L或更高。糖和氯化物含量大致正常。腰椎穿刺术一般认为,腰椎穿刺对脑脓肿的诊断价值不大,同时腰椎穿刺可能诱发脑疝和脑脓肿破裂的危险,因此必要进行腰椎穿刺鉴别诊断时才可使用,但必须谨慎进行。

2.脓液检查和细菌培养

脓液的检查和培养可以了解感染的类型,药敏试验对选择抗生素有指导作用。

3.外周血象

70%～90%脑脓肿患者红细胞沉降率加快。C-反应蛋白增加,可凭此与脑肿瘤相鉴别。

(二)影像学检查

1.X线片检查

急性颅骨改变不明显,慢性脑脓肿可显示颅内压增高的骨质改变或松果体向对侧移位。X线片可显示颅内是否存在碎骨片和金属异物。

2.颅脑 CT 扫描

脑脓肿的 CT 表现依脓肿发展阶段而异。急性脑膜脑炎阶段病灶表现为低密度区或混合密度区。脓肿形成后初期仍表现为低密度或混合密度占位性病灶,但增强扫描在低密度周围可呈轻度强化,表现为完整的不规则的浅淡环状强化。脓肿壁形成后,其低密度边缘密度较高,少数可显示脓肿壁,增强扫描可见完整、厚度均一的环状强化,周围有明显不规则的脑水肿和占位效应,低密度区为坏死脑组织和脓液,如产气杆菌感染,可呈现气体与液平面,如为多房性,低密度区内可呈现一个或多个间隔。CT 不仅可以确定脓肿的存在、位置、大小、数目、形状和周围脑组织水肿情况而且可帮助确定治疗手段。

3.头颅 MRI 检查

急性脑炎期,T_1加权像上表现信号不清的低信号区,T_2加权像上为片状高信号影,有占位征,此期须与胶质瘤和转移瘤相鉴别。增强扫描比 CT 扫描更能早期显示脑炎期。当包膜形成完整后,T_1显示高信号影,有时尚可见到圆形点状血管流空影。通常注射 Gd-DTPA 后 5～15 分钟即可出现异常对比增强。延迟扫描增强度可向外进一步扩大,为脓肿周围血-脑脊液屏障的破坏。头颅 MRI 比 CT 对脑组织水含量变化更敏感,因此对坏死、液化和水肿的分辨率更强,能够更好地诊断脑脓肿。

四、基本诊断

(一)诊断

根据患者病史及体征结合 CT、MRI、X 线等检查手段,通过比对检查结果做出判断。

(二)鉴别诊断

1.化脓性脑膜炎

多起病急剧,神经系统的局灶定位体征不明显,颅脑 CT 扫描有助于鉴别。

2.硬膜外和硬膜下脓肿

多合并发生,通过 CT 或 MRI 可鉴别。

3.脑肿瘤

需仔细询问病史,结合各种化验及影像学手段才能进一步鉴别。

五、治疗

(一)药物治疗

1.抗生素

主要根据抗生素对细菌的敏感程度,以及血-脑屏障通透性选择。首选对细菌的敏感程度高、血-脑屏障通透性强的药物。未能确定细菌时选择血-脑屏障通透性强的广谱性抗菌药物。常用药物包括青霉素、链霉素、庆大霉素、磺胺嘧啶及头孢菌素等。一般采用静脉给药,根据病情必要时亦可采用鞘内、脑室和脓腔内注射。

2.降颅压药物

脑脓肿伴有颅内高压症状,根据颅压选择方案降低颅内压,缓解颅内压增高的症状,预防发生脑疝,常用脱水药物有高渗性脱水剂如甘露醇、甘油溶液,利尿药物如呋塞米、依他尼酸等。用药同时应注意肾功能、酸碱和水及电解质平衡的检查。

(二)手术治疗

1.脑脓肿穿刺术

该法简单、安全,对脑组织损伤小,适用于老人、小孩等不能耐受开颅手术者;脑深部和重要功能区脓肿患者;多房性脑脓肿或有异物者不适用。

2.快速钻颅脑脓肿穿刺术

单房性脓肿常用方法,有时为了抢救或在紧急情况下,在床边即可操作,做好定位后,直接快速钻颅,钻颅完成后,穿刺针穿刺脓肿。吸出脓液后其他步骤同上。

3.脓肿切开导管引流术

适用于脓肿位置过浅,并且与周围组织粘连紧密或者靠近功能区,不适用脓肿切除患者,通过穿刺又无法取出异物的患者。

4.颅脑脓肿切除术

适用于脑脓肿和多房性脓肿,以及含有异物的脓肿和多次穿刺无效的脓肿。也可用于时间较长,包膜较厚的脓肿。同时发生破溃或者脑疝的情况下应行急症手术。脓肿切除术需要注意避免损伤重要功能区。

(三)术后处理

(1)术后继续抗感染治疗,防止脓肿复发及感染扩散。

(2)注意纠正水、电解质和酸碱平衡。

(3)防治并发症。

六、术前护理常规

(1)执行外科术前护理常规。

(2)病情观察:观察体温、脉搏、呼吸、血压、意识的变化。早期感染侵入颅内,呈持续性高热,遵医嘱给予抗生素,体温过高者给予药物或物理降温。颅内压增高者出现脉搏、血压、意识的改变,应及时观察并记录,预防脑疝。

(3)颅内压增高者,执行颅内压增高护理常规。

(4)饮食护理:给予高维生素、高蛋白、易消化的饮食。

七、术后护理常规

(1)执行外科术后护理常规。

(2)执行全身麻醉后护理常规。

(3)执行术后疼痛护理常规。

(4)病情观察:密切观察患者意识、瞳孔、生命体征、肢体活动变化及有无展神经麻痹、脑病灶症状等,并记录。必要时通知医师,对症处理。

(5)遵医嘱给予抗生素,若出现高热,及时给予药物或物理降温。

(6)脓腔引流护理:①根据切开部位取合理卧位,抬高床头 15°～30°,引流瓶(袋)应至少低于脓腔30 cm。②术后 24 小时、创口周围初步形成粘连后可进行囊内冲洗,先用生理盐水缓慢注入腔内,再轻轻抽出,注意不可过分加压,冲洗后注入抗菌药物,然后夹闭引流管 2～4 小时。③脓腔闭合时拔管。继续用脱水剂降低颅内压。患者长期高热,消耗热量明显,应注意加强营养,必要时给予支持疗法。

(韩　彬)

第十章

急诊科常见疾病护理

第一节 超高热危象

发热是多种疾病的常见症状。若腋温在 37 ℃,且一天间体温波动超过 1 ℃以上,即可认为发热。腋温为 37.5～38 ℃称为低热、38.1～39 ℃称中度热、39.1～40 ℃称高热、41 ℃以上则为超高热。发热时间超过两周为长期发热。持续高热对身体损害很大,尤其是对脑组织有严重损伤,可引起脑细胞不可逆性损害。超高热危象系指高热同时伴有抽搐、昏迷、休克、出血等,是临床常见的危急重症之一,稍有疏忽,即可导致严重后果。

一、病因

(一)感染性发热

病毒、肺炎支原体、立克次体、细菌、螺旋体、真菌、寄生虫等各种病原体所致的感染,均可引起,为常见的病因。

1.传染病

多数急症患者的高热是由传染病引起,其中多半是上呼吸道感染,如普通感冒和流行性感冒、菌痢、疟疾、伤寒、传染性肝炎、粟粒性肺结核、急性血吸虫病、传染性单核细胞增多症、流行性脑脊髓膜炎、乙脑等均可引起发热或高热。

2.器官感染性炎症

器官感染性炎症常见有急性扁桃体炎、副鼻窦炎、中耳炎、支气管炎、肺炎、脓胸、肾盂肾炎、胆道感染、肝脓肿、细菌性心内膜炎、败血症、淋巴结炎、睾丸或副睾丸炎、输卵管炎、丹毒、深部脓肿等。

(二)非感染性发热

1.结缔组织疾病及变态反应

如系统性红斑狼疮、皮肌炎、风湿热、荨麻疹、药物热、输血输液反应等。

2.无菌性坏死

如广泛的组织创伤、大面积烧伤、心肌梗死、血液病等。

3.恶性肿瘤

如白血病、淋巴瘤、恶性网状细胞增多症,肝、肺和其他部位肿瘤等。

4.内分泌及代谢障碍

如甲状腺功能亢进(产热过多)、严重失水(散热过少)。

5.体温调节中枢功能障碍

如中暑、重度安眠药中毒、脑血管意外及颅脑损伤等。

二、病情评估

发热的原因复杂,临床表现千变万化,往往给诊断带来困难,因此,对一些非典型的疑难病例,除仔细询问病史,全面的体格检查和进行一些特殊实验室检查外,更应注意动态观察,并对搜集来的资料仔细进行综合分析,才能及时得出确切的诊断。

(一)病史

现病史和过去史的详细询问,常常对发热性疾病的诊断和鉴别诊断能提供重要的线索。例如黑热病、血吸虫病、丝虫病、华支睾吸虫病等有相对严格的地区性;疟疾、流行性乙型脑炎、流行性脑脊髓膜炎、细胞性痢疾等有一定的季节性;麻疹、猩红热、天花患者痊愈后有长期免疫力;食物中毒多见于集体发病,有进食不洁食物史;有应用广谱抗生素、激素、抗肿瘤药物及免疫抑制剂病史者,经应用抗生素治疗无效,要考虑二重感染的可能性;有应用解热镇痛药、抗生素、磺胺等药物,要警惕药物热;如果同时有皮疹出现,药物热的可能性更大;输血后发热时间长,要考虑疟疾、病毒性肝炎、巨细胞病毒感染的可能性;既往有肺结核或有与肺结核患者密切接触史者,要警惕结核或结核播散的可能;有恶性肿瘤史,不管是手术后或化疗后,再次发热不退要警惕肿瘤转移。例如,有一例患者,10年前有鼻腔恶性肉芽肿,经化、放疗后,10年后出现高热不退,多种抗生素治疗无效,最后证实是恶性组织细胞病。

(二)发热伴随症状

详细观察分析发热的伴随症状,对分析发热原因及严重程度均有重要价值。主要包括有无淋巴结肿大、结膜充血、关节肿痛、出血、皮疹(疱疹、玫瑰疹、丘疹、荨麻疹等),有无肝脾大、神经系统症状、腹痛等。

(三)超高热危象早期表现

凡遇高热患者出现寒战、脉搏快、呼吸急促、烦躁、抽搐、休克、昏迷等,应警惕超高热危象的发生。

(四)实验室及其他检查

1.血常规检查

血象以白细胞计数和分类计数最具初筛诊断意义。白细胞总数偏低,应考虑疟疾或病毒感染;白细胞总数增高和中性粒细胞左移者,常为细菌性感染;有大量幼稚细胞出现时要考虑白血病,但须与类白血病反应相鉴别。

2.尿粪检查

尿液检查对尿路疾病的诊断有很大帮助。对昏迷、高热病员而无阳性神经系统体征时,应做尿常规检查,以排除糖尿病酸中毒合并感染的可能。对高热伴有脓血便或有高热、昏迷、抽搐而无腹泻在疑及中毒性菌痢时应灌肠做粪便检查。

3.X 线检查

常有助于肺炎、胸膜炎、椎体结核等疾病的诊断。

4.其他检查

对诊断仍未明确的病员,可酌情做一些特殊意义的检查如血培养、抗"O"、各种穿刺及活组织检查。还可依据病情行 B 超、CT、内窥镜检查等。

5.剖腹探查的指征

如果能适当应用扫描检查、超声检查以及经皮活检,一般不需要剖腹探查。但对扫描的异常发现需要进一步阐明其性质,或制订准确的处理方案,或需做引流时,剖腹术可作为最后确诊的步骤而予以实施。

6.诊断性治疗试验

不主张在缺乏明确诊断的病例中应用药物治疗,但是如果在仔细检查和培养后,临床和实验室资料支持某种病因诊断但又未能完全明确时,治疗性试验是合理的。

(1)血培养阴性的心内膜炎:有较高的死亡率,如果临床资料表明此诊断是最有可能的,抗生素试验治疗可能是救命性的,常推荐应用广谱抗生素 3 种以上,联合、足量、早期、长疗程应用,一般用药4~6周,人工瓣膜心内膜炎者疗程应更长,培养阳性者应根据药敏给药。

(2)结核:对有结核病史的患者,应高度怀疑有结核病的活动性病灶,2~3 周的抗结核治疗很可能导致体温的下降,甚至达到正常。

(3)疟疾:如果热型符合疟疾(间日疟或三天疟)改变,伴有脾大,白细胞计数减少,流行季节或从流行区来的患者,而一时未找到疟原虫的确切证据,可试验性抗疟治疗,或许能得到良好的疗效,并有助于诊断。

(4)疑为系统性红斑狼疮,而血清学检查未能进一步证实的患者,激素试验性用药可获良效而进一步证实诊断。

由于多数不明原因的高热是由感染引起,所以一般抗生素在未获得确诊前是常规地使用以观疗效。

三、急救措施

(一)一般处理

将患者置于安静、舒适、通风的环境。有条件时应安置在有空调的病室内,无空调设备时,可采用室内放置冰块、电扇通风等方法达到降低室温的目的。高热惊厥者应置于保护床内,保持呼吸道通畅,予足量氧气吸入。

(二)降温治疗

可选用物理降温或药物降温。

1.物理降温法

利用物理原理达到散热目的,临床上有局部和全身冷疗两种方法。

(1)局部冷疗:适用于体温超过 39 ℃者,给予冷毛巾或冰袋及化学制冷袋,将其放置于额部、腋下或腹股沟部,通过传导方式散发体内的热量。

(2)全身冷疗:适用于体温超过 39.5 ℃者,采用酒精擦浴、温水擦浴、冰水灌肠等方法。

酒精擦浴法:酒精是一种挥发性的液体,擦浴后酒精在皮肤上迅速蒸发,吸收和带走机体的大量热量;同时酒精和擦拭又具有刺激皮肤血管扩张的作用,使散热增加。一般选用 25% ~

35％的酒精100～200 mL,温度为30 ℃左右。擦浴前先置冰袋于头部,以助降温,并可防止由于擦浴时全身皮肤血管收缩所致头部充血;置热水袋于足底,使足底血管扩张有利散热,同时减少头部充血。擦浴中应注意患者的全身情况,若有异常立即停止。擦至腋下、掌心、腘窝、腹股沟等血管丰富处应稍加用力且时间稍长些,直到皮肤发红为止,以利散热。禁擦胸前区、腹部、后颈、足底,以免引起不良反应。擦拭完毕,移去热水袋,间隔半小时,测体温、脉搏、呼吸,做好记录,如体温降至39 ℃以下,取下头部冰袋。

温水擦浴法:取32～34 ℃温水进行擦浴,体热可通过传导散发,并使血管扩张,促进散热。方法同酒精擦浴法。

冰水灌肠法:用于体温高达40 ℃的清醒患者,选用4 ℃的生理盐水100～150 mL灌肠,可达到降低深部体温的目的。

2.药物降温法

应用解热剂使体温下降。

(1)适应证:①婴幼儿高热,因小儿高热引起"热惊厥"。②高热伴头痛、失眠、精神兴奋等症状,影响患者的休息与疾病的康复。③长期发热或高热,经物理降温无效者。

(2)常用药物:有吲哚美辛、异丙嗪、哌替啶、氯丙嗪、激素如地塞米松等。对于超高热伴有反复惊厥者,可采用亚冬眠疗法、静脉滴注氯丙嗪、异丙嗪每次各2 mg/kg。降温过程中严密观察血压变化,视体温变化调整药物剂量。

必要时物理降温与药物降温可联合应用,注意观察病情。

(三)病因治疗

诊断明确者应针对病因采取有效措施。

(四)支持治疗

注意补充营养和水分,保持水、电解质平衡,保护心、脑、肾功能及防治并发症。

(五)对症处理

如出现惊厥、颅内压增高等症状,应及时处理。

四、护理要点

(一)一般护理

做好患者皮肤、口腔等基础护理,满足患者的基本需要,尽可能使患者处于舒适状态,预防并发症的发生;做好发热患者的生活护理,如发热患者的衣被常被汗液浸湿,应及时更换。

(二)心理护理

患者由于疾病和高热的折磨,容易出现烦躁、焦虑等心理变化,需要更多的关心、抚慰和鼓励。护士要多接近患者,耐心解答患者提出的各种问题,使患者从精神、心理上得到支持。

(三)病情观察与护理

(1)严密观察体温、脉搏、呼吸、血压、神志变化,以了解病情及观察治疗反应。在物理降温或药物降温过程中,应持续测温或每5分钟测温1次,昏迷者应测肛温。体温的突然下降伴有大量出汗,可导致虚脱或休克,此种情况在老年、体弱患者尤应注意。

(2)观察与高热同时存在的其他症状,如是否伴有寒战、大汗、咳嗽、呕吐、腹泻、出疹或出血等,以协助医师明确诊断。

(3)观察末梢循环情况,高热而四肢末梢厥冷、发绀者,往往提示病情更为严重。经治疗后体温下降和四肢末梢转暖、发绀减轻或消失，则提示治疗有效。

五、健康教育

（一）饮食指导

告知患者发热是一种消耗性疾病，饮食中注意高热量、高蛋白、高维生素的摄取是必要的。鼓励患者多食一些营养丰富、易消化、自己喜爱的流质或半流质饮食，保证每天总热量不低于12 552 kJ（3 000 kcal）；同时注意水分和盐分补充，保证每天入水量在3 000 mL左右，防止脱水，促进毒素和代谢产物的排出。

（二）正确测量体温

体温测量的正确性对于判断疾病的转归有一定的意义。应教会患者正确测量体温的方法，应告知成人口腔温度和腋下温度测量的方法、时间及测量中的注意事项；应向婴幼儿家属说明婴幼儿肛温测量的方法、时间及注意事项。

（三）加强自我保健教育

指导患者建立有规律的生活；适当的体育锻炼和户外活动，增加机体的耐寒和抗病能力；在寒冷季节或气候骤变时，注意保暖，避免受凉，预防感冒、流行性感冒等；向患者和家属介绍有关发热的基本知识，避免各种诱因；改善环境卫生，重视个人卫生；告诫患者重视病因治疗，如系感染性发热，当抗生素使用奏效时，体温便会下降。

（张　彭）

第二节　溶血危象

溶血危象是指在慢性溶血病程中突然出现严重的急性溶血，或具有潜在溶血因素的患者存某些诱因作用下突然发生大量血管外或血管内溶血。溶血危象是一严重威胁患者生命的综合征，若不及时救治常可危及生命。

一、病因与诱因

（一）病因

1.红细胞结构和功能异常

如遗传性椭圆或球形红细胞增多、口形红细胞增多症、自体免疫性溶血性贫血等。

2.血红蛋白病

海洋性贫血、不稳定血红蛋白病、血红蛋白结构异常等。

3.红细胞酶缺乏

6-磷酸葡萄糖脱氢酶缺乏症、丙酮酸激酶缺乏症。

4.其他

血型不合输血、药物性溶血等。

（二）诱因

常见诱因有感染、外科手术、创伤、妊娠、过度疲劳、大量饮酒、情绪波动、服酸性药物及食物等。

二、发病机制

本病的发病机制尚不十分明了。正常红细胞平均寿命 100～120 天,当红细胞平均寿命短于 20 天时,将出现溶血性贫血。根据红细胞的破坏部位分为血管内溶血和血管外溶血。大量溶血使血浆中游离血红蛋白急骤增加而发生血红蛋白血症。如游离血红蛋白大于 1.49 g/L 时,溶血 12 小时后可发生黄疸,并通过肾排泄而出现血红蛋白尿。大量血红蛋白刺激和沉淀可使肾血管痉挛和肾小管梗阻,以至肾小管坏死,发生急性肾衰竭。另外,大量红细胞破坏,可引起严重贫血,甚至发生心功能不全、休克、昏迷。部分溶血危象患者可继发急性骨髓功能障碍,即再生障碍性危象。

三、临床表现

(一)寒战与发热
大部分患者先有寒战、面色苍白、四肢发凉,继之体温可达 40 ℃。

(二)四肢、腰背疼痛
患者多有全身及腰背酸痛,伴有腹痛,或伴明显肌紧张。溶血严重者可继发少尿、无尿及急性肾衰竭。还可出现恶心、呕吐、腹胀等消化道症状。

(三)血压下降
血型不合所致的溶血危象,血压下降不易纠正,这与抗原、抗体反应所致的过敏性休克、血管舒缩功能失调有关。骤然大量溶血,还可导致高钾血症、心律失常,甚至心脏停搏。

(四)出血倾向与凝血障碍
大量红细胞破坏可以消耗血液内的凝血物质,导致明显出血倾向。部分患者常因感染、休克、肾衰竭、电解质紊乱而并发 DIC。

(五)贫血加重、黄疸加深
原有贫血突然加重,全身乏力,心悸气短。危象发生 12 小时后可见全身皮肤、黏膜黄染急剧加深。

(六)肝、脾明显肿大
溶血危象时,患者的肝脾均明显肿大,尤以脾大为著,常与贫血及黄疸程度成正比。另外,因大量溶血,胆红素排泄过多。在胆道沉积,易并发胆结石。

四、实验室及其他检查

(一)红细胞破坏增加
血清间接胆红素增高,尿中尿胆原增加。血浆游离血红蛋白含量增高,血清结合球蛋白降低或消失,出现高铁血红素白蛋白血症,血红蛋白尿(尿可呈淡红色、棕色),含铁血黄素尿。红细胞寿命缩短。

(二)红细胞系代偿增生的表现
网织红细胞增加,骨髓幼红细胞增生,周围血液中出现幼红细胞。

五、治疗要点

(一)治疗原则

迅速终止溶血,消除血红蛋白血症,纠正重度贫血,防治急性肾衰竭和其他并发症。

(二)治疗措施

1.去除病因

查寻有无变应原或药物,去除一切可能的诱因和病因,控制感染,接受输血者出现溶血可疑症状时,应立即停止输血。

2.控制溶血

输入 500~1 000 mL 右旋糖酐或 706 代血浆,阻止血红蛋白尿的发作,适用于伴有感染、外伤、输血反应和腹痛危象者。急性溶血可经服用或静脉滴注 5% 碳酸氢钠而减轻。肾上腺皮质激素主要用于自身免疫而致的获得性溶血性贫血的溶血危象。重症者可选用地塞米松或氢化可的松静脉快速给药,病情稳定后改用泼尼松口服。必要时可选用硫唑嘌呤、环孢素等免疫抑制剂。

3.输血、纠正贫血

当大量溶血造成严重贫血时,输血是抢救患者生命的关键措施之一,但要根据原发病的不同采用成分输血。如病情危急且无分离洗涤红细胞的条件,可在输血前用大量糖皮质激素。

4.防治急性肾衰竭

纠正血容量后,尽早应用 25% 甘露醇 250 mL 于 15~30 分钟内快速滴注,使尿量维持在 100 mL/h 以上,24 小时尿量应达 1 500~2 400 mL,适量给予 5% 碳酸氢钠还可以碱化尿液,防止肾小管机械阻塞。已发生急性肾衰竭者按急性肾衰竭处理。

六、护理措施

(一)紧急护理措施

发生溶血危象时,立即使患者卧床,抬高床头以利肺扩张及气体交换,输血的患者立即停止输血,同时将余血、患者血标本和尿标本送检。给予吸氧,建立静脉通道,迅速医嘱用药。

(二)严密观察病情

严密观察生命体征、意识的变化,注意尿色、尿量的变化,观察有无黄疸或贫血加重,及时了解化验结果。输血时注意严格执行规章制度,输血速度应缓慢,并密切观察患者反应。使用糖皮质激素期间注意避免感染,使用环磷酰胺者指导其多饮水以防出血性膀胱炎等。使用硫唑嘌呤、环孢素等免疫抑制剂时,必须密切观察药物的不良反应。

(三)一般护理

(1)患者卧床休息,保持呼吸道通畅。寒战或发热者,注意保暖和降温,躁动者注意保护安全。

(2)做好生活护理,保持病房安静、舒适,避免各种精神因素刺激。

(3)给予心理护理,减轻患者恐惧、不安情绪,积极配合治疗。

(四)健康宣教

慢性溶血患者应该注意休息,防止劳累,清淡饮食,随季节加减衣物,预防感染,可减少溶血危象的发生。保持情绪稳定,可减少并发症,促进疾病康复。

(张　彭)

第三节 心源性休克

心源性休克是指由于严重的心脏泵功能衰竭或心功能不全导致心排血量减少,各重要器官和周围组织灌注不足而发生的一系列代谢和功能障碍综合征。

一、临床表现

多数心源性休克患者,在出现休克之前有相应心脏病史和原发病的各种表现,如急性肌梗死患者可表现严重心肌缺血症状,心电图可能提示急性冠状动脉供血不足,尤其是广泛前壁心肌梗死;急性心肌炎者则可有相应感染史,并有发热、心悸、气短及全身症状,心电图可有严重心律失常;心脏手术后所致的心源性休克,多发生于手术1周内。

目前国内外比较一致的心源性休克诊断标准如下。

(1)收缩压低于12.0 kPa(90 mmHg)或原有基础血压降低4.0 kPa(30 mmHg),非原发性高血压患者一般收缩压小于10.7 kPa(80 mmHg)。

(2)循环血量减少的征象:①尿量减少,常少于20 mL/h。②神志障碍、意识模糊、嗜睡、昏迷等。③周围血管收缩,伴四肢厥冷、冷汗,皮肤湿凉、脉搏细弱快速、颜面苍白或发绀等末梢循环衰竭征象。

(3)纠正引起低血压和低心排血量的心外因素(低血容量、心律失常、低氧血症、酸中毒等)后,休克依然存在。

二、诊断

(1)有急性心肌梗死、急性心肌炎、原发或继发性心肌病、严重的恶性心律失常、具有心肌毒性的药物中毒、急性心脏压塞以及心脏手术等病史。

(2)早期患者烦躁不安、面色苍白,诉口干、出汗,但神志尚清;后逐渐表情淡漠、意识模糊、神志不清直至昏迷。

(3)体检心率逐渐增快,常>120次/分。收缩压<10.6 kPa(80 mmHg),脉压<2.7 kPa(20 mmHg),后逐渐降低,严重时血压测不出。脉搏细弱,四肢厥冷,肢端发绀,皮肤出现花斑样改变。心音低钝,严重者呈单音律。尿量<17 mL/h,甚至无尿。休克晚期出现广泛性皮肤、黏膜及内脏出血,即弥漫性血管内凝血的表现,以及多器官衰竭。

(4)血流动力学监测提示心脏指数降低、左室舒张末压升高等相应的血流动力学异常。

三、检查

(1)血气分析。

(2)弥漫性血管内凝血的有关检查。血小板计数及功能检测,出凝血时间,凝血酶原时间,凝血因子Ⅰ,各种凝血因子和纤维蛋白降解产物(FDP)。

(3)必要时做微循环灌注情况检查。

(4)血流动力学监测。

(5)胸部 X 线片,心电图,必要时做动态心电图检查,条件允许时行床旁超声心动图检查。

四、治疗

(一)一般治疗

(1)绝对卧床休息,有效止痛,由急性心肌梗死所致者吗啡 3～5 mg 或哌替啶 50 mg,静脉注射或皮下注射,同时予地西泮、苯巴比妥。

(2)建立有效的静脉通道,必要时行深静脉插管。留置导尿管监测尿量。持续心电、血压、血氧饱和度监测。

(3)氧疗:持续吸氧,氧流量一般为 4～6 L/min,必要时气管插管或气管切开,人工呼吸机辅助呼吸。

(二)补充血容量

首选右旋糖酐-40 250～500 mL 静脉滴注,或 0.9%氯化钠液、平衡液 500 mL 静脉滴注,最好在血流动力学监护下补液,前 20 分钟内快速补液 100 mL,如中心静脉压上升不超过0.2 kPa(1.5 mmHg),可继续补液直至休克改善,或输液总量在 500～750 mL。无血流动力学监护条件者可参照以下指标进行判断:诉口渴,外周静脉充盈不良,尿量<30 mL/h,尿比重>1.02,中心静脉压<0.8 kPa(6 mmHg),则表明血容量不足。

(三)血管活性药物的应用

首选多巴胺或与间羟胺联用,从 2～5 μg/(kg·min)开始渐增剂量,在此基础上根据血流动力学资料选择血管扩张剂:①肺充血而心排血量正常,肺毛细血管楔压>2.4 kPa(18 mmHg),而心脏指数>2.2 L/(min·m²)时,宜选用静脉扩张剂,如硝酸甘油 15～30 μg/min 静脉滴注或泵入,并可适当利尿。②心排血量低且周围灌注不足,但无肺充血,即心脏指数<2.2 L/(min·m²),肺毛细血管楔压<2.4 kPa(18 mmHg)而肢端湿冷时,宜选用动脉扩张剂,如酚妥拉明 100～300 μg/min静脉滴注或泵入,必要时增至 1 000～2 000 μg/min。③心排血量低且有肺充血及外周血管痉挛,即心脏指数<2.2 L/(min·m²),肺毛细血管楔压<2.4 kPa(18 mmHg)而肢端湿冷时,宜选用硝普钠,10 μg/min 开始,每 5 分钟增加 5～10 μg/min,常用量为 40～160 μg/min,也有高达 430 μ/min 才有效。

(四)正性肌力药物的应用

1.洋地黄制剂

一般在急性心肌梗死的 24 小时内,尤其是 6 小时内应尽量避免使用洋地黄制剂,在经上述处理休克无改善时可酌情使用,毛花苷 C 0.2～0.4 mg,静脉注射。

2.拟交感胺类药物

对心排血量低,肺毛细血管楔压不高,体循环阻力正常或低下,合并低血压时选用多巴胺,用量同前;而心排血量低,肺毛细血管楔压高,体循环血管阻力和动脉压在正常范围者,宜选用多巴酚丁胺 5～10 μg/(kg·min),亦可选用多培沙明 0.25～1.0 μg/(kg·min)。

3.双异吡啶类药物

常用氨力农 0.5～2 mg/kg,稀释后静脉注射或静脉滴注,或米力农 2～8 mg,静脉滴注。

(五)其他治疗

1.纠正酸中毒

常用 5%碳酸氢钠或摩尔乳酸钠,根据血气分析结果计算补碱量。

2.激素应用

早期(休克 4～6 小时内)可尽早使用糖皮质激素,如地塞米松 10～20 mg 或氢化可的松 100～200 mg,必要时每 4～6 小时重复 1 次,共用 1～3 天,病情改善后迅速停药。

3.纳洛酮

首剂 0.4～0.8 mg,静脉注射,必要时在 2～4 小时后重复 0.4 mg,继以 1.2 mg 置于 500 mL 液体内静脉滴注。

4.机械性辅助循环

经上述处理后休克无法纠正者,可考虑主动脉内球囊反搏(IABP)、体外反搏、左室辅助泵等机械性辅助循环。

5.原发疾病治疗

如急性心肌梗死患者应尽早进行再灌注治疗,溶栓失败或有禁忌证者应在 IABP 支持下进行急诊冠状动脉成形术;急性心脏压塞者应立即心包穿刺减压;乳头肌断裂或室间隔穿孔者应尽早进行外科修补等。

6.心肌保护

1,6-二磷酸果糖 5～10 g/d,或磷酸肌酸 2～4 g/d,酌情使用血管紧张素转换酶抑制剂等。

(六)防治并发症

1.呼吸衰竭

呼吸衰竭包括持续氧疗,必要时呼气末正压给氧,适当应用呼吸兴奋剂,如尼可刹米 0.375 g 或洛贝林 3～6 mg 静脉注射;保持呼吸道通畅,定期吸痰,加强抗感染等。

2.急性肾衰竭

注意纠正水、电解质紊乱及酸碱失衡,及时补充血容量,酌情使用利尿剂如呋塞米 20～40 mg 静脉注射。必要时可进行血液透析、血液滤过或腹膜透析。

3.保护脑功能

酌情使用脱水剂及糖皮质激素,合理使用兴奋剂及镇静剂,适当补充促进脑细胞代谢药,如脑活素、胞磷胆碱、三磷酸腺苷等。

4.防治弥散性血管内凝血(DIC)

休克早期应积极应用右旋糖酐-40、阿司匹林、双嘧达莫等抗血小板及改善微循环药物,有 DIC 早期指征时应尽早使用肝素抗凝,首剂 3 000～6 000 U 静脉注射,后续以 500～1 000 U/h 静脉滴注,监测凝血时间调整用量,后期适当补充消耗的凝血因子,对有栓塞表现者可酌情使用溶栓药如小剂量尿激酶(25 万～50 万单位)或链激酶。

五、护理

(一)急救护理

(1)护理人员熟练掌握常用仪器、抢救器材及药品。

(2)各抢救用物定点放置、定人保管、定量供应、定时核对,定期消毒,使其保持完好备用状态。

(3)患者一旦发生晕厥,应立即就地抢救并通知医师。

(4)应及时给予吸氧,建立静脉通道。

(5)按医嘱准、稳、快地使用各类药物。

(6)若患者出现心脏骤停,立即进行心、肺、脑复苏。

(二)护理要点

1.给氧用面罩或鼻导管给氧

面罩要严密,鼻导管吸氧时,导管插入要适宜,调节氧流量 4～6 L/min,每天更换鼻导管一次,以保持导管通畅。如发生急性肺水肿时,立即给患者端坐位,两腿下垂,以减少静脉回流,同时加用 30%酒精吸氧,降低肺泡表面张力,特别是患者咯大量粉红色泡沫样痰时,应及时用吸引器吸引,保持呼吸道通畅,以免发生窒息。

2.建立静脉输液通道

迅速建立静脉通道。护士应建立 1～2 条静脉通道。在输液时,输液速度应控制,应当根据心率、血压等情况,随时调整输液速度,特别是当液体内有血管活性药物时,更应注意输液通畅,避免管道滑脱、输液外渗。

3.尿量观察

单位时间内尿量的观察,对休克病情变化及治疗是十分敏感和有意义的指标。如果患者 6 小时无尿或每小时少于 30 mL,说明肾小球滤过量不足,如无肾实质变说明血容量不足。相反,每小时尿量大于30 mL,表示微循环功能良好,肾血灌注好,是休克缓解的可靠指标。如果血压回升,而尿量仍很少,考虑发生急性肾功能衰竭,应及时处理。

4.血压、脉搏、末梢循环的观察

血压变化直接标志着休克的病情变化及预后,因此,在发病几小时内应严密观察血压,15～30 分钟一次,待病情稳定后 1～2 小时观察一次。若收缩压下降到 10.7 kPa(80 mmHg)以下,脉压小于 2.7 kPa(20 mmHg)或患者原有高血压,血压的数值较原血压下降 4.0 kPa(30 mmHg)以上,要立即通知医师迅速给予处理。

脉搏的快慢取决于心率,其节律是否整齐,也与心搏节律有关,脉搏强弱与心肌收缩力及排血量有关。所以休克时脉搏在某种程度上反映心功能,同时,临床上脉搏的变化,往往早于血压变化。

心源性休克由于心排血量减少,末梢循环灌注量减少,血流留滞,末梢发生发绀,尤其以口唇、黏膜及甲床最明显,四肢也因血运障碍而冰冷,皮肤潮湿。这时,即使血压不低,也应按休克处理。当休克逐步好转时,末梢循环得到改善,发绀减轻,四肢转温。所以末梢的变化也是休克病情变化的一个标志。

5.心电监护的护理患者入院后

立即建立心电监护,通过心电监护可及时发现致命的室速或室颤。当患者入院后一般监测 24～48 小时,有条件可直到休克缓解或心律失常纠正。常用标准 Ⅱ 导进行监测,必要时描记心电记录。在监测过程中,要严密观察心律、心率的变化,对于频发室早(每分钟 5 个以上)、多源性室早,室早呈二联律、三联律、室性心动过速、R-on-T、R-on-P(室早落在前一个 P 波或 T 波上)立即报告医师,积极配合抢救,准备各种抗心律失常药,随时做好除颤和起搏的准备,分秒必争,以挽救患者的生命。

此外,还必须做好患者的保温工作,防止呼吸道并发症和预防压疮等方面的基础护理工作。

(张　彭)

第四节　急性呼吸窘迫综合征

急性呼吸窘迫综合征(acute respiratory distress syndrome,ARDS)是指严重感染、创伤、休克等非心源性疾病过程中,肺毛细血管内皮细胞和肺泡上皮细胞损伤造成弥漫性肺间质及肺泡水肿,导致的急性低氧性呼吸功能不全或衰竭,属于急性肺损伤(acute lung injury,ALI)的严重阶段。以肺容积减少、肺顺应性降低、严重的通气/血流比例失调为病理生理特征。临床上表现为进行性低氧血症和呼吸窘迫,肺部影像学表现为非均一性的渗出性病变。本病起病急、进展快、死亡率高。

ALI 和 ARDS 是同一疾病过程中的两个不同阶段,ALI 代表早期和病情相对较轻的阶段,而 ARDS 代表后期病情较为严重的阶段。发生 ARDS 时患者必然经历过 ALI,但并非所有的 ALI 都会发展为 ARDS。引起 ALI 和 ARDS 的原因和危险因素很多,根据肺部直接和间接损伤对危险因素进行分类,可分为肺内因素和肺外因素。肺内因素是指致病因素对肺的直接损伤,包括:①化学性因素,如吸入毒气、烟尘、胃内容物及氧中毒等。②物理性因素,如肺挫伤、放射性损伤等。③生物性因素,如重症肺炎。肺外因素是指致病因素通过神经体液因素间接引起肺损伤,包括严重休克、感染中毒症、严重非胸部创伤、大面积烧伤、大量输血、急性胰腺炎、药物或麻醉品中毒等。ALI 和 ARDS 的发生机制非常复杂,目前尚不完全清楚。多数学者认为,ALI 和 ARDS 是由多种炎性细胞、细胞因子和炎性介质共同参与引起的广泛肺毛细血管急性炎症性损伤过程。

一、临床特点

ARDS 的临床表现可以有很大差别,取决于潜在疾病和受累器官的数目和类型。

(一)症状体征

(1)发病迅速:ARDS 多发病迅速,通常在发病因素攻击(如严重创伤、休克、败血症、误吸)后12～48 小时发病,偶尔有长达 5 天者。

(2)呼吸窘迫:ARDS 最常见的症状,主要表现为气急和呼吸频率增快,呼吸频率大多在25～50 次/分。其严重程度与基础呼吸频率和肺损伤的严重程度有关。

(3)咳嗽、咳痰、烦躁和神志变化:ARDS 可有不同程度的咳嗽、咳痰,可咳出典型的血水样痰,可出现烦躁、神志恍惚。

(4)发绀:是未经治疗 ARDS 的常见体征。

(5)ARDS 患者也常出现呼吸类型的改变,主要为呼吸浅快或潮气量的变化。病变越严重,这一改变越明显,甚至伴有吸气时鼻翼翕动及三凹征。在早期自主呼吸能力强时,常表现为深快呼吸,当呼吸肌疲劳后,则表现为浅快呼吸。

(6)早期可无异常体征,或仅有少许湿啰音;后期多有水泡音,亦可出现管状呼吸音。

(二)影像学表现

1.X 线胸片

早期病变以间质性为主,胸部 X 线片常无明显异常或仅见血管纹理增多,边缘模糊,双肺散在分布的小斑片状阴影。随着病情进展,上述的斑片状阴影进一步扩展,融合成大片状,或两肺均匀一致增加的毛玻璃样改变,伴有支气管充气征,心脏边缘不清或消失,称为"白肺"。

2.胸部 CT

与 X 线胸片相比,胸部 CT 尤其是高分辨 CT(HRCT)可更为清晰地显示出肺部病变分布、范围和形态,为早期诊断提供帮助。由于肺毛细血管膜通透性一致性增高,引起血管内液体渗出,两肺斑片状阴影呈现重力依赖性现象,还可出现变换体位后的重力依赖性变化。在 CT 上表现为病变分布不均匀:①非重力依赖区(仰卧时主要在前胸部)正常或接近正常。②前部和中间区域呈毛玻璃样阴影。③重力依赖区呈现实变影。这些提示肺实质的实变出现在受重力影响最明显的区域。无肺泡毛细血管膜损伤时,两肺斑片状阴影均匀分布,既不出现重力依赖现象,也无变换体位后的重力依赖性变化。这一特点有助于与感染性疾病鉴别。

(三)实验室检查

1.动脉血气分析

PaO_2＜8.0 kPa(60 mmHg),有进行性下降趋势,在早期 $PaCO_2$ 多不升高,甚至可因过度通气而低于正常;早期多为单纯呼吸性碱中毒;随病情进展可合并代谢性酸中毒,晚期可出现呼吸性酸中毒。氧合指数较动脉氧分压更能反映吸氧时呼吸功能的障碍,而且与肺内分流量有良好的相关性,计算简便。氧合指数参照范围为 53.2～66.5 kPa(400～500 mmHg),在 ALI 时≤40.0 kPa(300 mmHg),ARDS 时≤26.7 kPa(200 mmHg)。

2.血流动力学监测

通过漂浮导管,可同时测定并计算肺动脉压(PAP)、肺动脉楔压(PAWP)等,不仅对诊断、鉴别诊断有价值,而且对机械通气治疗亦为重要的监测指标。肺动脉楔压一般＜1.6 kPa(12 mmHg),若＞2.4 kPa(18 mmHg),则支持左侧心力衰竭的诊断。

3.肺功能检查

ARDS 发生后呼吸力学发生明显改变,包括肺顺应性降低和气道阻力增高,肺无效腔/潮气量是不断增加的,肺无效腔/潮气量增加是早期 ARDS 的一种特征。

二、诊断及鉴别诊断

1999 年,中华医学会呼吸病学分会制定的诊断标准如下。

(1)有 ALI 和/或 ARDS 的高危因素。

(2)急性起病、呼吸频数和/或呼吸窘迫。

(3)低氧血症:ALI 时氧合指数≤40.0 kPa(300 mmHg);ARDS 时氧合指数≤26.7 kPa(200 mmHg)。

(4)胸部 X 线检查显示两肺浸润阴影。

(5)肺动脉楔压≤2.4 kPa(18 mmHg)或临床上能除外心源性肺水肿。

符合以上 5 项条件者,可以诊断 ALI 或 ARDS。必须指出,ARDS 的诊断标准并不具有特异性,诊断时必须排除大片肺不张、自发性气胸、重症肺炎、急性肺栓塞和心源性肺水肿(表 10-1)。

表 10-1　ARDS 与心源性肺水肿的鉴别

类别	ARDS	心源性肺水肿
特点	高渗透性	高静水压
病史	创伤、感染等	心脏疾病
双肺浸润阴影	+	+
重力依赖性分布现象	+	+
发热	+	可能
白细胞增多	+	可能
胸腔积液	−	+
吸纯氧后分流	较高	可较高
肺动脉楔压	正常	高
肺泡液体蛋白	高	低

三、急诊处理

ARDS 是呼吸系统的一个急症,必须在严密监护下进行合理治疗。治疗目标是改善肺的氧合功能,纠正缺氧,维护脏器功能和防治并发症。治疗措施如下。

(一)氧疗

应采取一切有效措施尽快提高 PaO_2,纠正缺氧。可给高浓度吸氧,使 $PaO_2 \geqslant 8.0$ kPa (60 mmHg)或 $SaO_2 \geqslant 90\%$。轻症患者可使用面罩给氧,但多数患者需采用机械通气。

(二)去除病因

病因治疗在 ARDS 的防治中占有重要地位,主要是针对涉及的基础疾病。感染是 ALI 和 ARDS 常见原因也是首位高危因素,而 ALI 和 ARDS 又易并发感染。如果 ARDS 的基础疾病是脓毒症,除了清除感染灶外,还应选择敏感抗生素,同时收集痰液或血液标本分离培养病原菌和进行药敏试验,指导下一步抗生素的选择。一旦建立人工气道并进行机械通气,即应给予广谱抗生素,以预防呼吸道感染。

(三)机械通气

机械通气是最重要的支持手段。如果没有机械通气,许多 ARDS 患者会因呼吸衰竭在数小时至数天内死亡。机械通气的指征目前尚无统一标准,多数学者认为一旦诊断为 ARDS,就应进行机械通气。在 ALI 阶段可试用无创正压通气,使用无创机械通气治疗时应严密监测患者的生命体征及治疗反应。神志不清、休克、气道自洁能力障碍的 ALI 和 ARDS 患者不宜应用无创机械通气。如无创机械通气治疗无效或病情继续加重,应尽快建立人工气道,行有创机械通气。

为了防止肺泡萎陷,保持肺泡开放,改善氧合功能,避免机械通气所致的肺损伤,目前常采用肺保护性通气策略,主要措施包括以下两方面。

1.呼气末正压

适当加用呼气末正压可使呼气末肺泡内压增大,肺泡保持开放状态,从而达到防止肺泡萎陷,减轻肺泡水肿,改善氧合功能和提高肺顺应性的目的。应用呼气末正压应首先保证有效循环血容量足够,以免因胸内正压增加而降低心排血量,而减少实际的组织氧运输;呼气末正压先从低水平 $0.29 \sim 0.49$ kPa($3 \sim 5$ cmH$_2$O)开始,逐渐增加,直到 $PaO_2 > 8.0$ kPa(60 mmHg)、SaO_2

＞90％时的呼气末正压水平,一般呼气末正压水平为 0.49～1.76 kPa(5～18 cmH_2O)。

2.小潮气量通气和允许性高碳酸血症

ARDS 患者采用小潮气量(6～8 mL/kg)通气,使吸气平台压控制在 2.94～34.3 kPa(30～35 cmH_2O)以下,可有效防止因肺泡过度充气而引起的肺损伤。为保证小潮气量通气的进行,可允许一定程度的 CO_2 潴留[$PaCO_2$ 一般不宜高于 10.7～13.3 kPa(80～100 mmHg)]和呼吸性酸中毒(pH 7.25～7.30)。

(四)控制液体入量

在维持血压稳定的前提下,适当限制液体入量,配合利尿药,使出入量保持轻度负平衡(每天500 mL 左右),使肺脏处于相对"干燥"状态,有利于肺水肿的消除。液体管理的目标是在最低(0.7～1.1 kPa 或 5～8 mmHg)的肺动脉楔压下维持足够的心排血量及氧运输量。在早期可给予高渗晶体液,一般不推荐使用胶体液。存在低蛋白血症的 ARDS 患者,可通过补充清蛋白等胶体溶液和应用利尿药,有助于实现液体负平衡,并改善氧合。若限液后血压偏低,可使用多巴胺和多巴酚丁胺等血管活性药物。

(五)加强营养支持

营养支持的目的在于不但纠正现有的患者的营养不良,还应预防患者营养不良的恶化。营养支持可经胃肠道或胃肠外途径实施。如有可能应尽早经胃肠补充部分营养,不但可以减少补液量,而且可获得经胃肠营养的有益效果。

(六)加强护理、防治并发症

有条件时应在 ICU 中动态监测患者的呼吸、心律、血压、尿量及动脉血气分析等,及时纠正酸碱失衡和电解质紊乱。注意预防呼吸机相关性肺炎的发生,尽量缩短病程和机械通气时间,加强物理治疗,包括体位、翻身、拍背、排痰和气道湿化等。积极防治应激性溃疡和多器官功能障碍综合征。

(七)其他治疗

糖皮质激素、肺泡表面活性物质替代治疗、吸入一氧化氮在 ALI 和 ARDS 的治疗中可能有一定价值,但疗效尚不肯定。不推荐常规应用糖皮质激素预防和治疗 ARDS。糖皮质激素既不能预防 ARDS 的发生,对早期 ARDS 也没有治疗作用。ARDS 发病＞14 天应用糖皮质激素会明显增加病死率。感染性休克并发 ARDS 的患者,如合并肾上腺皮质功能不全,可考虑应用替代剂量的糖皮质激素。肺表面活性物质,有助于改善氧合,但是还不能将其作为 ARDS 的常规治疗手段。

四、急救护理

在救治 ARDS 过程中,精心护理是抢救成功的重要环节。护士应做到及早发现病情,迅速协助医师采取有力的抢救措施。密切观察患者生命体征,做好各项记录,准确完成各种治疗,备齐抢救器械和药品,防止机械通气和气管切开的并发症。

(一)护理目标

(1)及早发现 ARDS 的迹象,及早有效地协助抢救。维持生命体征稳定,挽救患者生命。

(2)做好人工气道的管理,维持患者最佳气体交换,改善低氧血症,减少机械通气并发症。

(3)采取俯卧位通气护理,缓解肺部压迫,改善心脏的灌注。

(4)积极预防感染等各种并发症,提高救治成功率。

(5)加强基础护理,增加患者舒适感。

(6)减轻患者心理不适,使其合作、平静。

(二)护理措施

(1)及早发现病情变化:ARDS通常在疾病或严重损伤的最初24～48小时后发生。首先出现呼吸困难,通常呼吸浅快。吸气时可存在肋间隙和胸骨上窝凹陷。皮肤可出现发绀和斑纹,吸氧不能使之改善。

护士发现上述情况要高度警惕,及时报告医师,进行动脉血气和胸部X线等相关检查。一旦诊断考虑ARDS,立即积极治疗。若没有机械通气的相应措施,应尽早转至有条件的医院。患者转运过程中应有专职医师和护士陪同,并准备必要的抢救设备,氧气必不可少。若有指征行机械通气治疗,可以先行气管插管后转运。

(2)迅速连接监测仪,密切监护心率、心律、血压等生命体征,尤其是呼吸的频率、节律、深度及血氧饱和度等。观察患者意识、发绀情况、末梢温度等。注意有无呕血、黑粪等消化道出血的表现。

(3)氧疗和机械通气的护理治疗:ARDS最紧迫问题在于纠正顽固性低氧,改善呼吸困难,为治疗基础疾病赢得时间。需要对患者实施氧疗甚至机械通气。

严密监测患者呼吸情况及缺氧症状。若单纯面罩吸氧不能维持满意的血氧饱和度,应予辅助通气。首先可尝试采用经面罩持续气道正压吸氧等无创通气,但大多需要机械通气吸入氧气。遵医嘱给予高浓度氧气吸入或使用呼气末正压呼吸(positive end expiratory pressure,PEEP)并根据动脉血气分析值的变化调节氧浓度。

使用PEEP时应严密观察,防止患者出现气压伤。PEEP是在呼气终末时给予气道以一恒定正压使之不能回复到大气压的水平。可以增加肺泡内压和功能残气量改善氧合,防止呼气使肺泡萎陷,增加气体分布和交换,减少肺内分流,从而提高PaO_2。由于PEEP使胸腔内压升高,静脉回流受阻,致心搏减少,血压下降,严重时可引起循环衰竭,另外正压过高,肺泡过度膨胀、破裂有导致气胸的危险。所以在监护过程中,注意PEEP观察有无心率增快、突然胸痛、呼吸困难加重等相关症状,发现异常立即调节PEEP压力并报告医师处理。

帮助患者采取有利于呼吸的体位,如端坐位或高枕卧位。

人工气道的管理有以下几方面:①妥善固定气管插管,观察气道是否通畅,定时对比听诊双肺呼吸音。经口插管者要固定好牙垫,防止阻塞气道。每班检查并记录导管刻度,观察有无脱出或误入一侧主支气管。套管固定松紧适宜,以能放入一指为准。②气囊充气适量。充气过少易产生漏气,充气过多可压迫气管黏膜导致气管食管瘘,可以采用最小漏气技术,用来减少并发症发生。方法:用10 mL注射器将气体缓慢注入,直至在喉及气管部位听不到漏气声,向外抽出气体0.25～0.5 mL/次,至吸气压力到达峰值时出现少量漏气为止,再注入0.25～0.5 mL气体,此时气囊容积为最小封闭容积,气囊压力为最小封闭压力,记录注气量。观察呼吸机上气道峰压是否下降及患者能否发音说话,长期机械通气患者要观察气囊有无破损、漏气现象。③保持气道通畅。严格无菌操作,按需适时吸痰。过多反复抽吸会刺激黏膜,使分泌物增加。先吸气道再吸口、鼻腔,吸痰前给予充分气道湿化、翻身叩背、吸纯氧3分钟,吸痰管最大外径不超过气管导管内径的1/2,迅速插吸痰管至气管插管,感到阻力后撤回吸痰管1～2 cm,打开负压边后退边旋转吸痰管,吸痰时间不应超过15秒。吸痰后密切观察痰液的颜色、性状、量及患者心率、心律、血压和血氧饱和度的变化,一旦出现心律失常和呼吸窘迫,立即停止吸痰,给予吸氧。④用加温湿化器对吸入气体进行湿化,根据病情需要加入盐酸氨溴索、异丙托溴铵等,每天 3 次雾化吸入。湿化满意标准为痰液稀薄、无泡沫、不附壁能顺利吸出。⑤呼吸机使用过程中注意电源插头要牢固,不要与其他仪器共用一个插座;机器外部要保持清洁,上端不可放置液体;开机使用期间定时倒掉管道及集水瓶内的积水,集水瓶安装要牢固;定时检查管道是否漏气、有无打折、压缩机工作是否正常。

(4)维持有效循环,维持出入液量轻度负平衡。循环支持治疗的目的是恢复和提供充分的全身灌注,保证组织的灌流和氧供,促进受损组织的恢复。在能保持酸碱平衡和肾功能前提下达到最低水平的血管内容量。①护士应迅速帮助完成该治疗目标。选择大血管,建立 2 个以上的静脉通道,正确补液,改善循环血容量不足。②严格记录出入量、每小时尿量。出入量管理的目标是在保证血容量、血压稳定前提下,24 小时出量大于入量 500~1 000 mL,利于肺内水肿液的消退。充分补充血容量后,护士遵医嘱给予利尿剂,消除肺水肿。观察患者对治疗的反应。

(5)俯卧位通气护理:由仰卧位改变为俯卧位,可使 75%ARDS 患者的氧合改善。可能与血流重新分布,改善背侧肺泡的通气,使部分萎陷肺泡再膨胀达到"开放肺"的效果有关。随着通气/血流比例的改善进而改善了氧合。但存在血流动力学不稳定、颅内压增高、脊柱外伤、急性出血、骨科手术、近期腹部手术、妊娠等为禁忌实施俯卧位。①患者发病 24~36 小时后取俯卧位,翻身前给予纯氧吸入 3 分钟。预留足够的管路长度,注意防止气管插管过度牵拉致脱出。②为减少特殊体位给患者带来的不适,用软枕垫高头部 15°~30°,嘱患者双手放在枕上,并在髋、膝、踝部放软枕,每 1~2 小时更换 1 次软枕的位置,每 4 小时更换 1 次体位,同时考虑患者的耐受程度。③注意血压变化,因俯卧位时支撑物放置不当,可使腹压增加,下腔静脉回流受阻而引起低血压,必要时在翻身前提高吸氧浓度。④注意安全、防坠床。

(6)预防感染的护理:①注意严格无菌操作,每天更换气管插管切口敷料,保持局部清洁干燥,预防或消除继发感染。②加强口腔及皮肤护理,以防护理不当而加重呼吸道感染及发生压疮。③密切观察体温变化,注意呼吸道分泌物的情况。

(7)心理护理,减轻恐惧,增加心理舒适度:①评估患者的焦虑程度,指导患者学会自我调整心理状态,调控不良情绪。主动向患者介绍环境,解释治疗原则,解释机械通气、监测及呼吸机的报警系统,尽量消除患者的紧张感。②耐心向患者解释病情,对患者提出的问题要给予明确、有效和积极的信息,消除心理紧张和顾虑。③护理患者时保持冷静和耐心,表现出自信和镇静。④如果患者由于呼吸困难或人工通气不能讲话,可提供纸笔或以手势与患者交流。⑤加强巡视,了解患者的需要,帮助患者解决问题。⑥帮助并指导患者及家属应用松弛疗法、按摩等。

(8)营养护理:ARDS 患者处于高代谢状态,应及时补充热量和高蛋白、高脂肪营养物质。能量的摄取既应满足代谢的需要,又应避免糖类的摄取过多,蛋白摄取量一般为每天 1.2~1.5 g/kg。

尽早采用肠内营养,协助患者取半卧位,充盈气囊,证实胃管在胃内后,用加温器和输液泵匀速泵入营养液。若有肠鸣音消失或胃潴留,暂停鼻饲,给予胃肠减压。一般留置 5~7 天后拔除,更换到对侧鼻孔,以减少鼻窦炎的发生。

(三)健康指导

在疾病的不同阶段,根据患者的文化程度做好有关知识的宣传和教育,让患者了解病情的变化过程。

(1)提供舒适安静的环境以利于患者休息,指导患者正确卧位休息,讲解由仰卧位改变为俯卧位的意义,尽可能减少特殊体位给患者带来的不适。

(2)向患者解释咳嗽、咳痰的重要性,指导患者掌握有效咳痰的方法,鼓励并协助患者咳嗽,排痰。

(3)指导患者自己观察病情变化,如有不适及时通知医护人员。

(4)嘱患者严格按医嘱用药,按时服药,不要随意增减药物剂量及种类。服药过程中,需密切观察患者用药后反应,以指导用药剂量。

(5)出院指导。指导患者出院后仍以休息为主,活动量要循序渐进,注意劳逸结合。此外,患者病后生活方式的改变需要家人的积极配合和支持,应指导患者家属给患者创造一个良好的身心休养环境。出院后1个月内来院复查1~2次,出现情况随时来院复查。

(张　彭)

第五节　肺血栓栓塞症

肺栓塞是以各种栓子阻塞肺动脉系统为其发病原因的一组疾病或临床综合征的总称,包括肺血栓栓塞症、脂肪栓塞综合征、羊水栓塞、空气栓塞等。其中,肺血栓栓塞症占肺栓塞中的绝大多数,该病在我国绝非少见病,且发病率有逐年增高的趋势,病死率高,但临床上易漏诊或误诊,如果早期诊断和治疗得当,生存的希望甚至康复的可能性是很大的。

肺血栓栓塞症为来自静脉系统或右心的血栓阻塞肺动脉或其分支所致疾病,以肺循环和呼吸功能障碍为其主要临床和病理生理特征。引起肺血栓栓塞症的血栓主要来源于深静脉血栓形成。

急性肺血栓栓塞症造成肺动脉较广泛阻塞时,可引起肺动脉高压,至一定程度导致右心失代偿、右心扩大,出现急性肺源性心脏病。

一、病理与病理生理

引起肺血栓栓塞症的血栓可以来源于下腔静脉径路、上腔静脉径路或右心腔,其中,大部分来源于下肢深静脉,特别是从腘静脉上端到髂静脉段的下肢近端深静脉。肺血栓栓塞症栓子的大小有很大的差异,可单发或多发,一般多部位或双侧性的血栓栓塞更为常见。

(一)对循环的影响

栓子阻塞肺动脉及其分支达一定程度后,通过机械阻塞作用,加之神经体液因素和低氧所引起的肺动脉收缩,使肺循环阻力增加,肺动脉高压,继而引起右室扩大与右侧心力衰竭。右心扩大致室间隔左移,使左室功能受损,导致心排血量下降,进而可引起体循环低血压或休克;主动脉内低血压和右心房压升高,使冠状动脉灌注压下降,心肌血流减少,特别是右心室内膜下心肌处于低灌注状态。

(二)对呼吸的影响

肺动脉栓塞后不仅引起血流动力学的改变,同时还可因栓塞部位肺血流减少,肺泡无效腔量增大;肺内血流重新分布,通气/血流比例失调;神经体液因素引起支气管痉挛;肺泡表面活性物质分泌减少,肺泡萎陷,呼吸面积减小,肺顺应性下降等因素导致呼吸功能不全,出现低氧血症和低碳酸血症。

二、危险因素

肺血栓栓塞症的危险因素包括任何可以导致静脉血液淤滞、静脉系统内皮损伤和血液高凝状态的因素。原发性危险因素由遗传变异引起。继发性危险因素包括骨折、严重创伤、手术、恶性肿瘤、口服避孕药、充血性心力衰竭、心房颤动、因各种原因的制动或长期卧床、长途航空或乘车旅行和高龄等。上述危险因素可以单独存在,也可同时存在,协同作用。年龄可作为独立的危险因素,随着年龄的增长,肺血栓栓塞症的发病率逐渐增高。

三、临床特点

肺血栓栓塞症临床表现的严重程度差别很大,可以从无症状到血流动力学不稳定,甚至发生猝死,主要取决于栓子的大小、多少、所致的肺栓塞范围、发作的急缓程度,以及栓塞前的心肺状况。肺血栓栓塞症的临床症状也多种多样,不同患者常有不同的症状组合,但均缺乏特异性。

(一)症状

1.呼吸困难及气促(80%～90%)

呼吸困难及气促是肺栓塞最常见的症状,呼吸频率＞20 次/分,伴或不伴有发绀。呼吸困难严重程度多与栓塞面积有关,栓塞面积较小,可基本无呼吸困难,或呼吸困难发作较短暂。栓塞面积大,呼吸困难较严重,且持续时间长。

2.胸痛

其包括胸膜炎性胸痛(40%～70%)或心绞痛样胸痛(4%～12%),胸膜炎性胸痛多为钝痛,是由于栓塞部位附近的胸膜炎症所致,常与呼吸有关。心绞痛样胸痛为胸骨后疼痛,与肺动脉高压和冠状动脉供血不足有关。

3.晕厥(11%～20%)

其主要表现为突然发作的一过性意识丧失,多合并有呼吸困难和气促表现。多由于巨大栓塞所致,晕厥与脑供血不足有关;巨大栓塞可导致休克,甚至猝死。

4.烦躁不安、惊恐甚至濒死感(55%)

其主要由严重的呼吸困难和胸痛所致。当出现该症状时,往往提示栓塞面积较大,预后差。

5.咯血(11%～30%)

其常为小量咯血,大咯血少见;咯血主要反映栓塞局部肺泡出血性渗出。

6.咳嗽(20%～37%)

其多为干咳,有时可伴有少量白痰,合并肺部感染时可咳黄色脓痰。主要与炎症反应刺激呼吸道有关。

(二)体征

(1)呼吸急促(70%):是常见的体征,呼吸频率＞20 次/分。

(2)心动过速(30%～40%):心率＞100 次/分。

(3)血压变化:严重时出现低血压甚至休克。

(4)发绀(11%～16%):并不常见。

(5)发热(43%):多为低热,少数为中等程度发热。

(6)颈静脉充盈或搏动(12%)。

(7)肺部可闻及哮鸣音或细湿啰音。

(8)胸腔积液的相应体征(24%~30%)。

(9)肺动脉瓣区第二音亢进,$P_2 > A_2$,三尖瓣区收缩期杂音。

四、辅助检查

(一)动脉血气分析

其常表现为低氧血症,低碳酸血症,肺泡-动脉血氧分压差[$P_{(A-a)}O_2$]增大。部分患者的结果可以正常。

(二)心电图

大多数患者表现有非特异性的心电图异常。较为多见的表现包括 $V_1 \sim V_4$ 的 T 波改变和 ST 段异常;部分患者可出现 $S_I Q_{III} T_{III}$ 征(即 I 导 S 波加深,III 导出现 Q/q 波及 T 波倒置);其他心电图改变包括完全或不完全右束支传导阻滞、肺型 P 波、电轴右偏、顺钟向转位等。心电图的动态演变对于诊断具有更大意义。

(三)血浆 D-二聚体

D-二聚体是交联纤维蛋白在纤溶系统作用下产生的可溶性降解产物。对急性肺血栓栓塞有排除诊断价值。若其含量<500 $\mu g/L$,可基本除外急性肺血栓栓塞症。

(四)胸部 X 线片

胸部 X 线片多有异常表现,但缺乏特异性。可表现为:①区域性肺血管纹理变细、稀疏或消失,肺野透亮度增加。②肺野局部浸润性阴影,尖端指向肺门的楔形阴影,肺不张或膨胀不全。③右下肺动脉干增宽或伴截断征,肺动脉段膨隆以及右心室扩大征。④患侧横膈抬高。⑤少到中量胸腔积液征等。仅凭X线胸片不能确诊或排除肺栓塞,但在提供疑似肺栓塞线索和除外其他疾病方面具有重要作用。

(五)超声心动图

超声心动图是无创的能够在床旁进行的检查,为急性肺血栓栓塞症的诊断提供重要线索。不仅能够诊断和除外其他心血管疾病,而且对于严重的肺栓塞患者,可以发现肺动脉高压、右室高负荷和肺源性心脏病的征象,提示或高度怀疑肺栓塞。若在右心房或右心室发现血栓,同时患者临床表现符合肺栓塞,可以做出诊断。超声检查偶可因发现肺动脉近端的血栓而确定诊断。

(六)核素肺通气/灌注扫描(V/Q 显像)

其是肺血栓栓塞症重要的诊断方法。典型征象是呈肺段分布的肺灌注缺损,并与通气显像不匹配。但由于许多疾病可以同时影响患者的通气及血流状况,使通气灌注扫描在结果判定上较为复杂,需密切结合临床。通气/灌注显像的肺栓塞诊断分为高度可能、中度可能、低度可能及正常。如显示中度可能及低度可能,应进一步行其他检查以明确诊断。

(七)螺旋 CT 和电子束 CT 造影(CTPA)

由于电子束 CT 造影是无创的检查且方便,现指南中将其作为首选的肺栓塞诊断方法。该项检查能够发现段以上肺动脉内的栓子,是确诊肺栓塞的手段之一,但 CT 对亚段肺栓塞的诊断价值有限。直接征象为肺动脉内的低密度充盈缺损,部分或完全包在不透光的血流之间,或者呈完全充盈缺损,远端血管不显影;间接征象包括肺野楔形密度增高影,条带状的高密度区或盘状肺不张,中心肺动脉扩张及远端血管分支减少或消失等。CT 扫描还可以同时显示肺及肺外的其他胸部疾病。电子束 CT 扫描速度更快,可在很大程度上避免因心搏和呼吸的影响而产生伪影。

(八)肺动脉造影

肺动脉造影为诊断肺栓塞的金标准,是一种有创性检查,且费用昂贵。发生致命性或严重并发症的可能性分别为 0.1% 和 1.5%,应严格掌握其适应证。

(九)下肢深静脉血栓形成的检查

有超声技术、肢体阻抗容积图(IPG)、放射性核素静脉造影等。

五、诊断与鉴别诊断

(一)诊断

肺血栓栓塞症诊断分 3 个步骤,疑诊—确诊—求因。

1.根据临床情况疑诊肺血栓栓塞症

(1)对存在危险因素,特别是并存多个危险因素的患者,要有强的诊断意识。

(2)结合临床症状、体征,特别是在高危患者出现不明原因的呼吸困难、胸痛、晕厥和休克,或伴有单侧或双侧不对称性下肢肿胀、疼痛。

(3)结合心电图、X 线胸片、动脉血气分析、D-二聚体、超声心动图下肢深静脉超声。

2.对疑诊肺栓塞患者安排进一步检查以明确肺栓塞诊断

(1)核素肺通气/灌注扫描。

(2)CT 肺动脉造影(CTPA)。

(3)肺动脉造影。

3.寻找肺血栓栓塞症的成因和危险因素

只要疑诊肺血栓栓塞症,即要明确有无深静脉血栓形成,并安排相关检查尽可能发现其危险因素,并加以预防或采取有效的治疗措施。

(二)急性肺血栓栓塞症临床分型

1.大面积肺栓塞

临床上以休克和低血压为主要表现,即体循环动脉收缩压 <12.0 kPa(90 mmHg)或较基础血压下降幅度 $\geqslant 5.3$ kPa(40 mmHg),持续 15 分钟以上。需除外新发生的心律失常、低血容量或感染中毒症等其他原因所致的血压下降。

2.非大面积肺栓塞

不符合以上大面积肺血栓栓塞症的标准,即未出现休克和低血压的肺血栓栓塞症。非大面积肺栓塞中有一部分患者属于次大面积肺栓塞,即超声心动图显示右心室运动功能减退或临床上出现右心功能不全。

(三)鉴别诊断

肺血栓栓塞症应与急性心肌梗死、ARDS、肺炎、胸膜炎、支气管哮喘、自发性气胸等鉴别。

六、急诊处理

急性肺血栓栓塞症病情危重的,须积极抢救。

(一)一般治疗

(1)应密切监测呼吸、心率、血压、心电图及血气分析的变化。

(2)要求绝对卧床休息,不要过度屈曲下肢,保持大便通畅,避免用力。

(3)对症处理:有焦虑、惊恐症状的可给予适当使用镇静药;胸痛严重者可给吗啡 5～10 mg 皮下注射,昏迷、休克、呼吸衰竭者禁用。对有发热或咳嗽的给予对症治疗。

(二)呼吸循环支持

对有低氧血症者,给予吸氧,严重者可使用经鼻(面)罩无创性机械通气或经气管插管行机械通气,应避免行气管切开,以免在抗凝或溶栓过程发生不易控制的大出血。

对出现右心功能不全,心排血量下降,但血压尚正常的患者,可予多巴酚丁胺和多巴胺治疗。合并休克者给予增大剂量,或使用其他血管加压药物,如间羟胺、肾上腺素等。可根据血压调节剂量,使血压维持在 12.0/8.0 kPa(90/60 mmHg)以上。对支气管痉挛明显者,应给予氨茶碱 0.25 g静脉滴注,必要时加地塞米松,同时积极进行溶栓、抗凝治疗。

(三)溶栓治疗

可迅速溶解血栓,恢复肺组织再灌注,改善右心功能,降低死亡率。溶栓时间窗为 14 天,溶栓治疗指征:主要适用于大面积肺栓塞患者,对于次大面积肺栓塞,若无禁忌证也可以进行溶栓;对于血压和右心室运动功能均正常的患者,则不宜溶栓。

1.溶栓治疗的禁忌证

(1)绝对禁忌证:有活动性内出血,近期自发性颅内出血。

(2)相对禁忌证:2 周内的大手术、分娩、器官活检或不能以压迫止血部位的血管穿刺;2 个月内的缺血性脑卒中;10 天内的胃肠道出血;15 天内的严重创伤;1 个月内的神经外科和眼科手术;难以控制的重度高血压;近期曾行心肺复苏;血小板计数低于 $100×10^9/L$;妊娠;细菌性心内膜炎及出血性疾病;严重肝肾功能不全。

对于大面积肺血栓栓塞症,因其对生命的威胁性大,上述绝对禁忌证应视为相对禁忌证。

2.常用溶栓方案

(1)尿激酶 2 小时法:尿激酶 20 000 U/kg 加入 0.9%氯化钠液 100 mL 持续静脉滴注 2 小时。

(2)尿激酶 12 小时法:尿激酶负荷量 4 400 U/kg,加入 0.9%氯化钠液 20 mL 静脉注射 10 分钟,随后以 2 200 U/(kg·h)加入 0.9%氯化钠液 250 mL 持续静脉滴注 12 小时。

(3)重组组织型纤溶酶原激活剂 50 mg 加入注射用水 50 mL 持续静脉滴注 2 小时。使用尿激酶溶栓期间不可同用肝素。溶栓治疗结束后,应每 2～4 小时测定部分活化凝血活酶时间,当其水平低于正常值的2 倍,即应开始规范的肝素治疗。

3.溶栓治疗的主要并发症为出血

为预防出血的发生,或发生出血时得到及时处理,用药前要充分评估出血的危险性,必要时应配血,做好输血准备。溶栓前宜留置外周静脉套管针,以方便溶栓中能够取血化验。

(四)抗凝治疗

抗凝治疗可有效地防止血栓再形成和复发,是肺栓塞和深静脉血栓的基本治疗方法。常用的抗凝药物为普通肝素、低分子肝素、华法林。

1.普通肝素

采取静脉滴注和皮下注射的方法。持续静脉泵入法:首剂负荷量 80 U/kg(或 5 000～10 000 U)静脉注射,然后以 18 U/(kg·h)持续静脉滴注。在开始治疗后的最初 24 小时内,每 4～6 小时测定 APTT,根据 APTT 调整肝素剂量,尽快使 APTT 达到并维持于正常值的 1.5～2.5 倍(表 10-2)。

表 10-2　根据 APTT 监测结果调整静脉肝素用量的方法

APTT	初始剂量及调整剂量	下次 APTT 测定的间隔时间
测基础 APTT	初始剂量:80 U/kg 静脉注射,然后按 18 U/(kg·h)静脉滴注	4～6 小时
APTT<35 秒	予 80 U/kg 静脉注射,然后增加静脉滴注剂量 4 U/(kg·h)	6 小时
APTT 35～45 秒	予 40 U/kg 静脉注射,然后增加静脉滴注剂量 2 U/(kg·h)	6 小时
APTT 46～70 秒	无须调整剂量	6 小时
APTT 71～90 秒	减少静脉滴注剂量 2 U/(kg·h)	6 小时
APTT>90 秒	停药 1 小时,然后减少剂量 3 U/(kg·h)后恢复静脉滴注	6 小时

2.低分子肝素

采用皮下注射。应根据体重给药,每天 1～2 次。对于大多数患者不需监测 APTT 和调整剂量。

3.华法林

在肝素或低分子肝素开始应用后的第 24～48 小时加用口服抗凝剂华法林,初始剂量为 3.0～5.0 mg/d。由于华法林需要数天才能发挥全部作用,因此与肝素需重叠应用 4～5 天,当连续 2 天测定的国际标准化比率(INR)达到 2.5(2.0～3.0)时,或 PT 延长至 1.5～2.5 倍时,即可停止使用肝素或低分子肝素,单独口服华法林治疗,应根据 INR 或 PT 调节华法林的剂量。在达到治疗水平前,应每天测定 INR,其后 2 周每周监测 2～3 次,以后根据 INR 的稳定情况每周监测 1 次或更少。若行长期治疗,每 4 周测定 INR 并调整华法林剂量 1 次。

(五)深静脉血栓形成的治疗

70%～90%急性肺栓塞的栓子来源于深静脉血栓形成的血栓脱落,特别是下肢深静脉尤为常见。深静脉血栓形成的治疗原则是卧床、患肢抬高、溶栓(急性期)、抗凝、抗感染及使用抗血小板聚集药等。为防止血栓脱落肺栓塞再发,可于下腔静脉安装滤器,同时抗凝。

七、急救护理

(一)基础护理

为了防止栓子的脱落,患者绝对卧床休息 2 周。如果已经确认肺栓塞的位置应取健侧卧位。避免突然改变体位,禁止搬动患者。肺栓塞栓子 86%来自下肢深静脉,而下肢深静脉血栓者 51%发生肺栓塞。因此有下肢静脉血栓者应警惕肺栓塞的发生。抬高患肢,并高于肺平面 20～30 cm。密切观察患肢的皮肤有无青紫、肿胀、发冷、麻木等感觉障碍。一经发现及时通知医师处理,严禁挤压、热敷、针刺、按摩患肢,防止血栓脱落,造成再次肺栓塞。指导患者进食高蛋白、高维生素、粗纤维、易消化饮食,多饮水,保持大便通畅,避免便秘、咳嗽等,以免增加腹腔压力,影响下肢静脉血液回流。

(二)维持有效呼吸

本组病例 89%患者有低氧血症。给予高流量吸氧,5～10 L/min,均以文丘里面罩或储氧面罩给氧,既能消除高流量给氧对患者鼻腔的冲击所带来的不适,又能提供高浓度的氧,注意及时根据血氧饱和度指数或血气分析结果来调整氧流量。年老体弱或痰液黏稠难以咳出患者,每天给予生理盐水 2 mL 加盐酸氨溴索 15 mg 雾化吸入 2 次。使痰液稀释,易于咳出,必要时吸痰,注意观察痰液的量、色、气味、性质。呼吸平稳后指导患者深呼吸运动,使肺早日膨胀。

（三）加强症状观察

肺栓塞临床表现多样化、无特异性,据报道典型的胸痛、咯血、呼吸困难三联征所占比例不到 1/3,而胸闷、呼吸困难、晕厥、咯血、胸痛等都可为肺栓塞首要症状。因此接诊的护士除了询问现病史外,还应了解患者的基础疾病。目前已知肺栓塞危险因素如静脉血栓、静脉炎、血液黏滞度增加、高凝状态、恶性肿瘤、术后长期静卧、长期使用皮质激素等。患者接受治疗后,我们注意观察患者发绀、胸闷、憋气、胸部疼痛等症状有无改善。有 21 例患者胸痛较剧,导致呼吸困难加重,血氧饱和度为 72%～84%,给予加大吸氧浓度,同时氨茶碱 0.25 g＋生理盐水 50 mL 微泵静脉推注 5 mL/h,盐酸哌替啶 50 mg 肌内注射。经以上处理,胸痛、呼吸困难缓解,病情趋于稳定。

（四）监测生命体征

持续多参数监护仪监护,专人特别护理。每 15～30 分钟记录 1 次,严密观察心率、心律、血氧饱和度、血压、呼吸的变化,发现异常及时报告医师,平稳后测 P、R、BP,1 次/小时。

（五）溶栓及抗凝护理

肺栓塞一旦确诊,最有效的方法是用溶栓和抗凝疗法,使栓塞的血管再通,维持有效的循环血量,迅速降低右心前阻力。溶栓治疗最常见的并发症是出血,平均为 7%,致死性出血约为 1%。因此要注意观察有无出血倾向,注意皮肤、黏膜、牙龈及穿刺部位有无出血,是否有咯血、呕血、便血等现象。严密观察患者意识、神志的变化,发现有头痛、呕吐症状,要及时报告医师处理。谨防脑出血的发生。溶栓期间要备好除颤器、利多卡因等各种抢救用品,防止溶栓后血管再通,部分未完全溶解的栓子随血流进入冠状动脉,发生再灌注心律失常。用药期间应监测凝血时间及凝血酶原时间。

（六）注重心理护理

胸闷、胸痛、呼吸困难,易给患者带来紧张、恐惧的情绪,甚至造成濒死感。有文献报道,情绪过于激动也可诱发栓子脱落,因此我们要耐心指导患者保持情绪的稳定。尽量帮助患者适应环境,接受患者这个特殊的角色,同时向患者讲解治疗的目的、要求、方法,使其对诊疗情况心中有数,减少不必要的猜疑和忧虑。及时取得家属的理解和配合。指导加强心理支持,采取心理暗示和现身说教,帮助患者树立信心,使其积极配合治疗。

（张　彭）

第六节　呼吸衰竭

一、概述

呼吸衰竭是指各种原因引起的肺通气和/或换气功能严重障碍,以致在静息状态下亦不能维持足够的气体交换,导致缺氧伴(或不伴)二氧化碳潴留,进而引起一系列病理生理改变和代谢紊乱的临床综合征。主要表现为呼吸困难、发绀、精神神经症状等。常以动脉血气分析作为呼吸衰竭的诊断标准:在水平面、静息状态、呼吸空气条件下,动脉血氧分压(PaO_2)<8.0 kPa(60 mmHg),伴或不伴 CO_2 分压($PaCO_2$)>6.7 kPa(50 mmHg),并排除心内解剖分流和原发于心排血量降低等致低氧因素,可诊断为呼吸衰竭。

(一)病因

参与呼吸运动过程的任何一个环节发生病变,都可导致呼吸衰竭。临床上常见的病因有以下几种。

1.呼吸道阻塞性病变

气管-支气管的炎症、痉挛、肿瘤、异物、纤维化瘢痕,如慢性阻塞性肺疾病(COPD)、重症哮喘等引起呼吸道阻塞和肺通气不足。

2.肺组织病变

各种累及肺泡和/或肺间质的病变,如肺炎、肺气肿、严重肺结核、弥漫性肺纤维化、肺水肿、肺不张、硅沉着病等均可导致肺容量减少、有效弥散面积减少、肺顺应性降低、通气/血流比值失调。

3.肺血管疾病

肺栓塞、肺血管炎、肺毛细血管瘤、多发性微血栓形成等可引起肺换气障碍,通气/血流比值失调,或部分静脉血未经氧合直接进入肺静脉。

4.胸廓与胸膜疾病

胸外伤引起的连枷胸、严重的自发性或外伤性气胸等均可影响胸廓活动和肺脏扩张,造成通气障碍。严重的脊柱畸形、大量胸腔积液或伴有胸膜增厚、粘连,亦可引起通气减少。

5.神经-肌肉疾病

脑血管疾病、颅脑外伤、脑炎以及安眠药中毒,可直接或间接抑制呼吸中枢。脊髓高位损伤、脊髓灰质炎、多发性神经炎、重症肌无力、有机磷中毒、破伤风以及严重的钾代谢紊乱,均可累及呼吸肌,使呼吸肌动力下降而引起通气不足。

(二)分类

1.按发病的缓急分类

(1)急性呼吸衰竭:多指原来呼吸功能正常,由于某些突发因素,如创伤、休克、溺水、电击、急性呼吸道阻塞、药物中毒、颅脑病变等,造成肺通气和/或换气功能迅速出现严重障碍,短时间内引起呼吸衰竭。

(2)慢性呼吸衰竭:指在一些慢性疾病,包括呼吸和神经肌肉系统疾病的基础上,呼吸功能障碍逐渐加重而发生的呼吸衰竭。最常见的原因为 COPD。

2.按动脉血气分析分类

(1) I 型呼吸衰竭:缺氧性呼吸衰竭,血气分析特点为 $PaO_2 < 8.0$ kPa(60 mmHg),$PaCO_2$ 降低或正常。主要见于弥散功能障碍、通气/血流比值失调、动-静脉分流等肺换气障碍性疾病,如急性肺栓塞、间质性肺疾病等。

(2) II 型呼吸衰竭:高碳酸性呼吸衰竭,血气分析特点为 $PaO_2 < 8.0$ kPa(60 mmHg),同时 $PaCO_2 > 6.7$ kPa(50 mmHg)。因肺泡有效通气不足所致。单纯通气不足引起的缺氧和高碳酸血症的程度是平行的,若伴有换气功能障碍,则缺氧更严重,如 COPD。

(三)发病机制和病理生理

1.缺氧(低氧血症)和二氧化碳潴留(高碳酸血症)的发生机制

(1)肺通气不足:各种原因造成呼吸道管腔狭窄,通气障碍,使肺泡通气量减少,肺泡氧分压下降,二氧化碳排出障碍,最终导致缺氧和二氧化碳潴留。

(2)弥散障碍:指氧气、二氧化碳等气体通过肺泡膜进行气体交换的物理弥散过程发生障碍。

由于氧气和二氧化碳通透肺泡膜的能力相差很大,氧的弥散力仅为二氧化碳的 1/20,故在弥散障碍时,通常表现为低氧血症。

(3)通气/血流比失调:正常成年人静息状态下,肺泡通气量为 4 L/min,肺血流量为 5 L/min,通气/血流比为 0.8。病理情况下,通气/血流比失调有两种形式:①部分肺泡通气不足,如肺泡萎陷、肺炎、肺不张等引起病变部位的肺泡通气不足,通气/血流比减小,静脉血不能充分氧合,形成动-静脉样分流。②部分肺泡血流不足,肺血管病变如肺栓塞引起栓塞部位血流减少,通气正常,通气/血流比增大,吸入的气体不能与血流进行有效交换,形成无效腔效应,又称无效腔样通气。通气/血流比失调的结果主要是缺氧,而无二氧化碳潴留。

(4)氧耗量增加:加重缺氧的原因之一。发热、战栗、呼吸困难和抽搐均增加氧耗量,正常人可借助增加通气量以防止缺氧。而原有通气功能障碍的患者,在氧耗量增加的情况下会出现严重的低氧血症。

2.缺氧对人体的影响

(1)对中枢神经系统的影响:脑组织对缺氧最为敏感。缺氧对中枢神经影响的程度与缺氧的程度和发生速度有关。轻度缺氧仅有注意力不集中、智力减退、定向障碍等;随着缺氧的加重可出现烦躁不安、神志恍惚、谵妄、昏迷。由于大脑皮质神经元对缺氧的敏感性最高,因此临床上缺氧的最早期表现是精神症状。

严重缺氧可使血管的通透性增加,引起脑组织充血、水肿和颅内压增高,压迫脑血管,可进一步加重缺血、缺氧,形成恶性循环。

(2)对循环系统的影响:缺氧可反射性加快心率,使血压升高、冠状动脉血流增加以维持心肌活动所必需的氧。心肌对缺氧十分敏感,早期轻度缺氧即可在心电图上表现出来,急性严重缺氧可导致心室颤动或心搏骤停。长期慢性缺氧可引起心肌纤维化、心肌硬化。缺氧、肺动脉高压以及心肌受损等多种病理变化最终导致肺源性心脏病。

(3)对呼吸系统的影响:呼吸的变化受到低氧血症和高碳酸血症所引起的反射活动及原发病的影响。轻度缺氧可刺激颈动脉窦和主动脉体化学感受器,反射性兴奋呼吸中枢,使呼吸加深加快。随着缺氧的逐渐加重,这种反射迟钝,呼吸抑制。

(4)对酸碱平衡和电解质的影响:严重缺氧可抑制细胞能量代谢的中间过程,导致能量产生减少,乳酸和无机磷大量积蓄,引起代谢性酸中毒。而能量的不足使体内离子转运泵受到损害,钾离子由细胞内转移到血液和组织间,钠和氢离子进入细胞内,导致细胞内酸中毒和高钾血症。代谢性酸中毒产生的固定酸与缓冲系统中碳酸氢盐起作用,产生碳酸,使组织的二氧化碳分压增高。

(5)对消化、血液系统的影响:缺氧可直接或间接损害肝细胞,使丙氨酸氨基转移酶升高。慢性缺氧可引起继发红细胞增多,增加了血黏度,严重时加重肺循环阻力和右心负荷。

3.二氧化碳潴留对人体的影响

(1)对中枢神经系统的影响:轻度二氧化碳潴留,可间接兴奋皮质,引起失眠、精神兴奋、烦躁不安等症状,随着二氧化碳潴留的加重,皮质下层受到抑制,表现为嗜睡、昏睡甚至昏迷,称为二氧化碳麻醉。二氧化碳还可扩张脑血管,使脑血流量增加,严重时造成脑水肿。

(2)对循环系统的影响:二氧化碳潴留可引起心率加快,心排血量增加,肌肉及腹腔血管收缩,冠状动脉、脑血管及皮肤浅表血管扩张,早期表现为血压升高。二氧化碳潴留的加重可直接抑制心血管中枢,引起血压下降、心律失常等严重后果。

（3）对呼吸的影响：二氧化碳是强有力的呼吸中枢兴奋剂，$PaCO_2$急骤升高，呼吸加深加快，通气量增加；长时间的二氧化碳潴留则会对呼吸中枢产生抑制，此时的呼吸运动主要靠缺氧对外周化学感受器的刺激作用得以维持。

（4）对酸碱平衡的影响：二氧化碳潴留可直接导致呼吸性酸中毒。血液 pH 取决于HCO_3^-/H_2CO_3比值，前者靠肾脏的调节（1～3 天），而H_2CO_3的调节主要靠呼吸（仅需数小时）。急性呼吸衰竭时二氧化碳潴留可使 pH 迅速下降；而慢性呼吸衰竭时，因二氧化碳潴留发展缓慢，肾减少HCO_3^-排出，不致使 pH 明显降低。

（5）对肾脏的影响：轻度二氧化碳潴留可使肾血管扩张，肾血流量增加而使尿量增加。二氧化碳潴留严重时，由于 pH 降低，使肾血管痉挛，血流量减少，尿量亦减少。

二、急性呼吸衰竭

（一）病因

1.呼吸系统疾病

严重呼吸系统感染、急性呼吸道阻塞病变、重度或持续性哮喘、各种原因引起的急性肺水肿、肺血管疾病、胸廓外伤或手术损伤、自发性气胸和急剧增加的胸腔积液等，导致肺通气和换气障碍。

2.神经系统疾病

急性颅内感染、颅脑外伤、脑血管病变等直接或间接抑制呼吸中枢。

3.神经-肌肉传导系统病变

脊髓灰质炎、重症肌无力、有机磷中毒及颈椎外伤等可损伤神经-肌肉传导系统，引起通气不足。

（二）临床表现

急性呼吸衰竭的临床表现主要是低氧血症所致的呼吸困难和多器官功能障碍。

1.呼吸困难

其是呼吸衰竭最早出现的症状。表现为呼吸节律、频率和幅度的改变。

2.发绀

发绀是缺氧的典型表现。当动脉血氧饱和度低于 90％时，可在口唇、甲床等末梢部位出现紫蓝色称为发绀。血红蛋白增高和休克时易出现发绀，严重贫血者即使缺氧也无明显发绀。发绀还受皮肤色素及心功能的影响。

3.精神神经症状

急性缺氧可出现精神错乱、狂躁、抽搐、昏迷等症状。

4.循环系统表现

多数患者有心动过速；严重低氧血症、酸中毒可引起心肌损害，亦可引起周围循环衰竭、血压下降、心律失常、心搏骤停。

5.消化和泌尿系统表现

严重缺氧损害肝、肾细胞，引起转氨酶、尿素氮升高；个别病例可出现蛋白尿和管型尿。因胃肠道黏膜屏障功能损伤，导致胃肠道黏膜充血、水肿、糜烂或应激性溃疡，引起上消化道出血。

（三）诊断

根据急性发病的病因及低氧血症的临床表现，急性呼吸衰竭的诊断不难做出，结合动脉血气分析可确诊。

(四)治疗

急性呼吸衰竭时,机体往往来不及代偿,故需紧急救治。

1.改善与维持通气

保证呼吸道通畅是最基本最重要的治疗措施。立即进行口对口人工呼吸,必要时建立人工呼吸道(气管插管或气管切开)。用手压式气囊做加压人工呼吸,将更利于发挥气体弥散的作用,延长氧分压在安全水平的时间,为进一步抢救赢得机会。

若患者有支气管痉挛,应立即由静脉给予支气管扩张药。

2.高浓度给氧

及时给予高浓度氧或纯氧,尽快缓解机体缺氧状况,保护重要器官是抢救成功的关键。但必须注意吸氧浓度和时间,以免造成氧中毒。一般吸入纯氧<5小时。

3.其他抢救措施

见本节慢性呼吸衰竭。

三、慢性呼吸衰竭

慢性呼吸衰竭是由慢性胸肺疾病引起呼吸功能障碍逐渐加重而发生的呼吸衰竭。由于机体的代偿适应,尚能从事较轻体力工作和日常活动者称代偿性慢性呼吸衰竭;当并发呼吸道感染、呼吸道痉挛等原因致呼吸功能急剧恶化,代偿丧失,出现严重缺氧和二氧化碳潴留及代谢紊乱者称失代偿性慢性呼吸衰竭。以Ⅱ型呼吸衰竭最常见。

(一)病因

以慢性阻塞性肺疾病(COPD)最常见,其次为重症哮喘发作、弥漫性肺纤维化、严重肺结核、尘肺、广泛胸膜粘连、胸廓畸形等。呼吸道感染常是导致失代偿性慢性呼吸衰竭的直接诱因。

(二)临床表现

除原发病的相应症状外,主要是由缺氧和二氧化碳潴留引起的多器官功能紊乱。慢性呼吸衰竭的临床表现与急性呼吸衰竭大致相似,但在以下几方面有所不同。

1.呼吸困难

COPD所致的呼吸衰竭,病情较轻时表现为呼吸费力伴呼气延长,严重时呈浅快呼吸。若并发二氧化碳潴留,$PaCO_2$明显升高或升高过快,可出现二氧化碳麻醉,患者由深而慢的呼吸转为浅快呼吸或潮式呼吸。

2.精神神经症状

慢性呼吸衰竭伴二氧化碳潴留时,随着$PaCO_2$的升高,可表现为先兴奋后抑制。抑制之前的兴奋症状有烦躁、躁动、夜间失眠而白天嗜睡(睡眠倒错)等,抑制症状有神志淡漠、注意力不集中、定向力障碍、昏睡甚至昏迷,亦可出现腱反射减弱或消失、锥体束征阳性等,称为肺性脑病。

3.循环系统表现

二氧化碳潴留使外周体表静脉充盈、皮肤充血、温暖多汗、血压升高、心排血量增多而致脉搏洪大,多数患者有心率加快,因脑血管扩张产生搏动性头痛。

(三)诊断

根据患者有慢性肺疾病或其他导致呼吸功能障碍的疾病史,新近有呼吸道感染,有缺氧、二氧化碳潴留的临床表现,结合动脉血气分析可做出诊断。

(四)治疗

治疗原则是畅通呼吸道、纠正缺氧、增加通气量、纠正酸碱失衡及电解质紊乱和去除诱因。

1.保证呼吸道通畅

呼吸道通畅是纠正呼吸衰竭的首要措施。应鼓励患者咳嗽,对无力咳嗽、咳痰或意识障碍的患者要加强翻身拍背和体位引流,昏迷患者可采用多孔导管通过口腔、鼻腔、咽喉部,将分泌物或胃内反流物吸出。痰液黏稠不易咳出者,可采用雾化吸入稀释痰液;对呼吸道痉挛者可给予支气管解痉药,必要时建立人工呼吸道,并采用机械通气辅助呼吸。

2.氧疗

常用鼻塞或鼻导管吸氧,Ⅱ型呼吸衰竭应给予低流量(1~2 L/min)低浓度(25%~33%)持续吸氧。因Ⅱ型呼吸衰竭时,呼吸中枢对高二氧化碳的反应性差,呼吸的维持主要靠缺氧的刺激,若给予高浓度吸氧,可消除缺氧对呼吸的驱动作用,而使通气量迅速降低,二氧化碳分压更加升高,患者很快进入昏迷。Ⅰ型呼吸衰竭时吸氧浓度可较高(35%~45%),宜用面罩吸氧。应防止高浓度(>60%)长时间(>24小时)吸氧引起氧中毒。

3.增加通气量

减少二氧化碳潴留,二氧化碳潴留主要是由于肺泡通气不足引起的,只有增加肺泡通气量才能有效地排出二氧化碳。目前临床上常通过应用呼吸兴奋药和机械通气来改善肺泡通气功能。

(1)合理应用呼吸兴奋药可刺激呼吸中枢或周围化学感受器,增加呼吸频率和潮气量,使通气改善,还可改善神志,提高咳嗽反射,有利于排痰。常用尼可刹米1.875~3.75 g加入5%葡萄糖液500 mL中静脉滴注,但应注意供氧,以弥补其氧耗增多的弊端。氨茶碱、地高辛可增强膈肌收缩而增加通气量,可配合应用。必要时还可选用纳洛酮以促醒。

(2)机械通气的目的在于提供维持患者代谢所需的肺泡通气;提供高浓度的氧气以纠正低氧血症,改善组织缺氧;代替过度疲劳的呼吸肌完成呼吸作用,减轻心肺负担,缓解呼吸困难症状。对于神志尚清,能配合的呼吸衰竭患者,可采用无创性机械通气,如做鼻或口鼻面罩呼吸机机械通气;对于病情危重神志不清或呼吸道有大量分泌物者,应建立人工呼吸道,如气管插管气管切开安装多功能呼吸机机械通气。机械通气为正压送气,操作时各项参数(潮气量、呼吸频率、吸呼比、氧浓度等)应适中,以免出现并发症。

4.抗感染

慢性呼吸衰竭急性加重的常见诱因是感染,一些非感染因素诱发的呼吸衰竭也容易继发感染。因此,抗感染治疗是慢性呼吸衰竭治疗的重要环节之一,应注意根据病原学检查及药物敏感试验合理应用抗生素。

5.纠正酸碱平衡失调

慢性呼吸衰竭常有二氧化碳潴留,导致呼吸性酸中毒。呼吸性酸中毒的发生多为慢性过程,机体常常以增加碱储备来代偿。因此,在纠正呼吸性酸中毒的同时,要注意纠正潜在的代谢性碱中毒,可给予盐酸精氨酸和补充钾盐。

6.营养支持

呼吸衰竭患者由于呼吸功能增加、发热等因素,导致能量消耗上升,机体处于负代谢,长时间会降低免疫功能,感染不易控制,呼吸肌易疲劳。故可给予患者高蛋白、高脂肪和低糖,以及多种维生素和微量元素的饮食,必要时静脉滴注脂肪乳。

7.病因治疗

病因治疗是治疗呼吸衰竭的根本所在。在解决呼吸衰竭本身造成的危害的前提下,应针对不同病因采取适当的治疗措施。

(五)转诊

1.转诊指征

呼吸衰竭一旦确诊,应立即转上一级医院诊治。

2.转诊注意事项

转诊前需给予吸氧、吸痰、强心、应用呼吸兴奋药等。

(六)健康指导

缓解期鼓励患者进行耐寒锻炼和呼吸功能锻炼,以增强体质及抗病能力;注意保暖,避免受凉及呼吸道感染,若出现感染症状,应及时治疗;注意休息,掌握合理的家庭氧疗;加强营养,增加抵抗力,减少呼吸道感染的机会。

四、护理评估

(一)致病因素

引起呼吸衰竭的病因很多,凡参与肺通气和换气的任何一个环节的严重病变都可导致呼吸衰竭。

(1)呼吸系统疾病:常见于慢性阻塞性肺疾病(COPD)、重症哮喘、肺炎、严重肺结核、弥散性肺纤维化、肺水肿、严重气胸、大量胸腔积液、硅沉着病、胸廓畸形等。

(2)神经肌肉病变:如脑血管疾病、颅脑外伤、脑炎、镇静催眠药中毒、多发性神经炎、脊髓颈段或高位胸段损伤、重症肌无力等。

上述病因可引起肺泡通气量不足、氧弥散障碍、通气/血流比例失调,导致缺氧或合并二氧化碳潴留而发生呼吸衰竭。

(二)身体状况

呼吸衰竭除原发疾病症状、体征外,主要为缺氧、二氧化碳潴留所致的呼吸困难和多脏器功能障碍。

1.呼吸困难

呼吸困难是最早、最突出的表现。主要为呼吸频率增快,病情严重时辅助呼吸肌活动增加,出现"三凹征"。若并发二氧化碳潴留,$PaCO_2$ 升高过快或明显升高时,患者可由呼吸过快转为浅慢呼吸或潮式呼吸。

2.发绀

发绀是缺氧的典型表现,可见口唇、指甲和舌发绀。严重贫血患者由于红细胞和血红蛋白减少,还原型血红蛋白的含量降低可不出现发绀。

3.精神神经症状

主要是缺氧和二氧化碳潴留的表现。早期轻度缺氧可表现为注意力分散,定向力减退;缺氧程度加重,出现烦躁不安、神志恍惚、嗜睡、昏迷。轻度二氧化碳潴留,表现为兴奋症状,即失眠、躁动、夜间失眠而白天嗜睡;重度二氧化碳潴留可抑制中枢神经系统导致肺性脑病,表现为神志淡漠、间歇抽搐、肌肉震颤、昏睡,甚至昏迷等二氧化碳麻醉现象。

4.循环系统表现

二氧化碳潴留使外周体表静脉充盈、皮肤充血、温暖多汗、血压升高、心排血量增多而致脉搏洪大;多数患者有心率加快;因脑血管扩张产生搏动性头痛。

5.其他

可表现为上消化道出血、谷丙转氨酶升高、蛋白尿、血尿、氮质血症等。

(三)心理-社会状况

患者常因躯体不适、气管插管或气管切开、各种监测及治疗仪器的使用等感到焦虑或恐惧。

(四)实验室及其他检查

1.动脉血气分析

$PaO_2 < 8.0$ kPa(60 mmHg),伴或不伴 $PaCO_2 > 6.7$ kPa(50 mmHg),为最重要的指标,可作为呼吸衰竭的诊断依据。

2.血 pH 及电解质测定

呼吸性酸中毒合并代谢性酸中毒时,血 pH 明显降低常伴有高钾血症。呼吸性酸中毒合并代谢性碱中毒时,常有低钾和低氯血症。

3.影像学检查

胸部 X 线片、肺 CT 和放射性核素肺通气/灌注扫描等,可协助分析呼吸衰竭的原因。

五、护理诊断及医护合作性问题

(1)气体交换受损:与通气不足、通气/血流失调和弥散障碍有关。

(2)清理呼吸道无效:与分泌物增加、意识障碍、人工气道、呼吸肌功能障碍有关。

(3)焦虑:与呼吸困难、气管插管、病情严重、失去个人控制及对预后的不确定有关。

(4)营养失调:低于机体需要量与食欲缺乏、呼吸困难、人工气道及机体消耗增加有关。

(5)有受伤的危险:与意识障碍、气管插管及机械呼吸有关。

(6)潜在并发症:如感染、窒息等。

(7)缺乏呼吸衰竭的防治知识。

六、治疗及护理措施

(一)治疗要点

慢性呼吸衰竭治疗的基本原则是治疗原发病、保持气道通畅、纠正缺氧和改善通气,维持心、脑、肾等重要脏器的功能,预防和治疗并发症。

1.保持呼吸道通畅

保持呼吸道通畅是呼吸衰竭最基本、最重要的治疗措施。主要措施:清除呼吸道的分泌物和异物;积极使用支气管扩张药物缓解支气管痉挛;对昏迷患者采取仰卧位,头后仰,托起下颌,并将口打开;必要时采用气管切开或气管插管等方法建立人工气道。

2.合理氧疗

吸氧是治疗呼吸衰竭必需的措施。

3.机械通气

根据患者病情选用无创机械通气或有创机械通气。临床上常用的呼吸机分压力控制型及容量控制型两大类,是一种用机械装置产生通气,以代替、控制或辅助自主呼吸,达到增加通气量,改善通气功能的目的。

4.控制感染

慢性呼吸衰竭急性加重的常见诱因是呼吸道感染,因此应选用敏感有效的抗生素控制感染。

5.呼吸兴奋药的应用

必要时给予呼吸兴奋药如都可喜等兴奋呼吸中枢,增加通气量。

6.纠正酸碱平衡失调

以机械通气的方法能较为迅速地纠正呼吸性酸中毒,补充盐酸精氨酸和氯化钾可同时纠正潜在的碱中毒。

(二)护理措施

1.病情观察

重症患者需持续心电监护,密切观察患者的意识状态、呼吸频率、呼吸节律和深度、血压、心率和心律。观察排痰是否通畅、有无发绀、球结膜水肿、肺部异常呼吸音及啰音;监测动脉血气分析、电解质检查结果、机械通气情况等;若患者出现神志淡漠、烦躁、抽搐时,提示有肺性脑病的发生,应及时通知医师进行处理。

2.生活护理

(1)休息与体位:急性发作时,安排患者在重症监护病室,绝对卧床休息;协助和指导患者取半卧位或坐位,指导、教会病情稳定的患者缩唇呼吸。

(2)合理饮食:给予高热量、高蛋白、富含维生素、低糖类、易消化、少刺激性的食物;昏迷患者常规给予鼻饲或肠外营养。

3.氧疗的护理

(1)氧疗的意义和原则:氧疗能提高动脉血氧分压,纠正缺氧,减轻组织损伤,恢复脏器功能。临床上根据患者病情和血气分析结果采取不同的给氧方法和给氧浓度。原则是在畅通气道的前提下,Ⅰ型呼吸衰竭的患者可短时间内间歇给予高浓度(>35%)或高流量(4~6 L/min)吸氧;Ⅱ型呼吸衰竭的患者应给予低浓度(<35%)、低流量(1~2 L/min)鼻导管持续吸氧,使 PaO_2 控制在 8.0 kPa(60 mmHg)或 SaO_2 在 90%以上,以防因缺氧完全纠正,使外周化学感受器失去低氧血症的刺激而导致呼吸抑制,加重缺氧和 CO_2 潴留。

(2)吸氧方法:有鼻导管、鼻塞、面罩、气管内和呼吸机给氧。临床常用、简便的方法是鼻导管、鼻塞法吸氧,其优点为简单、方便,不影响患者进食、咳嗽。缺点为氧浓度不恒定,易受患者呼吸影响,高流量对局部黏膜有刺激,氧流量不能>7 L/min。吸氧过程中应注意保持吸入氧气的湿化,输送氧气的面罩、导管、气管应定期更换消毒,防止交叉感染。

(3)氧疗疗效的观察:若吸氧后呼吸困难缓解、发绀减轻、心率减慢、尿量增多、皮肤转暖、神志清醒,提示氧疗有效;若呼吸过缓或意识障碍加深,提示二氧化碳潴留加重。应根据动脉血气分析结果和患者的临床表现,及时调整吸氧流量或浓度。若发绀消失、神志清楚、精神好转、PaO_2>8.0 kPa(60 mmHg)、$PaCO_2$<6.7 kPa(50 mmHg),可间断吸氧几日后,停止氧疗。

4.药物治疗的护理

用药过程中密切观察药物的疗效和不良反应。使用呼吸兴奋药必须保持呼吸道通畅,脑缺氧、脑水肿未纠正而出现频繁抽搐者慎用;静脉滴注时速度不宜过快,如出现恶心、呕吐、烦躁、面色潮红、皮肤瘙痒等现象,需要减慢滴速。对烦躁不安、夜间失眠患者,禁用对呼吸有抑制作用的药物,如吗啡等,慎用镇静药,以防止引起呼吸抑制。

5.心理护理

呼吸衰竭的患者常对病情和预后有顾虑、心情忧郁、对治疗丧失信心,应多了解和关心患者的心理状况,特别是对建立人工气道和使用机械通气的患者,应经常巡视,让患者说出或写出引起或加剧焦虑的因素,针对性解决。

6.健康指导

(1)疾病知识指导:向患者及家属讲解疾病的发病机制、发展和转归。告诉患者及家属慢性呼吸衰竭患者度过危重期后,关键是预防和及时处理呼吸道感染等诱因,以减少急性发作,尽可能延缓肺功能恶化的进程。

(2)生活指导:从饮食、呼吸功能锻炼、运动、避免呼吸道感染、家庭氧疗等方面进行指导。

(3)病情监测指导:指导患者及家属学会识别病情变化,如出现咳嗽加剧、痰液增多、色变黄、呼吸困难、神志改变等,应及早就医。

(张 彭)

第七节 中 暑

一、中暑的病因、发病机制与分类

中暑,广义上它类似于热病,泛指高温高湿环境对人体的损伤。按严重程度递增顺序可细分为热昏厥、热痉挛、热衰竭和热射病(也就是狭义的中暑概念)。其他还有先兆中暑、轻症中暑等概念,因较含糊或与许多夏季感染性疾病的早期表现难以鉴别,仅用热昏厥、热痉挛、热衰竭和热射病等诊断已可描述各种中暑类型,故本节不作介绍。

民间喜欢将暑天发生的大部分疾病往中暑上套,事实上很多仅为病毒或细菌感染的早期表现(如感冒、胃肠炎等),需注意鉴别。同时民间还盛传中暑不能静脉补液的谬论,需注意与患者沟通解释。2010年7月,"中暑"已被列入了国家法定职业病目录。

(一)病因及发病机制

下丘脑通过调节渴感、肌张力、血管张力、汗腺来平衡产热与散热。

1.散热受限

散热机制有3种:出汗、传导对流、辐射。辐射为通过红外线散射,正常时占散热的65%,其与传导对流方式相比优点在于基本不耗能,但在高温环境下失效。而出汗在正常时占散热的20%,在高温环境下则成为主要散热方式,但需消耗水、电解质与能量,并在高湿环境性能下降,100%相对湿度时完全失效。

(1)环境因素:高温高湿环境如日晒、锅炉房,厚重、不透气的衣物。一般温度>32 ℃或湿度>70%就有可能发生。

(2)自身体温调节功能下降:①自身出汗功能下降。肥胖、皮肤病如痂皮过厚、汗腺缺乏、皮肤血供不足、脱水、低血压、心脏病导致的心排血量下降如充血性心力衰竭导致皮肤水肿散热不良及老年人或体弱者等。②抑制出汗。酗酒、抗胆碱能药如阿托品等、抗精神病药物、三环抗抑郁药、抗组胺药、单胺氧化酶抑制剂、缩血管药和β受体阻滞剂等。③脱水。饮水不足、利尿剂、泻药等。④电解质补充不足。

2.产热过多

强体力活动时多见于青壮年或健康人,或药物如苯环利定、麦角酸二乙酰胺、苯异丙胺、可卡因、麻黄素类和碳酸锂等的使用。

3.脱水、电解质紊乱

中暑时因大量出汗、呼吸道水分蒸发和摄入水分不足造成大量失水,同时电解质丢失。但是往往丢水大于丢钠造成高渗性脱水。不同类型的脱水之间也可相互转化,如若伤员单纯补充饮用淡水会导致低渗性脱水。

(二)不同的中暑类型

1.热昏厥

脑血供不足。皮肤血管扩张及血容量不足导致突然低血压,脑及全身血供不足而意识丧失,多为体力活动后。此时皮肤湿冷,脉弱。收缩压低于 13.3 kPa(100 mmHg)。

2.热痉挛

低钠血症,为大量出汗而脱水、电解质损失,血液浓缩,然后单纯饮淡水导致稀释性低钠血症,引起骨骼肌缓慢的、痛性痉挛、颤搐,一般持续 1~3 分钟。由于体温调节、口渴机制正常,此时血容量尚未明显不足,生命体征一般尚稳定,如体温多正常或稍升高,皮肤多湿冷。

3.热衰竭

脱水、电解质缺乏造成发热、头晕、恶心、头痛、极度乏力,但体温调节系统尚能工作,治疗不及时会转变为热射病。与热射病在表现上的主要区别在于没有严重的中枢神经系统紊乱。此时口渴明显,肛温>37.8 ℃,皮肤湿,大量出汗,脉细速,可有轻度的中枢神经症状(头痛、乏力、焦虑、感觉错乱、歇斯底里),高通气(为了排出热量)而导致呼吸性碱中毒。其他症状还有恶心、呕吐、头晕、眼花、低血压等及热晕厥及热痉挛的症状。治疗关键是补液。

4.热射病

体温调节功能失调。为在热衰竭基础上再进一步发展,体温调节功能失调而引起的高热及中枢神经系统症状在内的一系列症状体征,在热衰竭的症状基础上会有典型的热射病三联症:超高热,标志性特点,肛温>41 ℃。意识改变是标志性特点,神志恍惚并继发突发的癫痫、谵妄或昏迷;无汗,在早期可能有汗,但很快会进展到无汗。

除以上 3 点外还有以下表现:血压先升后降,高通气导致呼吸性碱中毒,伴随心、肝、凝血、肾等损伤。

热射病可分为两型:经典型以上症状在数天时间内慢慢递增,多见于湿热环境或老年、慢性病伤员,此型无汗;劳累型以上症状可迅速发生,多为青壮年,伴有体力活动,但可能还会继续出汗。治疗关键是降温补液并处理并发症。

二、现场评估与救护

(一)现场评估

1.病史、查体

了解发病原因:①环境,包括环境温度与湿度、通风情况、持续时间、动作强度、身体状况及个体适应力等。②症状:如口干、乏力、恶心、呕吐、头晕、眼花、神志恍惚等。③查体:测量生命体征,如肛温、脉搏和血压等。

2.评估体温

接诊可能为中暑的伤员后首先评估体温,如体温是否 39 ℃以上。若否,并考虑可能为热晕厥时,通过平卧位、降温、补充水分(肠内,必要时静脉)可恢复,必要时需观察监护以发现某些潜在的疾病。体位治疗:平卧位,可将腿抬高,保证脑血供。若否,并考虑可能为热痉挛时。通过阴凉处休息、补充含电解质及糖分的饮料可恢复,在恢复工作前一般需休息 1～3 天并持续补充含钠饮料直到症状完全缓解。同时可通过被动伸展运动、冰敷或按摩来缓解痉挛。口服补液方法:神志清时,饮用冷的含电解质及糖分的饮料(稀释的果汁、牛奶、市场上卖的运动饮料或稀盐汤等)来补充。若是,则可能为热衰竭或热射病。

3.评估意识状态

若意识改变,可能为热射病,否则为热衰竭。若为热衰竭,马上开始静脉补液。补液方法为严重时需要静脉输液来补充等张盐水,0.9％生理盐水、5％葡萄糖或林格液均可。2～4 小时内可补充 1 000～2 000 mL 液体;并根据病情判断脱水的类型,判断后续补液种类。严重的低钠血症可静脉滴注最高 3％的高张盐水。有横纹肌溶解风险时可加用甘露醇或碱化尿液,监测出入量,留置导尿管,维持尿量 50 mL/h 以上,来预防肾衰竭。神志清时也可口服补液。若为热射病,在气道管理、维持呼吸、维持循环的基础上马上降温到 39 ℃(蒸发降温),处理并发症。

4.评估气道、保持呼吸道通畅,维持呼吸

注意气道的开放,必要时气管插管;置鼻胃管,可用于神志不清时补液及预防误吸。给氧,高流量给氧如 100％氧气吸入直到体温降到 39 ℃。

(二)救护

1.降温方法

脱离湿热环境,防止病情加重。置于凉快、通风的地点(室内、树荫下);松开去除衣物,尽量多的暴露皮肤。①蒸发法降温:用冷水(15 ℃)喷到全身,并用大风量风扇对着伤员吹。其他方法还有腋窝、颈部、腹股沟、胴窝等浅表动脉处放置降温物品如冰袋等,以及冷水洗胃或灌肠,但效果不及蒸发法。有条件地使用降温毯。必要时可将身体下巴以下或仅四肢浸入冷水,直到体温降到 39 ℃就停止浸泡,这对降温非常有效,但很可能会导致低血压及寒战,甚至可考虑使用肌松药来辅助降温。②寒战的控制:氯丙嗪 25～50 mg 静脉注射或静脉滴注,或地西泮 5～10 mg 静脉注射,减少产热,注意血压呼吸监护。目标是迅速(1 小时内)控制体温。

非甾体抗炎药应禁用(如阿司匹林、吲哚美辛、对乙酰氨基酚等),因中暑时 NSIAD 类药已无法通过控制体温调节中枢来达到降温效果,反而会延误其他有效治疗措施的使用。但可考虑使用糖皮质激素。

2.补液方法

参见热衰竭。但在神志障碍时口服补液要慎用,防止误吸。

三、进一步评估与救护

(一)辅助检查

辅助检查主要用来了解电解质及评估脏器损伤。血电解质(热痉挛:低钠;热射病:高钠、低钠、低钾、低钙、低磷均可能)、肾功能(肌酐、尿素氮升高,高尿酸)、血气分析(呼碱、代酸、乳酸酸中毒)、尿常规(比重)、血常规(白细胞增多,血小板减少)、心肌酶学、转氨酶、出凝血时间(PT 延长,DIC)、心电图(心肌缺血,ST-T 改变),必要时血培养。评估肾衰竭、心力衰竭、呼吸窘迫、低血压、血液浓缩、电解质平衡、凝血异常的可能。

(二)评估脱水的类型

根据病情判断是等渗、高渗还是低渗性脱水。中暑时多为高渗性脱水,但若伤员单纯饮用淡水会导致低渗性脱水。

(三)鉴别是否为药物或其他疾病引起

比如恶性综合征,如抗精神病药物引起的高热、强直及昏迷;恶性高热,如麻醉药引起;血清素综合征,如选择性 5-羟色胺再吸收抑制剂与单胺氧化酶抑制剂合用引起;抗胆碱能药、三环抗抑郁药、抗组胺药、吸毒、甲状腺功能亢进、持续长时间的癫痫、感染性疾病引起的发热。

(四)注意病情进展

热衰竭伤员体温进一步升高并出汗,停止时会转为热射病。

(五)各种并发症的处理

呼吸衰竭如低氧、气道阻力增加时若考虑 ARDS,需呼吸机 PEEP 模式支持人工呼吸。监测血容量及心源性休克的可能,血流动力学监测如必要时漂浮导管测肺动脉楔压、中心静脉压等,低血压、心力衰竭时补液、使用血管活性药物如多巴酚丁胺。持续的昏迷癫痫需进一步查头颅 CT、腰穿、气管插管、呼吸机支持。凝血异常如紫癜、鼻衄、呕血或 DIC 等,监测出凝血血小板等,考虑输注血小板及凝血因子,若考虑 DIC 早期给予肝素。少尿、无尿、肌酐升高、肌红蛋白尿等肾衰竭表现:补液维持足够尿量,必要时透析治疗。

若在急性期得到恰当及时治疗,没有意识障碍或血清酶学升高的伤员多数能在 1~2 天内恢复。

四、健康教育

最重要的是预防。教育公众,中暑是可预防的。避免长时间暴露于湿热环境,使用遮阳设备,多休息。在进入湿热环境前及期间多饮含电解质及糖分的冷饮如稀释的果汁、市场上卖的运动饮料或 1‰ 稀盐汤、非碳酸饮料来补充水分电解质。特别是告知一些老年人不要过分限制食盐摄入。避免含咖啡因的饮料,因其会兴奋导致产热增多。教育高危人群:体力劳动者、运动员、老年、幼儿、孕妇、肥胖、糖尿病、酗酒、心脏病等及使用吩噻嗪类、抗胆碱能类等药时的人都是高危人群,不要穿厚重紧身衣物,认识中暑的早期症状体征。告知中暑伤员,曾经中暑过,以后也容易中暑,如对热过敏,起码 4 周内避免再暴露。暑天有条件地使用空调降温。在暑天不能把儿童单独留在车内。

(张　彭)

第八节　淹　溺

一、疾病概论

淹溺又称溺水,是指人淹没于水中,水和水中污泥、杂草堵塞呼吸道或反射性喉、支气管痉挛引起通气障碍而窒息。如跌入粪池、污水池和化学物品池中,可引起皮肤和黏膜损伤及全身中毒。

(一)病因及发病机制

1.病因

淹溺最常见的原因是溺水,造成淹溺的主要因素包括以下几点。

(1)游泳时或意外事件时落入水中,可发生淹溺。如游泳中换气过度,体内 CO_2 排出过多,引起呼吸性碱中毒,导致手足抽搐;疲劳过度、水温过低等原因可引起腓肠肌痉挛而发生淹溺。

(2)水下作业时潜水用具发生故障,发生潜水病,或潜水时间过长、过度疲劳,而使体内血氧饱和度过低,引起意识障碍而发生淹溺。

(3)人不慎跌入粪池、污水池、化学物质储存池中,造成淹溺,并引起皮肤和黏膜损伤及全身中毒。

2.发病机制

(1)人淹没于水中,多因紧张、惊恐、寒冷等因素的强烈刺激,反射性地引起喉头和支气管痉挛,声门紧闭,造成缺氧。

(2)由于缺氧,淹溺者被迫进行深呼吸。吸入的水越多,肺顺应下降越明显,最终出现呼吸衰竭,产生低氧血症、高碳酸血症及呼吸性酸中毒,并可伴有代谢性酸中毒。低氧血症及组织缺氧最终导致肺水肿甚至脑水肿。

(3)如呼吸道吸入淡水,水可迅速经肺泡被吸收入血液循环,使血容量增加,血液稀释而发生血、电解质平衡失常,红细胞破裂引起血管内溶血,血钾浓度增高,血钠、血钙、血氯浓度降低,血浆蛋白减少。如海水进入呼吸道和肺泡,引起血容量减少,造成血液浓缩,血钠、血氯、血钙、血镁浓度增加。高钙血症可引起心动过缓和传导阻滞,甚至心脏停搏;高镁血症可抑制中枢神经和周围神经,扩张血管,而血容量减少又使血压下降,动脉血氧分压降低,机体缺氧,引起脑水肿、代谢性酸中毒,最终导致心力衰竭、循环障碍。两者的病理特点比较见表10-3。

表 10-3 淡水淹溺与海水淹溺病理特点比较

项目	淡水淹溺	海水淹溺
血液总量	增加	减少
血液渗透压	降低	增加
电解质变化	钾离子增加、钠离子、钙离子、镁离子减少	钠离子、钙离子、镁离子、氯离子增加
心室颤动发生率	常见	少见
主要死因	急性肺水肿、脑水肿、心力衰竭、心室颤动	急性肺水肿、脑水肿、心力衰竭

(二)临床表现

患者从水中被救上岸后,主要表现:①神志不清;②皮肤发绀、四肢冰冷;③呼吸、心跳微弱或已停止,血压测不到;④口旁、鼻内充满泡沫状液体;⑤胃扩张。

(三)救治原则

(1)立即清理口、鼻中的污泥、水草等杂物,保持呼吸道畅通。若呼吸道被水阻塞,要立即取俯卧位,头偏向一侧,腹下垫高,救护者用手按压其背部;或救护者一腿跪地一腿屈膝,将淹溺者腹部置于救护者屈膝的腿上,头部向下并偏向一侧,救护者用手按压其背部,可使呼吸道和胃部的积水倒出;也可将淹溺者扛在救护者的肩上,肩顶住淹溺者的腹部,上下抖动以达到排水的目的。注意排水时间不可过长,倒出口、咽、气管内的水分即可,以免延误抢救的时机。如为海水淹溺,高渗性液体使血浆渗入肺部,此时应取低头仰卧位,以利水分引流。

(2)呼吸、心脏停搏者立即行心肺脑复苏。

(3)输氧:几乎所有的患者都存在低氧血症。可吸入高浓度氧或进行高压氧治疗,如有条件可使用人工呼吸机。

(4)复温:如患者体温过低,根据情况做好体外或体内复温措施。

(5)维持水、电解质平衡:淡水淹溺者,适当限制入水量,并积极补充氯化钠溶液;海水淹溺者,因血容量低,不宜过分限制入水量,并注意补液,纠正低血容量;根据患者病情,酌情补充碳酸氢钠。以纠正代谢性酸中毒。

(6)防治并发症:如肾上腺糖皮质激素可防治肺水肿、脑水肿、ARDS及溶血等。如合并急性肾功能不全、心律失常、心功能不全、弥散性血管内凝血等,应及时做出相应处理。

二、护理评估

(一)病史

淹溺最常见于儿童、青少年。应详细了解淹水的时间、水温、被救起的方式、现场处理情况等。

(二)身心状况

1.症状与体征

患者常有意识障碍,牙关紧闭,呼吸、心脏搏动微弱或停止。皮肤黏膜苍白或发绀,四肢发冷,口腔、鼻腔内可充满泡沫、泥沙、水草等,上腹部膨胀、隆起伴胃扩张。复苏过程中可出现各种心律失常、心力衰竭、ARDS、脑水肿、弥散性血管内凝血及急性肾衰竭等,病程中常合并肺部感染。淹溺发生在寒冷水中,可出现低温综合征。

2.心理与社会

患者苏醒后,常可出现焦虑、恐惧、失眠,甚至出现短时记忆丧失。

(三)辅助检查

1.血常规

淡水淹溺者可出现血红蛋白下降。

2.血气分析

可出现低氧血症、高碳酸血症、呼吸性酸中毒合并代谢性酸中毒。

3.电解质

淡水淹溺者可出现血清钠、血清氯降低,血清钾增高;海水淹溺者,血清钠、血清氯、血清镁、血清钙可增高。

4.胸部 X 线检查

可见肺不张或肺水肿,肺野可见大片絮状炎性渗出物。

三、护理诊断

(一)液体量过多

液体量过多与淹溺者吸入的水可迅速经肺泡进入血液循环,使血容量增加有关。

(二)意识障碍

意识障碍与低氧血症、脑组织缺氧、肺水肿、脑水肿有关。

(三)潜在并发症:心脏停搏

心脏停搏与心肌严重缺氧、电解质紊乱、心律失常有关。

四、护理目标

(1)清除患者体内过多体液,恢复正常呼吸。

(2)患者意识清楚,反应正常,生活自理。

(3)患者未发生心脏停搏,或心脏停搏经心肺脑复苏后恢复正常。

五、护理措施

(一)一般护理

(1)迅速清除呼吸道异物。

(2)吸氧:对于心肺复苏有效者,给予高流量氧气吸入。

(3)迅速建立静脉通道,并保持输液畅通。

(4)加强基础护理:对昏迷患者要注意皮肤护理,定时翻身,以预防压疮;呼吸道分泌物较多者,应吸痰、翻身、拍背,以利排痰;定时清洁口腔。可留置胃管,用于胃肠减压和防止呕吐。

(二)急救护理

(1)立即行心肺脑复苏,直至出现自主呼吸和心律。如心脏搏动、呼吸未恢复者,继续行人工呼吸和胸外心脏按压,边转运边抢救。

(2)注意患者的神志变化,昏迷患者要观察瞳孔的大小、对光反射,注意有无散大、固定。

(3)监测每小时尿量。出入量相差过多时应通知医师,便于及时发现肾脏损害和心力衰竭。

(4)严密观察生命体征的变化。随时采取应急措施,做好观察记录。

(5)对于神志已经清醒,肺部检查正常,但还存在缺氧、酸中毒或低温者,应注意保温,并继续留在观察室,以防止病情反复和恶化。对于淹溺的危重患者,呼吸、心脏搏动没有恢复或已恢复但不稳定者,应送重症监护病房抢救。对于心电监护的心律、血压、血氧饱和度的变化,随时通知医师,及时处理。

(6)对复苏成功者,要观察24~48小时,防止患者出现病情反复。

(三)心理护理

患者清醒后,精神可能受到极大刺激和创伤,甚至留下遗忘症、惊恐等精神症状。针对患者的具体情况,护士应针对患者的具体情况,给予患者精心的心理护理。培养患者的自理能力,使心理重新康复。

六、护理评价

(1)患者肺水肿消退,呼吸频率、节律正常,低氧血症被纠正。

(2)患者神志清楚,思维敏捷,恐怖心理消除。

(3)未发生心脏停搏,或经复苏术后心律恢复正常,生命体征平稳。

(张 彭)

第九节　烧　伤

一、现场急救

(一)及时脱离致伤源

1.火焰烧伤

火焰烧伤急救措施见表10-4。

表10-4　火焰烧伤脱离致伤源

灭火	应尽快离开火区,扑灭身上的火焰 迅速卧地滚动或用衣、被等覆盖灭火 也可跳进附近水池或清河沟内灭火
煤气泄漏	应立即关闭煤气开关 帮助伤者离开密闭和通风不良现场,避免或减轻吸入性损伤 切忌打火、开灯及敲打玻璃,以防发生爆炸
汽油烧伤	凝固汽油烧伤应立即用湿布数层或湿被、湿衣物 覆盖创面,使之与空气隔绝,时间要长,以免复燃
注意事项	火焰烧伤后切忌喊叫、站立奔跑、或用手扑打灭火,以防呼吸道和双手烧伤,创面冲洗后不要涂以中药、甲紫、香灰等有色物质,也不要涂抹牙膏、蛋清、泡菜水等,更不能涂以活血化瘀中药,以免诱发急性肾衰竭

2.热液烫伤

热液烫伤急救措施见表10-5。

表10-5　热液烫伤脱离致热源

脱离方法	首先帮助伤者迅速脱离致热源 迅速跳入就近冷水池中或剪开被浸湿衣服 若为四肢小面积烧伤,可将患处浸泡在冷水中或用流动自来水冲洗,多需0.5~1小时,以减轻疼痛和局部损害
注意事项	不宜脱衣物,应小心剪开 流动水冲洗时冲力不宜过大

3.化学烧伤

化学烧伤急救措施见表10-6。

表10-6　化学烧伤脱离致热源

生石灰烧伤	先用干布将生石灰粉末去除干净 再用流动清水冲洗,以防生石灰遇水产热,使创面加深
沥青烧伤	用水降温后,可用汽油或松节油清洗

生石灰烧伤	先用干布将生石灰粉末去除干净 再用流动清水冲洗,以防生石灰遇水产热,使创面加深
磷烧伤	应立即扑灭火焰,脱去污染的衣服,隔绝空气 先用干布擦掉磷颗粒,可在夜间或暗室内用镊子将颗粒清除 再用大量清水冲洗创面及其周围的正常皮肤 浸入流水中洗刷更好 冲洗要半小时以上 冲洗后创面忌暴露和用油质敷料包扎,可用湿布覆盖创面 四肢可用水浸泡,使磷与空气隔绝以防燃烧
石炭酸烧伤	因石炭酸不溶于水,所以应先用肥皂水冲洗后再用清水冲洗
硫酸烧伤	脱去被污染衣物 防止硫酸烧伤范围扩大 立即用大量流动清水冲洗
注意事项	迅速脱离现场,脱去被化学物质浸渍的衣服,注意保护未被烧伤的部位 无论何种化学物质烧伤均用大量流动清水冲洗 2 小时以上,禁用中和剂 流动水冲洗强调大量、现场进行 头面部烧伤时,应首先注意眼,优先予以冲洗,还要注意耳、鼻、口的冲洗,冲洗要彻底,禁用手或手帕揉擦五官

4.电烧伤
电烧伤急救措施见表 10-7。

表 10-7　电烧伤脱离致热源

电火花、电弧烧伤	立即切断电源,或用不导电的物体拨离电源,呼吸心搏骤停者进行心肺复苏
电击伤	触电时应立即切断电源,使伤员脱离电源 为争取时间,可利用现场附近的绝缘物品挑开或分离电器、电线
注意事项	不可用手拉伤员或电器、电线,以免施救者触电 切断电源和灭火后,发现伤员出现昏迷休克、呼吸不规则、呼吸、心跳停止,应立即进行现场抢救 心跳、呼吸恢复后迅速将伤员转送到最近的医疗单位进行处理

5.热压伤
热压伤脱离致熟源措施见表 10-8。

表 10-8　热压伤脱离致熟源

脱离方法	切断运转机械电源 降温:可用大量流动冷水冲淋高温机械及受压部位 想办法尽快解除压力,必要时可拆卸或切割机器
注意事项	热压伤一般受伤时间长,应注意安抚患者情绪 切割机器会产热,应注意局部降温

(二)急救护理措施

急救护理措施见表 10-9。

表 10-9　急救护理措施

判断伤情	首先检查危及伤员生命的合并伤:如大出血、窒息、开放性气胸、严重中毒、骨折、脑外伤等 初步估计烧伤面积和深度 询问受伤经历
脱离现场	一般伤员经灭火后,应及时脱离现场,转移至安全地带及就近的医疗单元
补液治疗	如急救现场不具备输液条件,烧伤后一般可口服烧伤饮料或淡盐水,也要少量多次,如出现腹胀或呕吐,应即停用,切忌大量饮用白开水、饮料、牛奶等不含盐的非电解质液 烧伤较重者,如条件允应快速建立静脉通道,给予静脉补液,对于重度烧伤患者应开放两条静脉通道,确保液体按时足量输入
创面护理	烧伤急救时,创面仅清水冲洗,不宜涂敷药物、甲紫、蛋清、中药 灭火后应开始注意防止创面污染,可用烧伤制式敷料或其他急救包、三角巾等进行包扎,或身边干净床单、衣服等进行简单覆盖创面 寒冷季节应注意保暖
疼痛护理	评估患者疼痛情况 对轻度烧伤患者,可遵医嘱予以口服止痛片或肌内注射哌替啶 大面积烧伤患者,由于外周循环差和组织水肿,肌内注射不易吸收,可将哌替啶稀释后静脉缓慢推注 老人、婴幼儿、合并吸入性损伤或颅脑损伤者禁用哌替啶和吗啡 对所用的药物名称、剂量、给药途径和时间必须详细记录
心理护理	与患者及家属交谈,观察中,了解心理需求及心理反应 针对个体情况进行针对性的心理护理 介绍治疗疾病相关知识,消除患者不必要的担心 指导患者自我放松

(三)转送护理措施

1.现场转送

(1)经现场急救以后,应急送到就近的医院进行抗休克及创面处理。

(2)不要向较远的大医院或专科医院转送,以免耽误抢救时机。有临床资料显示,烧伤后是否能得到及时的液体复苏与休克的发生率息息相关,而病员是否平稳度过休克期与病员的死亡率呈正相关关系。原则上,在决定后送或转院时一定要病员的休克基本稳定,不能因为转送病员延误休克的救治。如果早期救治困难,可请上级医院会诊。

2.经初步处理后转送上级医院

经初步处理后转送上级医院见表 10-10。

(四)急诊科救治护理措施

1.轻、中度烧伤患者的急诊救治护理措施

轻、中度烧伤患者的急诊救治护理措施见表 10-11。

2.严重烧伤患者的急诊救治护理措施

严重烧伤患者的急诊救治护理措施见表 10-12。

表 10-10　转送护理

转送 禁忌证	患者休克未得到纠正
	呼吸道烧伤未得到适当处理
	患者有合并伤或并发症,途中有发生危险的可能
	转送距离超过 150 km,应特别慎重
转送 时机	烧伤面积29%以下者,休克发生率低,与入院时间无明显关系,随时转送均可
	烧伤面积30%~49%的患者,最好能在伤后8小时内送到指定的医院,否则最好在当地医院抗休克治疗后在转送,或在转送途中进行补液治疗
	烧伤面积50%~69%的患者,最好能在伤后4小时内送到指定医院,或就地抗休克使患者情况相对稳定后24小时后再转送
	烧伤面积在70%~100%的患者,在伤后1~2小时送到附近医院,否则应在原单位积极抗休克治疗,等休克控制后,于48小时后再转送
	小孩、老年人代偿能力差,休克发生早,面积不大也可发生休克,一般可参照成人转送时机增加一个档次
	对每一位烧伤患者,最合适的后送时机应依具体情况(烧伤深度、烧伤面积、吸入性损伤、复合伤、中毒等)及转送条件等综合而定
转送 前的 护理	将伤员姓名、性别、年龄、受伤原因、受伤时间、烧伤面积及病情、处理等基本情况,电话或书面告知接收医院,以便做好急救准备
	建立静脉通道:烧伤面积较大的患者或转送路途较远者,应进行持续性静脉补液
	创面处理:妥善包扎创面,敷料稍厚,吸水性强,短期不至于渗透
	保持呼吸道通畅:头面颈部深度烧伤或伴有吸入性损伤者,估计在转送途中发生呼吸道梗阻的患者,应备氧气袋和气管切开包,亦可先行气管插管或气管切开
	安置保留尿管:烧伤较严重的患者应留置尿管,以便观察尿量,了解休克情况及调整途中补液速度
	处理复合伤:患者若有复合伤或骨折时,应给予提前处理
	使用抗生素:一般轻患者遵医嘱口服抗生素,不能口服或估计口服吸收不良时,遵医嘱予以肌内注射或静脉滴入抗生素
转送途 中护理	选择合适的工具:若汽车长途转送,车速不易太快,力求平稳减少颠簸。若飞机转送患者,起飞和降落时,使头部保持低平位。搬动患者上下楼梯应头部向下,以维持脑部的血液供应,在车厢中头部应在车头方向
	严密观察病情变化:密切观察神志、脉搏、呼吸、尿量等,详细记录输液量、尿量和用药的剂量、时间等。头面颈部烧伤未做气管切开或插管的患者,特别应注意观察呼吸的变化。已有气管切开或插管的患者应保持气道通畅
	有效补液:病情较轻的患者,可给少量多次口服烧伤饮料或含盐饮料。严重烧伤患者途中应按计划有效补液
	镇静、止痛:途中要有良好的镇静、镇痛,但应注意防止过量,头面颈烧伤未做气管切开的患者,转送途中禁用冬眠药物
	转送途中注意防寒、防暑、防尘、防震,战时则应注意防空
	有复合伤或中毒的伤员,应注意全身情况及局部和伤肢包扎固定等,上有止血带的患者,要按时进行松解与处理
	达到终点时,陪同的医护人员应向接收单位医师、护士介绍患者病情及治疗经过,并送交各项治疗护理记录单

表 10-11　轻、中度烧伤患者的急诊救治护理措施

了解病史	简要询问患者或现场目击者,以了解受伤原因、受伤时间及环境.与烧伤因子接触的时间,现场处理措施
判断伤情	初步评估烧伤面积和深度,成人烧伤面积15%以上、小孩10%以上或伴有休克者,应建立静脉通道补液
	检查有无复合伤或中毒,以便向医师汇报及做应急处理

饮食护理	视病情需要进食进水
	给予静脉补液或口服烧伤饮料或含盐饮料
	禁饮大量白开水等其他不含盐的非电解质饮料
	无恶心、呕吐者,可酌情进食,先进流质,再半流质,再普食
药物的护理	评估患者疼痛情况
	遵医嘱给予镇痛、镇静药物
	破伤风抗毒素(TAT)皮试阴性者遵医嘱给予肌内注射,阳性者做脱敏注射或肌内注射破伤风免疫球蛋白
创面处理	生命体征平稳者,尽早协助医师行清创
	根据患者创面情况清创后采取暴露或包扎疗法
未住院患者的健康指导	嘱患者回家后保持创面清洁干燥
	可以用红外线仪或其他辅助干燥设备促进创面干燥
	肢体受伤患者应予以抬高患肢,减轻肢体肿胀
	遵医嘱口服抗生素3～5天,预防和控制创面感染
	嘱患者进食营养丰富清淡易消化的食物,禁辛辣刺激性食物
	采取包扎疗法的患者,敷料如有浸湿,应及时到门诊换药,3～5天后来医院拆除外层包扎敷料,改为半暴露疗法
	保持室内清洁,干燥,禁扫地
	如有不适及时就诊,定期门诊随访

表 10-12　严重烧伤患者的急诊救治护理措施

了解病史	简要询问患者或现场目击者,了解受伤原因、受伤时间及环境,与烧伤因子接触的时间了解有无高坠伤、恶心、呕吐、昏迷
	了解进饮进食量,呕吐物的量、性状、颜色
	了解现场处理措施
判断伤情	初步评估烧伤面积和深度,以决定输液的量、速度,为抢救做好准备
	检查有无复合伤或中毒
	检查鼻毛、眉毛、睫毛、头发有无烧焦,有无声嘶等
迅速建立静脉通道补液	一般可先采取浅表静脉穿刺输液,宜选择粗大血管
	对于全身大面积烧伤患者,静脉穿刺困难,可协助医师行静脉切开或深静脉置管
严密监护	重危患者必要时需行心电监护,中心静脉压监测
	监测生命体征、电解质、酸碱度等
	准确记录出入量、治疗措施、病情发展等
	抽血进行电解质、血常规、凝血常规、血型等检查。
	有条件者进行血气分析
	注意观察有无复合伤、中毒或吸入性损伤
	声音嘶哑、呼吸困难患者应给予氧气吸入,及时吸痰,保持气道通畅,必要时配合医师行气管插管或气管切开术
	四肢、躯干深度环形烧伤应配合医师行切开减压术

了解病史	简要询问患者或现场目击者,了解受伤原因、受伤时间及环境,与烧伤因子接触的时间了解有无高坠伤、恶心、呕吐、昏迷
	了解进饮进食量,呕吐物的量、性状、颜色
	了解现场处理措施
创面护理	保持创面清洁,避免污染
	一般在休克控制后、全身情况改善,病情相对平稳后进行创面处理。
用药护理	评估患者疼痛情况
	必要时在补足血容量的情况下,遵医嘱给予镇痛、镇静药物
	对破伤风抗毒素(TAT)皮试阴性者,遵医嘱给予肌内注射,阳性者做脱敏注射或肌内注射破伤风免疫球蛋白
	遵医嘱应用抗生素、激素等药物
饮食护理	休克期患者在没有恶心、呕吐的情况下,可适当给予流质饮食
	口渴者给予烧伤饮料或含盐液体
办理入院	协助办好入院手续
	通知病房接收患者,将患者安置在烧伤重症监护室

二、创面处理

烧伤创面早期处理的目的是清洁创面,尽量去除污染,防治感染,保护创面。

对于轻度烧伤的病员,早期可采用彻底清创法。清创后,创面根据部位及深度可采用包扎疗法或暴露疗法。

对于重度烧伤患者,根据入院时休克的程度决定清创的时间。一般应该在休克控制后进行清创术。烧伤早期多采用简单清创,基本要求是床旁、无须麻醉、迅速(10～30分钟),尽量减轻对病员的创伤打击。

三、烧伤患者的入院早期处理

(一)轻度烧伤或无休克的中度烧伤救治及护理
轻度烧伤或无休克的中度烧伤救治及护理见表10-13。

(二)严重烧伤患者的救治及护理
1.严重烧伤救治及护理常规
严重烧伤救治及护理常规见表10-14。

表10-13　轻度或无休克的中度烧伤救治及护理

了解病史询问伤情	详细了解病史,受伤原因、受伤时间及环境,与烧伤因子接触的时间,烧伤后的处理与经过
	了解患者年龄、职业、体重
	询问药物过敏史及用药史
清洁卫生	脱去患者的脏衣服及鞋袜,去掉创面污染的敷料
	头面部烧伤者应剃头及胡须,会阴部烧伤者应剃去阴毛
	安置患者于清洁的病床上,清洁患者未受伤的皮肤

了解病史 询问伤情	详细了解病史,受伤原因、受伤时间及环境,与烧伤因子接触的时间,烧伤后的处理与经过
	了解患者年龄、职业、体重
	询问药物过敏史及用药史
判断伤情	估计烧伤面积和深度
	检查有无复合伤或中毒,并判断其严重程度
药物护理	未注射破伤风抗毒素者,行破伤风皮试,结果阴性者给予注射,阳性者做脱敏注射或注射破伤风免疫球蛋白
	遵医嘱使用抗生素
	观察药物疗效及不良反应
静脉补液	根据烧伤面积和深度,遵医嘱建立静脉通道补液
创面护理	用红外线仪照射创面,保持创面干燥
	协助医师行清创术
体位	根据烧伤的部位和面积采取不同的体位
	颈部烧伤患者,应采取高肩仰卧使,充分暴露创面
	肢体烧伤患者,应抬高患肢,减轻肿胀
	定时协助床上翻身,防止创面受压,促进创面愈合
疼痛护理	提供安静舒适的环境
	评估患者疼痛情况
	遵医嘱给予镇痛药物
饮食护理	视病情需要饮水、进食
	可口服烧伤饮料或含盐的饮料,忌口服白开水等不含盐的非电解质饮料
	可酌情进食营养丰富、清淡易消化的食物

表 10-14 严重烧伤救治及护理常规

了解病史 询问伤情	详细了解病史,受伤原因、受伤时间及环境,与烧伤因子接触的时间,烧伤后的处理与经过
	询问有无高坠伤、恶心、呕吐、昏迷
	询问进饮进食量,呕吐物的量、性状、颜色
	了解年龄、职业,测量体重(不能测者要询问伤前体重)
	询问药物过敏史及用药史
保持呼吸道通畅	保持呼吸道通畅,怀疑吸入性损伤者取高肩仰卧位
	对头面部深度烧伤或有呼吸困难者、声音嘶哑者,给予氧气吸入
	备气管切开包及吸痰用物,协助医师行气管切开或气管插管,及时吸出气道分泌物
检查有 无合并伤	有重物压伤及高坠伤史的患者,应检查有无颅脑损伤、内脏破裂、骨折、胸部损伤等
	对危及生命的大出血,应立即通知医师,进行紧急抢救措施

了解病史 询问伤情	详细了解病史,受伤原因、受伤时间及环境,与烧伤因子接触的时间,烧伤后的处理与经过
	询问有无高坠伤、恶心、呕吐、昏迷
	询问进饮进食量,呕吐物的量、性状、颜色
	了解年龄、职业,测量体重(不能测者要询问伤前体重)
	询问药物过敏史及用药史
疼痛护理	评估患者疼痛情况
	在血容量补足的前提下,必要时遵医嘱给予镇痛药物
	提供安静舒适的环境
	做好心理护理
严密监护	持续心电监护
	监测生命体征、尿量
	观察神志、皮肤温度、末梢循环
	抽血进行电解质、尿素氮、肌酐、血常规、凝血、血型等检查
安置保留尿管	尿量是反映复苏效果最直接、最可靠的指标之一
	留置尿管,准确记录每小时尿量及 24 小时总量
	成人尿量维持在 30～50 mL/h,婴幼儿、童尿量应维持在 1 mL/(kg·h)
	严重电烧伤和大面积深度烧伤,有严重血红蛋白尿和肌红蛋白尿者,成人尿量应维持在 50～100 mL/h
药物的护理	遵医嘱行抗生素皮试,静脉滴注抗生素
	注射破伤风者,行破伤风皮试,结果阴性者给予注射,阳性者做脱敏注射或注射破伤风免疫球蛋白
	遵医嘱应用激素,如地塞米松治疗
	遵医嘱应用预防消化道溃疡的药物,如西咪替丁、雷尼替丁、法莫替丁等
	观察药物疗效及不良反应
饮食护理	休克期患者在没有恶心、呕吐的情况下,可适当给予流质饮食
	口渴者给予烧伤饮料或含盐液体
	严重烧伤或进口进食困难者可行管喂或胃肠外营养
创面护理	持续红外线仪照射创面,保持创面干燥
	一般在休克控制,病情相对平稳后进行
	清创时重新核对烧伤的面积和深度

2.严重烧伤患者的补液护理

严重烧伤患者的补液护理见表 10-15。

表 10-15　严重烧伤患者的补液护理

建立静脉 通道补液	迅速建立有效静脉通道补液,一般先采取表浅静脉穿刺
	不宜在环形烧伤肢体的远端进行静脉穿刺
	电击伤肢体表浅静脉多已烧毁,故不宜做静脉穿刺
	穿刺部位尽量远离创面
	对于全身大面积烧伤,表浅静脉穿刺补液困难者,应协助医师行静脉切开或深静脉置管补液

液体疗法 的原则	一般应遵循先晶后胶,先盐后糖,先快后慢的原则 晶体和胶体比例为1∶1～2∶1 胶体液以血浆为首选 伤后第一个24小时内不宜输全血,合并显性失血者除外 若需用全血,尽量不用库存血 血浆代用品宜限制在1 500 mL以内,多采用右旋糖酐-40 电解质溶液用0.9%氯化钠溶液、碳酸氢钠等 若非内环境紊乱,一般以补等渗液为主
液体疗法 的监测	根据烧伤面积及深度,按休克补液计划调整补液量 监测患者的血压、脉搏、呼吸、尿量、神志、末梢循环等调节补液量

(张　彭)

第十节　冻　伤

一、疾病介绍

(一)定义

冻伤即冷损失,是指低温作用于机体的局部或全身引起的损伤,部位大多在颜面、耳郭、手、足等处。

(二)病因

在寒冷的环境中、长时间在户外,由于环境条件的限制,机体被迫保持固定的体位,或者因受冷、醉酒、患病、年老、体弱、局部血液循环障碍等原因,加之疲劳与饥饿,又遭遇意外低温、寒风和潮湿的作用,在既无御寒条件又无防冻常识的情况下发生。寒冷低温是冻伤最主要的致病原因。

(三)发病机制

冻伤的主要发病机制是血液循环障碍和细胞代谢不良。冻伤后组织充血肿胀、渗出等反应是细胞损伤,尤其是血管内皮损伤及血管功能改变的主要表现。当皮肤温度降到0 ℃以下时,在细胞外间隙冰结晶形成。近年来对冻伤组织内皮细胞损伤研究认为,冰结晶的形成及对毛细血管和小血管,尤其是血管内皮细胞的形态、结构有直接和间接的损伤,可导致血管通透性增加、血液浓缩、血管内皮细胞受损、暴露的基底膜引起血小板黏附和凝集,诱导凝血机制的启动,使冻伤区域血栓形成,血管栓塞导致进行性缺血,毛细血管营养性血流减少,使本已受伤的细胞加快死亡。

(四)临床表现

冻伤按损伤范围可分为全身性冻伤和局部性冻伤,按损伤性质可分为冻结性冻伤和非冻结性冻伤。

1.非冻结性冻伤

长时间暴露于 0～10 ℃的低温、潮湿环境所造成的局部损伤,组织不发生冻结性病理改变。包括冻疮、战壕足与浸泡足。冻疮为受冻处暗紫红色隆起的水肿性红斑,边缘呈鲜红色,界限不清,痒感明显,受热后更甚。有的可出现水疱,去除水疱表皮后可见创面发红,有渗液,如并发感染时可形成溃疡。

2.冻结性冻伤

短时间暴露于极低气温或长时间暴露于 0 ℃以下低温所造成的损伤,组织发生冻结性病理改变。包括局部冻伤和冻僵。

(1)局部冻伤:常发生于颜面、耳郭、手、足等暴露部位。根据损害程度可分为四度,Ⅰ、Ⅱ度主要是组织血液循环障碍,Ⅲ、Ⅳ度常有不同程度的坏死。①Ⅰ度:损伤表皮层,为轻度冻伤,表现为局部红肿、痒感及刺痛等,愈合后不留瘢痕。②Ⅱ度:损伤真皮层,为中度冻伤,表现为局部红肿,有水疱,疼痛但麻木。水疱破后如无感染,一般 2～3 周干枯脱痂,一般不留瘢痕,如并发感染,创面溃烂,愈合后可有瘢痕。③Ⅲ度:损伤达皮肤全层或深达皮下组织,为重度冻伤,表现为局部皮肤和皮下组织坏死,愈合后留有瘢痕。④Ⅳ度:损伤达皮肤、皮下组织,甚至肌肉、骨骼等组织,为极重度冻伤,局部皮肤深紫黑色,皮温降低,剧痛,发生干性坏死,如并发感染将呈湿性坏疽,而导致肢端残缺。

(2)冻僵:常发生在冷水或冰水淹溺,表现为低体温,受伤早期可表现为神经兴奋,排汗停止并出现寒战,随体温持续下降,寒战停止、心动过缓、意识模糊、瞳孔散大,严重者出现昏迷、皮肤苍白或青紫,四肢肌肉和关节僵硬、脉搏和血压测不到、呼吸心跳停止等。

(五)治疗要点

1.现场急救

(1)局部冻伤:①迅速脱离冻伤现场。②保暖。③如没有再冻伤危险时,应积极对冻伤局部进行复温,以防增加组织损伤。④不可摩擦或按摩冻伤局部,以免造成继发性机械损伤,一般可用衣物、软布包裹保护受冻部位。

(2)冻僵:①迅速脱离冻伤现场。②保暖。③积极复温,在伤员的颈部、腋下等置热水袋,一般水温不超过 50 ℃,有条件时可换下伤员的衣裤、鞋袜等。④尽快将患者送至医院,注意在搬动伤员时应保持水平位,动作轻柔。⑤如判断为心跳呼吸骤停时,应立即给予心肺复苏。

2.急诊治疗

(1)局部冻伤:①快速复温是救治冻伤的最好方法。可将冻伤肢体浸泡于 38～42 ℃温水中,至冻伤肢体皮肤转红,尤其是指(趾)甲床潮红、组织变软为止,时间以 30～60 分钟为宜。对于颜面冻伤者,可用温水不断淋洗或湿热敷。复温过程中应注意保持水温,但不可对容器直接加热,以免烫伤。如手套、鞋袜与手足冻在一起时,不可强行分离,应将其浸入温水中复温,严禁火烤、雪搓或按摩患处,如复温过程中出现剧烈疼痛,可适当给予镇静剂。②局部处理:Ⅰ度冻伤,保持创面干燥。Ⅱ度冻伤,复温消毒,清洁布类或纱布包扎。Ⅲ度、Ⅳ度冻伤,保持创面清洁干燥,采用暴露疗法,待坏死组织边界清楚时予以切除。③抗感染:重度冻伤应口服或注射抗生素,并注射破伤风抗毒血清,保守治疗时应严密观察和及时处理气性坏疽等严重并发症。④改善局部微循环:滴注右旋糖酐,必要时可用抗凝剂、溶栓剂或血管扩张剂等。⑤全身支持:加强营养支持,抬高患肢,适当活动或功能锻炼等。

(2)冻僵。①复温:最好是让伤员利用自身产生的热量进行缓慢、逐渐复温,以免快速复温而导致不可逆的低血压。尤其是优先恢复中心温度(即将热量输入伤员体内,先提高内脏的温度),而不能先单纯将四肢复温,以免由于外周血管收缩解除,血压降低,引起"复温休克"。②抗休克:复温过程中易出现低血容量性休克,补液尤为重要,因此,应及时给伤员补充血容量,输入液体以葡萄糖注射液或生理盐水为宜,温度为37~40℃。③吸氧:以及时纠正低氧血症。④维持酸碱平衡:及时纠正酸中毒。另外,对于伤者出现高血钾、低血钾或低血糖者应及早纠正。⑤防治并发症:如肺炎、胰腺炎、肝肾衰竭等,并预防血栓形成和继发感染。

二、护理评估与观察要点

(一)护理评估

1.一般情况

年龄、性别、婚姻、职业、饮食、睡眠、文化程度及宗教信仰等。

2.受伤史

了解患者冻伤的原因、冻伤持续时间,开始施救时间,保暖及转运途中情况等。

3.既往史

了解患者有无呼吸系统疾病、营养不良、接受化疗或应用肾上腺皮质激素等,有无吸烟及酗酒史等。

4.身体状况

(1)局部情况:冻伤局部皮肤情况、冻伤类型、分度等。

(2)评估低体温程度,复温效果。

(3)评估患者意识、脉搏、呼吸、血压等,及时判断心搏骤停。

(4)辅助检查:血常规、尿常规、血生化检查、血气分析及影像学检查等。

5.心理和社会支持情况

评估患者和家属的心理承受能力,对疾病的认识。

6.危险因素评估

压疮、跌倒、血栓危险因素评估。

7.并发症的评估

如肺炎、胰腺炎、肝肾衰竭、应激性溃疡、感染、心肌梗死、脑血管意外、深部静脉血栓形成、肺不张、肺水肿等。

(二)观察要点

1.现存问题观察

(1)密切监测体温,一般选择测肛温,另外,应严格掌握复温速度,避免因周围血管迅速扩张导致内脏缺血,或较冷的外周血流入内脏造成内脏进一步降温而致死。

(2)观察肢端血液循环情况。

(3)患者神志、瞳孔、生命体征、血氧饱和度及尿量等变化并详细记录,发现病情变化,及时通知医师,并积极配合医师采取应对措施。

2.并发症的观察

复温后的主要并发症是肺炎(包括溺水所致的吸入性肺炎)、胰腺炎、肝肾衰竭、应激性溃疡等。尤其是复温后几天,甚至几周内,机体的体温调节及其他功能仍可异常,不能准确反映感染或其他疾病的存在,应密切观察,及时对症处理,保护肝、肾、脑功能,预防血栓形成和继发感染。

三、急诊救治流程

冻伤的急诊救治流程详见图 10-1。

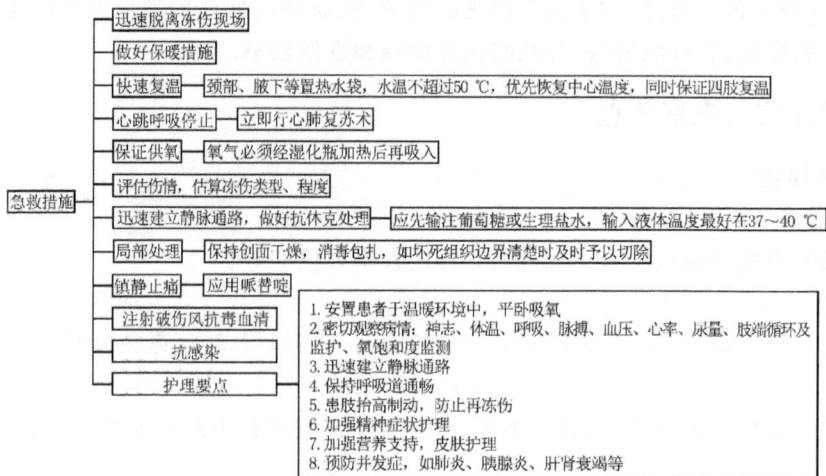

```
                ┌─ 迅速脱离冻伤现场
                ├─ 做好保暖措施
                ├─ 快速复温 ── 颈部、腋下等置热水袋,水温不超过50 ℃,优先恢复中心温度,同时保证四肢复温
                ├─ 心跳呼吸停止 ── 立即行心肺复苏术
                ├─ 保证供氧 ── 氧气必须经湿毒瓶加热后再吸入
                ├─ 评估伤情,估算冻伤类型、程度
急救措施 ──────┼─ 迅速建立静脉通路,做好抗休克处理 ── 应优先输注葡萄糖或生理盐水,输入液体温度最好在37~40 ℃
                ├─ 局部处理 ── 保持创面干燥,消毒包扎,如坏死组织边界清楚时及时予以切除
                ├─ 镇静止痛 ── 应用哌替啶
                ├─ 注射破伤风抗毒血清
                ├─ 抗感染
                └─ 护理要点
```

1. 安置患者于温暖环境中,平卧吸氧
2. 密切观察病情:神志、体温、呼吸、脉搏、血压、心率、尿量、肢端循环及监护、氧饱和度监测
3. 迅速建立静脉通路
4. 保持呼吸道通畅
5. 患肢抬高制动,防止再冻伤
6. 加强精神症状护理
7. 加强营养支持,皮肤护理
8. 预防并发症,如肺炎、胰腺炎、肝肾衰竭等

图 10-1　冻伤急诊救治流程

（张　彭）

第十一节　电　击　伤

一、疾病概论

当超过一定极量的电流或电能量(静电)通过人体引起组织不同程度损伤或器官功能障碍时,称为电击伤,俗称触电。电流通过中枢神经系统和心脏时,可引起心室颤动或心搏骤停、呼吸抑制,甚至造成死亡(或假死);电流局限于某一肢体时,可造成该肢体致残。

(一)病因及发病机制

1.病因

电击的常见原因是人体直接接触电源,或在高压电和超高压电场中,电流或静电电荷经空气或其他介质电击人体。电击引起的致伤原因主要为以下几点。

(1)主观因素:不懂用电常识,违章进行用电操作,如在电线上挂晒衣物、违规布线、带电操作等。

(2)客观因素:工作环境差或没有采取必要的安全保护措施。常见的电击多为 110～220 V 交流电所致。如电器漏电、抢救触电者时抢救者用手去拉触电者等;各种灾害,如火灾、水灾、地震、暴风雨等造成电线断裂或高压电源故障,引起电击或雷电引起电击。

2.发病机制

人体本身也有生物电,当外界电流通过人体时,人体便成为电路中导体的一部分。电击对人体的影响取决于电流的性质和频率、强度、电压、接触的部位、接触的时间、接触部位的电阻及通过人体的途径等。

(1)电流的性质和频率:电流分为交流电和直流电,人体对两种电流的耐受程度不同,通常情况下,对人体而言.交流电比直流电危险,交流电低频对心脏的损害极强。

(2)电流的强度:电流的强度越大,对人体组织造成的损伤就越大。一般认为 2 mA 以下的电流仅产生轻微的麻木感;50 mA 以上的电流,如通过心脏可引起心室颤动或心搏骤停,还可引起呼吸肌痉挛而致呼吸停止;100 mA 以上的电流通过脑部,可造成意识丧失。

(3)电压的高低:高压电较低压电危险性更大。<36 V 的电压称为安全电压,目前家用及工业用电器设备电压多≥220 V,如通过心脏能引起心室颤动;1 000 V 以上高压电击时,可以造成呼吸肌麻痹、呼吸停止、心搏骤停。高压电还可引起严重烧伤。

(4)电阻大小:人体可看作由各种电阻不同的组织组成的导体,电阻越小,通过的电流越大。人体组织电阻由大到小依次为骨骼、皮肤、脂肪、肌肉、血管和神经。当电流通过血管、神经、肌肉,则造成严重危害。

(5)电流通过的途径与时间:如电流流经心脏,则可引起心室颤动,甚至心搏骤停;如果电流经头部流至足底,多为致命电损伤。

(二)临床表现

1.全身症状

轻度触电者有一时性麻木感,并可伴有心悸、头晕、面色苍白、惊慌、四肢软弱无力;重者可出现抽搐、昏迷或休克,并可出现短暂心室颤动,严重者呼吸停止、心脏停搏。

2.局部表现

局部表现主要为电灼伤。低电压的皮肤烧伤较明显,高压放电时,灼伤处可立刻出现焦化或炭化,并伴组织坏死。

3.体征

轻者无体征,重者有抽搐、昏迷、休克、呼吸及心跳停止等体征。

(三)救治原则

1.立即帮助触电者脱离电源

应立即关闭电闸、切断电路;如不可能关闭电闸断电,则应迅速用木棍、竹竿、皮带等绝缘物品拨开电线或使触电者脱离用电器等。

2.心肺脑复苏

呼吸停止者,立即进行口对口人工呼吸。也可采用压胸式人工呼吸;心脏停搏者,同时进行心脏按压,如无效可考虑开胸心脏按压;如电流进出口为两上肢,心脏多呈松弛状态,可使用肾上腺素或10%氯化钙;如电流进出口分别为上下肢,则心脏多呈收缩状态,选用阿托品为宜。同时可应用高渗葡萄糖、甘露醇,以减轻脑水肿。

3.防治各种并发症

及时发现和处理水、电解质和酸碱平衡紊乱,防治休克、肝肾功能不全等。

4.局部治疗

保持创面清洁,预防感染,可酌情给予抗生素治疗,并可行破伤风类毒素预防破伤风;清除坏死组织,局部包扎止血、骨折固定,如病变较深,可行外科探查术。

二、护理评估

(一)病史

电击伤发生在人体成为电路回流的一部分或受到附近电弧热效应的影响的情况下,主要包括以下几点。

1.闪电击伤

闪电时,患者当时所处的位置为附近最高的物体或靠近1个高的物体(如1棵大树)。

2.高电压交流电击伤

常于身上有导体接触头顶上方的高压电时(如导电的钓鱼竿),也可见于误入带电导体附近。

3.低电压交流电击伤

可见于用牙齿咬电线、在自身接地的同时接触带电的用电器或其他带电物品。

4.直流电击伤

少见,如无意中接触电力火车系统的带电铁轨。

(二)身心状况

1.症状与体征

(1)电击伤:表现为局部的电灼伤和全身的电休克。临床上可分为3型。①轻型:触电后立即弹离电流,表现为惊慌、呆滞、四肢软弱、心动过速、呼吸急促、局部灼伤疼痛等。②重型:意识障碍、心率增快、节律不整、呼吸不规则,可伴有抽搐、休克,有些患者可出现假死状态。③危重型:昏迷、心跳及呼吸停止、瞳孔扩大。

(2)电热灼伤:损伤主要为电流进口、出口和经过处的组织损伤,触电的皮肤可呈现灰白色或焦黄色。早期可无明显的炎性反应,24～48小时后周围组织开始发红、肿胀等炎症反应,1周左右损伤组织出现坏死、感染,甚至发生败血症。

(3)闪电损伤:被闪电击中后,常出现心跳、呼吸立即停止。皮肤血管收缩,可出现网状图案。

(4)并发症和后遗症:电击伤后24～48小时常出现严重室性心律失常、神经源性肺水肿、胃肠道出血、弥散性血管内凝血等。约半数电击伤者出现单侧或双侧鼓膜破裂。电击数天至数月可出现神经系统病变、视力障碍。孕妇可发生死胎和流产。

2.心理与社会

部分患者于电击伤后可出现恐惧、失眠等。

(三)辅助检查

1.常规检查

常规检查可行血、尿常规检查,血、电解质检查,肝、肾功能检查。血清肌酸磷酸激酶(CPK)升高反映肌肉损伤,见于严重的低电压和高电压电击伤。

2.X线检查

X线检查可了解电击伤后有无骨折、内脏损伤。

3.心电图

心电图可有心肌损害、心律失常,甚至出现心室纤颤及心脏停搏。

4.脑电图

意识障碍者可行脑电图检查,但脑电图检查对于早期治疗方案的制订并不起决定性作用。

三、护理诊断

(一)皮肤完整性受损

皮肤完整性受损与电伤引起的皮肤灼伤有关。

(二)意识障碍

意识障碍与电击伤引起的神经系统病变有关。

(三)潜在并发症

心律失常与电流流经心脏,引起心电紊乱有关。

四、护理目标

(1)患者皮肤清洁、干燥,受损皮肤愈合。

(2)患者意识清楚,反应正常,生活自理。

(3)患者心律失常未发生,或发生心律失常后得到及时控制。

五、护理措施

(一)一般护理

(1)迅速将患者脱离电源。

(2)吸氧:对于重症中暑者给予鼻导管吸氧,危重病例行面罩吸氧,必要时给予高压氧治疗。

(3)体位:如患者已昏迷,则应头偏向一侧或颈部伸展,并定时吸痰,保持呼吸道畅通。

(4)迅速建立静脉通道,并保持输液畅通。

(二)急救护理

(1)密切观察患者的神志、瞳孔、生命体征、尿量(尿量应维持在 30 mL/h 以上)、颜色、尿相对密度的变化。对于血压下降者,立即抢救,做好特护记录。

(2)心电监护:进行心电监护(包括心律、心率及血氧饱和度等)和中心静脉压监测,应维持 48～72 小时。如出现心室纤颤者,及时给予电除颤及用药物配合除颤,并可应用利多卡因、溴苄胺等药物,同时给予保护心肌的药物。

(3)观察电击局部的创面,注意创面的色泽及有无异常分泌物从创口流出,保持创面清洁,定期换药,防治感染。

(4)严密观察电击局部肢体有无肿胀、疼痛、触痛、活动障碍及血运情况,警惕出现局部肢体缺血坏死。如发现异常立即报告医师,及时做出处理。

(5)保护脑组织:在患者头部及颈、腋下、腹股沟等大血管处放置冰袋,将体温降至 32 ℃。可应用甘露醇、高渗葡萄糖、糖皮质激素、纳洛酮等预防和控制脑水肿,给予脑活素、三磷酸腺苷、辅酶 A 等促进脑细胞代谢的药物。

(三)心理护理

患者清醒后,精神可能受到极大刺激和创伤,甚至留下遗忘症、惊恐等精神症状,并可出现白内障或视神经萎缩,也可能致残。针对患者的具体情况,护士要给予患者精心的心理护理,培养患者的自理能力,同时做好营养支持,使受到严重损伤机体得以重新康复。

六、护理评价

(1)患者受伤皮肤无感染,伤口如期愈合。

（2）患者心律失常未发生，或发生心律失常后得到及时控制，生命体征平稳。

（3）患者意识清楚，反应敏捷，恐惧感消失，能认识电击伤的原因，并有预防触电及安全用电的知识。

（张　彭）

第十二节　急性酒精中毒

急性酒精中毒是由于服用过量的乙醇或酒类饮料引起的中枢神经系统兴奋及抑制状态。绝大多数乙醇在胃、十二指肠和空肠的第一段吸收，十二指肠和空肠为最主要的吸收部位。乙醇进入空胃，通常30～90分钟内能完全被吸收入血。乙醇吸收入血后迅速分布于全身各组织和体液，并通过血-脑屏障进入大脑。进入体内的乙醇90％以上都是经肝氧化脱氢分解，最终变成二氧化碳和水。肝代谢主要是依靠肝内的乙醇代谢酶，不同个体酶的水平及活性不同。

一、中毒机制

乙醇的主要毒理作用是抑制中枢神经系统。首先从大脑皮质开始，选择性抑制网状结构上行激动系统，使较低功能失去控制，而呈现一时性兴奋状态，在短时间内自我控制能力减退；然后，皮质下中枢、脊髓和小脑功能受到抑制，出现共济失调等运动障碍，分辨力、记忆力、洞察力、注意力减退甚至消失，视觉、语言、判断力失常；最后抑制延髓血管运动中枢和呼吸中枢，呼吸中枢麻痹是重度酒精中毒者死亡的主要原因。

二、护理评估

（一）病史
有大量饮酒或摄入含乙醇的饮料史。

（二）临床表现
与乙醇的浓度、饮酒量、饮酒速度和是否空腹有关。急性中毒的主要症状和体征是中枢神经系统抑制、循环系统和呼吸系统功能紊乱。临床大致可分为以下 3 期。

1.兴奋期

血乙醇含量在 200～990 mg/L，患者出现眩晕和欣快，易感情用事，说话滔滔不绝，言辞动作常粗鲁无理、喜怒无常，不承认自己饮酒过量，自制力很差，有时则寂静入睡。

2.共济失调期

血乙醇含量达 1 000～2 999 mg/L。患者动作笨拙、步态不稳、言语含糊不清、语无伦次，似精神错落。

3.昏迷期

血乙醇含量达 3 000 mg/L 以上。患者由兴奋转为抑制，常昏睡不醒、呼吸慢并带鼾声、体温偏低、面色苍白、皮肤发绀、口唇微紫、脉搏细速，常呈休克状态，瞳孔正常或散大，严重者昏迷、抽搐和大小便失禁，最后发生呼吸麻痹致死。

(三)辅助检查

1.乙醇检测

呼气中乙醇浓度与血清乙醇浓度相当。

2.动脉血气分析

可有轻度代谢性酸中毒。

3.血清电解质检测

可见低钾血症、低镁血症、低钙血症。

4.血清葡萄糖检测

可有低血糖症。

5.心电图检查

可见心律失常和心肌损害。

三、病情诊断

根据患者大量饮酒或摄入含乙醇的饮料史,临床表现为急性中毒的中枢神经抑制症状、呼气中有酒味,参考实验室检查,可作出急性酒精中毒的诊断。

四、急救护理

(一)紧急救护

1.清除毒物

轻度醉酒一般不需做驱毒处理。饮酒量过大者,如神志尚清可予以催吐,但应严防误吸;如神志已模糊者应考虑洗胃。对来诊时已处于严重状态者,应早期进行血液透析治疗。

2.解除中枢抑制作用

可用内啡肽拮抗药纳洛酮 $0.4 \sim 0.8$ mg,静脉注射,可每半小时左右重复注射,多数患者数次应用后可清醒。同时可用 10% 高渗葡萄糖液 500 mL 加胰岛素 $8 \sim 16$ U 静脉滴注,加维生素 C、B 族维生素,促进乙醇氧化。

(二)一般护理

1.卧床休息

采取侧卧位,以防呕吐致窒息和吸入性肺炎,同时要注意保暖。

2.加强病情观察

如患者出现昏迷、呼吸慢而不规则、脉搏细弱、皮肤湿冷、大小便失禁、抽搐等异常情况,要及时进行处理。

3.加强饮食指导

鼓励多饮水,绿豆汤、西瓜汁等都有较好的解酒作用,也可给予浓茶醒酒。

4.加强药物应用的护理

注意观察用药效果,如吗啡、氯丙嗪等中枢抑制剂,同时做好液体出入量记录。

5.对症治疗

保持呼吸道通畅、给氧;呼吸中枢抑制时,及时插管,机械辅助呼吸,慎用呼吸兴奋剂;及时解痉镇静,发生抽搐可用地西泮 $5 \sim 10$ mg 肌内注射或静脉注射,忌用巴比妥类;防止脑水肿、水电解质紊乱和酸碱平衡失调;纠正低血糖;注意防治呼吸道感染和吸入性肺炎。

6.健康指导

(1)生活指导:加强酒精中毒引起不良后果的宣传,倡导适量饮酒,严禁嗜酒的生活习惯。

(2)健康指导:加强宣传和教育,尤其是注意防止意外伤害及意外事故的发生。①意外伤害:如醉酒后可因落水、高坠、吸入呕吐物窒息而死;若冬季昏睡倒在室外,则易被冻伤甚则冻死,应予预防并避免。②意外事故:如酒后驾车肇事、打架斗殴、伤人毁物、工伤事故及其他暴力犯罪等,而且必须承担相关法律责任,应予以预防并及时制止。

(张　彭)

第十三节　急性一氧化碳中毒

一、疾病介绍

(一)定义

急性一氧化碳中毒是指人体短时间内吸入过量 CO 所造成的脑及全身其他组织缺氧性疾病,严重者可引起死亡。

(二)病因

1.职业性中毒

职业性中毒如矿山采掘放炮、煤矿瓦斯爆炸、火灾现场、钢铁冶炼、化肥生产,制造甲醇、丙酮等都可产生大量的一氧化碳,若通风防护不当,吸入可致中毒。

2.生活性中毒

日常生活中,煤炉产生的气体中一氧化碳含量在 6%～30%。室内门窗紧闭,火炉无烟囱或烟囱堵塞、漏气都可引起一氧化碳中毒。

(三)发病机制

一氧化碳被人体吸入进入血液后,85%与血红蛋白(Hb)结合形成稳定的碳氧血红蛋白。由于一氧化碳与血红蛋白的亲和力约比氧和血红蛋白的亲和力大 240 倍,其解离又比氧合血红蛋白慢 3 600 倍。因此,血液中一氧化碳与氧竞争 Hb 时,大部分血红蛋白成为碳氧血红蛋白。碳氧血红蛋白携氧能力差,引起组织缺氧,而碳氧血红蛋白解离曲线左移,血氧不易释放更加重组织缺氧。此外,一氧化碳还可与还原型细胞色素氧化酶的二价铁结合,抑制该酶活性,影响组织细胞呼吸与氧化过程,阻碍对氧利用。脑和心脏(对缺氧最敏感的器官)最易遭受损害。脑内小血管迅速麻痹扩张。脑内 ATP 无氧情况下耗尽,钠泵运转不灵,钠离子蓄积于细胞内而诱发脑细胞内水肿。

(四)临床表现

一般有明确的一氧化碳吸入史,中毒的程度与吸入时间的长短、吸入的浓度、机体对一氧化碳的敏感性、耐受性密切相关。一氧化碳急性中毒的临床表现根据碳氧血红蛋白形成的程度可分为 3 级。

1.轻度中毒

血液中碳氧血红蛋白占 10％～20％,患者有头痛、眩晕、心悸、恶心、呕吐、四肢无力,可有短暂的晕厥,还可诱发心绞痛发生,及时吸入新鲜空气后症状会迅速消失。

2.中度中毒

血液中碳氧血红蛋白占 30％～40％,除上述症状外,患者还可昏睡或浅昏迷,瞳孔对光反应迟钝,皮肤和黏膜出现典型樱桃红色,应及时抢救。呼吸新鲜空气或氧气后可较快清醒,各种症状数小时内消失,一般不留后遗症。

3.重度中毒

血液中碳氧血红蛋白达到 50％以上,患者呈深昏迷,各种反射消失,瞳孔散大,血压下降,呼吸不规则,皮肤黏膜苍白或发绀,中毒性肝炎、休克、急性肾功能不全,患者可数小时甚至数天不能清醒,死亡率高。

4.迟发性脑病(神经精神后发症)

急性 CO 中毒患者在清醒后,经过 2～60 天的"假愈期",可出现下列临床表现:①精神意识障碍,出现幻视、幻听、忧郁、烦躁等精神异常,少数可发展为痴呆。②锥体外系神经障碍,出现帕金森综合征,部分患者逐渐发生表情缺乏,肌张力增加,肢体震颤及运动迟缓。③锥体系神经损害及大脑局灶性功能障碍,可发生肢体瘫痪、大小便失禁、失语、失明等。

(五)治疗要点

1.现场急救

(1)迅速脱离中毒现场:迅速将患者转移到空气新鲜的地方,卧床休息,保暖;保持呼吸道通畅。

(2)转运:清醒的患者,保持无障碍呼吸,有条件者应持续吸氧;昏迷中的患者,除持续吸氧外,应注意呼吸道护理,避免呼吸道异物阻塞。

2.院内救护

纠正缺氧:迅速纠正缺氧状态。吸入高浓度氧气可加速 COHb 解离,增加一氧化碳的排出。目前高压氧舱治疗效果最好。呼吸停止时,应及早进行人工呼吸,或用呼吸机维持呼吸。危重患者可考虑血浆置换。

3.进一步治疗

首先建立静脉通道,遵医嘱用药,防止并发症的发生。

(1)20％甘露醇:严重中毒后,脑水肿可在 24～48 小时发展到高峰。脱水疗法很重要。目前最常用的是 20％甘露醇静脉快速滴注,也可注射呋塞米脱水。

(2)能量合剂:常用药物有三磷酸腺苷、辅酶 A、细胞色素 C 和大量维生素 C 等,促进脑细胞功能恢复。

(3)血管扩张剂:常用的有 1％普鲁卡因 500 mL 静脉滴注,川芎嗪注射液 80 mg 溶于250 mL 液体内静脉滴注等,防治迟发性脑病。

4.做好急诊监护

(1)应密切观察患者的生命体征,包括体温、脉搏、呼吸、血压、面色、神志、瞳孔的变化,尤其是中、重度中毒以呼吸困难、呼吸肌麻痹为主者,所以需要密切观察患者呼吸的频率、深浅度的变化;严密观察患者有无呕吐现象,观察患者的血压、神志意识及瞳孔的变化,监测水、电解质平衡,纠正酸中毒,并预防吸入性肺炎或肺部继发感染。

（2）防治并发症和后发症，加强昏迷期间的护理。保持呼吸道通畅，必要时行气管切开。定时翻身以防发生压疮和肺炎。注意营养，必要时鼻饲。高热者可采用物理降温方法，如头部用冰帽，体表用冰袋，使体温保持在 32 ℃左右。如降温过程中出现寒战或体温下降困难时，可用冬眠药物；严重中毒患者清醒后应继续高压氧治疗，绝对卧床休息，密切监护 2～3 周，直至脑电图恢复正常为止，预防迟发性脑病。

二、护理评估与观察要点

（一）护理评估

（1）病史评估：一氧化碳接触史。

（2）身体评估：生命体征、意识状态、瞳孔大小、头痛程度。

（3）实验室及其他检查：脑电图可见弥漫性低波幅慢波，与缺氧性脑病进展相平行。

（4）高压氧治疗的效果。

（5）有无焦虑等心理改变。

（二）观察要点

1.现存问题观察

CO 中毒的后果是严重的低氧血症，从而引起组织缺氧，吸入氧气可加速碳氧血红蛋白解离，增加 CO 的排出。严密观察患者意识、瞳孔变化、生命体征，重点是呼吸和体温、缺氧情况。尿量改变，准确记录出入量。氧浓度过高肺表面活性物质相对减少，易出现肺不张。应严格执行给氧浓度和给氧时间，根据病情随时调整用氧流量，清醒者可间歇给氧。CO 中毒 6 小时内给予高压氧治疗，可减少迟发性脑病的发生，并能促进昏迷患者觉醒。

2.并发症的观察

（1）吸入性肺炎及肺水肿：常于中毒 2～4 天发生肺水肿、肺炎，清除呼吸道分泌物及呕吐物，严密观察体温、心率、血压等变化。应用抗生素控制感染，合并肺水肿时，控制液体滴速，给予强心利尿，准确记录出入液量。

（2）脑水肿：中毒严重者，脑水肿一般在 24～48 小时发展到高峰，应密切观察患者有无呕吐现象。呕吐时是否为喷射状。并及时认真听取患者的主诉，一旦发现患者瞳孔不等大，呼吸不规则，抽搐等提示脑疝形成，应给予及时抢救处理。输液过程中密切观察体液的速度和量，观察是否有药液外渗，避免输液量过快、过多，防止发生急性脑水肿。应用脱水剂后观察膀胱充盈情况，对于昏迷不能自行排尿者，给予留置导尿管，并要准确记录出入量，注意尿量及颜色的变化。

（3）心律失常：保证持续氧气吸入，纠正缺氧状态，应用抗心律失常药及营养心肌药物，严密监测心率（律）、血压变化，迅速处理危急情况。

（4）急性肾衰竭：严密观察尿量及液体出入量，纠正休克及缺氧，必要时给予利尿药，血液透析时做好相应护理。

三、急诊救治流程

急性一氧化碳中毒急诊救治流程详见图 10-2。

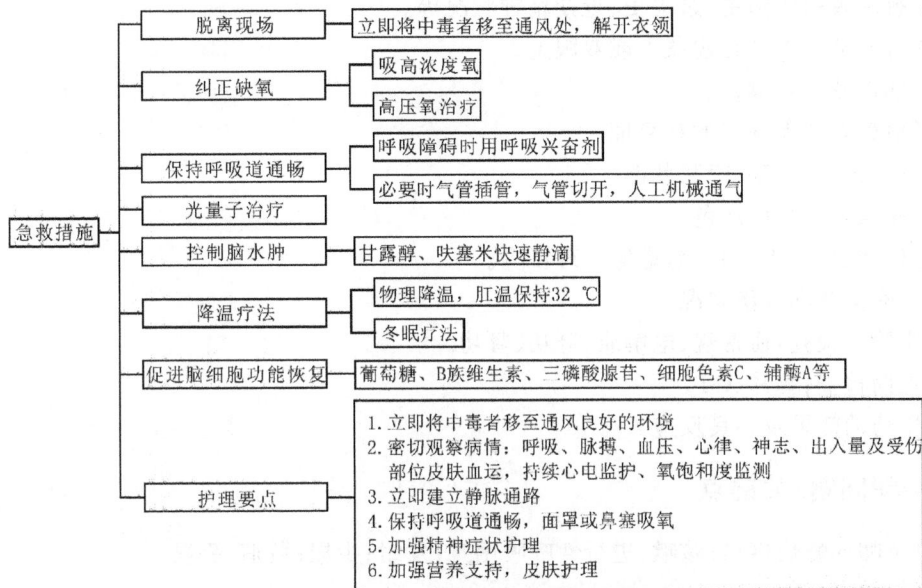

图 10-2　急性一氧化碳中毒急诊救治流程图

（张　彭）

第十四节　百草枯中毒

一、定义

百草枯（PQ）又名克芜踪，属于吡啶类除草剂，国内商品为 20% 的百草枯溶液，是目前我国农村使用比较广泛的、毒性最大的除草剂之一，国外报道中毒病死率为 64%，国内有报道病死率高达 95%。

百草枯可经皮肤、呼吸道、消化道吸收，吸收后通过血液循环几乎分布于所有的组织器官，肺中浓度最高，肺纤维化常在第 5～9 天发生，2～3 周达到高峰，最终因肺纤维化呼吸窘迫综合征死亡。中毒机制与超氧离子的产生有关，急性中毒主要以肺水肿、肺出血、肺纤维化和肝、肾损害为主要表现。吸收后主要蓄积于肺组织，被肺泡Ⅰ、Ⅱ型细胞主动摄取和转运，经线粒体还原酶Ⅱ、细胞色素 C 还原酶催化，产生超氧化物阴离子（O_2）、羟自由基（$OH-$）过氧化氢（H_2O_2）等，引起细胞膜脂质过氧化，造成细胞破坏，导致多系统损害。

二、护理评估

（1）评估神志、面色、呼吸、氧饱和度。

（2）询问服用毒物名称、剂量、时间，服毒前后是否饮酒，是否在当地医院洗胃或采取其他抢救措施。

(3)了解患者的生活史、过去史、近期精神状况等。

(4)查看药液是否溅在皮肤上或双眼上。

(5)局部皮肤有否擦伤。

(6)评估患者有无洗胃的禁忌证。

(7)体位、饮食、活动、睡眠状况。

(8)皮肤颜色,尿量、尿色。

(9)心理状况:有无紧张、焦虑等心理反应。

(10)家庭支持和经济状况。

(11)实验室检查:血常规、电解质、肝功、肾功。

(12)辅助检查:胸片、CT。

(13)用药的效果及不良反应。

三、护理问题/关键点

舌、口及咽部烧灼疼痛;咳嗽;进行性呼吸困难;发绀;少尿;黄疸;恐惧。

四、护理措施

(1)无心跳呼吸立即给予心肺脑复苏及进一步生命支持;有心跳呼吸,清除口鼻分泌物,保持呼吸道通畅;昏迷患者去枕平卧位,头偏向一侧,并给予持续心电监护、血压、氧饱和度监测。

(2)立即洗胃:患者来院后立即洗胃,洗胃时洗胃液体温度要适宜,适宜温度即可避免促进毒物吸收,又可避免因温度低而使患者发生寒战等不良反应,每次注入量以 200~300 mL 为宜,若 >500 mL,会促进胃内容物进入肠道,影响洗胃效果。

(3)清除体内尚未吸收的毒物,在尽早洗胃的基础上,口服 20% 甘露醇导泻,口服活性炭吸附毒物。

(4)开通静脉通路,根据患者情况给予胃黏膜保护剂、保肝药物,给予抗氧化剂(维生素 C)及抗生素等。尽早应用激素、抗自由基药物,尽早应用大剂量激素可预防肺纤维化的形成。激素应早期、足量、全程。

(5)密切观察病情变化:百草枯中毒后密切观察患者意识状态、瞳孔、心率、心律、血压、脉搏、呼吸、血氧饱和度等情况,发现异常及时报告医师,积极抢救。准确记录尿量,必要时留置尿管,观察尿液性状、颜色,有无肉眼血尿、茶色尿,有无少尿、无尿症状出现。观察呕吐物及大便颜色、性状及量,以判断有无消化道出血,还要防止呕吐物误吸入呼吸道引起窒息。特别注意有无肺损害现象,因百草枯对机体各个组织器官有严重损害,尤以肺损害为主。应密切观察呼吸的频率、节律,有无胸闷、咳嗽及进行性呼吸困难,有无呼吸道梗阻及咯血等。

(6)口腔护理:百草枯具有腐蚀性,口服 2~3 天可出现口腔黏膜、咽喉部糜烂溃疡,舌体、扁桃体肿大疼痛,黏膜脱落易继发感染。在护理过程中要特别注意保持口腔清洁,可用生理盐水及利多卡因溶液交替含漱,随时保持口腔清洁,减少因分泌物渗出引起的粘连、出血、感染。出现腹部疼痛、消化道出血,给予止血药物,并仔细观察大便的颜色、次数和量。

(7)呼吸道护理:由于肺是百草枯毒性作用的靶器官,进入人体的百草枯被组织细胞摄取后在肺内产生氧自由基,造成细胞膜脂质氧化,破坏细胞结构,引起细胞肿胀、变性、坏死,进而导致肺内出血、肺水肿、透明膜变性或纤维细胞增生。肺纤维化多在中毒后 5~9 天内发生,2 周或

3周达高峰。因此,应保持呼吸道通畅,鼓励患者深呼吸,用力咳嗽,积极进行肺功能锻炼,定期进行胸部X线检查,发现异常及时处理。

(8)肾功能的监测:百草枯中毒可造成肾小管急性坏死,导致不同程度的肾功能损害。百草枯中毒1~3天即可出现肾功能损害,在中毒12小时,患者即可出现蛋白尿及血尿,甚至出现肾衰竭。尿量是反映肾功能情况最直接的指标,严格记录24小时尿量,观察尿量及有无尿频、尿急、尿痛等膀胱刺激症状;根据尿量调整输液量及输液速度,发现少尿或多尿,要及时报告医师,定期做生化、肾功能、尿常规化验。

(9)饮食护理:禁食期过后鼓励患者饮食,早期如牛奶、米汤等,逐渐加入鸡蛋、瘦肉等高蛋白、高维生素、高碳水化合物类食品,如因咽喉部疼痛不能进食时,可于进食前给予利多卡因稀释后含漱,以减轻疼痛,必要时给予鼻饲,以保证营养供给。

(10)基础护理:患者入院后立即脱去污染衣物并清洗皮肤,有呕吐者,随时更换衣服及床单,给患者创造一个整洁、舒适的环境;同时加强营养支持,按医嘱要求完成当天补液量及输入各种药物。

(11)心理护理:服药中毒后给患者造成的身心痛苦及预后的担忧使之产生焦虑、恐惧心理,护理人员应同情、理解患者,给患者讲解治疗措施对抢救生命的重要性,加强心理疏导、安慰。多给予劝导、鼓励,尽可能满足患者的合理要求,帮助患者渡过情绪的低谷,使其能积极配合治疗与护理。

五、护理评价

(1)患者生命体征是否稳定。
(2)洗胃是否彻底。
(3)患者有无并发症发生。

六、健康教育

(1)向患者和家属讲解此病的疗程,让患者和家属积极配合治疗。
(2)普及防毒知识,讲解口服百草枯的毒性和危害性。
(3)定期随访,了解患者的活动能力和生存质量。

(张 彭)

第十五节 有机磷农药中毒

一、疾病介绍

有机磷杀虫药是一种被广泛地应用于农、林业的主要农药之一,工作中防护不当、农作物残留、污染食物和意外服用均可导致急性中毒。我国每年农药中毒患者在5万~10万,其中有机磷农药中毒占70%,死亡率在10%左右。有机磷农药中毒是医院急诊科的一种常见急症,病情危重、变化快、并发症多、病死率高。

(一)定义

有机磷农药中毒是短期内大量有机磷农药进入人体,抑制了胆碱酯酶的活性,造成组织中乙酰胆碱大量积聚,出现以毒蕈碱样、烟碱样和中枢神经系统症状为主要表现的全身性疾病。

按有机磷农药对人体的毒性可分四类:①剧毒类,如甲拌磷、对硫磷、内吸磷等。②高毒类,如敌敌畏、甲基对硫磷、氧乐果、甲胺磷等。③中毒类,如乐果、敌百虫、碘依可酯等。④低毒类,如马拉硫磷、辛硫磷等。

有机磷农药是目前农业使用最广的杀虫药,对人畜具有一定毒性,大多呈油状(敌百虫为白色结晶),淡黄或棕色,有大蒜味,不溶于水而易溶于有机溶剂中,在碱性或高温条件下易分解失效。但敌百虫易溶于水,在碱性溶液中则变为毒性更强的敌敌畏。

(二)病因

1.生产性中毒

生产过程中,操作者手套破损,衣服和口罩污染,或生产设备密闭不严,化学物质泄露,杀虫药经皮肤或呼吸道进入人体引起中毒。

2.使用性中毒

喷洒杀虫药时,防护措施不当致使药液污染皮肤或吸入空气中杀虫药而引起中毒。另外,配药浓度过高或用手直接接触杀虫药原液也可引起中毒。

3.生活性中毒

主要由于误服或自服杀虫药,饮用被杀虫药污染的水源或食入污染的食品所致。滥用有机磷杀虫药治疗皮肤病或驱虫也可发生中毒。

(三)发病机制

有机磷农药主要是抑制神经系统胆碱酯酶活性。使乙酰胆碱大量堆积,作用于效应细胞的胆碱能受体,产生相应的临床表现。此外,有机磷农药亦直接作用于胆碱能受体。有的毒物经氧化后毒性增强,如对硫磷氧化为对氧磷,其抑制胆碱酯酶的活性增强 300 倍,内吸磷氧化为亚砜,其抑制胆碱酯酶的活性增强 5 倍;敌百虫侧链脱氧化后为敌敌畏。毒物及其代谢产物排泄较快,多在 24 小时内排泄。主要经尿液以代谢产物排出,少数以原药排出。

(四)临床表现

1.病史

生产性中毒,接触史较明确,非生产性中毒有的隐瞒服农药史,有的为误服,有的间接接触或摄入,要注意询问陪伴人员:患者近来情绪、生活、工作情况,现场有无药瓶、呕吐物气味等。

2.症状和体征

有机磷的毒性强,吸收后 6~12 小时血浓度达最高峰,病情发展迅速,表现复杂。

(1)毒蕈碱样症状:主要是副交感神经末梢兴奋所致,表现为平滑肌收缩和腺体分泌增加。临床表现有恶心、呕吐、腹痛、多汗,尚有流泪、流涕、流涎、腹泻、尿频、大小便失禁、心跳减慢和瞳孔缩小。支气管痉挛和分泌物增加,咳嗽、气急,严重患者出现肺水肿。

(2)烟碱样症状:又称 N 样症状,是由于乙酰胆碱在横纹肌神经-肌肉接头处过度蓄积,持续刺激突触后膜上烟碱受体所致。临床表现为颜面、眼睑、舌、四肢和全身横纹肌发生肌纤维颤动,甚至强直性痉挛,伴全身紧缩和压迫感。后期出现肌力减退和瘫痪。严重时并发呼吸肌麻痹,引起周围性呼吸衰竭。乙酰胆碱还可刺激交感神经节,促使节后神经纤维末梢释放儿茶酚胺,引起血压增高、心跳加快和心律失常。

（3）中枢神经系统表现：中枢神经系统受乙酰胆碱刺激后可出现头晕、头痛、疲乏、共济失调、烦躁不安、谵妄、抽搐、昏迷等症状。

（4）中毒程度分级可分为：①轻度中毒。有头痛、头晕、恶心、呕吐、腹痛、胸闷、乏力、出汗、视力障碍。全血胆碱酯酶活力降低至正常值的50％～70％。②中度中毒。除上述症状外，尚有肌束颤动、瞳孔中度缩小、呼吸困难、精神恍惚、语言不清。血胆碱酯酶活力降低至正常值的30％～50％。③重度中毒。瞳孔极度缩小、心率快、呼吸困难、口唇发绀、肺水肿、呼吸衰竭、二便失禁、血压下降、抽搐、昏迷。血中胆碱酯酶活力在30％以上。

为便于掌握上述分度的重点，一般只有轻度副交感神经兴奋症状和中枢神经症状者列为轻度中毒，有肌肉束颤动即属中度中毒；出现肺水肿、昏迷或呼吸抑制时则属重度中毒。若诊断有困难，可用阿托品做诊断性治疗：阿托品1 mg加于50％葡萄糖液20 mL静脉注射。若是有机磷农药中毒，症状有所好转；若不是，则出现颜面潮红、口干、口渴等不适感觉。

（五）治疗要点

1.现场急救

迅速协助患者迅速脱离中毒环境，脱去被污染的衣服，如病情及条件许可时，抢救人员可用肥皂水或清水清洗被污染的皮肤、毛发、指（趾）甲，忌用热水。如是敌百虫中毒者禁用肥皂水，眼部污染者可用2％碳酸氢钠（敌百虫除外）或生理盐水或清水连续冲洗数天。现场还应注意搜查患者周围有无药瓶及其药物名称。对于神志不清的患者，在抢救的同时，应向第一个发现患者的人了解当时的情况，主要是了解中毒情况。

2.院内急救

（1）洗胃：洗胃是有机磷农药中毒患者抢救的关键。

洗胃时应注意的几个问题：①洗胃的时间和原则。急性有机磷口服中毒者，洗胃必须遵循及早洗、充分洗、彻底洗的原则。不应该受洗胃4～6小时排空时间的限制，超过洗胃时间者，仍应争取洗胃。因有机磷中毒后，使胃排空时间延缓，但由于吸收入血的有机磷农药仍不断弥散到胃肠道，故洗胃仍有效。②胃管的选择及插管方法。插管前应清除口腔内异物，采用经口插粗胃管。以利于灌洗。此方法减少痛苦，同时防止了鼻黏膜出血。在确认胃管存胃内以后，首先抽净高浓度毒液，然后灌洗。③洗胃液的选择。先采用温清水洗胃，待确认毒物后再选择合适的洗胃液。但要注意，服用敌百虫的患者不能用碳酸氢钠溶液洗胃，会增强毒性。乐果、内吸磷、对硫磷等中毒禁用高锰酸钾溶液洗胃，因可被氧化成毒性更强的物质。④体位与灌洗胃。洗胃采用左侧头低位，以利于毒物排出，每次灌洗胃以300～500 mL为限，如灌入量过多，液体可以从口、鼻腔内涌出，有引起窒息的危险。同时还易产生胃扩张，使胃内压上升，增加毒物的吸收。突然胃扩张又易兴奋迷走神经，引起反射性心搏骤停的危险。因此要掌握好每次的灌入量。最后以洗出液无色、无有机磷气味和进出液颜色一致为标准。

（2）对所有中毒的患者尽早建立静脉通道，遵医嘱尽早使用解毒剂：①抗胆碱药。阿托品是目前最常使用的抗胆碱药，具有阻断乙酰胆碱对副交感神经和中枢神经系统毒蕈碱受体的作用，能缓解毒蕈碱样症状，对抗呼吸中枢抑制有效。及早、适量、反复、正确使用阿托品是抢救成功的另一关键。用量应根据患者病情和个体差异。原则是早期、足量、反复和快速达阿托品化。②胆碱酯酶复能剂。临床常用解磷定、氯解磷定，足量重复使用复能剂是逆转呼吸肌麻痹的关键，早期用药，抢救过程中应边洗胃边应用，24小时内给药为黄金时间。复能剂与阿托品有协同作用，合用时阿托品用量减少，同时要警惕过量中毒的问题。

3.血液灌流的护理

对服毒量大,而且时间长者,经过一般抢救处理后仍昏迷或清醒后再度出现嗜睡甚至昏迷者,应尽早进行血液灌流。血液灌流除了可吸附毒素外,还可通过对炎症介质的清除作用,起到有效防治急性有机磷农药中毒的目的。血液灌流时,护理应加强生命体征监测,监测水、电解质、酸碱平衡状态和血糖等变化,合理应用肝素,观察有无出血征象,监测凝血功能,同时要防止空气栓塞发生。

4.做好急诊监护

(1)抗休克补液:密切监测血压、心率等生命体征变化及周围循环状态。严格记录液体出入量,动态监测中心静脉压。对低血容量患者,使用输液泵保持匀速。观察患者的尿量、颜色,对意识障碍患者,监测意识、呼吸、瞳孔、定向力及情绪变化。

(2)肺水肿的预防及处理:中毒患者需要输液,在输液过程中要观察患者的各种生命体征是否发生变化,注意患者的呼吸节律变化,控制输液的流速,防止肺水肿等并发症的发生。

二、护理评估与观察要点

(一)护理评估

(1)意识状况,生命体征,皮肤黏膜,瞳孔,循环,泌尿,血液,呼吸系统等症状。

(2)毒物的接触史。详细询问患者及陪同人员,明确毒物的种类、剂量、中毒的途径及时间。对意识障碍的患者,应询问陪同人员发现时间、当时情况及身边有无其他异常情况(如药瓶等)。

(3)中毒的相应症状,有无出现中毒综合征:毒蕈碱样症状,烟碱样症状,中枢神经系统症状。

(4)各项检查及化验结果,如血常规、电解质、动脉血气分析、凝血功能检测等。

(5)药物治疗的效果及不良反应。

(6)洗胃的效果及不良反应。

(7)心理及社会支持状况。

(二)观察要点

1.现存问题观察

有机磷农药可通过皮肤、黏膜、消化道、呼吸道侵入人体,中毒机制是抑制胆碱酯酶活性,造成组织中乙酰胆碱积聚,而产生中毒症状,有机磷农药中毒病情变化极快。因此,严密观察病情和生命体征,特别是要注意患者的神志、瞳孔、心率、呼吸、血压的变化,保持呼吸道通畅,注意观察患者颜面、皮肤、口唇的颜色变化,加强口腔、皮肤的护理,严密观察有无阿托品化和阿托品中毒的现象。

2.并发症的观察

(1)阿托品中毒:急性有机磷农药中毒在治疗过程中容易出现阿托品中毒,尤其是从基层医院转运来的急性有机磷农药中毒患者多见。均因阿托品用药不合理所致。有机磷农药中毒致死有60%是阿托品中毒引起的,所以护理人员严密观察阿托品化指标和中毒症状。阿托品化指标为口干、皮肤干燥、心率80~100次/分。如出现心动过速(≥120次/分)、烦躁、谵妄、手有抓空感、高热,重者甚至昏迷,应考虑有阿托品中毒。在护理操作中要注意阿托品注射前后症状、体征的观察,并详细记录。(注:①阿托品化。患者瞳孔较前散大,皮肤干燥、口干、颜面潮红、肺部湿啰音消失及心率加快。②阿托品中毒:患者出现瞳孔散大、神志不清、烦躁不安、抽搐、昏迷和尿潴留等症状。)

（2）中间综合征（IMS）：患者出现以呼吸肌麻痹致呼吸衰竭为主的症候群,称为中间综合征。中间综合征患者往往在短时间内出现呼吸衰竭、呼吸骤停而死亡。因此一旦出现中间综合征,应立即报告医师、及时准确给药、呼吸气囊手法通气或人工呼吸,做好气管插管、连接呼吸机等准备。观察痰液的颜色、量,吸痰时严格执行无菌技术。同时要注意观察患者的一般情况,如生命体征、血气分析、通气指标改变的影响。

（3）反跳现象：患者病情好转,神志清醒后,因某种原因使患者病情忽然加重,神志再次转为昏迷、心率降低、出汗、瞳孔缩小,即出现反跳现象。在治疗过程中,应观察患者的皮肤湿润度、瞳孔及心率的变化。

（4）急性呼吸衰竭：重度有机磷农药中毒者出现口唇发绀、呼吸浅短或牙关紧闭,即出现了急性呼吸衰竭中毒。要及时应用抗胆碱药和复能剂,在洗胃中严密观察患者生命体征,心率、呼吸、经皮血氧饱和度等情况,若出现呼吸浅短,应停止洗胃,立即应用特效解毒剂阿托品和复能剂,待心率、呼吸平稳后再洗。如果呼吸已停止,应立即行气管插管、机械通气后再用小型胃管经鼻腔插胃管洗胃。

（5）肺部感染：急性有机磷农药中毒患者因腺体分泌物增多致坠积、洗胃时造成误吸,可导致肺部感染。因此洗胃时灌入胃的洗胃液不超过 300 mL,以免引起呕吐,吸尽胃管内液体后再拔出胃管,以免将胃内容物漏出于口腔及咽部。吸痰时,吸口腔、咽喉部、气管的吸痰管分开。定期给患者翻身拍背,对清醒患者鼓励咳嗽、排痰,防止肺部再感染。

三、急诊救治流程

有机磷农药中毒的急诊救治流程详见图 10-3。

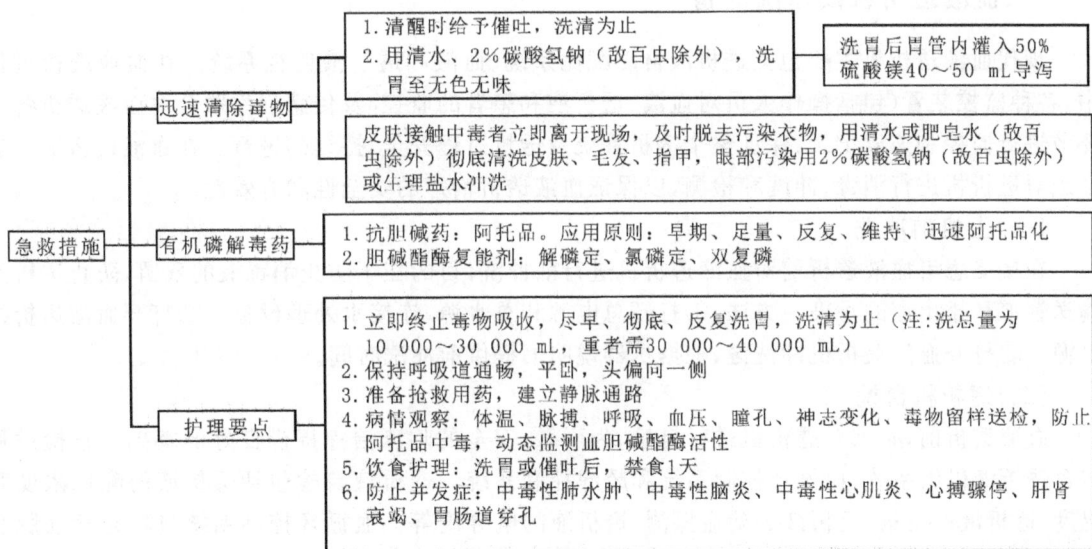

图 10-3　有机磷农药中毒的急诊救治流程图

（张　彭）

第十一章

血液透析护理

第一节　血液透析护理操作

血液透析护理技术的专业性、技术性很强，随着透析技术的不断扩大和发展，血液透析专业护理的技术培训日益受到重视。合理规范的护理操作将不断提高护士工作能力，降低职业风险，加强护患、医护之间的沟通，提高专业护理人员的临床能力。

一、血液透析机使用前准备

现代血液透析机主要包括透析液自动配比系统、血液和透析液监视系统。在血液透析过程中，各种监控装置（包括操作人员对血液、透析液和患者的监控）及传感软件联合对血液透析各个环节进行监控和连续记录，保证整个透析系统及透析过程安全、持续的进行。在血液透析治疗前必须对透析机进行消毒、冲洗和检测，以保证血液透析治疗的安全性和有效性。

（一）上机前冲洗

在接受患者血液透析前对血液透析机进行前冲洗，目的在于防止消毒液的残留，防止透析液输送管道和排出道的污染。方法：①打开总电源和总水源，连接水处理设备。②打开血液透析机电源。③打开血液透析机冲洗键，根据机器说明书提供前冲洗时间。

（二）透析机自检

血液透析前，必须对透析机进行自检，为可靠、安全的临床治疗提供良好的基础。自检过程包含透析液供给系统、血循环控制系统和超滤控制系统。透析液自检包括透析液的配比浓度和温度、透析液的流量、透析液的漏血探测、透析液的电导度等。血循环控制系统自检包括动脉和静脉压力监测器、空气探测器、静脉夹、肝素泵等。超滤控制系统自检包括跨膜压监测、超滤平衡腔监测、压力传感器监测等。

二、血液透析机使用后的清洁、消毒

血液透析结束后，为防止患者透析过程中排出的废液对机器管道系统的污染或透析液本身对机器的物理反应，每次血液透析后，需对机器进行内部和外部的清洁、消毒，选择合适的消毒液

和冲洗方法。

（1）机器的外部清洁、消毒：患者血液或体液污染透析机时，应立即用有效消毒剂对机器表面进行擦洗、消毒。

（2）机器的内部清洁、消毒：血液透析结束后，按照厂家提供的方法，先反渗水冲洗，然后用柠檬酸或冰醋酸进行脱钙，再用化学或物理方法进行消毒，最后用反渗水冲洗干净。消毒、脱钙、冲洗过程按各类型机器的标准在机器内设置。常用的消毒方法可参考厂家提供的消毒方法，如化学消毒和热消毒。

（3）同日两次透析之间，机器必须消毒、冲洗。

（4）血液透析过程中如发生破膜、传感器渗漏，透析结束时应立即消毒机器。

（5）透析机应定期保养，保养内容包括机器内的除尘、机器管道的清洗（除锈、除垢）、电导度测试、平衡腔检测、血液泵保养等，并建立档案。

（6）如血液透析机闲置 48 小时以上，应消毒后再用。

三、透析液的准备及配制

血液透析液是一种含有电解质的液体，其溶质成分及离子浓度取决于临床需要，根据临床需求可含或不含葡萄糖。

在血液透析治疗过程中，透析液流动于半透膜的外侧，即患者血液的对侧，通过对流及溶质弥散等物理过程，达到纠正电解质失衡、酸碱平衡紊乱、清除体内代谢产物或毒性物质的目的。血液透析浓缩液是将血液透析干粉用透析用水配制而成，使用时按照血液透析浓缩液特定比例用透析用水稀释后使用。血液透析浓缩液包括酸性浓缩液（A 液）和碳酸氢盐浓缩液（B 液）两种。

（一）透析液应具备的基本条件

（1）透析液内电解质成分和浓度应和正常血浆中的成分相似。

（2）透析液的渗透压应与血浆渗透压相近，即等渗，为 280～300 mmol/L。

（3）透析液应略偏碱性，pH 7～8，以纠正酸中毒。

（4）能充分地清除体内代谢废物，如尿素、肌酐等。

（5）对人体无毒、无害。

（6）容易配制和保存，不易发生沉淀。

（二）透析浓缩液的准备

1.环境和设施准备

（1）浓缩液配制室应位于血液透析室清洁区内的相对独立区域，周围无污染源，保持环境清洁，每班用紫外线消毒一次。

（2）配制 A 液或 B 液应有两个搅拌桶，并有明确标识；浓缩液配制桶须标明容量刻度，保持容器清洁，定期消毒。

（3）浓缩液配制桶每天用透析用水清洗一次；每周至少用消毒剂消毒一次，并用测试纸确认无残留消毒液。配制桶消毒时，须在桶外悬挂"消毒中"警示牌。

（4）浓缩液配制桶滤芯每周至少更换一次。

（5）浓缩液分装容器应符合中华人民共和国药典和国家/行业标准中对药用塑料容器的规定。用透析用水将容器内外冲洗干净，晾干，并在容器上标明更换日期，每周至少更换一次或消毒一次。

2.人员要求

用干粉配制浓缩液(A液、B液),应由经过培训的血液透析室护士或技术人员实施,做好配制记录,并有双人核对、登记。

(三)透析浓缩液的配制方法

1.单人份

取量杯一只,用透析用水将容器内外及量杯冲洗干净,按所购买的干粉产品说明的要求,将所需量的干粉倒入量杯内,加入所需量的透析用水,混匀后倒入容器内,加盖后左右、上下摇动容器,至容器内干粉完全融化即可。

2.多人份

根据患者人数准备所需量的干粉。将浓缩液配制桶用透析用水冲洗干净后,将透析用水加入浓缩液配制桶,同时将所需量的干粉倒入配制桶内。按所购买的干粉产品说明书,按比例加入相应的干粉和透析用水,开启搅拌开关,至干粉完全融化即可。将已配制的浓缩液分装在清洁容器内。

(四)透析浓缩液配制的注意事项

(1)浓缩 B 液应在配制后 24 小时内使用,建议现配现用。

(2)浓缩 B 液在配制装桶后应旋紧盖子,防止 HCO_3^- 挥发。

(3)浓缩 B 液在配制过程中不得加温,搅拌时间不得大于 30 分钟。

四、透析器与体外循环血液管路准备

透析器是血液透析中最重要的组成部分,它基本具备两大功能:溶质清除和水的超滤。透析膜是透析器的主要部分,它将血液和透析液分开。常用的透析膜有铜氨纤维素、醋酸纤维素、聚丙烯腈、聚碳酸酯、聚砜、聚醚砜膜。其中以聚碳酸酯、聚砜、聚醚砜膜的合成膜透析器是目前国际上最流行的透析器,它的特点是通透性高,对中、小分子物质的清除率高,生物相容性好而不发生补体激活。体外血液循环管路由动脉管路和静脉管路组成,它的主要功能是将患者的血液通路、透析器进行连接,达到排气、预冲、引血、循环、监测的目的。

透析器常用消毒方法为环氧乙烷、γ射线、高压蒸汽和电子束消毒。蒸汽、γ射线和电子束消毒对患者危害性小,透析管路常规用环氧乙烷消毒。新的透析器和透析管路使用前应用≥800 mL的生理盐水进行预冲处理,以避免透析器中的"碎片"(可以进入身体的固体物质或可溶解复合物)进入体内,同时清除透析器生产过程中其他潜在的污染物和消毒剂。如怀疑患者过敏,增加预冲量,并上机循环。

(一)一次性透析器与体外循环血液管路的准备与预冲

1.物品准备与核对

(1)准备透析器、体外循环血液管路(含收液袋)、预冲液或生理盐水 1 000 mL、肝素液、输液器。

(2)检查物品使用型号是否正确,包装有无破损、潮湿,以及消毒方式、有效期等。

(3)操作前应仔细阅读透析器说明书,了解不同透析膜对冲洗的要求,并严格按要求操作。

2.透析器准备

(1)确认透析器已消毒、冲洗并通过自检。

(2)连接 A、B 液,透析器进入配制准备状态。

3.患者的核对

(1)体外循环血液管路安装前再次核对患者姓名,确定透析器型号。

(2)患者在血液透析过程中更换透析器型号时,应按照说明书选择厂方提供的预冲方法。

4.评估

操作前进行评估,内容包括患者姓名及透析器和体外循环血液管路的型号、有效期、包装情况、操作方法和物品准备。

5.操作方法

(1)确认透析器及体外循环血液管路的型号、有效期、包装有无破损,按照无菌原则进行操作。

(2)将透析器置于支架上。透析器的动脉端连接循环管路的动脉端(透析器动脉端向下),透析器的静脉端连接体外循环血液管路的静脉端。

(3)连接预冲液于动脉管路补液管处或动脉管路端口锁扣处,排尽泵前动脉管处的空气。

(4)启动血泵,流速≤100 mL/min(也可参照厂家提供的透析器说明书所建议的流速)。先后排出动脉管路、透析器膜内及静脉管路内的空气。液体从静脉管路排出至废液袋(膜内预冲),建议膜内预冲量≥600 mL。

(5)连接透析液,排出膜外空气(膜外预冲)。

(6)进行闭路循环,循环时间≥5 分钟(过敏的患者可延长时间)。闭路循环时流速为 250～300 mL/min,并设定超滤量为 200 mL 左右(跨膜预冲)。

(7)总预冲量也可按照厂家提供的说明书操作。

(8)停血泵,关闭补液管和输液器开关,透析器进入治疗状态,准备透析。

(9)注意不得逆向冲洗,密闭循环前应达到预冲量。建议闭路循环时从动脉端注入循环肝素。

(10)建议使用湿膜透析器时,先弃去透析器内保留的液体。

(二)重复使用透析器的准备与预冲

透析器重复使用(简称复用技术)始于 20 世纪 60 年代,20 世纪 70 年代后期有不少报道。透析器重复使用涉及医学、经济、伦理、工程技术等多方面理论。透析器的重复使用是指在同一患者身上使用,不可换人使用。

1.物品的准备与检查

(1)可复用透析器、生理盐水 1 000～1 500 mL、输液器、消毒液浓度测试纸和残余浓度测试纸。

(2)检查复用的透析器是否在消毒有效期内,检查透析器复用次数、有无破损,检查透析器内消毒液是否泄漏,测试消毒液的有效浓度。

(3)两人核对患者姓名及透析器型号。

(4)确认复用透析器的实际总血室容积(TVC/FBV)和破膜试验。

2.透析器准备

(1)确认透析器已消毒、冲洗。

(2)连接 A、B 液,并通过自检,透析器进入配置准备状态。

3.患者的核对

(1)核对患者的姓名与透析器上标注的姓名是否一致。

(2)核对透析器重复次数与记录是否一致。

4.冲洗方法

(1)再次检查透析器上姓名是否与所治疗患者一致。

(2)排空透析器内消毒液。

(3)将生理盐水1 000 mL接上输液器,连接于动脉管路补液管处。

(4)安装管路,启动血泵,流速≤150 mL/min,先后排出动脉管路、透析器及静脉管路内的空气,液体从静脉管路排出至收液袋。

(5)冲洗量1 000 mL(膜内冲洗)。

(6)冲洗量1 000 mL后,连接透析液,排出膜外空气(膜外冲洗),形成闭路循环,调节流速250 mL/min,超滤量200～300 mL,循环时间10～15分钟。

(7)密闭循环时从动脉端注入肝素10 mg(肝素1 250 U),循环时间结束后,从动、静脉端管路的各侧支管逐个排出生理盐水30～50 mL。

(8)检测消毒剂残余量,如不合格,则应加强冲洗和延长循环时间,直到合格。

(9)停血泵,关闭补液管和输液器开关,进入治疗状态,准备透析。

5.护理评估

连接患者前做好下列评估。

(1)确认患者姓名与透析器标识、型号、消毒有效期相同。

(2)确认透析器残余消毒液试验呈阴性。

(3)确认透析器无破膜,实际的总血室容积(TVC/FBV)和破膜试验在正常范围。

(4)确认循环血液管道内没有空气。

五、血液透析上、下机操作技术

以血液透析通路为动静脉内瘘为例,说明血液透析上机、下机操作技术。

(一)血液透析上机护理

患者在洗手、更衣后进入治疗室,由指定护士接诊,核对医嘱,评估后进行治疗。

1.物品准备

(1)透析器、体外循环血液管路、动静脉内瘘穿刺针、生理盐水、输液器、透析液、止血带等。

(2)治疗盘、皮肤消毒液。

(3)根据医嘱准备抗凝剂。

2.患者评估

(1)测量体温、脉搏、呼吸、血压,称体重并记录。

(2)了解患者的病史、病情,核对治疗处方。

(3)确认透析器的型号、治疗时间、血液流量、透析液流量、抗凝剂、治疗药物、化验结果等。

(4)血管通路评估:听诊及触诊患者动静脉内瘘有无震颤、血肿、感染或阻塞征象。

3.设备评估

(1)透析机运行正常,透析液连接准确。

(2)正确设定透析器报警范围。

（3）复用透析器使用前,消毒剂残留检测试验应为阴性。

4.操作方法

（1）血液透析机按常规准备并处于治疗前状态,透析器、体外循环血液管路预冲完毕,确认循环血液路内空气已被排去,动、静脉管路与透析器衔接正确,等待上机。

（2）根据医嘱设置治疗参数:超滤量、治疗时间、追加肝素用量、追加肝素泵停止时间、机器温度、电导度等。

（3）检查循环血液管路连接是否正确紧密,有无脱落、漏水,管路内有无气泡,不使用的血路管分支是否都已夹闭,动、静脉壶的液面是否调整好。

（4）检查透析液是否连接在透析器的动、静脉端,连接是否正确、紧密,有无脱落、漏水。

（5）建立血管通路。

（6）根据医嘱从血液透析通路的静脉端推注抗凝剂,应用常规肝素者,设定追加肝素。

（7）连接体外循环血液管路和血液透析通路的动脉端,打开夹子,妥善固定。

（8）调整血液流量＜100 mL/min,开泵,放预冲液,引血（如患者有低血压等症时,根据病情保留预冲液）。

（9）引血至静脉壶,停泵,夹闭体外循环血液管路静脉端（注:停泵和夹闭体外循环管路同时进行,可减少小气泡残留）,将其连接于血液透析通路的静脉端,打开夹子,妥善固定。

（10）再次检查循环血液管路连接是否紧密,有无脱落、漏水、漏血,管路内有无气泡。

（11）启动血泵,开始计时并进入治疗状态,打开肝素泵。

（12）准备 500 mL 生理盐水,并连接体外循环血液管路,以备急用。

（13）再次核对治疗参数,逐渐加大至治疗血液流量。

5.护理要点

（1）操作过程中,护士应集中注意力,严格无菌操作,特别注意保护动、静脉端连接口,避免污染。

（2）上机前和上机后应仔细检查体外循环血液管路安装是否正确、紧密,有无脱落、漏水,管路内有无气泡,管路各分支是否都夹闭。

（3）根据医嘱正确设置各治疗参数（超滤量、治疗时间、追加肝素用量、机器温度、电导度等）。

（4）引血时,血液流量≤100 mL/min。

（5）密切观察患者有无胸闷、心悸、气急等不适主诉。若患者出现不适主诉,应立即减慢引血流量,通知医师,必要时停止引血。注意观察血液透析通路引血时的流量状况,若流量不佳,应暂停引血,调整穿刺针或置管的方向,确定血液透析通路通畅的情况下,再继续引血。

（6）机器进入治疗状态后检查循环血液管路是否妥善固定,避免管路受压、折叠和扭曲。

（7）操作结束时,提醒患者如有任何不适,应及时告诉医护人员。

（8）护士结束操作后,脱手套,洗手,记录。

（二）血液透析下机护理

血液透析结束时,血液透析机发出听觉或视觉的提示信号,提醒操作者治疗程序已经结束,需将患者的血液收纳入体内。

1.物品准备

（1）生理盐水 500 mL。

（2）弹力绷带、消毒棉球或无菌敷贴。

（3）医疗废弃物盛物筒。

2.患者评估

(1)测量患者血压,如血压较低时应增加回输的生理盐水量。

(2)提示患者治疗将结束,指导患者共同对动静脉内瘘进行止血和观察。

(3)核对患者目标治疗时间和目标超滤量,并记录。

(4)询问患者有无头晕、出冷汗等不适。

3.操作方法

(1)调整血液流量≤100 mL/min,关闭血泵,分离体外循环血液管路动脉端的连接。

(2)动脉端管路连接生理盐水。

(3)用消毒棉球(纱布、敷贴)压迫穿刺点止血。

(4)开启血泵。在回血过程中,可翻转透析器,使透析器静脉端朝上,有利于空气和残血排出;也可用双手轻搓透析器,以促进残血排出。

(5)静脉管路内的液体为淡粉红色或接近无色时关闭血泵,夹闭静脉穿刺针。

(6)分离体外循环血液管路静脉的连接(若回血前患者出现低血压症状,回血后先保留静脉穿刺针备用,待血压恢复正常、症状明显改善后再拔除静脉穿刺针),消毒棉球或无菌敷贴压迫穿刺点止血。

(7)在回血过程中注意观察按压点有无移位、出血等情况。

(8)按要求处理医疗废弃物。

(9)总结、记录治疗单。协助患者称体重,向患者或家属交代注意事项。

4.护理要点

(1)回血时,护士注意力要集中,严格无菌操作。

(2)禁忌用空气回血。及时处理穿刺针,防止针刺伤。

(3)患者在透析过程中如有出血倾向,如不慎咬破舌头、牙龈出血等,在透析结束后,根据医嘱用鱼精蛋白对抗肝素。

(4)注意观察透析器和体外循环血液管路的残、凝血状况,并记录。

(5)穿刺点应用无菌敷料覆盖后,指导患者对穿刺点进行按压,防止出血;也可用弹力绷带加压包扎,松紧以能止住血、可扪及瘘管震颤和搏动为宜。

(6)告知患者起床速度不要太快,以防止发生直立性低血压,对伴有低血压、头晕、眼花者,再次测量血压。

(7)告知患者透析当天穿刺处敷料要保持干燥,穿刺侧的手臂不要用力,防止感染、出血。

(8)对老人、儿童和不能自理的患者,护士应协助称体重,并加强护理。

5.2010年SOP推荐的密闭式回血方法

(1)调整血液流量至50～100 mL/min。

(2)打开动脉端预冲侧管,用生理盐水将残留在动脉侧管内的血液回输到动脉壶。

(3)关闭血泵,靠重力将动脉侧管近心侧的血液回输入患者体内。

(4)夹闭动脉管路夹子和动脉穿刺针处的夹子。

(5)打开血泵,用生理盐水全程回血。回血过程中,可双手揉搓滤器,但不得用手挤压静脉端管路。当生理盐水回输至静脉壶、安全夹自动关闭后,停止继续回血。不宜将管路从安全夹中强制取出,不宜将管路液体完全回输至患者体内,否则易发生凝血块入血或空气栓塞。

(陈增杰)

第二节　血管通路护理

一、经典临时性血管通路

经典临时性血管通路包括直接动脉穿刺、临时性的中心静脉留置导管(包括股静脉、颈内静脉、锁骨下静脉)。

临时性血管通路的适应证:①急性肾损伤患者需要紧急血液透析。②终末期肾脏病患者内瘘未成熟或未建立血管通路前出现各种危及生命的并发症,如高血钾症、急性左心衰竭、严重酸中毒等,需紧急血液透析。③动静脉内瘘失功能、血栓形成、流量不足、感染等。④其他疾病需行血液净化治疗,如血液灌流、免疫吸附、CRRT、血浆置换等。⑤腹膜透析患者出现紧急并发症,需血液透析治疗。

(一)直接动脉穿刺

临床常选择桡动脉、足背动脉、肱动脉。

1.穿刺技术

(1)穿刺前可先局部用利多卡因皮下少量注射,以减轻疼痛、减少血管收缩。

(2)充分暴露血管,摸清血管走向。

(3)动脉穿刺针可选用较细有侧孔的针(常规穿刺针为 16 号,动脉穿刺时可选用 14 号,以减少血管损伤)先进针于皮下,摸到明显搏动后再沿血管壁进入血管。

(4)见有冲击力的回血和搏动,固定针翼。

2.护理要点

(1)穿刺时尽量做到一针见血,如穿刺不成功、反复穿刺容易引起血肿。

(2)刚开始血液透析时血流量欠佳,大多因为血管痉挛所致,只要穿刺到位,血流量会逐渐改善。

(3)透析结束注意压迫,防止血肿和出血。穿刺点应先指压 30 分钟,然后用纱球压迫 30 分钟,再用弹力绷带包扎 2~4 小时。

(4)宣教和自我护理:注意观察局部穿刺点有无出血、血肿,如有出血即刻采用指压法;出现血肿当天冷敷,次日开始热敷或用多磺酸黏多糖乳膏按摩;局部保持清洁,防止感染;穿刺侧肢体不建议提重物、负重;建议穿刺部位 6~12 小时进行无菌包扎,不宜包扎过紧,注意肢体温度改变;穿刺前建议用温水清洗穿刺部位。

通过直接动脉穿刺进行血液透析是有争议的。绝大多数学者不主张选用动脉穿刺,特别是桡动脉和肱动脉是动静脉内瘘手术首选的血管,反复穿刺造成动脉血管狭窄,影响内瘘的成功及血液流量,会对手术产生影响。

(二)颈内静脉留置导管

对于熟练掌握置管技术的操作者,颈内静脉是首选的途径。

1.患者准备

(1)术前介绍置管的重要性,以取得配合。

（2）身体状况许可条件下，先洗头、清洁皮肤。

（3）体位：患者取仰卧位，头部略转向左侧（一般选右侧穿刺），肩下可放置一块软垫，使头后仰。

2.穿刺技术

以胸锁乳突肌的胸骨头、锁骨头和锁骨构成的三角形顶点为穿刺点，触到颈内动脉搏动后，向内推开颈内动脉，在局麻下用针头探测到静脉血后，再用连接 5 mL 注射器的 16 号套管针，对着同侧乳头方向与皮肤呈 45°向后稍向外缓慢进针，边进针边抽回血。刺入静脉后见回血，固定好穿刺针，嘱患者不要深吸气或咳嗽，卸下针筒，快速放入导引钢丝，退出穿刺针，用扩张管扩张皮下隧道后置入颈内静脉留置导管，抽出钢丝。见回血通畅时分别注入肝素生理盐水（临床上常用生理盐水 500 mL＋肝素 20 mg），夹闭管道。此时颈内静脉内的压力是负压，应注意不要将夹子打开，防止空气进入体内。当患者出现容量负荷过多时，静脉压力升高，血液会回流。缝针固定留置导管，覆盖无菌纱布。

3.优缺点

（1）优点：操作较锁骨下静脉置管容易，狭窄发生率低，可留置 3～4 周，血流量较好。

（2）缺点：头颈部运动可受限，往往影响患者美观。

（三）股静脉留置导管

股静脉留置导管是最简单、安全的方法，但是容易出现贴壁现象，导致血流量欠佳和感染，适合于卧床患者。

1.患者准备

（1）术前介绍置管的重要性，以取得配合。

（2）清洁局部皮肤，并备皮。

（3）体位：患者取仰卧位，膝关节弯曲，大腿外旋、外展，穿刺侧臀部垫高，充分显露股三角。

（4）注意隐私部位的保护。

2.穿刺技术

以髂前上棘与耻骨结节连线的中、内 1/3 交界点下方 2 cm 处、股动脉内侧 0.5～1.0 cm 为穿刺点。左手压迫股动脉，局麻后用穿刺针探测到静脉血后再用连接 5 mL 注射器的 16 号套管针与皮肤呈 30°～40°刺入，针尖向内向后，朝心脏方向，以免穿入股动脉或穿破股静脉。穿刺时右手针筒可呈负压状，见到强有力的回血后卸下针筒，快速放入导引钢丝，退出穿刺针，用扩张管扩张皮下隧道后置入股静脉留置导管，抽出钢丝。见回血通畅时注入肝素生理盐水，夹闭管道。缝针固定留置导管，覆盖无菌纱布。

3.优缺点

（1）优点：操作容易，方法简便，尤其是心力衰竭患者呼吸困难不能平卧时，应首选股静脉。

（2）缺点：由于解剖位置的原因，较颈内静脉容易感染，血流量较差，血栓发生率较高；同时股静脉置管会给患者行动带来不便。

（四）锁骨下静脉留置导管

锁骨下静脉留置导管操作难度和风险较大，易出现血、气胸等并发症。

1.患者准备

（1）术前介绍置管的重要性，以取得配合。

（2）身体状况许可条件下，先洗头、清洁皮肤。

（3）体位：患者平卧于 30°～40°倾斜台面，肩胛间垫高，头偏向对侧，穿刺侧上肢外展 45°、后伸 30°，以向后牵拉锁骨。

2.穿刺技术

以锁骨中、内 1/3 交界处、锁骨下方 1 cm 为穿刺点。在局麻下进针，与胸骨纵轴呈 45°、胸壁呈 25°，指向胸锁关节，针尖不可过度向上向后，以免伤及胸膜。穿刺方法同颈内静脉置管。

3.优缺点

（1）优点：不影响患者行动及美观，可留置 3～4 周，血流量较好。

（2）缺点：置管技术要求较高，易发生血、气胸并发症，血栓和狭窄发生率也较高。

二、带涤纶套深静脉留置导管

经典临时性中心静脉留置导管简便、易于掌握，但保留时间短、并发症多。而一些需长期透析的患者因曾实施多次动静脉内瘘术或人造血管搭桥术，无法再用动静脉内瘘作为血管通路。因此，具有涤纶套的双腔留置导管就应运而生，临床上也称永久性（或半永久性）留置导管。

带涤纶套深静脉留置导管的适应证：①动静脉内瘘尚未成熟而需立即血液透析的患者。②一小部分生命期有限的尿毒症患者。③无法建立动静脉瘘管且不能进行肾移植的患者。④有严重动脉血管病的患者。⑤低血压而不能维持透析时血流量的患者。⑥心功能不全不能耐受动静脉内瘘的患者。

（一）材料特性

外源性材料进入血液可导致血小板黏附、聚集于导管表面，形成纤维蛋白鞘和凝血块，从而激活体内凝血机制。其中，导管的材料和硬度是两个重要因素。目前认为，最佳的导管材料是聚氨酯，尤其以聚矽氧烷生物材料较好。目前最常用的是带涤纶毡套的双腔导管，也有使用两根单腔导管进行透析的。近年来，临床上又出现了几种改良的导管，如抗生素（药物）外涂层和肝素外涂层的导管，可以减少导管感染概率和预防导管外纤维蛋白鞘的形成。

（二）体位

患者取仰卧位，颈部置于正中位。

（三）穿刺技术

置管可以在手术室或放射介入室进行。以右胸锁乳突肌内缘环状软骨水平、颈内动脉搏动最显著之右侧旁开 0.8 cm 处作为穿刺点。常规消毒铺巾后，局麻穿刺处及皮下隧道处，穿刺针与皮肤呈 30°～45°，针头朝向同侧乳头方向，探及静脉后将导丝从穿刺针芯送入，固定导丝，在导丝出口处做一个 1.5 cm 长的皮肤切口，然后在同侧锁骨下 3～4 cm 做长约 1 cm 的皮肤切口，用隧道针在切口间做一皮下隧道，把双腔管从锁骨下隧道口放入，从另一隧道口拉出，管壁涤纶套距出口 2 cm，扩张器从导丝处放入，扩张后把双腔管套在导丝外置入颈内静脉，边送边撤去双腔管外硬质层，拔出导丝。抽吸通畅，注入管腔相同容积的肝素封管液，肝素帽封管，缝合皮下隧道口（上口），无菌敷料覆盖，10 天左右拆除缝线。

（四）特点

（1）手术相对简单，一般术后即可使用，不需成熟期。

（2）每次血液透析时不需静脉穿刺，减少了患者的痛苦。

（3）不影响血流动力学特性，心脏功能较差的患者适用。

（4）与临时置管相比较，留置时间长，而且涤纶套与皮下组织黏合，降低了感染发生可能，并使导管固定合理,减少了因牵拉等外界因素造成的导管移位和滑脱。

三、深静脉留置导管护理流程

(一)换药

1.物品准备

一次性无菌换药包(内含一次性换药碗、无菌棉球、无菌纱布、一次性镊子等)、无菌手套、无菌贴膜、消毒液、胶布。

2.患者准备

患者平卧,头侧向一侧,暴露导管穿刺部位皮肤。建议患者戴口罩。

3.工作人员准备

洗手、戴口罩、帽子。

4.核对

患者姓名、性别、年龄、透析号、床号、透析时间、治疗模式。

5.换药过程

(1)取下覆盖导管出口处的敷料和导管口的纱布。

(2)评估导管出口处有无红肿,局部有无渗血、渗液现象,导管周围皮肤有无破溃,导管有无脱出及破损情况。

(3)快速洗手液洗手。

(4)打开无菌换药包,倒入消毒液,戴无菌手套。

(5)以导管入口处为中心,用消毒剂由内向外进行皮肤消毒,消毒范围直径>10 cm。清除导管入口处血垢,正反各两遍。

(6)导管消毒:用消毒剂消毒导管的软管部分及动静脉外露部分,同时要彻底清除导管表面血迹及污迹,切忌反复涂擦。

(7)在导管入口处覆盖2~3块无菌纱布或贴膜,并给予妥善固定。

(二)上机

1.物品准备

一次性无菌上机包(内含一次性换药碗、无菌棉球、无菌纱布、一次性镊子等)、无菌手套、消毒液、无菌治疗盘(无菌注射器、抗凝剂)。

2.工作人员准备

洗手,戴口罩、帽子。

3.上机护理操作

(1)无菌治疗巾铺于穿刺处。

(2)分离动脉端的肝素帽(注意:动脉夹子必须在关闭状态),用消毒棉球消毒导管横截面和导管螺纹口,连接无菌注射器,抽出导管内的封管液及可能形成的血凝块(2~3 mL);注意纱布,观察是否有血凝块;导管口套上注射器。

(3)分离静脉端的肝素帽(注意:静脉夹子必须在关闭状态),用消毒棉球消毒导管横截面和导管螺纹口,连接无菌注射器,抽出导管内的封管液及可能形成的血凝块(2~3 mL);注意纱布,观察是否有血凝块;导管口套上注射器。

(4)在静脉端注入抗凝剂(遵医嘱)。

（5）取下动脉端的注射器,连接动脉血路管,打开夹子。

（6）调整血液流量≤100 mL/min,开泵,引血。

（7）引血至静脉壶,停泵,夹闭静脉端管路,连接于静脉端(注意排出空气),打开夹子。

（8）开泵,调整治疗参数。

（9）留置导管连接处用无菌纱布或治疗巾包裹,妥善固定。

（三）下机

留置导管下机护理操作可采用一人边回血边封管的方法;也可两人协作,一人回血,一人封管。

1.物品准备

一次性无菌下机包(内含一次性换药碗、无菌棉球、无菌纱布、一次性镊子等)、无菌手套、消毒液、无菌治疗盘(含 20 mL 生理盐水的注射器 2 支、肝素封管液 2 支)、肝素帽 2 个、500 mL 生理盐水。

2.工作人员准备

洗手,戴口罩、帽子。

3.下机护理操作

（1）评估患者生命体征及治疗参数是否完成。选择回血状态,血液流量≤100 mL/min,动脉端连接生理盐水,将管路内血液缓慢回输入患者体内。

（2）戴无菌手套,用消毒棉球消毒动脉端导管横截面和螺纹口,用脉冲式方法在动脉端侧注入 20 mL 生理盐水(注射器留于导管),夹闭动脉端夹子。

（3）回血完毕,停泵,夹闭管路静脉端与导管夹子后断离,消毒静脉端导管横截面和导管螺纹口,用脉冲式方法在静脉端侧注入 20 mL 生理盐水(注射器留于导管),夹闭静脉端夹子。

（4）在导管动、静脉端侧注入导管相应容量的肝素(肝素浓度视患者的凝血功能而定),夹闭夹子,连接无菌肝素帽。

（5）导管口用无菌敷料包裹妥善固定。

（四）并发症及护理

常见并发症有导管感染、血流不畅、出血。

1.导管感染

（1）常见原因:①深静脉留置导管感染分为导管出口部感染、隧道感染和血液扩散性感染或导管相关性菌血症。②感染的局部危险因素包括患者皮肤完整性受损和个人卫生习惯差、使用不透气敷料、伤口出汗、鼻腔及皮肤葡萄球菌定植等;感染的全身危险因素包括导管使用和管理不当。③感染的其他因素包括出口周围渗血、血液流量不畅或处理血液流量不畅过程中导管的反复开放及导管留置时间过长、创伤性重建手术(如取栓)等。另外,导管留置部位不同,感染发生率也不同,如股静脉置管较锁骨下静脉及颈内静脉置管感染发生率高。

（2）临床表现。①导管出口部位感染:导管出口处或周围皮肤红、肿、热,并有脓性分泌物。②隧道感染:皮下隧道肿胀,轻轻按压出口处可见脓性分泌物。③血液扩散性感染:血透开始15 分钟~1 小时,出现畏寒、发热。

（3）护理评估:①透析前、透析中和透析后观察患者体温变化,注意有否发冷、发热、寒战等症状。②观察穿刺伤口、隧道出口处有否红、肿或渗出物。③评估患者的自我护理及卫生习惯。

（4）干预:①常规消毒导管周围皮肤,更换无菌敷料,一般用消毒剂由内向外消毒,直径

＞10 cm,并清除局部的血垢,覆盖透气性较好的伤口敷料,妥善固定。②换药过程中应观察穿刺部位有无早期感染迹象,若导管不完全滑脱或感染,应拔除而不应推入;管腔不能暴露于空气中,操作中取下肝素帽应立即接上注射器。③告知患者应养成良好的卫生习惯,注意鼻腔护理,勤换内衣,伤口敷料保持清洁干燥。建议操作时患者戴口罩或头侧向一边。④工作人员规范洗手可使感染率下降,导管护理时应遵循无菌操作原则。

(5)护理:①轻微的出口感染不合并菌血症和/或隧道感染时,局部定时消毒、更换敷料,予局部抗生素治疗或口服抗生素,一般炎症即可消退。②隧道感染时临床上必须使用有效抗生素2～3周,严重者要拔管,在其他部位重新置管或新隧道换管。③血液扩散性感染时应予以拔管,并留取外周血标本和导管血标本进行细菌培养和药物敏感试验。可先予经验性抗生素静脉治疗,血培养阳性者根据药物敏感试验结果选用抗生素,抗生素治疗至少3周。

2.导管血流不畅

(1)常见原因:留置导管使用时间过长;患者高凝状态;抗凝剂用量不足;导管扭曲、移位;导管周围纤维蛋白鞘形成;静脉狭窄;血栓形成等。

(2)临床表现:血液透析开始抽吸不畅,血液透析过程中血液流量不畅或下降。

(3)护理评估:①血液透析过程不能达到理想的血液流速。②抽吸导管过程中,导管有"吸力",出现不畅。③推注通畅,回抽有阻力。

(4)预防和护理:①每次血液透析后准确的肝素封管可以最大限度地降低血栓形成。②变换体位或变换导管位置,可改善血液流量。③抽吸过程中出现血液流量不畅,切忌强行向导管内推注液体,以免血凝块脱落而引起栓塞。④血栓形成或纤维蛋白鞘形成时可采用尿激酶溶栓法。方法:生理盐水3～5 mL＋尿激酶5万～15万 U,利用"负压吸引方法"缓慢注入留置导管,保留15～20分钟,回抽出被溶解的纤维蛋白或血凝块。若一次无效,可重复进行(注意:尿激酶溶栓法应在医师指导下进行,患者无高血压、无出血倾向方可使用),如反复溶栓无效,可使用生理盐水100 mL＋尿激酶25万 U,导管内维持滴注7天,每天4～6小时。如溶栓仍无效,则予拔管。⑤当出现抽吸不畅时,建议血液透析结束时应用尿激酶加肝素封管。

3.导管出血

(1)常见原因和临床表现:①穿刺经过不顺利,血管因反复穿刺导致损伤,穿刺处局部出现血肿。②尿毒症患者由于造血功能障碍,红细胞和血小板计数大多低于正常,加之血液透析过程中应用抗凝剂等,留置导管伤口处出现渗血、皮下瘀血及血肿。③留置导管时间太长,造成出血和渗血。

(2)护理评估:①上机前进行换药时,观察导管局部有无出血倾向,如瘀斑、血肿、渗血、出血。②了解患者有否贫血、凝血功能障碍。③评估患者对留置导管自我护理的认知度。④透析前后检查导管的位置、伤口,并做好宣教。

(3)预防和护理:①穿刺过程如误穿动脉或反复穿刺,应充分按压,防止穿刺点出血;沿皮肤血管穿刺点进行有效按压,再用冰袋冷敷;如需立即透析,应减少或避免使用抗凝剂。②严重贫血及红细胞和血小板较低的患者,血液透析过程中少用或慎用抗凝剂,视病情可采用小剂量或无抗凝剂透析。③妥善固定导管,告知患者注意留置导管的自我护理,减少穿刺部位的活动,减少牵拉,预防导管的滑出。④每次透析应严格检查患者的导管固定、导管位置、导管出口的皮肤等,及时发现问题并解决。⑤穿刺部位出现血肿时,先指压、冷敷,待无继续出血时,再行血液透析,并严格观察抗凝剂使用后的出血并发症。⑥对长期留置导管的患者应加强观察和护理,防止导管滑脱,引起出血。⑦局部血肿较大难以压迫或症状严重者,可平卧后拔管止血,并严密观察。

(4)自我护理及宣教:①留置导管期间养成良好的个人卫生习惯,保持局部干燥、清洁。如需淋浴,一定要将留置导管及皮肤出口处用伤口敷料密封,以免淋湿后感染,如穿刺处出现红、肿、热、痛症状,应立即就诊,以防感染扩散。②除股静脉留置导管不宜过多起床活动外,其余活动均不受限制,但也不宜剧烈活动,以防留置导管滑脱;同时还要提醒患者,尽量穿对襟上衣,以免脱衣服时将留置导管拔出。一旦滑脱,应压迫止血并立即就诊。③血液透析患者的深静脉留置导管,一般不宜做他用,如抽血、输液等。

(陈增杰)

第三节　血液透析监控与护理

患者在接受血液透析治疗时,由于各种因素会导致发生与透析相关的一系列并发症。血、液透析护士在患者接受治疗前、治疗中、治疗结束后加强护理并严密监控是降低血液透析急性并发症发生率、保证治疗安全性和治疗效果的重要手段。

一、患者入室教育

患者在接受血液透析前,建议血液透析护士对患者进行一次入室教育,内容包括以下几条。

(1)让患者了解为什么要进行血液透析,了解血液透析对延长患者生命和提高生活质量的意义。重要的是,让患者理解并接受血液透析将是一种终身的替代治疗。

(2)介绍血液透析在国内外的进展情况,建议带患者和家属参观血液透析室,提高患者对治疗的信心。

(3)了解患者的心理问题,进行辅导和心理安抚。

(4)指导患者掌握自我保护和自我护理的技能。

(5)签署医疗风险知情同意书和治疗同意书。

(6)介绍血液透析的环境和规章制度:挂号、付费、入室流程及透析作息制度、透析室消毒隔离制度,并介绍护士长、主治医师等工作人员。

(7)进行全套生化(肾功能、电解质)检查,并了解患者的肝功能及乙型肝炎病毒(HBV)、丙型肝炎病毒(HCV)、人类免疫缺陷病毒(HIV)、梅毒(RPR)等感染情况。

(8)填写患者信息:姓名、性别、年龄、婚姻状况、原发病、家庭角色、家庭地址、联系方法(必须有2个家庭主要成员)、医疗费用支付情况等。做好实名制登记,患者需提供身份证。

二、患者透析前准备及评估

透析前对患者进行评估是预防和降低血液透析并发症的重要环节,内容如下。

(1)了解患者病史(原发病、治疗方法、治疗时间),透析间期自觉症状及饮食情况,查看患者之前的透析记录。

(2)测量血压、脉搏,有感染、发热及中心静脉留置导管者必须测量体温。

(3)称体重,了解患者干体重和体重增长情况,同时结合临床症状与尿量,评估患者水负荷状况,为患者超滤量的设定提供依据。

(4)抗凝:抗凝应个体化并经常进行回顾性分析,可根据患者凝血机制、有无出血倾向、结束回血后透析器残血量等诸多因素,遵医嘱采用抗凝方法和抗凝剂量。

(5)血液通道评估:检查动静脉内瘘有无感染、肿胀和皮疹,吻合口是否扪及搏动和震颤,以确定血液通道是否畅通,做好内瘘穿刺前的准备;检查中心静脉导管的固定、穿刺出口处有否血肿及感染等情况。

(6)对于维持性透析患者,要进行心理、营养状况、居家自我照顾能力以及治疗依从性的评估,以便对患者实施个体化护理方案,提高治疗的顺应性;对糖尿病或老年患者应采取针对性的护理措施;对危重患者,应详细了解病情,在及时正确执行医嘱之外,应进行重病患者的风险评估,并积极做好相应的风险防范准备,如备齐各种抢救用品及药物等。

(7)透析前治疗参数的设定。①透析时间:诱导期透析患者,每次透析时间为 2～3 小时;维持性血液透析患者每周透析 3 次,每次透析时间为 4～4.5 小时。②目标脱水量的设定:根据患者水潴留情况和干体重,结合临床症状,按医嘱设定,并可采用超滤曲线进行脱水,有助于改善患者对水分超滤的耐受性。若透析机有血容量监测(BVM)装置,可借助其确定超滤量。同时,也可应用钠曲线帮助达到超滤目标,降低高血压或低血压的发生率,但应注意钠超负荷的风险。③肝素追加剂量:常规透析患者全身肝素化后,按医嘱设定每小时追加剂量,若应用低分子肝素或无抗凝剂透析则关闭抗凝泵。④血液流量的设定(开始透析后):血液流量值(以 mL/min 为单位)一般取患者体重(以 kg 为单位)的 4 倍,在此基础上可根据患者的年龄和心血管状况予以增减。

以上各项参数在治疗过程中均可根据患者治疗状况予以调整。

三、首次血液透析护理

首次血液透析的患者需要经过诱导透析。诱导透析是指终末期肾衰竭患者从非透析治疗向维持性透析过渡的一段适应性的透析过程。诱导血液透析的目的是最大限度地减少透析中渗透压梯度对血流动力学的影响和毒素的异常分布,防止发生失衡综合征,如恶心、呕吐、头痛、血压增高、肌肉痉挛等症状。因此,首次血液透析通常采用低效透析,使血液尿素氮下降不超过30%,增加透析频率,使机体内环境有一个平衡适应过程。

(一)诱导血液透析前评估

(1)确认已签署了透析医疗风险知情同意书,已做了肝炎病毒标志物、HIV 和 RPR 检查,并根据检验结果确定患者透析区域。

(2)评估患者病情,如原发病、生化检查等;评估患者对自己疾病的认知度;询问患者的饮食情况,观察有无水肿、意识和精神状况异常等其他并发症,根据患者病情制定诱导透析的护理方案。

(二)诱导透析监护

除常规内容之外,诱导期内的透析监护还应包括以下内容。

(1)使用小面积、低效率透析器,尿素氮清除率(KOA)不超过 400。

(2)原则上超滤量不超过 2.0 L,如患者有严重的水钠潴留或心力衰竭可选用单纯超滤法。

(3)血液流量 150～200 mL/min,必要时降低透析液流量。体表面积较大者或体重较重者,可适当增加血液流量。

（4）首次透析时间一般为 2 小时，通常第 2 次为 3 小时，第 3 次为 4 小时。如第 2 天或第3 天患者透析前尿素浓度仍旧很高，同样需要缩短时间。通过几次短而频的诱导，逐渐延长透析时间，过渡至规律性透析。

（5）最初几次透析中，患者容易出现失衡症状，因此应密切注意患者透析中有无恶心、呕吐、头痛、血压增高等症状，出现上述症状时应及时处理，必要时根据医嘱终止透析。

（6）首次血液透析选用抗凝方法和剂量应谨慎，防止出血，观察抗凝效果。血液透析过程中注意静脉压、跨膜压（TMP）、血液颜色变化，注意动静脉空气捕集器有无凝血块以及凝血指标的变化。透析结束时观察透析器以及血液循环管路的残血量，判断抗凝效果。

（7）健康教育：终末期肾衰竭患者通过诱导期的透析后，最终将进入维持性血液透析。由于终末期肾脏病带给他们压力，透析治疗又打破了他们原有的生活规律，给他们的工作也带来了很大的影响，由此导致患者普遍存在复杂的生理、心理和社会问题。因此，在患者最初几次的透析中，血液透析护士要通过与患者沟通，了解他们的需要，向患者解释血液透析治疗相关的问题，并进行血管通路自我护理和饮食营养的指导等，帮助患者调整饮食结构，制定食谱，告知限制水分、钠、钾、磷摄入的重要性，防止急慢性心血管并发症的发生。指导患者认识肾脏替代治疗不是单一的治疗，需要多方面的治疗相结合才能达到最佳效果。通过交流，进一步促进护患双方的信任，建立良好的护患关系，使患者得到有效的"康复"护理。

四、血液透析治疗过程中的监控与护理

血液透析治疗过程中的监控与护理包括对患者治疗过程的监护和对机器设备的监控与处理。

（一）患者治疗过程的监控和护理

1.建立体外循环

患者体外循环建立后，护士在离开该患者前应确定：动静脉穿刺针以及体外循环血液管路已妥善固定；机器已处于透析状态；患者舒适度佳；抗凝泵已启动；各项参数正确设定；悬挂 500 mL 生理盐水，连接于体外循环血液管路以备急用。

2.严密观察病情变化

严密监测生命体征和意识变化，每小时测量并记录一次血压和脉搏。对容量负荷过多、心血管功能不稳定、老年体弱、首次透析、重症患者应加强生命体征的监测和巡视，危重患者可应用心电监护仪连续监护。

3.预防急性并发症

加强对生命体征的监测，重视患者主诉及透析机运转时各参数的变化，对预防和早期治疗急性并发症有着重要意义。

4.抗凝

既要保证抗凝效果，又要防止出现出血并发症。根据患者的病情采用低分子肝素、小剂量低分子肝素、常规肝素、小剂量肝素、无肝素等方法。

5.观察出血倾向

出血现象包括：患者抗凝后的消化道便血、呕血；黏膜、牙龈出血；血尿；高血压患者脑出血；女性月经增多；穿刺伤口渗血、血肿；循环管路破裂、透析器漏血、穿刺针脱落等。若发现患者有出血倾向，应及时向医师汇报，视情况减少肝素用量，或在结束时应用鱼精蛋白中和肝素，必要时

终止透析。对于出血或手术后患者,可根据医嘱酌情采用低分子肝素或无抗凝剂透析。依从性差的患者治疗时应严加看护,使用约束带制动,以防躁动引起穿刺针脱离血管导致出血。

(二)透析机的监控和处理

观察透析机的运转情况。任何偏离正常治疗参数的状况均会导致机器发出报警,如血流量、动脉压、静脉压、跨膜压、电导度、漏血等。若发生报警,先消音,然后查明报警原因,排除问题后再按回车键确认,继续透析。查明报警原因至关重要,例如当静脉穿刺针脱离血管时,静脉压出现超下限警报,若操作者在没有查明报警原因的情况下,将机器的回车键按了两下(按第一下为警报消音,按第二下为确认消除警报),此时透析机静脉压监测软件将会按照静脉压力的在线信息重新设置上下限报警范围,以使机器继续运转,若未及时发现穿刺针滑脱、出血状况,将会导致大出血而危及生命的严重后果。

常见血液透析机报警的原因及处理措施见表11-1。

表 11-1 常见血液透析机报警原因及处理措施

报警	原因	处理
静脉高压报警	穿刺针位置不妥或针头刺破静脉血管,导致皮下血肿	移动或调整穿刺针位置,重新选择血管进行穿刺
	静脉狭窄	避开狭窄区域,重新穿刺
	透析器或体外循环血液管路血栓形成	更换透析器和体外循环血液管路,重新评估抗凝
静脉低压报警	静脉传感器保护期空气通透性下降,原因有传感器膜破裂或液体、血液堵塞	更换传感器保护罩
	针头脱出静脉穿刺处	观察出血量并按照出血量多少行相应紧急处理;重新穿刺,建立通道,对症处理
	血液流量不佳	分析流量不佳的原因,予以纠正
动脉低压报警	穿刺针针头位置不妥	移动或调整针头
	血管狭窄	避开狭窄区域
	动脉管路被夹毕	打开夹子
	血液流量差	寻找原因,调整流量
	低血容量	确保患者体重不低于干体重
空气报警	查找空气或小气泡进入体外循环血管管路中原因;泵前输液支未夹毕、循环管路连接处有破损、机器透析液排气装置故障	增加静脉壶液面高度
		如果发现循环管路中出现气泡,应脱机,寻找原因,直至起泡清除,再恢复循环
		怀疑患者可能是空气栓塞,使患者保持头低脚高左侧体位,给予氧气吸入,并通知急救
	血流量过快产生湍流	降低血液流速质湍流停止
漏血报警	透析器破膜至血液漏出或透析液中的空气致假报警	监测透析液流出口是否有血液,确认漏血,更换透析器后继续透析
电导度报警	透析液浓度错误	纠正错误

续表

报警	原因	处理
	浓缩液吸管扭曲	
		浓缩液罐空
	机器电导度范围错误	监测点导读,及时复查透析液生化
TMP 高报警	超滤过高、过快	降低超滤率
	抗凝剂应用不足	评估抗凝效果
	血液黏稠度过高	

五、血液透析结束后患者的评估与护理

(1)评估患者透析后的体重是否达到干体重,可根据患者在透析中的反应及血压状况进行评估,并可针对患者对脱水量的耐受情况,于下次透析中酌情调整处方。若透析后体重与实际超滤量不符,原因有体重计算错误、透析过程中额外丢失液体、透析过程中静脉补液、患者饮食摄入过多、机器超滤误差等。

(2)对伴有感染和中心静脉留置导管的患者,必须测量体温。

(3)透析当天 4 小时内禁忌肌内注射或创伤性的检查和手术。透析中有出血倾向者,可遵医嘱应用鱼精蛋白中和肝素。

(4)透析中发生低血压、高血压、抽搐等不适反应的患者,透析结束后应待血压稳定、不适症状改善才可由家属陪护回家,住院患者须由相关人员护送回病房。危重患者的透析情况、用药情况、病情变化情况应与相关病房工作人员详细交班。

(5)患者起床测体重时要注意安全,防止跌倒。血压偏低或身材高大的患者,要防止直立性低血压的发生。

(6)应用弹力绷带压迫动静脉内瘘穿刺点进行止血的患者,包扎后应触摸内瘘有震颤和搏动,避免过紧而使内瘘闭塞。10~30 分钟后,检查动、静脉穿刺部位无出血或渗血后,方可松开绷带。血压偏低者慎用弹力绷带压迫动静脉内瘘。

六、夜间长时血液透析

夜间长时透析(nocturnal hemo dialysis,NHD)是指利用患者夜间睡眠时间行透析治疗。

(一)夜间长时血液透析的优势

1.提高透析患者的生活质量

同传统的间歇性血液透析相比,该治疗方式能够改善患者高血压、左心室肥大、贫血、营养等问题,进而降低了急、慢性并发症,提高了患者生存率及生活质量。根据 6 年多的经验及临床结果,夜间长时透析 6 个月后,患者在生理功能、生理职能、活力和社会功能等方面均有较大改善。

2.有效降低患者心血管并发症

夜间长时透析可有效改善血压状况。进入夜间长时透析 3~6 个月的患者,透析前后血压维持在较理想状态,透析中高血压及低血压发生率显著减少。

3.改善贫血

导致患者贫血难以纠正的一个主要原因是透析不充分,夜间长时透析患者每周透析 3 次,每

次 7～8 小时,透析充分性较好,患者血液中促使红细胞增生的表达基因增多,贫血改善明显。

4.对钙、磷和尿素的清除增加

越来越多的文献显示,高血磷可增加终末期肾脏病患者的心血管疾病发生率和病死率,常规血液透析清除磷不理想,而降低血磷取决于透析时间,每次 7～8 小时的夜间透析可明显降低血磷,降低病死率。进入夜间长时透析 6 个月后,患者血磷、甲状旁腺素、血钙、低密度脂蛋白、尿素下降率等都有较大改善。

5.提高经济效益,降低医疗费用

据统计,夜间长时透析患者年平均住院次数明显减少,住院费用显著降低,用药费用与传统间歇性透析患者相比差距明显。

6.保持患者健康的心态

患者在晚上 10 点以后透析,一边透析一边进入梦乡,白天不耽误上班,做到了职业"康复",改善了患者的心境,提升了患者对治疗的依从性。

(二)夜间长时血液透析的护理

1.患者准入评估

进入夜间透析的患者,需由主治医师或护士长进行全面评估。

评估内容:自愿参加夜间透析;一般情况良好,体表面积较大;有自主活动能力;长期透析但伴有贫血、钙磷代谢控制不佳;透析不充分。

2.透析方案

每周 3 次,每次 7～8 小时。运用高通量透析器,血流量为 180～220 mL/min,透析液流量为 300 mL/min,个体化抗凝。

3.环境方面

舒适、安静、整洁、光线柔和,给患者创造在家中睡眠的感觉。

4.制定安全管理制度及工作流程

(1)完善制度:①治疗开始的时间、陪客制度和患者转运制度等。②规范夜间工作流程,注重环节管理。③定期召开安全分析会,对容易发生护理缺陷和差错的工作环节进行分析,修订夜间工作制度和工作流程,保证治疗的安全性和可靠性。

(2)加强透析中对患者的巡视工作:透析时血液都在体外循环,稍有不慎便会带来不良后果。①在透析过程中护士应严密巡视,监测生命体征,监测循环管路、机器等,及时帮助患者解决夜间可能出现的问题。②观察患者有无急性并发症,积极处理机器报警。③完成患者其他治疗,保证透析安全。

(3)做好透析后患者的管理工作:①防止发生跌倒等意外,做好患者的安全转运。②透析后及时测量患者的血压,做好安全评估,嘱咐患者卧床休息 10 分钟后再起床。

(4)加强沟通和交流:个别患者对夜间长时透析会产生不适应、不信任,有疑虑。只要患者选择了夜间透析,我们就应该积极鼓励、支持他们的决定,让其对自己的选择充满信心。对于有些因为习惯改变而出现入睡困难或失眠的患者,需要传授一些对抗失眠的方法,如教会患者放松、听音乐;告知患者不必太紧张;寻找失眠的原因,改善睡眠质量。如果患者确实不适合夜间透析,应该及时与医师、患者及其家属进行沟通,寻找更适合患者的透析方式。

(陈增杰)

第四节　维持性血液透析用药指导与护理

透析疗法是慢性肾衰竭的一种替代疗法,它不能完全代替肾脏的功能。维持性血液透析患者在漫长的透析之路中,需要一个综合、全面的治疗,包括一定的药物治疗,只有这样才能提高患者的生存率,提升患者的生活质量,降低和减少透析并发症。本节介绍维持性血液透析患者药物应用的指导和护理。

一、降血压药

(一)用药指导

1.钙通道阻滞剂(CCB)

根据分子结构的不同,分为二氢吡啶类和非二氢吡啶类;根据药物作用时间,可分为长效和短效制剂。目前临床上以长效二氢吡啶类最为常用,以氨氯地平为代表。优点是降压起效快,效果强,个体差异小,除心力衰竭外较少有治疗禁忌证;缺点是可能会引起心率增快、面色潮红、头痛和下肢水肿等。

2.血管紧张素转换酶抑制药(ACEI)

短效的有卡托普利,长效的有福辛普利、贝那普利、依那普利等。起效较快,逐渐增强,3～4周达最大作用,对糖尿病患者及心血管等靶器官损害者尤为合适;不良反应是刺激性干咳和血管性水肿,用于肾衰竭患者时应注意发生高血钾的可能。

3.血管紧张素Ⅱ受体阻滞剂(ARB)

降压作用起效缓慢、持久、平稳,6～8周才达最大作用,持续时间达24小时以上,不良反应很少,常作为ACEI发生不良反应后的替换药,具有自身独特的优点。

4.β受体阻滞剂

起效较迅速,较适用于心率较快或合并心绞痛的患者,主要不良反应为心动过缓和传导阻滞,突然停药可能导致撤药综合征,还有可能掩盖糖尿病患者的低血糖症状。急性心力衰竭和支气管哮喘等禁用。

尿毒症者90%以上均有不同程度的高血压,且绝大多数都需联合用药、长期口服药,较常用的联合方案是CCB＋ACEI/ARB＋β受体阻滞剂,并酌情增减剂量,不要随意停止治疗或改变治疗方案。控制血压对降低尿毒症患者心脑血管疾病病死率具有重要作用。常用降压药物见表11-2。

表11-2　尿毒症患者常用降压药物

药物分类	名称	剂量	用法
CCB	硝苯地平	5～10 mg	3次/天
	非洛地平	5～10 mg	1次/天
	氨氯地平	5～10 mg	1次/天
ACEI	卡托普利	12.5～50 mg	2～3次/天
	贝那普利	10～20 mg	1次/天

药物分类	名称	剂量	用法
	赖诺普利	10～20 mg	1次/天
	福辛普利	10～20 mg	1次/天
	培哚普利	4～8 mg	1次/天
ARB	氯沙坦	50～100 mg	1次/天
β受体阻滞剂	美托洛尔	25～50 mg	2次/天

(二)用药护理

(1)高血压发病率较高,是脑卒中、冠心病的主要危险因素。因此,防治高血压是预防心血管疾病的关键。常规降压药物治疗能有效降压,但如果不坚持用药或用药不规范,血压控制效果欠佳。

(2)降压治疗宜缓慢、平稳、持续,以防止诱发心绞痛、心肌梗死、脑血管意外等;根据医嘱选择和调整合适的降压药物,可先用一种药物,开始时小剂量,逐渐加大剂量;尽量选用保护靶器官的长效降压药物。

(3)用药前,讲解药物治疗的重要性以及需使用的药物名称、用法、使用时间、可能出现的不良反应,解除患者的顾虑和恐惧。

(4)用药时,老年患者因记忆力较差,应指导其按时、正规用药,及时测量血压,判断药物效果及不良反应。当患者出现头晕、头痛、面色潮红、心悸、出汗、恶心、呕吐、血压较大波动等不良反应时,应及时就医。

(5)尽量选择在血压高峰前服用降压药物,注意监测血压,掌握服药规律。

(6)向患者宣教,提醒用药后应预防直立性低血压,避免跌倒和受伤。

(7)教会患者自测血压,注意在同一时间、使用同一血压计测量血压。

(8)透析时易发生低血压的患者,透析前降压药需减量或停用一次。

(9)透析时服用降压药者,透析结束后,嘱患者缓慢起床活动,以防止发生直立性低血压。有眩晕、恶心、四肢无力感时,应立即平卧,增加脑部血供。

二、抗贫血药

(一)用药指导

1.促红细胞生成素

起始每周用量80～100 U/kg,分2～3次皮下注射,不良反应是高血压。

(1)重组人红细胞生成素注射液:每支1万U。皮下注射,每次1万U,1次/周。少数患者可能有血压升高。

(2)重组人红细胞生成素-β注射液:每支2 000 U。皮下注射,每次4 000 U,2次/周。

(3)重组人促生素注射液:每支3 000 U。皮下注射,每次3 000 U,2次/周。

同等剂量的促红细胞生成素,静脉注射后的半衰期仅4～5小时,皮下注射后的半衰期长达22小时。皮下注射后4天,药物浓度仍保持在高浓度,因此皮下注射效果优于静脉注射。

2.铁剂

(1)维铁缓释片:口服,饭后30分钟口服,1片/次,1次/天,整片吞服,不得咬碎。服药期间不要喝浓茶,勿食用鞣酸过多的食物;与维生素C同服可增加该药吸收。

(2)琥珀酸亚铁片:每片 0.1 g。口服,1～2 片/次,3 次/天,饭后立即服用,可减轻胃肠道局部刺激。

(3)右旋糖酐铁注射液:每支 100 mg。静脉注射或静脉点滴,每次 100 mg,2 次/周。可发生变态反应。给予首次剂量时,先缓慢静脉注射或静脉点滴 25 mg,至少 15 分钟,如无不良反应发生,可将剩余剂量在 30 分钟内注射完。

3.其他

(1)脱氧核苷酸钠片:每片 20 mg。口服,2 片/次,3 次/天。有促进细胞生长、增强细胞活力、改变机体代谢的作用。用药期间应经常检查白细胞计数。

(2)鲨肝醇片:每片 20 mg。口服,2 片/次,3 次/天。用于各种原因引起的粒细胞计数减少。

(3)利可君片:每片 20 mg。口服,2 片/次,3 次/天。用于各种原因引起的白细胞、血小板减少症。

(4)叶酸片:每片 5 mg。口服,2 片/次,3 次/天。肾性贫血辅助用药。大量服用后,尿呈黄色。

(二)用药护理

(1)促红细胞生成素,皮下注射效果优于静脉注射。

(2)剂量分散效果更好,如"5 000 U,每周 2 次"优于"10 000 U,每周 1 次"。

(3)透析后注射促红细胞生成素,注意按压注射部位,防止出血。

(4)剂量准确,使用 1 mL 注射器抽取药液。

(5)仔细倾听患者主诉,特别是有无头痛等不适。

(6)用药期间监测血压,定期查血红蛋白和肝功能。

(7)促红细胞生成素于 2～8 ℃冰箱内冷藏、避光。

三、钙磷代谢相关药物

(一)用药指导

1.骨化三醇胶丸

每粒 0.25 μg。口服,1 粒/天。应根据患者血钙水平制定每天最佳剂量。

2.阿法骨化醇胶丸(阿法 D_3)

每粒 0.25 μg。口服,2 粒/天。长期大剂量服用可能出现恶心、头昏、皮疹、便秘等,停药后恢复正常。

3.葡萄糖酸钙片

每片 0.5 g。口服,2 片/次,3 次/天。大量饮用含酒精和咖啡因的饮料、大量吸烟,均会抑制口服钙剂的吸收;大量进食含纤维素的食物,能抑制钙的吸收;活性维生素 D 能增加钙经肠道的吸收。

4.碳酸钙片

每片 0.5 g。口服,2 片/次,3 次/天。

(二)用药护理

(1)磷结合剂宜在吃饭时服用,与饭菜一起咬碎吞下,在肠道内充分形成磷酸盐,减少钙的吸收,降磷效果好。

（2）骨化三醇胶丸应在睡前空腹服，以减少肠道磷的吸收。

（3）补充血钙时，给药时间应在两餐之间。

（4）用药期间定期检测血磷、血钙、甲状旁腺素（PTH）。

四、维生素

（一）维生素 C

每片 0.1 g。口服，2 片/次，3 次/天。不宜长期服用。

（二）维生素 E

每片 10 mg。口服，2 片/次，3 次/天。不宜长期服用。大量维生素 E 可致血清胆固醇及血清三酰甘油浓度升高。

五、其他

（一）左卡尼汀注射液

每支 1 g。用于防治慢性肾衰竭患者因血液透析所致的左卡尼汀缺乏；改善心肌的氧化代谢和能量代谢，加强心肌收缩力，改善心脏功能，减少心律失常的发生；改善低血压；提高骨骼肌内肉碱的含量，使肌肉脂肪酸氧化得到改善，从而使透析中肌肉痉挛的发生率明显减少。

左卡尼汀 1 g+20 mL 生理盐水，缓慢静脉注射 2～3 分钟。不良反应主要为一过性的恶心和呕吐，停药可缓解。

（二）鲑鱼降钙素注射液

每支 50 U。每天或隔天一次，皮下、肌内或静脉注射。用于治疗老年骨质疏松症、绝经后骨质疏松症、骨转移癌致高钙血症。用药期间监测血钙，观察有无食欲缺乏、恶心、双手与颜面潮红等不良反应。

（陈增杰）

参 考 文 献

[1] 高淑平.专科护理技术操作规范[M].北京:中国纺织出版社,2021.

[2] 肖芳,程汝梅,黄海霞,等.护理学理论与护理技能[M].哈尔滨:黑龙江科学技术出版社,2022.

[3] 任丽,孙守艳,薛丽.常见疾病护理技术与实践研究[M].西安:陕西科学技术出版社,2022.

[4] 吴雯婷.实用临床护理技术与护理管理[M].北京:中国纺织出版社,2021.

[5] 兰洪萍.常用护理技术[M].重庆:重庆大学出版社,2022.

[6] 黄浩,朱红.临床护理操作标准化手册[M].成都:四川科学技术出版社,2021.

[7] 李艳.临床常见病护理精要[M].西安:陕西科学技术出版社,2022.

[8] 张文娇,宗娜,梁文静,等.临床护理规范与护理管理[M].哈尔滨:黑龙江科学技术出版社,2021.

[9] 宋鑫,孙利锋,王倩,等.常见疾病护理技术与护理规范[M].哈尔滨:黑龙江科学技术出版社,2021.

[10] 于翠翠.实用护理学基础与各科护理实践[M].北京:中国纺织出版社,2022.

[11] 刘爱杰,张芙蓉,景莉,等.实用常见疾病护理[M].青岛:中国海洋大学出版社,2021.

[12] 马英莲,荆云霞,郭蕾,等.临床基础护理与护理管理[M].哈尔滨:黑龙江科学技术出版社,2022.

[13] 宋任游.基础护理技术与专科实践[M].北京:中国纺织出版社,2022.

[14] 邵秀德,毛淑霞,李凤兰.临床专科护理规范[M].济南:山东大学出版社,2021.

[15] 曾晓松,宋晓鹏,曹玉芳,等.临床疾病护理与护理管理[M].哈尔滨:黑龙江科学技术出版社,2022.

[16] 朱艳玲,邹薇,王忠丽,等.临床护理实践与护理思维[M].哈尔滨:黑龙江科学技术出版社,2021.

[17] 潘红丽,胡培磊,巩选芹,等.临床常见病护理评估与实践[M].哈尔滨:黑龙江科学技术出版社,2022.

[18] 张俊英,王建华,宫素红,等.精编临床常见疾病护理[M].青岛:中国海洋大学出版社,2021.

[19] 李彩琼,孙永丽,仪修芹,等.常见病护理技术与规范[M].哈尔滨:黑龙江科学技术出版社,2021.

[20] 韩典慧,王雪艳,冯艳敏,等.常见疾病规范化护理[M].哈尔滨:黑龙江科学技术出版社,2022.

[21] 胡涛,张璐,张丽娜.各科常见疾病护理技术[M].长春:吉林科学技术出版社,2021.

[22] 秦月玲,古红岩,朱林林,等.实用专科护理技术规范[M].哈尔滨:黑龙江科学技术出版社,2022.

[23] 张翠华,张婷,王静,等.现代常见疾病护理精要[M].青岛:中国海洋大学出版社,2021.

[24] 任秀英.临床疾病护理技术与护理精要[M].北京:中国纺织出版社,2022.

[25] 崔杰.现代常见病护理必读[M].哈尔滨:黑龙江科学技术出版社,2021.

[26] 李淑杏.基础护理技术与各科护理实践[M].开封:河南大学出版社,2021.

[27] 张爱菊,李伟娜,孟晴晴,等.临床医疗护理程序[M].哈尔滨:黑龙江科学技术出版社,2021.

[28] 张锦军,邹薇,王慧,等.临床实用专科护理[M].哈尔滨:黑龙江科学技术出版社,2022.

[29] 赵雪莲.综合护理技术与专科实践[M].北京:中国纺织出版社,2022.

[30] 陈素清,齐慧,崔桂华.现代实用护理技术[M].青岛:中国海洋大学出版社,2021.

[31] 王霞,李莹,连伟,等.专科护理临床指引[M].哈尔滨:黑龙江科学技术出版社,2022.

[32] 姚飞.护理技术理论与实践[M].北京:中国人口出版社,2021.

[33] 罗健,陈雪峰,韩福金.现代临床护理精要[M].长春:吉林科学技术出版社,2021.

[34] 张晓艳.临床护理技术与实践[M].成都:四川科学技术出版社,2022.

[35] 吴旭友,王奋红,武烈.临床护理实践指引[M].济南:山东科学技术出版社,2021.

[36] 朱茨.健康教育在锁骨骨折护理中的应用效果[J].中文科技期刊数据库(全文版)医药卫生,2022(1):101-104.

[37] 刘素平.家长参与式护理模式在早产儿护理中的应用[J].中国继续医学教育,2021,13(5):180-183.

[38] 张琳,龙俊宏,张霆,等.基于多学科糖尿病护理团队的"互联网+"远程管理模式构建及其在妊娠糖尿病患者管理中的应用[J].临床与病理杂志,2022,42(5):1201-1209.

[39] 王帅,宋艳玲,李雪微,等.人性化优质护理服务在呼吸衰竭护理中的效果[J].中文科技期刊数据库(全文版)医药卫生,2023(5):149-152.

[40] 李莉.舒适护理在继发性高血压并发脑出血护理中的临床效果探析[J].中国科技期刊数据库 医药,2022(8):101-104.